U0232753

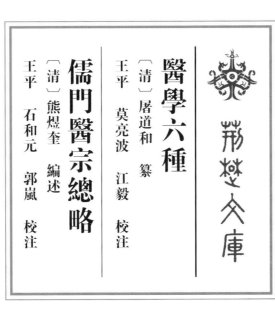

醫學六種

〔清〕屠道和 纂

王平　莫亮波　江毅　校注

儒門醫宗總略

〔清〕熊煜奎 編述

王平　石和元　郭嵐　校注

荆楚文庫編纂出版委員會

湖北科學技術出版社

荆楚文庫

醫學六種
YIXUE LIUZHONG

儒門醫宗總略
RUMEN YIZONG ZONGLÜE

圖書在版編目（CIP）數據

醫學六種／〔清〕屠道和纂；王平等校注.

儒門醫宗總略／〔清〕熊煜奎編述；王平等校注.

—武漢：湖北科學技術出版社，2023.9

ISBN 978-7-5706-2188-0

Ⅰ.①醫… ②儒… Ⅱ.①屠… ②熊… ③王… Ⅲ.①中國医药学–中國–清代 Ⅳ.①R2-52

中國版本圖書館 CIP 數據核字（2022）第 132504 號

責任編輯：程玉珊　陳中慧　徐　丹

美術編輯：胡　博

整體設計：范漢成　曾顯惠　思　蒙

責任校對：羅　萍

責任印刷：胡　博

出版發行：湖北科學技術出版社（中國·武漢）

地址：武漢市雄楚大街 268 號

電話：（027）87679454　　　郵政編碼：430070

錄排：武漢市江夏區饒珍圖文廣告部

印刷：湖北新華印務有限公司

開本：720mm×1000mm　　　1/16

印張：41.5　　　　　　　　字數：580 千字

版次：2023 年 9 月第 1 版第 1 次印刷

定價：200.00 元

ISBN 978-7-5706-2188-0

9 787570 621880 >

出版説明

　　湖北乃九省通衢，北學南學交會融通之地，文明昌盛，歷代文獻豐厚。守望傳統，編纂荆楚文獻，湖北淵源有自。清同治年間設立官書局，以整理鄉邦文獻爲旨趣。光緒年間張之洞督鄂後，以崇文書局推進典籍集成，湖北鄉賢身體力行之，編纂《湖北文徵》，集元明清三代湖北先哲遺作，收兩千七百餘作者文八千餘篇，洋洋六百萬言。盧氏兄弟輯録湖北先賢之作而成《湖北先正遺書》。至當代，武漢多所大學、圖書館在鄉邦典籍整理方面亦多所用力。爲傳承和弘揚優秀傳統文化，湖北省委、省政府决定編纂大型歷史文獻叢書《荆楚文庫》。

　　《荆楚文庫》以"搶救、保護、整理、出版"湖北文獻爲宗旨，分三編集藏。

　　甲、文獻編。收録歷代鄂籍人士著述，長期寓居湖北人士著述，省外人士探究湖北著述。包括傳世文獻、出土文獻和民間文獻。

　　乙、方志編。收録歷代省志、府縣志等。

　　丙、研究編。收録今人研究評述荆楚人物、史地、風物的學術著作和工具書及圖册。

　　文獻編、方志編録籍以 1949 年爲下限。

　　研究編簡體橫排，文獻編繁體橫排，方志編影印或點校出版。

《荆楚文庫》編纂出版委員會

2015 年 11 月

總　目　録

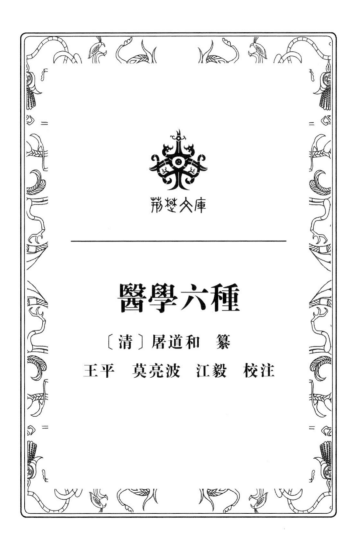

荆楚文库

醫學六種

〔清〕屠道和　纂

王平　莫亮波　江毅　校注

前　言

　　《醫學六種》，爲清代醫家屠道和所撰綜合性醫學著作，刊於清同治二年（1863）。該書主要輯錄各名家精要，内容豐富全面，涉及本草、方劑、脉學、運氣、診斷、臨證、病案等方面，條分縷析，論述精當，具有很高的臨床應用價值。

　　屠道和，字燮臣，清代湖北孝感人，生卒年不詳，大致生活在道光、咸豐、同治年間，先後在京都、楚南任職。自幼習儒，後科舉不第，即潛心醫學，博考名家醫著，於本草、脉學尤細心揣摩，先纂成《本草匯纂》三卷（1851年），又纂成《脉訣匯纂》兩卷、《藥性分類主治》兩卷，再輯成《雜證良方》兩卷和《婦嬰良方》兩卷（後兩種合爲《普濟良方》四卷）。以上諸書於1863年合刊爲《醫學六種》。屠道和另輯刊有《喉科秘旨》。

　　《醫學六種》雖为輯刊，但内容與體例均有所發明，且各有特點。《本草匯纂》主要沿用《本草求真》藥物功效、分類體例，收載藥物565種，介紹名稱、氣味、歸經、功用、主治、禁忌等，又吸收《本草綱目》等藥物學及臨床著作的成果，進一步豐富和完善了中藥功效學理論。《脉訣匯纂》不僅摘録諸家脉訣，辨論脉證，又兼論五運六氣，繪製《臟腑經脉循行圖》。《藥性分類主治》針對114種病證，分門羅列主治藥物，頗爲完備；同時列出温中、平補、補火、滋水等31種藥物功效，分別論述其臨證用藥法則。《雜證良方》和《婦嬰良方》共四卷，分別從雜證、瘡毒、婦科、幼科四個方面論述各病證的治則治法、方劑配伍、辨證施治及常用方藥等内容。總之，全書藥理與醫理兼備，理論與臨床相結合，是一部實用價值頗高的醫藥學叢書。

　　本書現存版本，據《中國中醫古籍總目》記載，目前僅有1個版本，即清同治二年癸亥（1863）育德堂刻本。本次點校以上海中醫藥大學圖書館藏清同治二年育德堂刻本爲底本，以清光緒二十九年思賢書局刻本《本草匯纂》爲校本，同時參校《本草綱目》《本草求真》《傅青主女科》《醫鏡》《普濟應驗良方》《平治會萃》《脉理求真》《醫宗必讀》《脉訣匯辨》等著作。

　　当前，中醫藥古籍整理與研究得到重視，傳承創新中醫藥文化不斷取得新的成績。然而，對屠道和醫學著作的整理还有較大空間，目前仅《本草匯纂》《藥性分類主治》得到整理出版，其學術思想還有待進一步挖掘與研究。限於才識與精力，本書校注工作難免存在不足與訛誤，深望方家批評指正，以期共同傳承精華、守正創新，爲推動中醫藥事業發展貢獻力量。

目　録

本草匯纂

脉訣匯纂

藥性分類主治

雜證良方

婦嬰良方

雅趣文庫

本草匯纂

序

　　孝感屠君爕臣爲余丁酉同年，先後研索十載，訂金石交，最稱莫逆。爲人聰明特達，仁惠愛人，詩古文詞外，兼及奇門、金鑒諸書，而尤粹於醫學，每臨診，悉宗《内經》，神明變化，一時名公卿多引重之，乃其科名蹭蹬，挾策行游，足迹幾遍天下。最後筮仕湘南，補靖州，攝綏甯縣事，籌邊防，起都市，興利除弊，悉本活人之術行之，蓋良醫而通於良吏矣。今年夏，余奉命典試粤東，差竣，過金沙觀其道，故因出示所纂《本草》，欲付梓，囑余序。余細閲全書，盡係採取歷代各名家，摘其精要，藥性宜忌，寓目瞭然，誠使家置一編，即不知醫者覽之，亦皆知所從違，決不至爲庸醫所誤，有功於世，所關非小也。夫士君子心存利濟，豈必斤斤一途？若君之經綸偉抱，一旦得所藉手，何難躋一世於和平？而乃久焉聽鼓，猶思出其緒餘，以嘉惠天下後世，其居心仁厚，爲何如乎？轉盼本此仁心，推行仁政，其拳拳愛民之念，不亦可據斯集而窺見一斑耶？

　　　　賜進士出身、誥授通奉大夫、大理寺正卿、都察院吏科給事中、

　　　　倉場坐糧廳年愚弟賀壽慈拜撰

前　序

　　道光丁未夏，復上春明考教習，不售，科名念賒，即潛心岐黄之學。首讀《靈素内經》、越人《難經》，次及張仲景、劉河間、李東垣、朱丹溪四大家書，然後博考名賢，旁搜廣集，尋端繹理，往復沉吟，非僅誦説已也。嗣是研求《脉訣》，探源元素、東垣、念莪、期叔、瀕湖諸書，而悉折衷於《靈素》，言言推究，字字揣摩，體會數年，始於四言之訣、二十八法之微，豁然胸中，瞭然指下矣。至於本草林立，互爲考求，某藥入某經，某藥治某病，某體於某藥爲宜，某體遇某藥則忌，手自纂抄，彙成一卷。蓋亦如學士温經，平素運化胸中，作文時乃供驅遣。用藥如用兵，可輕心以掉哉！夫讀書不多，則見聞終陋；察脉不審，則病源難知；本草不詳，則製方鮮當。予惟殫心攻苦，枕籍多年，而後熟通經絡，洞悉臟腑，望聞問切，體驗周詳。今雖不敢概期桴應，而寒熱虛實，似不至臨證茫然。乃嘆醫道關人性命，投治稍差，禍慘利刃。有志斯道者，未易率爾操觚也。

　　　　咸豐元年歲次辛亥，湖北孝感縣屠道和變臣氏識於京師旅館

後　序

　　予自習醫後，知藥性宜熟，腹笥宜充，爰取各名家醫書，檢本草五百餘種，校正纂抄。功方及半，道光庚戌夏，攜入都門，朝夕續纂，咸豐辛亥秋始竣事，凡三歷寒暑矣。京師友人見而善之，欲爲付刊，予時歉其未備也，尤慮稍有錯訛，貽誤後世，負咎滋深，辭未遂。後官楚南，案牘勞形，弗遑兼及。同治癸亥歲，自念年逾六旬，此後精神恐難振作，復輯前所未備各書，參互考訂，越五月而功成。簡括詳明，查閱最易，且諸書皆備，無俟旁求。倘家有是書，則延醫時須察方中藥性，果與病有情方能奏效，並於藥性宜忌，逐一詳明，縱病家不盡知醫，偶遇庸工，料不至聽其妄用。私心竊計，似屬有功，當時惟望海內大君子宅心仁愛，念切痌瘝，推澤遐荒，廣爲刊布，起羣生之札瘥，而胥渡以慈航，匪獨姓字馨香，增光竹帛，而活人濟世之心，猶且令千載下頌無量功德，佛於勿護，其視刊送他書者，不尤爲大有實際與？

　　同治二年，屠道和爕臣氏再識於長沙省湖北會館之西園

凡例八則

一、此書係採核《圖經》、《本經》、《唐本》、《別錄》、李珣、孟詵、元素、大明、吳普、甄權、開寶、藏器、李景、蘇頌、弘景、東垣、張璐、丹溪、汪昂、李士材、張景岳、楊士瀛、程履新、何本立、李時珍，凡二十餘種，輯其精要，簡括詳明，俾考核藥性者，咸知眾美胥該，此外更無遺義，不必他求。

一、本草唯《綱目》最詳，然皆集腋成裘，故其中不免前後重複，上下錯綜。予乃編集成章，從頭目心胸以至足胕，由婦人童穉以及外科，各從其類，俾閱者醒目，一見瞭然。

一、本草林立，其中所稱，或寒溫迥別，或補瀉不齊，或甘辛互異，予皆集各名家書，纂核數載，詳細研求，取其眾論相同，折衷至正，庶令閱者知所宗主，不至見惑騎牆。

一、藥性有係清降，而偏言補陰者，以熱除而陰自得所長也；有係疏通，而偏言補氣者，以滯去而氣自得所生也。諸如此類，悉註明條下，俾學者開卷釋然，不至重生疑慮。

一、醫乃仁術，茲已採輯藥性五百餘種，洵足供用。至於天靈蓋、紫河車之類，似有言之不忍者，故集中概置弗錄，且歷代續增藥品繁多，不下千種，若必備載，誠恐業醫者未必皆具過人聰明，悉能詳記。與其繁而難紀，不若簡而易詳，因擇其緊要者輯之，俾學人易於熟識，在精不在多，識者鑒之。

一、醫貴通儒，藥性即屬經史。倘有是病而無是藥，何能中其竅要？故製方者，必須腹笥淵博，方能取用不竭，應手奏功。尤須經絡熟通，而後能直達病所，不至誤繞歧徑，坐失機宜。即如上焦有熱而猥用下焦寒藥，則過而不留矣；下焦有熱而妄用上焦寒藥，則浮而不達矣。其用熱藥亦如之，更有用熱遠熱、用寒遠寒之義，均宜恪遵《內經》，酌用神明變化，存乎其人，是在司命者博而益精耳。

一、儒不知醫，固非通材；醫不通儒，難言司命。《靈素內經》，即四書大字也。張仲景書，即朱註也。宜與秦越人《難經》熟讀詳記，劉河間、李東垣、朱丹溪即文章之大家也。其餘王叔和、孫思邈、王肯堂、成無己、王潔古、吳鶴皋、薛立齋、李期叔、張子和、戴元禮、喻嘉言、李士材、傅青主、程履新、李時珍、張景岳，此外尤指不勝屈，皆名家也。至於病分內傷、外感，即題目也。望、聞、問、切，即構思也。立方，即作文也。藥性，即經史也。必有五百餘種熟於胸中，方足供我驅遣。譬諸作文有出方有對也。學者其可僅記大略，而潦草塞責，以忽視人命哉！

一、藥宜功過兼詳。所謂功者，藥必於病有情，而後能奏效；所謂過者，某病於某藥不宜，某藥於某體當禁，必於立方時知所避忌，而後不至傷人。此編所纂，悉詳明宜忌，俾業醫者得是書，而可以濟世；亦病家有是書，而不至誤於庸醫。尤願業醫者均念人命至重，竭力精詳，是則余救世之苦心所深企望也夫？

本草匯纂卷一

温　中^①

黃耆　峝入肺，兼入脾。味甘性温，質輕，皮黃肉白。補肺氣，實腠理，益胃氣，去肌熱，瀉陰火，去虛熱。東垣云：黃耆、人葠、甘草三味，退熱之聖藥也。入肺補氣，入表實衛，爲補氣諸藥之最，是以名耆。生用則能固表，無汗能發，有汗能收。熟則生肌排膿内托，爲瘡瘍聖藥。痘瘡不起，陽虛無熱最宜。治癰疽、久瘡、敗瘡，排膿止痛，大瘋癩疾，五痔鼠瘻，補虛小兒百病。助氣壯筋骨，長肉補血，破癥瘕^②、瘰癧、癭贅、腸風，且治崩帶淋濁，取其補中升氣。人葠氣味甘平，陽兼有陰，此則性秉純陽，而陰氣絶少。蓋葠宜於中虛，耆宜於表虛，葠宜於水虧而氣不宣發，耆宜於火衰而氣不上達。雖性畏防風，然助以達表，其功益大，乃相畏更相使也。若陽盛陰虛，上焦熱甚，下焦虛寒，肝氣不和，肺脉洪大者，並戒。出山西黎城^③、綿上、宜州、甯州，大而肥潤箭直良。又有以苜蓿根僞充者，但苜蓿根堅而脆，黃耆至柔韌，皮微黃褐色，肉中白色，此爲異耳。若瘦小色黑，堅硬不軟者，服之令人胸滿。茯苓爲使，惡龜甲、白蘚皮，反藜蘆，畏五靈脂、防風。血虛肺燥，槌扁蜜炙；發表，生用；氣虛肺寒，酒炒；腎虛氣薄，鹽湯蒸潤，切片用。

人葠　峝入肺，兼入脾。性稟中和，不寒不燥，氣冠羣草，能回肺

---

①　温中，原本作"平補"。

②　瘕，原作"癖"，據思賢書局刻本改。

③　黎城，原本與思賢書局刻本並作"黎民"，據《本草求真》卷一改。

中元氣於垂絶之鄉。益土生金，明目開心，益智添精助神，定驚止悸，解渴除煩，通經生脉，破積消痰。治發熱自汗，多夢紛紜，嘔噦反胃，虛咳喘促，久病滑泄，淋瀝脹滿，中暑、中風，一切氣虛血損之症，皆所必用。又善治短氣，但非升麻爲引用，不能補上升之氣。升麻一分，人葠三分，爲相得也。少用反滋壅塞，多用乃能宣通，故獨葠湯須二兩，生脉飲有用至四兩者。葠同升麻則可瀉肺火，同茯苓則可瀉腎火，同麥冬則可生脉，同黃耆、甘草則可退熱，是葠更爲瀉火之劑。喘嗽恐壅不用，肺寒而嗽勿用，久病鬱熱在肺勿用，諸痛恐其固氣不宜驟用，陰虛火旺吐血勿用，以血虛火亢之故。鬚，性主下泄；蘆，功主上涌吐，可代瓜蒂尤良。反黎蘆。用皆忌鐵，久留經年，須用淋過竈灰晒乾，及或炒米同葠納入瓷器收藏。黨葠止能清肺，毫無補益。另詳後。

太子葠　尚入肺。雖甚細却短緊堅實，大補元氣，其力不下大葠。

洋葠　尚入肺。味苦微甘，性寒。味厚氣薄，補肺降火，生津液，除煩倦，虛而有火者相宜。出大西洋佛蘭西，形似遼東糙人葠，煎之不香，其氣甚薄。市中僞人葠皆此造，最難辨。

當歸　尚入心。辛甘溫潤。生血上品，主一切血症，爲血中氣藥，治血通用，能除血刺痛，主欬逆上氣、溫瘧寒熱、婦人漏下絶子，補女子諸不足，潤腸胃，澤皮膚，養血生肌，排膿止痛，凡血枯、血燥、血閉、血脱等症，皆當用此主治。他如癰疽瘡瘍，痛苦異常，金瘡失血，煮汁飲之，皆能溫中止痛。並衝脉爲病，而見逆氣裡急，帶脉爲病，而見腹痛，腰如坐水，皆因血虛氣無所附之故，得此則除；客氣虛冷，客血內塞①，中風、中惡，補五臟，生肌肉，氣血昏亂，服之即定，有各歸氣血之功，故名當歸。按：當歸頭則止血上行，身則養血中守，尾則破血下流，全則活血不走。血虛氣不固，佐以人參、黃耆；血熱佐以條芩、栀、連；血積佐以大黃、牽牛；營虛表不解，佐以柴、葛、麻、桂；衛熱表不斂，佐以大黃。寒鬱而見瘧痢、腰腹頭痛者，用以散寒；血虛

---

① 塞，原本及思賢書局刻本并作"寒"，據《本草綱目》卷十四改。

而見風瘁無汗者，用以養血。大便滑泄鶩溏者忌用。秦産頭圓尾多色紫，氣香肥潤，名馬尾當歸，其性力柔善補。川産尾粗堅枯，名鑱頭當歸，其性力剛善攻，只宜發散。收貯晒乾，乘熱紙封甕內，宜用酒洗。畏菖蒲、海藻、生薑，惡溼麵。張景岳曰：治血之劑，古人多以四物爲主，然亦有宜與不宜者。蓋補血行血，無如當歸，但當歸之性動而滑，凡因火動血、因火而嗽、因溼而滑者忌之。行血散血，無如川芎，然川芎之性升而散，凡火帶血上、氣虛多汗、火不歸元者忌之。生血涼血，無如生地；斂血清血，無如芍藥。然二物皆涼，凡陽虛者非宜也，脉弱身涼、多嘔便溏者，皆非宜也。故用四物，不可不察。

白术　稟入脾。味苦而甘，性溫。補脾氣，燥脾溼，煖脾生津，健食消穀，爲脾臟補氣第一要藥。除溼益燥，益氣和中，除胃中熱，去諸經溼，理胃。無汗能發，有汗能收，通溺止泄，消痰治腫，止熱化癖，安胎止嘔。山藥專補脾陰，白术專補脾陽。生則較熟性鮮，補但不滯膩，除風寒痺及散腰臍間血，並衝脉爲病、逆氣裡急等證。同葠、耆能補氣，同歸、地能補血瀉萎黃，同枳實能治痞，同黃芩能安胎，同澤泄能利水，同乾薑、桂心能消飲除癖，同半夏、丁香治小兒久瀉，同牡蠣、石斛、麥麩治脾虛盜汗。血燥無溼，腎間動氣築築，燥渴便秘者忌服。脾虛無溼邪者，用之反燥脾家津液，是損脾陰也，忌用。癰疽忌白术，以其燥腎而閉氣，故反生膿作痛。又寒溼過盛，水滿中宮者亦忌。且病屬陰虛血少，精液不足，血熱骨蒸，口乾脣燥，咳嗽吐痰，吐血、鼻衄、齒衄，便祕滯下者，咸忌之。出浙江於潛者最佳，米泔浸。助脾，壁土炒；潤燥，密①炒；滋陰，乳拌用；消脹，麩皮炒。

龍眼　稟入心、脾。氣味甘溫。補心脾氣血，益脾長智，養心保血，調和五臟，開胃補虛，爲心脾要藥。治健忘怔忡驚悸，思慮勞傷心脾，暨腸風下血。便血症多，大要血清色鮮，另作一派。濺出遠射四散，其腸不痛，是爲腸風無疑；便血而見腹痛，則爲熱毒下注；不痛則爲溼毒

---

① 密，通“蜜”。《釋名·釋言語》：“密，蜜也。”

下注；痛而喜手按，則爲寒毒下注。血見鮮紅爲熱瘀，淡爲寒瘀，晦爲積，鮮紫爲燥爲結，血如雞肝爛肉、絞痛爲蠱。症見面色萎黃，大便不實，聲短氣息，惡心嘔吐，六脉沈遲浮大無力爲虛；神氣不爽，脉數能食，腸紅下泄，腹痛便祕爲實。總由氣失所統，陰不隨陽，而血自不歸附耳。甘潤兼有，既能補脾固氣，復能保血不耗，非若大棗力專補脾，氣味雖甘，其性稍燥，而無甘潤和柔之妙。但味甘體潤，凡中滿氣壅、腸滑泄利者大忌。桂産者佳，粵東産者性熱，不堪入藥。

大棗 尚入脾、胃。味甘氣溫，色赤肉潤。補脾胃中氣血，爲補脾胃要藥。甘能補中解毒，調和諸藥；溫能益氣滋脾，潤心肺，調榮衛，緩陰血，生津液，悅顔色，通九竅，助十二經。凡風寒發散及補劑用之，以發脾胃升騰之氣；凡心腹邪氣、心下懸急者，得此則調；病見腸癖者，用此則安。治奔豚，用此滋土以平腎；治水飮脇痛，用十棗益土以勝水。多食損齒，齒屬腎，以土燥則尅水也。氣實中滿切忌。殺烏、附毒。忌葱、魚同食。肥潤者良。

荔枝 尚入肝、脾。味甘而酸，氣溫。入脾助氣，入肝益血養榮。血衰火衰者，服之則宜。若平素火盛者，服之反致助火發熱，而有衄血、齒痛之病。治呃逆不止，荔枝七箇，連皮核燒存性，研末，白湯調下立止。治風牙疼痛，荔枝連殼燒存性，研末，搽牙即止。核，味甘氣溫，專入肝腎，散滯辟寒。治胃腕痛，婦人血氣痛，煆存性五錢，香附一兩，爲末，每服三錢，鹽湯下或米飮下，名蠲痛散。單服醋湯下亦效。治癩疝卵腫，煆存性，酒調服；加茴香、青皮，炒爲末，酒服亦良。雙核形似睾丸，尤治癩疝、卵腫。殼，性溫補，內托痘瘡不起，用殼煎湯以服，同石榴皮則能止久痢。然屬性燥，用當酌症所宜。出建産者良。食多則醉，取殼煎水飮。

飴糖 尚入肺、脾。味甘氣溫。補脾潤肺，化痰止嗽，補乏止渴，去血。凡脾虛而肺不潤者，用此甘緩以補脾氣之不足，兼因甘潤以制肺燥之有餘。脾虛而痰不化，用以除痰；脾虛而嗽不止，用以止嗽；中虛而邪不解，用以發表；中虛而煩渴時見，用以除煩止渴。他如中草烏毒，用以甘緩；誤吞芒刺，痛楚異常，用以柔軟。但糖經火煉成，溼而且熱，若使中滿氣逆，實火實痰，服之更動痰生火。震亨曰：飴糖屬土而成於火，多發溼中之熱。小兒多食，損齒生蟲，宜慎。牽白者不入藥。

雞肉　尚入肝。味甘，性微溫。補肝火，動肝風，又補肺。沃通神，殺惡毒，辟不祥。

丹雄雞　補虛溫中止血，能愈久傷不瘥，及女人崩中漏下赤白。凡人陽事不舉、陰虛火盛、脾胃虛弱者，皆不宜食，婦人小產胎動尤忌。

烏骨雞　別是一種，獨得水木之精，性專走肝腎血分。味甘氣平，補虛癆羸弱，治消渴、中惡、鬼擊心腹痛、女人崩中帶下，補血益陰、祛熱生津止渴及下痢噤口要藥。時珍曰：烏色屬水，牝象屬陰，故烏雌所治皆血分之病。烏骨雞丸，治婦人百病，補虛益陰。鬼擊卒死，用熱血以塗心下即甦。《肘後方》用烏雞血瀝口中令嚥，仍破此雞榻心下，冷乃棄之道旁沙裡。瘕痕以豬脂三升飼烏雞，取矢同白芷、當歸各一兩，煎十沸，去渣，入鷹矢白半兩調敷。風痺用臘月烏雞矢一升，炒黃爲末，絹袋盛，漬三升酒中，頻頻溫服令醉，皆取消導利溼、清熱除風之意。

白雄雞　味酸，氣微溫。治下氣，療狂邪，安五臟，補中消渴，調中除邪，利小便，去丹毒。

黑雌雞　味甘酸，氣溫。作羹食，治風安胎，去溼痺，甯心定志，除邪解惡氣，治血邪，破心中宿血，療癰疽排膿，補新血及產後虛羸，益色助氣。治反胃及腹痛，跌折骨痛，乳癰。

黃雌雞　氣味甘酸鹹平。治傷中消渴，小便數而不禁，腸澼洩痢，補益五臟，續①絕傷，療五癆，益氣力，添髓補精，暖小腸，止洩精，補水氣。雞冠位處至高，精華所聚，凡年久雄雞色赤，尤爲陽氣充盛，故刺血可治中惡驚悸，中風口眼喎斜，用血塗頰上即正。雞血和酒調服，可使痘即發。對口瘡，用血塗即散。中蜈蚣毒，舌脹出口，用冠血浸舌，

---

① 續，原脫，據《千金翼方》卷三補。

並咽即消。治陰痿不起，用雄鷄肝三具，並兔絲子一劬爲末，雀卵①和丸如小豆大，每服五六十丸，酒下。小兒疳積，眼目不明，並肝經實熱，用雄鷄肝，並胡黃連、白芙蓉花、肉荳蔲爲末化服。虛熱用鷄肝，同明雄黃、桑白皮、鷄内金爲末，酒蒸去藥食。鷄屎白性寒不溫，用治鼓脹。其法用臘月乾鷄矢白半斤，袋盛，以酒醅。一斗漬七日，溫服三盃，日三，或爲末服亦可。石淋，用鷄矢白日中晒半乾，炒香爲末，以酸漿飲服方寸匙，日二次，當下石出。卵清微寒，清熱解毒，治目赤痛、煩滿欬逆、小兒下洩、婦人難産、胞衣不下、癰疽瘡腫，必用之藥。卵黃微溫，利産安胎，但多食則滯。肫内黃皮，崇消穀除熱、止煩通溺。殼研末，磨障除翳及敷下疳瘡。

牛肉　崇入脾。本屬土，黃牛色尤得正，補脾固中，治腸結不通、噎膈、反胃及唾涎，補益腰腳，益氣止渴。蓋氣益則津生渴止，功與黃芪無異。故痠瘠久病，日服黃牛湯，能令身漸輕强，而無腫脹之病。黃牛性溫，水牛性平，止洩安中，養脾胃，補虛勞，强筋骨，消水腫，除腳氣。白水牛可治反胃吐食，腸結不通。牛乳味甘微寒。補虛羸，止渴，養心肺，解熱毒，潤皮膚，治脾胃枯槁，噎膈反胃。切忌同猪肉食，則生寸白蟲。朱震亨曰：反胃噎膈，大便燥結，宜牛乳、羊乳，時時嚥之，兼服四物湯爲上策。不可服人乳，以其有五味之毒、七情之火也。

鯽魚　崇入脾、胃、大腸。氣味甘溫。諸魚性多屬火，惟鯽魚屬土，補土、制水、消腫。治虛羸，溫中下氣，止下痢、腸痔；和胃、實腸、行水，治腸風下血，膈氣吐食。生搗塗痰核乳癰堅腫。治腸癰，以猪油煎灰服。消水腫，合赤小豆煮汁服。治婦人陰瘡則炙油。治膈氣痞滿，與胡蒜煨食。治反胃吐食，入緑礬泥固煨。性與厚樸反。忌蒜，同芥菜食成腫疾，同沙糖食生疳蟲，同猪肝、鷄、雉、鹿、猴等肉食生癰疽，同麥冬食害人。

蜂蜜　崇入脾、肺，兼入腸胃。生則性凉清熱，熟則性溫補中。白

---

① 雀卵，原作"卵雀"，據《本草求真》卷一改。

蜜和胃潤肺通結，赤蜜性涼降火。治心腹邪氣、諸驚[①]癇疾，安五臟，益氣補中，止痛解毒，去腫痛，療口瘡，明耳目，和百藥，養脾氣，除心煩、飲食不下，止腸澼、腹中疼痛，和營衛，潤臟腑，通三焦，調脾胃。久服輕身不饑，延年神仙，面如花紅。同薤白塗湯火傷，即時痛止。但性涼質潤，若脾氣不實、腎氣虛滑及溼熱痰滯、胸痞不寬者咸忌。白如膏者良。蜂房味苦鹹辛，氣平，有毒。清熱散結軟堅，治驚癇、蠱毒、癰疽、瘰癧、痔痢、風毒等症。忌葱、鮓、萵苣同食。癰疽潰後禁用。煎水漱齒，止風蟲疼痛，洗乳癰、蜂疔、惡瘡，皆取攻毒散邪殺蟲之意也。凡煉蜜，必須用火熬開，以紙覆，經宿紙上去蠟盡，再熬色變，不可過度，令熟入藥。

平　補

葳蕤　㠫入肺，兼入肝、腎、脾。味甘性平，質潤。一名玉竹。能補肺陰，及入肝、脾、腎，以祛風溼，補中益氣，除煩悶，止消渴，潤心肺，補五癆七傷，與人參、地黃稱爲補劑上品。治中風暴熱、身重不能動搖、跌筋結肉、頭痛不安、目痛眥爛淚出、虛勞客熱、風溫自汗、語言難出、寒瘧溫瘧、心腹結氣、虛熱溼毒、腰腳疼痛、莖中寒、小便頻數、失精。久服去面黑䵟，使顏色潤澤，輕身不老，但氣平力薄，須多用方能見功。肥白者良。似黃精而差小，黃白多鬚，竹刀割去皮節。發散用生，補劑用蜜水拌，飯上蒸熟用。

黃精　㠫入脾，兼入肺、腎。氣平味甘。補脾陰，補中益氣，安五臟，健脾胃，潤心肺，填精髓，助筋骨，除風溼，耐寒暑，補五癆七傷，下三尸蟲[②]，兼治癲疾，且得坤土之精粹，久服延年不饑。若使挾有痰溼，則食反助痰。俗名山生薑，九蒸九晒用。

---

① 驚，原作“經”，據思賢書局刻本、《本草綱目》卷三十九改。
② 蟲，原作“蠱”，據《本草綱目》卷十二、《本草求真》卷一改。

甘草　崀入脾。味甘性平，質黃。生寒熟熱，生用大瀉熱火，炙用潤肺補脾，補心血，緩中氣，補三焦元氣，散表寒，除邪熱，調和諸藥。解百藥毒，如湯沃雪，中烏頭毒、巴豆毒，甘草入腹即定，並解小兒胎毒、驚癇。若脾胃虛寒，及挾有水氣、脹滿皆忌。然滿因虛致者，又宜甘以泄滿。稍止莖中澀痛，除胸中積熱。節消癰疽掀腫，及除胸熱。取大而結者良。反芫花、甘遂、大戟。

桑寄生　崀入肝、腎。味苦而甘，性平而和。補肝腎，祛風溼，強筋骨，止腰痛，助腳脛，療瘡瘍及金瘡，堅髮齒，長鬚眉，治婦人崩漏、孕婦血淋，下乳固胎，不寒不熱，爲補腎補血要劑。第出桑樹者真，須自採，或連桑葉者乃可用。和莖葉細剉，陰乾，忌見火。服則其效如神。若雜樹所出①，性氣不同，恐反有害。

柏子仁　崀入心。辛甘平潤。養心血，除風溼，療驚癇，辟邪魅，澤皮膚，能使神恬氣適、耳聰目明，而無枯槁燥塞之患。香能補脾，潤能補肝益腎，甘能和胃固中、通竅、定心悸、助神益血、定魄安魂，治歷節腰痛。但性多滑潤，陰寒泄瀉者忌；氣多香洩，體虛火盛者亦忌。蒸熟暴乾自裂，炒研去油用。畏菊花。

冬青子　崀入肝、腎。苦甘而涼。補肝強筋，補腎健骨。浸酒去風虛，補益肌膚。燒灰入面膏，治瘭瘰②，滅瘢痕甚效。即俗呼凍③青樹者，葉微團、子紅。冬日採佳，酒浸蒸潤，焙乾用。雖補肝腎，強筋骨，而補仍兼清。

女貞子　崀入肝、腎。氣味苦涼。滋水黑髮，補肝腎，滑腸胃，安五臟，強腰膝，明耳目，烏髭髮，補風虛，除百病。惟陰虛有火者相宜，虛寒者服之，則腹痛作泄。即俗呼蠟④樹者，酒浸潤蒸，晒乾用。古方同旱蓮草、桑椹以治虛損，然須脾氣堅厚方用，若稍涉虛寒者切忌。葉

---

① 所出，原無，據《本草求真》卷一補。

② 瘰：凍瘡。

③ 凍，原作"陳"，據《本草綱目》卷三十六改。

④ 蠟，原作"臈"，據《本草綱目》卷三十六改。

長四五寸，厚而柔，子黑色。

枸骨子 崸入肝、腎。氣平味甘，微苦涼，無毒。補腰膝，益肝腎，理失血、血瘀，補水培精。浸酒，補腰腳令健。但性多陰不燥，用治陰虛證則宜，若於陽虛用之則有碍。枝葉可燒灰淋汁，或煎膏以塗白癜風。其脂可粘鼠雀。葉代茶飲甚妙。即俗呼貓兒刺者。酒浸潤蒸，晒乾用。

合歡皮 崸入脾，兼入心。味甘氣平。補脾陰，緩心氣，安五臟，怡心志，令人歡樂無憂，神氣自暢。久服輕身明目，得所欲。熬膏消癰腫，續筋骨。治肺癰唾濁，單用煎湯。合阿膠煎湯，治肺痿、吐血皆驗。與白蠟①熬膏，爲長肉生肌、續筋接骨之藥。油調塗蜘蛛咬瘡。葉，洗衣垢。折傷疼痛，研末酒服二錢匕，能和血消腫止痛。但氣緩力微，必重用方能見功。去粗皮，炒用。

陳倉米 崸入胃，兼入心、脾。沖淡甘平。養胃，除煩渴，止洩祛濯，補五臟，益腸胃，利小便。凡米存積未久，則膠粘不爽，食亦壅滯不消。至熱病將愈、胃氣未復，猶忌食物戀膈，熱與食鬱而煩以生，必得沖淡甘平以爲調劑。蓋陳倉米津液既枯、氣味亦變，故能養胃、祛濯、除煩。凡一切惡瘡、百藥不效者，用此作飯成團，火煅存性，麻油膩粉調敷。力雖稍遜，而功則大，未可忽。

山藥 崸入脾，兼入肺、腎。味甘氣溫，性微濇。補脾陰，益氣退熱，除瀉痢，止遺精。色白入肺，味甘入脾，氣雖溫而却平，爲補脾肺之陰，亦能退虛熱，潤皮毛，長肌肉，固腸胃，益心氣，化痰祛涎，益腎強陰。生搗敷癰瘡，消腫硬。但氣輕性緩，非堪專任，且與麪同食，則不能益人。滋陰，生用；補脾，炒黃用。

扁豆 崸入脾。味甘氣香，性溫。補脾除濕。香能舒脾，溫能燥脾，脾之穀也。調和脾胃，通利三焦，降濁升清，消暑止渴，止瀉，性極中和，專治中宮之病。補五臟，止嘔逆，久服頭不白。療霍亂吐利不止，研末和醋服之。治女子赤白帶下，用乾末和米飲服之。又解酒毒及河豚

---

① 蠟，原作“臘”，據《本草綱目》卷三十五改。

魚毒。又以新汲水調末服，能解砒霜。但多食則壅氣，凡傷寒邪熾者勿服。子粗圓色白者佳。連皮炒研用，亦有浸去皮生用者。

鴨肉 崇入脾、胃，兼入肺、腎。氣味甘温。補虛除癆，逐痰利水，和臟腑，除客熱，療小兒驚癇。雌則微温，雄則微冷，然究屬平性。故服之，陰虛者不見燥，陽虛亦不見冷，微温者能温中補虛、扶陽利水。時珍曰：治水，利小便，宜用青頭雌鴨。微冷者入肺、腎、血分，滋陰、補虛、除癆，止嗽化痰，利水消腫爲要。黑骨白毛者，爲虛癆聖藥，亦金水相生之義，老者良。頭治水腫，通利小便。血解金銀、丹石、砒霜百毒，及中惡溺死者。卵甘鹹微寒，能滋陰，除心腹膈熱，炒鹽藏食佳。治久虛發熱、咳嗽吐痰咳血，火乘金位者，用黑嘴白鴨一隻，取血入温酒量飲，使直入肺經，以酒補之。外以棗肉二升，參苓平胃散末一升，將鴨乾拭去毛，從脅下開竅，去腸拭净，入棗與藥末縛定。用沙甕一個，置鴨在内，以炭火慢①煨。以陳酒一瓶，作三次入之，酒乾爲度，取起，食鴨及棗，頻服取愈。

鴿肉 崇入肺、腎。味鹹氣平。補精益氣，兼除瘡疥。性氣金水，故能入腎入肺，爲久患虛羸聖藥。蓋精無氣不行，氣無精不附，服此味鹹温平，則精既見其有補，而氣亦見其有益，且内治虛乏，外更能兼理瘡疥。凡皮膚惡瘡及瘕風、瘰癧、瘍風等症，煮熟酒服，無不咸宜。並辟諸般毒藥，誠虛癆患疥之良劑，補精與氣之要藥。鴿形色最多，惟白者最良。但肉雖益人，然食多則恐減藥力。卵能預解痘毒，用白鴿卵一對，入竹筒封，置厠中半月，以卵和辰砂三錢，丸菉豆大，每服三十丸，三豆飲下，使毒從大小便出也。屎亦能殺療蠱，消腫及腹中痞塊。

阿膠 崇入肝，兼入肺、腎、心。味甘氣平。入肝補血，通潤心肺與腎。除風和血，潤燥化痰，滋腎水，養心神，清肺，利小便，調大腸聖藥。療一切風病，咳嗽喘急，肺痿唾膿血，骨節疼痛，水氣浮腫，痔漏腸風，衄血、血淋、尿血，下痢，癰疽腫毒，心腹痛，内崩勞極，酒

---

① 慢，原作“漫”，據思賢書局刻本《本草求真》卷一改。

洒如瘧狀，四肢酸痛；女子經水不調，血痛、血枯，崩帶，胎動下血，安胎及產後諸病；丈夫腰痛，小腹痛，虛勞羸瘦，陰氣不足，腳酸不能久立，養肝氣，堅筋骨。久服輕身益氣。黑光帶綠，至夏不軟者良。化痰，蛤粉炒；止血，蒲黃炒，或酒化或水化均可。

羊肉　尚入脾。氣味甘溫，大熱。入脾補陰，豐體澤膚，開胃，助陽，健力，補中益氣，安心止悸，止痛，利產婦，治風逆、瘦病、丈夫勞傷、小兒驚癇。東垣言：補形，實足盡羊肉大概。《十劑》云：補可去弱，人參、羊肉之屬是也。蓋人參補氣，羊肉補形。羊肝、羊膽，屬寒，明目除翳。骨，燒灰擦牙固腎。精脏，潤膚澤肌。血，解砒霜及諸丹石毒，若丹砂、水銀、輕粉、硼砂、砒霜、硫黃、石鐘乳、空青、雲母石、陽起石等毒①。乳，潤燥消渴，溫補腎肺。鬚，敷疳療瘡。反半夏、菖蒲。忌銅器。同蕎麥、豆醬食，發痼疾；同醋食，傷人心。

燕窩　尚入肺、脾、腎。味甘性平，微涼。入肺補氣，入胃生津，入腎滋水。補不致燥，潤不致滯，洵至美至平之味；補而能清，爲調理虛損癆瘵之聖藥。清肺益氣，止嗽化痰，止渴除煩，安心定志，明目爽神，清胃火，除口內臭氣。凡虛勞證有藥石難進者，往往用此獲效。咳紅吐痰，每兼冰糖煮食，且爲食物上品。但脾寒胃冷者宜少食。若火勢急迫，又當用至陰重劑拯救。

蠟　尚入肝、脾。味淡性平。入脾絕痢，入肝活血。主潤臟腑經絡，而有接續補傷生肌之妙，且性最濇，又能止瀉。治下痢膿血，補中，續絕傷金瘡，療洩澼後重赤白膿，利小兒。益氣，久服輕身不饑。治孕婦胎動，下血不絕欲死，以白蠟如鷄子大一枚，煎三五沸，投美酒半斤立瘥。以上皆言蜜蠟。至於蟲蠟，味甘氣溫，益血補中，通經活絡止痛，活血生肌，補虛續絕，可爲外科聖藥。尿血用白蠟加於涼血滋腎藥中即愈。患下疳者服之，未成即消，已成即斂。以半兩入鯽魚腹中，煮食，治腸紅神效。

---

① 毒，原作"藥"，據《本草綱目》卷五十引《外臺》改。

補　火

附子　尚入命門。味辛大熱純陽，有毒。補命火，逐冷厥。其性走而不守，通行十二經，無所不至，爲補先天命門真火第一要劑。凡一切沈寒痼冷之症，用此無不奏效。治寒毒厥逆，呃逆嘔噦，冷痢，血瘕，金瘡，寒瀉，霍亂轉筋，拘攣風痺，㿔癖積聚，督脉爲病，脊強而厥，小兒慢①驚，痘瘡灰白，癰疽不斂，膝痛不能行步，心腰疼痛，脣青囊縮。溫煖脾胃，除脾溼腎寒，補下焦陽虛，腳氣頭風，久痢脾泄，久病嘔噦，凡屬於寒者皆宜。入補氣藥中，則追散失之元陽；入發散藥中，則能開腠理，以逐在表之風寒；入溫煖藥內，則能袪在裡之寒溼。若水虧火盛用以辛熱純陽，則火益盛而水益虧。好古曰：非身涼而四肢厥逆者，不可僭用。服附子以補火，須防涸水。雖八味丸中用此以爲滋陽嚮導，亦是使陰從陽復。生用則發散，熟用則能補。水浸麪裹煨。反半夏。

烏頭　尚入命門。性輕逐風，去寒疾，溫脾。凡風疾宜烏頭，不似附子性重逐寒。即附子之母。烏附尖能吐風痰，以治癲癇，取其直達病所。天雄辛熱走竄，補下焦命門陽虛，主治風寒溼痺，爲風家主藥，既能發汗，又能止陰汗。細長者爲天雄。側附子連生附側，善於發散四肢，充達皮毛，治手足溼風諸痺。以上烏頭、附尖、天雄、側附子四味，其功皆與附子補散差殊。反半夏、栝②蔞、貝母、白笈、白歛。中其毒者，黃連、犀角、甘草水解。

仙茅　尚入命門。辛熱微毒。補火助陽，煖精散寒，除痺。下元虛弱，陽衰精冷，老人失溺無子，並腹冷不食，腰腳攣痺不能行動。治一切風氣，煖腰腳，安五臟，益陽道，御房事不倦，開胃消食下氣，益顏色，明耳目，填骨髓，久服輕身。若相火熾盛者，反至助火，爲害叵測。

---

① 慢，原作"漫"，據思賢書局刻本改。

② 栝，原作"括"，據《本草求真》卷一改。

川産良。竹刀切，糯米泔浸，去赤汁，酒拌蒸，忌鐵。

葫巴　嵩入命門。苦温。純陽補火治臟虛，逐冷除疝煖丹田，右腎命門藥也。入腎補命火，壯元陽，治腎臟虛冷，陽氣不能歸元，腹脇脹滿，面色青黑，並疝瘕冷氣，小腸偏墜，寒濕腳氣。補火須兼附子、硫黃、茴香、吳茱萸同投，且治膀胱氣甚效。酒浸暴乾炒用。若相火盛與心血虧者均禁用。

淫羊藿　嵩入命門，兼入肝、腎。辛香甘温，無毒。補火，逐冷，散風。補腰膝[①]，強心力，堅筋骨，消瘰癧、赤癜，下部有瘡，洗出蟲。治老人昏耄、中年健忘、男子絕陽不興、女子絕陰不産。且治冷風勞氣、筋骨攣急、四肢麻木不仁、腰膝無力、陰痿絕傷、莖中傷，利小便。至云久服無子，恐其陽旺多慾，精氣耗散，無他故也。然相火易動者遠之。去枝，羊脂拌炒。山藥爲使，得酒良。

蛇床子　嵩入命門。辛苦性温，無毒。補火，燥濕，宣風，功能入腎補命火。凡命門火衰，而致風濕内淫，齒痛腰痛，陰痿囊濕。縮小便，益陽事。及女子陰户腫痛蟲蝕，子臟虛寒，産門不開，暨腰痿體痺，赤白帶下，脱肛，與一切風濕瘡疥，四肢頑痺。去陰汗、濕癬、小兒驚癇、撲損瘀血。久服輕身，好顔色，令人有子，且陽莖舉，關節利，腰背強，手足遂，瘡疥掃。大瘋身癢難當，作湯浴洗。産後陰脱不收，用此入絹袋熨收。但性温燥，凡命門火熾及下部有熱者切忌。惡丹皮、貝母、巴豆。去皮殼，取仁微炒。

遠志　嵩入腎。辛苦而温，無毒。補火，行氣，散鬱，能通腎氣，上達於心，強智益志。治欬逆傷中，除邪氣，利九竅，益智慧，聰耳明目，強志倍力，定心氣，止驚悸，益精；去心下膈氣、皮膚熱、面目黃；安魂魄，令人不迷；堅壯陽道，長肌肉，助筋骨。婦人血噤失音，小兒客忤。療一切癰疽及腎積奔豚，凡夢遺失精、善忘、喉痺失音、小便赤濇，因於腎薄而致者皆宜。喉痺失音作痛，用末吹之，涎出爲度。凡陰

---

① 膝，原作“臍”，據《本草綱目》卷十二改。

虛火旺，便濁遺精，喉痺癰腫，慎勿妄用。如中天雄、附子、烏頭毒，則煎汁飲之。

肉桂 崀入命門、肝。氣味純陽，辛甘大熱，有小毒。直透肝、腎、血分，大補命門相火，除血分寒滯。惟味辛甘，故能散肝風而補脾土，凡肝邪尅土而無火者，用此最妙。益陽消陰，治沈寒痼冷，去營衛風寒，陽虛自汗，陰盛失血，目赤腫痛，喉痺，格陽，鼻齺頭痛，欬逆結氣，脾虛惡食，腹中冷痛，溼盛瀉洩。疏通血脉，宣導百藥。脇痛驚癇，寒熱久瘧，奔豚疝瘕。通經、催生、墮胎。秋冬下部腹痛。養精神，和顏色，爲諸藥先聘通使。久服輕身不老，面生光華，常如童子。凡木見桂而枯，然能引無根之火降而歸元，既峻補命門，尤能竄上達表，以通營衛。凡病患寒逆，既宜溫中，及因血氣不和，欲其鼓舞，則不必用附子，惟於峻補血氣之內，加肉桂以爲佐使。精虧血少，肝盛火起者忌。出交趾者最佳，今甚難得，出潯州者庶幾。必肉厚氣香，色紫有油，味辛甘，嘗之舌上極清楚者，方可用；若嘗之舌上不清及切開有白點者，是洋桂，大害人。去粗皮，剉入藥，勿見火。得人葠、甘草、麥冬良。忌生葱、石脂。

沈香 崀入命門，兼入脾。辛苦性溫，無毒。補火，降氣，歸腎。治上熱下寒，氣逆喘急，下氣墜痰。去風水毒腫，惡氣冷氣，心腹疼痛，噤口冷痢，霍亂轉筋，吐瀉氣痢，冷風麻痺，骨節不仁，風溼皮膚瘙癢，邪惡鬼疰，大腸虛閉，小便氣淋。破癥癖。補右腎命門，兼補脾胃，及痰涎血出於脾。性能降亦能升，理氣調中，煖腰膝，益精壯陽。但降多升少，氣虛下陷，陰虧火旺者切忌。色黑沈水油熟者良。香甜者性平，辛辣者性熱。鷓鴣斑者名黃沈，如牛角黑者名角沈，咀之軟、削之卷者名黃蠟。沈甚難得，半沈者爲煎香。棧香勿用。鷄骨雖沈而心空，並不堪用。不沈者爲黃熟香。入湯劑，磨汁沖服；入丸散，紙裹置懷中，待燥碾之，忌見火。

硫黃 崀入命門。味酸，有毒，大熱純陽。大補命門相火，兼通寒閉不解，與大黃一寒一熱，並號將軍。療心腹積聚，邪氣冷痛在脇，欬逆上氣，脚冷疼弱無力，腰腎久冷。壯陽道，補筋骨，長肌膚，益氣力。治陽氣暴絕，陰毒傷寒，虛寒久痢，霍亂滑洩。補命門不足，化金、銀、銅鐵等物。又治老人風、氣、冷等三秘，爲補虛助陽聖藥。且外殺癬疥，及下部䘌瘡，蟲蠱惡毒，臟蟲邪魅，並小兒慢驚，婦人陰蝕血結皆效。凡虛癆中寒，冷痢冷痛，四肢厥逆，並面赤戴陽，六脉無力，或細數無倫，煩燥欲坐井中，口苦咽乾，漱水而不欲咽，審屬虛火上浮、陽被陰格者，服無不效。但火極似水，症見寒厥，不細審認，輒作寒治，遽用此藥，其害匪淺。番舶色黄、堅如石者良。土硫黄辛熱腥臭，止可入瘡藥，不可服餌。

陽起石 峕入命門。味鹹氣溫，無毒。補火逐寒，宣瘀起陽，溫煖命門右腎。婦人子宮虛寒，崩漏，冷瘕寒癥。止月水不定，男子陰痿不起，精乏，腎莖冷，腰膝疼冷如冰，陰下溼癢。去臭汗，消水腫，外塗喉腫，因相火侵者，散諸熱腫。育龜丸用爲嗣續宗祧之基，以陽起石合石龍子、蛤蚧、生犀角、生附子、草烏頭、乳香、没藥、血蝎、細辛、黑芝麻、五棓子爲末，生鱔魚血爲丸，硃砂爲衣，每日空心酒下百丸。雲頭雨脚、鷺鷥毛、色白滋潤者良。火煅醋淬七次，研粉水飛用。桑螵蛸爲使。忌羊血。不入湯劑。惡澤泄、菌桂、雷丸、石葵。

石鐘乳 峕入胃、大腸。味辛而甘，氣溫質重，無毒。鎮陽歸陰，通竅利水。凡欬氣上逆，寒嗽泄精，脚弱冷痛，虛滑遺精，陽事不舉，下焦傷竭。强陰，明目，益精，安五臟，通百節，利九竅，下乳汁，壯元氣，益陽事，通聲，補髓，補五癆七傷，治消渴引飲。即鵝管石也。久服、多服恐損人氣。忌參、术、羊血、葱、蒜、胡荽。

鹿茸 峕入命門、腎，兼入肝。甘鹹氣溫。生精補髓，養血益陽[1]，强筋健骨。治一切虛損、耳聾目暗、眩運虛痢。療虛癆、洒洒如瘧、羸瘦、四肢酸疼、腰[2]脊痛、小便數利、洩精溺血。破瘀血在腹，散石淋、

---

① 陽，原作“湯”，據思賢書局刻本改。
② 腰，原脱，據《本草綱目》卷五十一補。

癰腫、骨中熱、疽瘍，安胎下氣，殺鬼精物。補男子腰腎虛冷，腳膝無力，夜夢女交，精溢自出；女人崩中漏血，赤白帶下。爲末，空心酒服方寸匕，壯筋骨。鹿茸，能於右腎補腎脉之真陽，以益其精氣不足。麋茸，能於左腎補腎脉陰中之陽，煖腎水以滋其血液不足。麋茸，其質粗壯，腦骨堅厚，毛色①蒼黧而兼白毛者，則爲麋茸。形質差瘦，腦骨差薄，毛色黃澤而兼白毛者，則爲鹿茸。麋、鹿雖分有二，然總屬塡精補髓、堅強筋骨、長養氣血，爲補肝滋腎之要藥。鹿角初生，長二三寸，分歧如鞍，紅如瑪瑙，破之如朽木者良。酥塗微炙用。茸有小白蟲，視之不見，鼻齅恐蟲入鼻。

蝦　峝入心、肝、肺。味最甘，有小毒。補火，助風，動氣。作羹，治鱉瘕，托痘瘡，下乳汁。法制，壯陽道。以蝦米一升，蛤蚧二枚，茴香、蜀椒各四兩，並以青鹽化，酒炙炒，以木香粗末一兩和勻，候冷收新瓶中密封，每服一匙，空心鹽酒嚼下甚妙。性喜跳躍，風火易動，小兒切勿妄食，恐其發瘡動氣。陰虛火動者尤忌，以其性易涸陰也。煮汁，吐風痰。搗膏，傅蟲疽。治五野雞病，小兒赤白遊腫，搗碎敷之。海馬亦蝦屬，主下胎催産，及佐房術之用。

蛤蚧　峝入命門，兼入肺。補命門相火，温肺氣喘乏，亦房術要藥。治久咳嗽、肺勞傳尸、殺鬼物邪氣，下淋瀝，通水道，下石淋，通月經。治肺氣。療欬血、肺痿咯血、咳嗽上氣，治折傷，補肺氣，益精血，定喘止嗽，療肺癰、消渴，助陽道。入藥去頭留尾，酥炙，口含少許，雖疾走而氣不喘者真，可知益氣之功爲莫大焉。但市多以龍子混冒，龍子則剖開而身多赤班，皮峝助陽火，性少濇；蛤蚧則纏束多對，通身白鱗，雌雄相呼，屢日乃交，兩兩相抱，捕者擘之，雖死不開，藥力在尾，尾不全者不效。去頭足，洗去鱗內砂土及肉毛，酥炙，或蜜炙，或酒浸焙用。風寒咳嗽者不宜。

雄蠶蛾　峝入命門。味鹹性温，有小毒，其性最淫。治暴風，壯陽

---

① 毛色，原作"色毛"，據《本草求真》卷一改。

事，止泄精尿血，暖水臟，起陰痿，益精氣，强陰道，交精不倦，並敷金瘡、凍瘡、湯火瘡、滅瘢。治丈夫陰痿不起，用此一夜每服一丸，可御數女。其方以蠶蛾二升，去翅足，微火灼黃爲末，蜜丸如梧桐子大，酒下。以菖蒲止之。但只爲陽痿求嗣起見，若使陰虛火盛，而用此爲淫戲之術，則陰愈竭而火愈盛，必致速斃。故古方多不具載，恐人藉此以爲斲喪之具也。蠶退紙燒灰，可敷走馬牙疳；入麝和蜜，加白礬，並治邪崇發狂悲泣。

滋　　水

乾地黃　崀入肺，兼入心、脾。味苦甘，性陰寒，無毒。凉血滋陰，外潤皮膚。治傷中，逐血痺，除寒熱積聚，療折跌絕筋、男子勞傷、女子胞漏、下血溺血，破惡血，利大小腸，通血脉，益氣力，利耳目，助心膽氣，强筋骨，安魂定魄，治驚悸、心肺損傷、吐血鼻衄。主心痛、掌中熱痛、脾氣痿蹷、嗜臥、足下熱而痛。如相火熾强，來乘陰位，日漸熬煎，爲陰虛火旺之證者，宜以滋陰退陽。胃氣弱者恐妨食，須酒炒，尤須詳病人元氣淺深用之。胸腹多痰，氣逆不利，小便結痛者遠之。忌萊菔、葱、蒜、銅鐵器。

冬葵子　崀入胃、大小腸。甘寒淡滑，無毒。潤燥利竅，通營活衛，消腫利水，脾之菜也。宣脾，利胃氣，滑大腸。宣導積滯，姙婦食之，胎滑易生，煮汁服。利小腸，治時行黃病，除客熱，治惡瘡，散膿血，婦人帶下，小兒熱毒下痢，丹毒。服丹石人宜食。婦人難產，以芎歸湯下三錢則易生。婦人乳房脹腫，同砂仁等分爲末，熱酒服三錢，腫即消。破五腫，利小便，並臟腑寒熱、羸瘦，同榆白皮服。蜀葵赤治血燥，白治氣燥。乾葉爲末及燒灰服，治金瘡出血。根解蜀椒毒，小兒吞錢不出，煮汁飲之神妙。

川牛膝　崀入肝、腎。苦酸而無毒。引入下部經絡血分，能溫補肝腎，强健筋骨，除腦中痛、齒痛喉痺、寒溼痿痺、四肢拘攣、膝痛不可屈伸，逐血氣、傷熱火爛，墮胎，療傷中少氣、男子陰消、老人失溺，補中續絕，益精，利陰氣，填骨髓，止髮白，除腰膝痛。治陰痿，補腎，助十二經脉，逐惡血。治腰膝軟①怯冷弱，破癥結，排膿止痛，婦人月水不通，血結，產後心腹痛並血暈②，落死胎。同蓯蓉浸酒服益腎。竹木刺入肉，嚼爛罨之。生用活血破瘀消腫，治痛通淋，引諸藥以下行，並去惡血。下行生用，入滋補藥酒蒸。主用皆在肝腎下部，若上焦藥中勿入。夢遺滑精，血崩不止，及氣虛下陷，因而腿膝腫痛者大忌。惡龜甲，畏白前，忌牛肉。

杜牛膝 解毒破血，瀉熱吐痰。溺閉，症見氣喘，面赤有斑，用杜牛膝濃煎膏飲，下血一桶，小便通而愈。不省人事，絞汁入好酒，灌之即甦。以醋拌渣敷項下，驚風痰瘲，服汁能吐痰涎。喉痺用杜牛膝搗汁，和米醋半盞，用雞翅毛攪喉中，以通其氣。

枸杞 尚入腎，兼入肝。甘寒性潤，無毒。滋肝益腎，滑腸胃，強筋健骨，補精壯陽，究爲滋水之味。治五内邪氣，熱中消渴，周痺風溼。下胸脇氣，客熱頭痛，補內傷，強陰，利大小腸，補精氣，易顏色，變白，去皮膚骨節間風，祛上焦心肺客熱。和羊肉作羹食，能益人，且祛風明目。作飲代茶，止渴消煩熱，益陽事，解麪毒，補勞傷，壯心氣，消熱毒，散癰腫。久服堅筋骨，耐寒暑，輕身不老，令人長壽。虛寒泄瀉者，服此恐有滑脱之獘。出甘州紅潤少核者良。酒潤搗。根名地骨皮，另詳於後。

楮實 尚入腎。味甘氣寒，無毒。滋腎陰。治陰痿，益氣，補諸臟陰血，潤顏色，壯筋骨，健腰膝，充肌肉，消水腫。骨鯁可用煎湯以服。治血崩血暈，以紙燒灰存性調服。斷婦人生育，用衙門印紙燒吞。水浸，取沈而不浮者酒蒸用。久服令人骨痿。皮，甘平，善行水，治水腫氣滿。葉，甘涼，祛溼熱，治老少下痢癬痢。

---

① 軟，原作"懶"，據《本草綱目》卷十六改。
② 暈，原作"運"，據思賢書局刻本改。

榆白皮　尚入胃、大小腸。氣味甘平，無毒。性滑利，與冬葵子味亦同。潤燥，利竅，滑腸。滲溼熱，行津液，消癰腫，治五淋，滑胎產，通利大小便，利水道，療腸胃邪熱氣，消腫，治小兒頭瘡痂疕。通經脉，搗涎傅瘡癬，久服斷穀，輕身不饑。又能止喘除嗽，而使人唾。脾胃虛寒者服之，恐損真耳。采皮爲麪，荒年當糧可食。香料用之，黏滑勝於膠漆，去粗皮取白。赤榆皮除邪氣。

胡麻　尚入脾、肺，兼入肝、腎。味甘而潤。潤燥滑腸，去風解毒。補血煖脾①耐饑，治傷中虛羸，補五内，益氣力，長肌肉，填髓腦。堅筋骨，明耳目，療金瘡，止痛，及傷寒温瘧，大吐後虛熱羸困。補肺氣，止心驚，利大小腸，耐寒暑，逐風溼氣、遊風、頭風。細研塗髮令長。炒食不生風病。中風人久食，則步履端正，言語不蹇。生嚼塗小兒頭瘡，煎湯浴惡瘡、婦人陰瘡大效。凡因血枯而見二便艱澀，鬚髮不烏，風溼內乘，發爲瘡疥，並小兒痘疹。黑歸腎，見有燥象者，宜甘緩滑利之味以投。若下元不固，而見便溏、陽痿、精滑、白帶皆忌。麻油甘寒，滑胎利腸，凡胞衣不下，用蜜同煎温服。出於胡種大宛者尤佳。

火麻仁　尚入脾、胃、大腸。味甘性平。緩脾潤燥滑腸。治陽明頭痛，胃熱汗多而便難，宣風利關節，小便頻數，大腸出糞門。截腸病，大腸出肛門寸許，極痛苦，乾則自落，又出若腸盡則不可治。但初覺截時，即用器盛脂麻油，坐浸之，飲火麻汁數升，即愈。更能止渴，通乳，及婦人難產，老人血虛，產後便祕最宜。但性生走熟②守，入藥微研，炒用。畏茯苓、白薇、牡蠣。殻最難去，帛裹置沸湯待冷，懸井中一夜，晒乾，就新瓦上挼去殻，搗用。

黑鉛　尚入腎。甘寒，無毒。補水之精，墜痰降氣，鎮心安神，明目固齒，烏鬚髮。療瘿瘤鬼氣，消瘰癧癰腫，解金石藥毒。凡一切水虧火熾，而見噎膈反胃、嘔吐眩暈、痰氣上逆等症，服此立效。但必煅製

---

① 脾，原作"皮"，據《本草求真》卷二改。
② 熟，原作"熱"，據《本草求真》卷二改。

得宜，不令滲入壓膀胱，又生他變。鉛粉係黑鉛煅煉，氣味辛寒，但有豆粉、蛤粉同入，故止入氣而不入血，其功尚能止痛生肌，膏藥每取爲用，且能化蠱殺蠱。鉛丹即名黃丹，係用黑鉛[①]、硝黃、鹽、礬煅煉而成，亦能殺蠱解熱，墜痰祛積，更拔毒去瘀，長肉生肌，膏藥多用。目暴赤痛，鉛丹調貼太陽立效。但性帶陰毒，性味沈陰，久服多服，恐傷人心胃，兼損陽氣。

豬肉 尚入脾、胃。性屬陰。豐體澤膚，潤腸胃，生津液，補腎氣虛竭。療狂病久不愈，並中土坑惡氣。壓丹石毒，宜肥熱人食之。但性陰寒，陽事弱者忌；且生溼痰，招風熱，凡傷風寒及病初起尤忌。心血合硃砂能治驚癇癲疾。肝和明砂作丸，能治雀目、夜不能覷。肺合薏苡能治肺虛咳嗽。肚合黃連五兩，栝蔞根、白粱米各四兩，知母三兩，麥門冬二兩，縫定，蒸熟，搗丸如梧子大，每服三十丸，米飲下，能治臟腑及大腸熱毒。但[②]氣味鹹冷，不能補腎精氣，止可借爲腎經引導。腸合黃連爲丸以服，能治腸風臟毒。膽汁味苦氣寒，質滑潤燥，瀉肝和陰，用灌穀道以治大便不通，且能明目殺疳，沐髮光澤。肸治夢中遺溺、疝氣墜痛、陰囊溼癢、玉莖生瘡。乳甘鹹而寒，能治小兒驚癇。蹄同通草煮湯，能通乳汁。肉反黃連、桔梗、烏梅，犯必瀉痢。

龜板 尚入腎，兼入心。甘鹹微寒。入心通腎，補心資智，益腎滋陰。治陰血不足，勞熱骨蒸，腰腳疼痛，久瀉久痢，久嗽，痎瘧，癥瘕，崩漏，五痔，產難，小兒顖門不合，服皆有效。首向腹，故通任脉。通心入腎以滋陰。至陰大寒，多用必傷脾土。腎雖虛無熱者，亦勿用。尿，走竅透骨，染鬚髮，治啞聾。

龜膠 尚入腎。氣味益陰。龜膠與龜板主治相同，而經桑柴火熬成，其力尤大，故用板不如用膠，然必審屬陽臟，於陰果屬虧損，服乃相宜，若但屬微溫，亦不宜妄投。止以勞虛骨蒸爲用，否則陰虛仍以熟地爲要，

---

① 鉛，原無，據《本草求真》卷二補。
② 但，原脱，據思賢書局刻本補。

此則至陰至寒，猶恐傷胃。

桑螵蛸　峕入肝、腎、膀胱。味鹹甘，氣平，無毒。滋腎，利水，交心。入肝、腎、命門，益精氣而固腎。治虛損陰痿、夢寐失精、遺溺白濁，能益精生子。又利水道，通五淋，縮小便，及女子血崩，疝瘕，血閉，腰痛。酒炒用，畏旋覆花。螳螂主治小兒驚搐，並出箭簇入肉，以螳螂一箇，巴豆半箇，研敷傷處，微癢且忍，待極癢乃撼拔之，以黃連貫眾湯洗，石灰敷之，或生肌散亦可。

人乳　峕入肝、腎、肺。氣味甘潤。補陰，潤燥，澤膚，令人肥白。潤五臟，補血液，止消渴，清煩熱，理噎膈。解獨肝牛肉毒，合濃豉汁服之神效。和雀屎去目中努肉。小兒服之，益氣血，補腦髓。赤澀多淚，可用黃連浸點。實爲補虛潤燥要劑，但臟寒胃弱作泄者，不宜多服。乳與食同進，即成積滯發瀉。取首生無病婦人之乳，白而稠者佳；若黃赤色、氣腥穢者不用；或暴曬，用茯苓粉收，或水頓取粉猶良。頓乳取粉法：小鍋燒水滾，用銀瓢如碗大，錫瓢亦可，傾乳少許入瓢，浮滾水上頓，再浮冷水上，立乾刮取，再頓再刮，如攤粉皮法。

溫　腎

熟地黃　峕入腎，兼入肝。甘而微溫，味厚氣薄，專補腎臟真水，兼補五臟真陰。填骨髓，長肌肉，生精血，補五臟內傷不足，通血脉，利耳目，黑鬚髮，男子五勞七傷，女子傷中胞漏、經候不調、胎產百病。補血氣，滋腎水，去臍腹急痛，病後脛股酸痛，坐而欲起，目䀮䀮無所見。凡真陰虧損，爲發熱，爲頭痛，爲焦渴，爲喉痺，爲嗽痰，爲喘氣，或脾腎寒逆爲嘔吐，或虛火載血於口鼻，或水泛於皮膚，或陰虛而泄利，陽浮而狂燥，或陰脫而仆地，及陰虛而見神散，見燥動，見剛急，皆賴此主治。陰虛而水邪上沸者，必賴此以歸元。且兼散劑能發汗，兼溫劑能回陽。若純陰無火，厥氣上逆而嘔者深忌。痰多氣鬱之人，能窒礙胸膈，用宜斟酌。好酒、砂仁末同入，久蒸、暴。肥大者佳。

何首烏　尚入肝，兼入腎。苦濇微溫。尚補肝血。滋水補腎，黑髮輕身，陰不甚滯，陽不甚燥，得天地中和之氣。治瘰癧，消癰腫，療頭面風瘡，治五痔，止心痛，益血氣，黑髭髮，悅顏色，久服長筋骨，益精髓，延年不老。亦治婦人產後及帶下諸疾。久服令人有子，治腹臟一切宿疾，冷氣腸風。瀉肝風，止惡瘧，益陰補肝，爲瘧疾要藥。時珍曰：不寒不燥，功在地黃、天冬之上。稟春氣以生，而爲風木之化，故專入肝經，以爲益血祛風之用，兼補腎者，亦因補肝而兼及也。熟地峻補先天真陰，其功可立救孤陽亢烈之危。首烏係調補後天營血，果能常服則自長養精神，却病調元。蓋先天、後天之陰不同，故奏功之緩急輕重亦大有異。況名夜合，又名能嗣，則補血之中，尚有助陽之力，豈若地黃尚能滋水，氣薄味厚而濁中之濁，僅爲堅強骨髓之用乎？以大如拳、五瓣者良。泔浸，竹刀刮皮切片，用黑豆與首烏拌匀，鋪柳甑，入沙鍋，九蒸九曬。茯苓爲使。忌豬肉、無鱗魚、萊菔、葱、蒜、鐵器。

肉蓯蓉　尚入腎，兼入大腸。甘酸鹹溫。體潤色黑，滋腎潤燥。治五勞七傷，補中，除莖中寒熱痛瘧，安五臟，益陰氣，多子，婦人癥瘕積塊，除膀胱邪氣，止痢，益髓，悅顏色，延年。大補壯陽，日御過倍。治女人血崩，男子絕陽不興，女子絕①陰不產。潤五臟，長肌肉，煖腰膝，男子洩精、尿②血、遺瀝，女子帶下陰痛。若火衰至極，反用此甘潤之品，意與附、桂同能補陽，其失遠矣！況既言補陰，而又以蓯蓉爲名，是明因其功力不驟，氣尚潤燥，是以宜於便閉，而不宜於胃虛之人也。謂之滋陰則可，謂之補火則未必。大如臂，有松子鱗甲者良。酒浸，刷去浮甲，劈除內筋膜，酒蒸半日，酥炙用。忌鐵器。

鎖陽　尚入腎，兼入大腸。味甘鹹，性溫潤，無毒。大補陰氣，益精血，利大便。與蓯蓉同爲一類，潤燥養筋，治痿弱。凡陰氣衰損、精血衰敗、大便燥結者啖之，可代蓯蓉。不燥結者勿用。煮粥彌佳，性雖

① 絕，原作“胞”，據《本草綱目》卷十二改。
② 尿，原脫，據《證類本草》卷七補。

温而體仍潤。又云補陽者，亦陰補而陽自興之意，洩瀉及陽易舉而陰不固者忌之。鱗甲櫛比，狀類男陽。酥炙。

菟絲子 崇入肝、腎，兼入脾。辛甘温平，質粘，温而不燥，補而不滯。温腎補肝，止遺固脱，補精添髓，强筋健骨，煖腰温膝，明目祛風，養肌强陰，主莖中寒，精自出，溺有餘瀝，口苦燥渴，寒血爲積。久服輕身延年，去面䵟，悦顏色。血補則風除，爲補肝腎脾氣要劑，合補骨、杜仲用之最宜。酒浸煮爛，作餅，山藥爲使。

巴戟天 崇入腎。辛甘微温。温補腎陰，兼祛風淫，爲補腎要藥。治五癆七傷，强陰益精，凡腰膝疼痛，風氣腳氣，水腫水脹，大風邪氣，陰痿不起，强筋骨，安五臟，補心志，益氣力，療頭面遊風，小腹及陰中相引痛，男子夜夢鬼交，精洩。强陰下氣，治風癩及一切風疾，補血海，地黃飲子用以治風邪，可知不專補陰。去心，酒浸焙用。覆盆子爲使，惡丹參，陰虛而相火熾者忌服。

續斷 崇入肝、腎。味苦性温。温補肝腎，散筋骨，血氣凝滯。又味辛，能入肝補筋，補五勞七傷，破癥結瘀血，消腫毒、腸風、痔瘺、乳癰、瘰癧，去諸温毒，通宣血脉。凡跌撲損傷，癰腫及筋骨曲節血氣滯結之處，服即消散，止痛生肌。治婦人崩漏，產後胎漏，子宮冷，面黃虛腫，並縮小便，固精，止尿血，安胎。久服能使氣力倍增，筋斷復續，故曰續斷。實疏通氣血筋骨第一要藥也。第因精薄而見精脱胎動、溺血、失血等症深忌，以性下行故耳。功與地黃、牛膝、杜仲、巴戟相等，但有微別。川產狀如雞腳，皮黃皺節，節斷者真，去皮硬筋，酒浸用。

杜仲 崇入肝。辛甘微温。温補肝氣，達於下部筋骨氣血。治腎勞腰攣，爲筋骨血氣之需。色紫入肝，潤肝燥，補肝經風虛，爲肝經氣藥。治腰膝痛，補中益精氣，堅筋骨强志，腳中酸痛不欲踐地。除陰癢，去囊淫、痿痺、癱軟、胎滑、夢遺、小便餘瀝。若遺精有痛，用此益見精脱不已；胎因氣虛而血不固，用此益見血脱不止。且腎雖虛而火熾者亦勿用。功與牛膝、地黃、續斷相佐而成。出漢中、厚潤者良，產湖廣者皮薄肉厚，尤佳。去粗皮剉，或酥或酒或蜜炙，或薑或鹽或酒炒，在人隨症活變。惡黑參。

覆盆子 崗入腎。甘酸微溫，無毒。能濇精固脫。性氣中和，功能溫腎而不燥，固精而不凝，故陰痿能強，肌膚能澤，臟腑能和，鬚髮不白，女子多孕。既有補益，復多收斂，名爲覆盆者，能使溺盆皆覆也。補虛強陰，溫中益力，安和五臟，療癆損風虛，補肝明目，並宜擣篩，每旦水服三錢。益腎臟，縮小便，取汁同蜜少許，煎爲稀膏點服，補肺氣虛寒。但性固濇，小便不利者勿服。葉絞汁滴目中，出目眩蟲，除膚赤，收溼止淚。酒浸，色紅者真，否即是假，但真者甚少。去蒂，淘净擣餅，用時酒拌蒸。同車前、五味、兔絲、蒺藜爲五子衍宗丸，治男子精氣虧乏，中年無子。加巴戟天、膃肭臍、補骨脂、鹿茸、白膠、山茱萸、肉蓯蓉，治陽虛陰痿、臨房不舉、精寒精薄。

狗脊 崗入肝、腎。味苦甘平，微溫，無毒。溫補肝腎，以除寒溼、風溼，補血滋水，治背促腰痛，腳弱失溺，周痺，強機關，利俯仰，療風虛目闇、膝痛，健筋骨，補益男子，尤利老人。苦能燥溼，甘能益血，溫則補腎養氣，是補而能走之藥。切片酒蒸。

胡桃肉 崗入命門，兼入肺、大腸。味甘氣熱，皮濇肉潤，汁黑無毒。溫補命門，濇精固氣。治虛寒咳嗽，腰腳重痛，心腹疝痛，血利腸風，散腫毒，發痘瘡，制銅毒。食之令人肥健，黑鬚髮，利小便，去五痔。又令人能食，其法不得併食，須漸漸食之，初日服一顆，每五日加一顆，至二十顆止，周而復始。常服令人能食，骨肉細膩光潤，鬚髮黑澤，血脈通潤，去一切老痔，通命門，助相火，利三焦，溫肺潤腸，補氣養血，潤燥化痰，斂氣定喘，濇精固腎，與補骨脂一水一火，大補下焦，有同氣相生之妙。然壯腎火，助風痰，凡肺有熱痰及命門火熾者忌。且多食則脫眉。油者有毒，止殺蟲治瘡。

靈砂 崗入腎。甘溫無毒。治五臟，療百病，養神，安魂魄，益氣明目，通血脈，止煩滿，益精神，殺精魅，惡鬼氣。久服通神明，不老輕身神仙，令人心靈。主上盛下虛，痰涎壅盛，頭旋吐逆，霍亂反胃，心腹冷痛，升降陰陽，既濟水火。研末，糯米糊爲丸，棗湯服，最能鎮墜神丹也。又名神砂，係水銀、硫黃二物煅煉而成。其法用水銀一兩，硫黃六銖細研，炒作青砂頭後，入水火既濟爐抽之如束鍼絞者，成就也。此以至陽勾至陰，脱陰反陽，故曰靈砂。凡陽邪上浮，下不交陰，而致虛煩狂燥、寤寐不安、精神恍惚者，用此墜陽交陰，則精神鎮攝而諸病悉去，故曰靈。東垣言：治久患反胃及一切吐逆、小兒驚吐，其效如神。後人不明神砂即屬丹砂，混以靈砂入於益元散内，詎知天淵各别？

鹿膠 峕入腎。味甘氣平，無毒。溫補腎陰，以通衝任。補陽益陰，強精活血，總爲通督脉、補命門之要。療吐血下血、腰痛、四肢作痛、多汗淋露、折跌損傷，補虛勞，治勞嗽、尿精、尿血、瘡瘍腫毒，婦人漏下赤白，能令有子，止痛安胎。久服長肌益髓，令人肥健，悦顏色，輕身延年。但性緩味甘，不如茸之力峻。同桂則通陽，除寒熱、驚癇。同龜膠則達任，治羸瘦、腰痛。同地黄則入衝，治婦人血閉胎漏。若上焦有痰熱，胃家有火，吐血，屬陰衰火盛者俱忌。角，鹹溫，生能散熱行血，消腫辟惡；熟能益腎補虛，強精活血。角霜連汁煎乾，能治脾胃虛寒便泄，取其溫而不滯。

海狗腎 峕入肝、腎。即膃肭臍。味甘而鹹，大熱，無毒。溫腎補精，行血軟堅。補虛固精，壯陽氣，補中益腎氣，煖腰膝，破癥結，療狂癇疾、五勞七傷、陰痿少力、面黑精冷最良。治鬼氣尸疰，夢與鬼交，鬼魅狐魅，心腹痛，中惡邪氣，宿血結塊，疝癖羸瘦。此藥長年溫潤，臘月置水中不凍，性熱可知。又投睡熟犬邊，犬即驚跳。但脾胃挾有寒溼者亦忌。酒浸紙裏，炙香剉搗，或於銀器中，以酒煎熟合藥用。以漢椒、樟腦同收則不壞。

獺肝 峕入肝、腎。性稟純陽，其性最淫，性溫味鹹，微毒。治鬼疰傳尸，蠱毒殺蟲。治上氣咳嗽，虛勞嗽病，虛汗客熱，四肢寒瘧。止久嗽，除魚鯁，並燒灰酒服之。治屍疰，取獺肝一具，陰乾爲末，水服方寸匙，日三，以瘥爲度。如無獺肝，獺爪亦可。小兒鬼疰，及諸魚骨鯁，燒灰酒服。獺莖治陽虛陰痿精寒，取陰一枚，價值數金，若以婦人摩熱，則莖躍然而動。

　　犬肉　嵩入脾、胃、腎。味鹹性溫，屬土，有火無毒。補脾陰，溫腎陰。溫煖脾胃，安五臟，又補絕傷，壯陽道，煖腰膝，益氣力，補血脈，厚腸胃，實下焦，填骨髓。肉炙食亦熱，姙婦食之令子無聲。氣壯多火，陽事易舉者忌之；熱病後及中滿症服，更能殺人。反商陸，畏杏仁，惡蒜。狗寶係結成狗腹中者，最難得，專攻翻胃，善理疔疽。黃犬益脾，黑犬補腎，他色者不宜用。

溫 濇

　　肉豆蔻　嵩入脾、胃，兼入大腸。辛溫氣香，兼苦而濇。燥脾溫胃，濇腸行滯，治膨消脹。治積冷氣，止嘔逆、反胃，消穀下氣。散肺中滯氣，寬膈進食，去白睛瞖膜，除瘴疾寒，解酒毒。補肺氣，益脾胃，理元氣，收脫氣。凡脾胃虛寒挾有痰食，而見心腹冷痛、瀉泄不止，服此辛溫，既能除冷去脹，復能濇腸止痢。與補骨脂同用，則能止腎虛泄利。鬱熱暴注，因熱腹痛，火升作嘔，氣虛諸證咸禁。出嶺南，糯米粉裹煨熟，去油用，忌鐵。

　　補骨脂　嵩入腎。氣味辛、大溫，無毒。即破故紙，辛苦大溫，色黑無毒。溫腎逐冷，濇氣止脫。興陽事，煖丹田，治耳鳴耳聾，兩足痿軟，能斂神明，使心胞之火與命門之火相通，因而元陽堅固，骨髓充實，療五勞[①]七傷，肝腎虧損，男子腰膝冷痛，囊溼，腎冷流精，腎虛泄瀉，婦人腎虛胎滑。或因氣陷氣短而見胎墮，水衰火盛而見精流、泄瀉，妄用止脫，則殺人矣。鹽水炒，惡甘草。

　　沒石子　嵩入腎，兼入脾、胃。味苦性溫，色黑。固腎止脫，益血生精，和氣安神。功專入腎固氣，凡夢遺，精滑，陰痿，齒痛，腹冷泄瀉，赤白痢疾，瘡口不收，陰汗不止，一切虛火上浮、腎氣不固者，取

---

　　① 勞，原作“癆”，據思賢書局刻本改。

其苦以堅腎，溫以煖胃健脾，黑以入腎益氣補精，俾氣納丹田，不爲走洩，則諸病自愈。合他藥以染鬚髮，爲末以擦牙齒，皆是收濇之力。多用恐氣過下。顆小紋細者佳，忌銅鐵。

蓮子 峏入脾，兼入心、腎。甘溫而濇。補心與腎，能交水火而媾心腎，安静上下君相火邪，通十二經絡血脉，理夢遺、崩帶等症。味濇則腸胃亦固，而無五更洞泄之虞。大便燥者勿服。蓮心性苦寒，能治心熱。石蓮除噤口、熱毒、淋濁。若產樹上者不宜，黑如石者佳。蓮藕生則滌熱除煩，熟則補中和胃。

蓮鬚 峏入心、腎。甘溫而濇。功與蓮子略同，但濇性居多，服能清心通腎，益血固精，烏鬚黑髮，止崩住帶，凡慾動精薄，而見滑脱不禁者，當用此祕濇。忌地黃、蒜、葱。

芡實 峏入脾，兼入腎。氣味甘平而濇，無毒。補脾固腎，助氣濇精。治溼痺，腰脊膝痛，解暑熱、酒毒，止洩瀉，療小便不禁，夢遺滑精，白濁帶下，除暴疾，止渴，益精，開胃，益腎，助氣，強志，令耳目聰明，久服輕身不饑、耐老神仙。大小便不利者勿服，小兒不宜多食，最難消化。蒸熟搗粉，若入濇精藥，可連殼用。

貟貟葡萄 峏入腎，氣味甘鹹而溫。能攝精氣歸宿腎臟，與五味子功用不甚相遠，壯人以之強腎，用此與人參各一錢，火酒浸一宿，清晨投手心摩擦腰脊，能助筋力強壯；若臥時摩擦腰脊，力助陽事；若堅強者服之，尤爲得力。

阿芙蓉 峏入命門。氣味酸濇。用此一分，粳米飯搗作三丸，通治虛寒百病。凡泄瀉脱肛，久痢虛滑，用一二分米飲送下，功勝粟殼。不可多服，忌酸醋，犯之斷腸，及忌葱、蒜、漿水。補火，濇精，祕氣。

禹餘糧 峏入大腸、胃，兼入心、腎。甘平，性濇，質重，鎮怯固脱。治欬逆寒熱煩滿、血閉癥瘕、小腹疼結煩痛及骨節疼、四肢不仁、痔瘻[1]等疾。治傷寒下利不止、心下痞鞕，利在下焦，赤石脂禹餘糧丸

---

[1] 瘻，原作"瘈"，據《本草綱目》卷十改。

主之，取重以鎮怯，濇以固脱。功與石脂相同，而石脂之温則又過之。取無砂者良，細研淘取汁澄用。

寒　濇

五棓子　崇入肺、脾。味酸而濇，氣寒能斂。生津液，消酒毒。内服斂肺，瀉火除熱，止嗽固脱，外祛風溼，殺蟲。能斂肺經浮熱，爲化痰、滲溼、降火、收濇之劑。癬疥瘙癢、眼目赤痛用之皆效。治五痔下血不止、小兒夜啼及面鼻疳瘡，消腫毒喉痹，斂潰瘡金瘡，收脱肛及子腸墜下。口瘡摻之，便可飲食。腸虛泄痢，爲末熱湯服之。治自汗、盗汗，用五棓子研末，津調填臍中縛定，一夜即止。染鬚皂物最妙，生於鹽膚木上，乃小蟲食汁遺種，結毬於葉間。入藥或生或炒用。

百草煎　崇入肺、胃。係五棓子末同藥作餅而成，其性稍浮，味酸濇而帶餘甘。清肺化痰定嗽，解熱生津止渴，收溼消酒，烏鬚髮，止下血久痢、脱肛、牙宣齒蟹、面鼻疳蝕、口舌糜爛、風溼諸瘡。斂肺止嗽固脱，凡上焦痰嗽熱咳諸病，用此含化最宜，加以火煅，則治下焦血脱、腫毒、金瘡、喉痹、口瘡等症，用之即效，以黑能入下焦故也。製用五棓子一勀，同桔梗、甘草、真茶各一兩，入酵糟四兩，擂爛拌和，器盛，置糠缸中罨之，待發起如發麪狀即成矣，撚作餅丸，曬乾用。

粟殼　崇入肺、大腸，兼入腎。即御米殼，酸濇微寒。斂肺，濇腸，固腎。凡久瀉、久痢、脱肛、久嗽氣乏，並心腹筋骨諸痛、遺精、脱肛者最宜。嗽痢初起者大忌。罌中有米極細，氣味甘寒，煮粥能治反胃。粟殼洗去蒂膜，或醋炒、蜜炒取用。

龍骨　崇入肝、腎、大腸，兼入心。甘濇微寒。斂肝氣，止脱，鎮驚安魄。入肝斂魂，故能鎮驚辟邪，止汗定喘，治心腹鬼疰，精物老魅，欬逆，洩痢膿血，女子漏下，癥瘕堅結，小兒熱氣驚癇，心腹煩滿，恚怒，氣伏在心下，不得喘息，腸癰肉疽，四肢痿枯，夜臥自驚，汗出，縮小便，溺血。養精神，安五臟。白龍骨主多寐洩精，止夜夢鬼交，虛而多夢紛紜，止冷痢下膿血，止腸風下血，鼻洪吐血，止瀉痢，澀腸胃，止陰瘻及脫肛，瘡口不斂。北地錦紋，舐之粘舌者佳，酒煮火煅用。忌魚及鐵。畏石膏、川椒。得人參、牛黃良。

牡蠣 峕入腎，兼入肝。鹹澀微寒。功峕入腎，軟堅化痰散結，收濇固脫。治傷寒寒熱，溫瘧洒洒，驚恚怒氣，除鼠瘻[1]，强骨節，殺鬼，延年。除留熱在關節營衛，虛熱去來不定，煩滿心痛氣結。除老血，澀大小腸，止大小便，去脅下堅滿，止心脾氣痛、小兒驚癇。凡瘰癧、結核、血痕、遺精、崩帶、咳嗽、盜汗、遺尿、滑泄、燥渴、溫瘧、赤痢等症，皆能有效。然鹹味獨勝，走腎斂濇居多，久服亦能寒中。煅成粉用，此屬海氣化成。

蛤蜊粉 峕入腎，兼入肺、肝。即海內水蚌殼煅而爲粉也。性鹹寒。解毒化痰，止嗽斂寒，治腫。治熱痰、老痰、淫痰、頑痰、疝氣、白濁、帶下，同香附末、薑汁調服，主心痛。清熱利淫，化痰飲，定喘嗽，止嘔逆，止遺精白濁，心脾疼痛，化積塊，解結氣，散腫毒，消瘰核。油調塗湯火傷。治水腫，以大蒜十個，搗泥入蛤粉爲丸，食前白湯下。文蛤性兼利水，止渴除煩，並治血熱崩中、帶下等症。海蛤亦屬利水、消腫、止嗽之品。

收　敛

白芍 峕入肝。味酸微寒，無毒。峕入肝經血分斂氣。瀉肝，安脾肺，收胃氣，能於土中洩木，清胃熱，固腠理，和血脉，收陰氣，斂逆氣。治邪氣、腹痛、腰痛，除血痺，破堅積，散惡血，逐賊血，治肺急脹逆喘咳，水氣滿腰，溶溶如坐水中。益氣除煩，斂汗安胎，補癆退熱，及治瀉痢後重，痞脹脅痛，肺脹噯逆，癰腫疝瘕，鼻衄，目濇，溺閉，皆因肝氣過盛，致陰液不斂。能理脾肺者，因肝氣既收，則木不尅土，

---

[1] 瘻，原作"瘻"，據《本草綱目》卷四十六改。

金亦得養。產後不宜妄用。出杭州佳，酒炒用。惡芒硝、石斛。反藜蘆。
畏鱉甲、小薊。

五味子 峀入肺、腎。氣味酸鹹溫，無毒。味雖有五，酸鹹居多，
其性亦溫，斂肺歸腎，濇精固氣。治喘欬燥嗽，壯水鎮陽，治風消食，
反胃、霍亂轉筋、疝癖、奔豚冷氣、心腹氣脹。補虛勞①，益男子精，
令人體膚悅澤。斂氣滋水，濇精強陰，益氣生津，補虛明目，止嘔除泄，
甯嗽定喘，除煩止渴，消腫解酒，收耗散之氣及瞳子散大，爲保肺滋腎
要藥。蓋氣發於腎出於肺，若陰虛火起，則煩渴、嗽咳、遺精、汗散互
見，故用此而氣始有歸宿，則諸病悉除。寒邪初冒、脉實有火者禁用，
恐閉邪氣，必先發散而後用之良。北產紫黑者良，入補藥蒸用，嗽藥生
用。惡萎蕤。

酸棗仁 峀入肝、膽，兼入脾。甘酸溫潤，有生、熟之分，生則導
虛熱，故療肝熱好眠、神昏燥倦之症；熟則收斂津液，故療膽虛不眠、
煩渴虛汗之症。本肝膽二經要藥，因其氣味香甘，故又舒脾。治心腹寒
熱、邪結氣聚、四肢酸痛，溼痺。久服安五臟，輕身延年。治煩心不得
眠、臍上下痛、久洩虛汗煩渴，補中益肝氣，堅筋骨，助陰氣，能令人
肥健。袪筋骨風，炒仁研湯服。按：肝虛則陰傷，而心煩魂不能藏，因
不得眠，故凡傷寒虛煩多汗，及虛人盜汗皆炒用，取其收斂肝脾津液。
治心多驚悸，用酸棗仁一兩炒香搗爲散，每服二錢，竹葉湯調下。治虛
勞虛煩，用棗仁二升，甘草一兩炙，知母、茯苓、芎藭各二兩，深師加
生薑二兩，此補肝之劑。歸脾湯亦以養營氣，則肝自藏魂而神恬，血自
歸脾而臥安矣。至膽熱因被熱淫，神志昏冒，故好眠仍兼煩躁，用此療
熱則神氣清爽，安和好眠。仁性多潤，滑泄最忌。惡防己。

金櫻子 峀入腎、脾、肺，生者酸濇，熟者甘濇，收濇脾腎與肺之
精氣。濇可止脫，甘可補中，酸可收陰。理夢遺、崩帶、遺尿，且能安
魂定魄，補精益氣，壯筋健骨。然此雖收濇佳劑，若無故熬膏頻服，而

---

① 勞，原作“癆”，據《本草綱目》卷十八改。

令經絡隧道阻滯，非爲無益，反致增害。熟則純甘，熬膏甘多澀少。取半黃者，去刺核。

訶子 崵入大腸、肺。氣溫味苦酸澀，氣溫無毒。收脫止瀉，仍降痰火。實大腸，斂肺，消痰降火，除滑止喘，定逆開胃，調胃和中，消膨去脹。治冷氣，破胸膈結氣，止嘔吐、霍亂、心腹虛痛、腎氣奔豚、肺氣喘急、腸風瀉血、崩中帶下、胎漏胎動。患痢人肛門急痛，產婦陰痛，和蠟燒煙薰之，及煎湯薰洗。治痰嗽咽喉不利，含三數枚殊勝。但苦性居多，服反使氣下降，虛人不宜獨用。嗽痢初起者切忌，外邪未除者禁。生清肺行氣，熟溫胃固腸。酒蒸去核用肉。波斯國人行舟遇大魚，涎滑數里，舟不能行，投以訶子，其滑即化，可知化痰之力。

山茱萸 崵入肝、腎。味酸性溫而澀。溫補肝腎，澀精固氣。能煖腰膝，助水臟及風寒溼痺，鼻塞目乾。安五臟，通九竅，耳鳴耳聾皆治，入肝腎二經氣分。治心下邪氣、腸胃風邪、寒熱疝瘕、頭風面皰，強陰益精，興陽道，堅陰莖，止老人尿不節，治面上瘡，能發汗，止月水不定。去核用。惡桔梗、防風、防己。

赤石脂 崵入大腸。甘酸辛，大溫，無毒。質重，入下焦血分，固脫及兼潰瘍收口，長肉生肌。養心氣，明目益精，療腹痛腸癖、下痢赤白、癰疽瘡痔、女子崩中、產後胞衣不出，催生下胎。補心血，厚腸胃，除水溼，收脫肛，補五臟虛乏。赤入血分，白入氣分。細膩粘舌者良，研粉水飛用。惡芫花。畏大黃。與禹餘糧、粟殼皆屬收澀固脫之劑，但粟殼體輕微寒，止入氣分斂肺；禹餘糧甘平性澀，重過石脂；此則功崵主澀，其鎮墜終遜禹餘之力。

木瓜 崵入脾、肺，兼入肝。氣味酸澀而溫，無毒。疏脾胃筋骨之溼，收脾肺耗散之氣。調營衛①，助穀氣。理脾舒筋，斂肺伐肝，疏溼熱，治吐利、轉筋、腳氣。治腳氣衝心，取嫩者一顆，去子，煎服佳。強筋骨，下冷氣，止嘔逆、心膈、痰唾，消食，止水利後渴不止，作飲

---

① 衛，原作"胃"，據《證類本草》卷二十三改。

服之。止奔豚及水腫、冷熱痢、心腹痛。食之太過，又損齒與骨及犯癥
閉，且伐肝。即理腳氣，亦宜審其虛實，寒溼者宜，熱溼者忌。陳者良。
忌鐵。

　　烏梅　崗入肺、腸，兼入肝、膽。酸澀而温，係脾肺血分之果。斂
肺濇腸，下氣除熱，去煩滿，安心，止肢體疼痛，偏枯不仁，死肌，去
青黑痣，蝕惡肉。去痹，利筋脉，止下痢，好唾口乾。水漬汁飲，治傷
寒煩熱。止渴調中去痰，止瘴瘧，止吐逆霍亂，除冷熱痢。治虛勞骨蒸，
消酒毒，令人得睡。和建茶、乾薑爲丸服，止休息痢大驗。軟筋骨，殺
伏蟲，刺入肉中則拔。久嗽瀉痢，氣逆反胃噎膈，蚘厥吐利，解魚毒、
馬汗毒、硫黃毒，消癰腫，攻眩仆。治痢血，用烏梅、胡黃連、竈下土
等分爲末，茶調服亦效。治惡肉，用烏梅燒存性，研敷惡肉上，一夜立
盡。治癰毒，用此燒灰存性爲末，入輕粉少許，香油調塗四圍。治牙關
緊閉，取肉擦牙齦，涎出即開，白梅尤良。人之舌下有四竅，兩通膽液，
故食梅則津生。白梅由於鹽漬①，若牙關緊閉，死肉黑痣，白梅用之更
捷也。但肝喜散惡收，久服酸味亦伐生氣，且於諸症初起切忌。

鎮　虛

　　金銀薄　崗入肝。辛平，有毒。平肝鎮怯。除邪殺毒，安魂定魄，
養心和血，止癲除狂，療驚袪風，凡癲癇風熱，上氣咳嗽，傷寒肺損，
吐血骨蒸，勞極作渴，並以金薄入丸散服。銀薄堅筋骨，鎮心明目，去
風熱癲癇，交丸散用，療小兒驚傷，五臟風癇，癲疾狂走。銀薄色薄入
氣，金薄色黃入血，差各有別。畏錫、水銀，遇鉛則碎，五金皆畏。入
丸爲衣，入湯劑水煮用。

　　鐵粉　崗入肝。氣辛味鹹，性平無毒。入肝平木，質重墜，鎮驚療
狂，消癰解毒。安心神，堅筋骨，强志力，除風邪，養血氣，治心痛健

---

　　① 漬，原作"清"，據《本草求真》卷二改。

忘，止虛癇，鎮五臟，消宿食，去邪氣、冷氣、痃癖、癥結、脫肛、痔瘻及傷竹木刺入肉。和諸藥用棗膏爲丸。暫用則可，久用鮮效，且諸草藥切忌，畏磁石、皂莢。燒赤醋，沃七次用。

　　磁石　崀入腎。味辛而鹹，微寒無毒。補腎水，鎮虛怯。治周痺風淫，肢節中痛，不可持物，除大熱煩及耳聾。養腎臟，温骨氣，益精，通關節，消癰腫，鼠瘻頸核，喉痛，小兒驚癇，男子腎虛身强，腰中不利。明目聰耳，止金瘡血。入腎鎮陰，使陰氣龍火不得上升，故《千金》磁硃丸以治耳鳴嘈嘈，腎虛瞳神散大，謂有磁石以鎮養真精，使神水不得外移，硃砂入心鎮養心血，使邪火不得上侵耳目，腎受蔭矣。凡周痺風淫，一見肢體酸痛、驚癇、腫核、誤吞針鐵、金瘡血出者，莫不用此調治。吞針鐵，繫線服下，引上即出。又研細末，以筋肉莫令斷，與末同吞下。色黑、能吸鐵者真。火煅醋淬，研末水飛用。柴胡爲使。殺鐵。畏黄石脂。惡牡丹、莽草。

　　代赭石　崀入心、肝。味苦而甘，氣寒無毒。凉血，解熱，鎮驚。治鬼疰賊風蠱毒，殺精物惡鬼，腹毒邪氣，女子赤沃漏下，帶下胎動，産體胞衣不出，墮胎，小兒驚風疳疾及陰痿不起。止反胃吐血，鼻衄，月經不止，腸風痔瘻，脫精遺溺。療血熱泄痢，膇膈痞硬，驚癇，金瘡等疾。但小兒慢驚及下部虛寒者忌之。擊碎有乳孔者真，火煅醋淬三次，研細水飛用。

　　雲母石　崀入脾，兼入肝、肺。氣味甘平而温。温中鎮怯。治身皮死肌，痰飲頭痛，中風寒熱，如在車船上。除邪氣，安五臟，益精明目。下氣堅肌，續絶補中，療五勞七傷，虛損少氣，止下痢腸癖。達肌温肉，安臟定魄，療惡毒癰疽及車船眩暈。但性偏助陽，陰虛火炎者勿服。色白光瑩者良。使澤瀉。惡羊肉。

　　密陀僧　崀入脾。味辛而鹹，氣平，小毒。祛淫除熱，消積滌痰，鎮墜之品。鎮心安驚定魄，補五臟，治咳嗽、嘔逆、吐痰、反胃，消渴，絶瘧除痢，消積殺蟲，療金瘡、五痔、腫毒，止血，散腫。敷凍瘡，以桐油調敷。解狐臭，漿水洗净，油調密陀僧塗之，或用熱蒸餅一個，切開摻末夾之。染鬚髮。驚氣入心絡，瘖不能語，用末一匙茶調服即愈。出銀坑真者難，出銀爐者止可外敷。

散　寒

麻黃　崇入膀胱，兼入肺。辛溫微苦，中空而浮。發汗解肌，去營中寒邪，衞中陰邪。治中風傷寒頭痛、溫瘧、風寒鬱肺、咳逆上氣、痰哮氣喘。除寒熱，破癥堅積聚、五臟邪氣、脅痛、乳疾。止好唾，洩邪惡氣，消赤黑斑毒，身上毒風癮痹，皮肉不仁，壯熱溫疫，山嵐瘴氣。通腠理，利九竅，開毛孔皮膚，散赤目腫痛、水腫、風腫。發汗用莖去節，止汗須用根節，並蛤粉、粟米等分爲末撲之。過用則汗多亡陽，自汗表虛。夏月陽氣外泄，不宜再發以奪元氣；然果值有深寒，又宜酌用。麻黃湯乃仲景開表逐邪發汗第一峻藥，庸工不知其制在以被溫覆始峻，不溫覆則不峻也，如和太陽未盡之寒熱，解太陽熱多寒少之寒熱，散太陰肺之邪，溫少陰腎之寒，凡邪在太陰，卒中暴厥，口噤氣絕，下咽奏效，皆不溫服取汗，是麻黃之峻與不峻在溫覆與不溫覆。仲景用方之心法，非庸工所能窺其藩籬，無怪其畏如鴆毒也。

細辛　崇入腎，兼入肝、膽。味辛而厚，氣溫而烈。爲足少陰腎經溫經主藥，宣散腎經風寒。凡風寒邪入少陰，而見本經頭痛、腰脊俱強、口瘡喉痹、鼻淵齒䘌、水停心下吐涎沫、耳聾、鼻齆、倒睫、便澀，並宜此治。治諸惡瘡、頭瘡、白禿、風瘡、皮膚如蟲癢，可煎汁洗並傅之。通關利竅，破痰下乳，行血發汗。且走腎者必兼肝膽，故膽虛驚癇及風眼下淚者，皆賴此治。或用獨活爲使，俾在表之陽邪可表，而在裡之伏邪可除。然味厚性烈，所用止宜數分，過則氣塞命傾，若血虛頭痛者猶戒。産華陰者真，去雙葉用。惡黃耆、山茱萸。畏硝石、滑石。反藜蘆。

紫蘇　崇入肺，兼入心、脾。辛溫香竄。疏肺寒氣內客。凡風寒偶傷、氣閉不利、心膨氣脹，並暑溼泄瀉、熱閉血衄、崩淋、喉腥口臭，俱用此治。解肌發表，散風寒，行氣寬中，消痰利肺，和血，溫中止痛，定喘，安胎，解魚蟹毒，治蛇犬傷。以葉生食、作羹，殺一切魚肉毒。止霍亂轉筋，開胃下食，止腳氣，通大小腸。久服泄人真氣，虛寒泄瀉尤忌。梗下氣稍緩，子降氣最速。梗順氣安胎，子降氣開鬱，消痰定喘。但性主疏泄，氣虛陰虛喘逆者並禁。且久服泄人真氣，虛寒泄瀉者尤忌。與橘皮相宜，忌鯉魚子，炒研用。辛能入氣，紫能入血，香能透外，溫可煖中，使其一身舒暢，故命其名曰蘇。

黨參　尚入肺。味甘性平。宣肺寒，清肺熱。補中益氣，和脾胃，除煩渴，用以調補，亦屬平安。人參有上黨之號，惟潞州所出為真，正黨參民間久不採取，最為難得。吳遵程雖言防風、黨參性味和平為貴，而究以潞黨為佳，然止屬表散風寒之劑，與人參補肺益氣，味不相同。又有以桔梗、薺苨偽造者，然即非偽造，亦止宣肺寒，清肺熱，原少補益，而人每以此代人蓡則誤矣。根有獅子盤頭者真，硬紋者偽也。白黨係此煮曬而成，原汁已出。

桔梗　尚入肺，兼入心、胃。氣味辛苦，微溫而平。開提肺中風寒，載藥上行，能引苦泄峻下之劑，至於至高之分成功，俾清氣上升，濁氣下降。清利頭目咽嗌、胸膈滯氣及痛，除鼻塞，主口舌生瘡，目赤腫痛，胸脇痛如刀刺，腹滿腸鳴幽幽，驚恐悸氣。利五臟腸胃，補血，除寒熱風痺，溫中消穀，下蠱毒。治下痢，破血積，消聚痰涎，去肺熱氣、氣促嗽逆，除腹中冷痛，主中惡及小兒驚癇。下一切氣，止霍亂轉筋，除邪解溫、破癥瘕、肺癰、養血，排膿及喉痺。好古因症加藥，如失音則加訶子，聲不出加半夏，上氣加陳皮，涎嗽加知母、貝母，咳濁加五味，酒毒加葛根，少氣加人參，嘔加半夏、生薑，吐膿血加紫菀，肺痿加阿膠，胸膈不快加只殼，痞滿加枳實，目赤加梔子、大黃，面腫加茯苓，膚痛加黃耆，發斑加荊、防，疫癘加牛蒡、大黃，不得眠加梔子，總不離此以為開提。世人僅知其上升而不知其下降，其失遠矣。痘疹下陷不起勿用，以其性升之故；久嗽不宜妄用，以其通泄陽氣之故；陰虛不宜妄用，以其拔火上升之故。其蘆能吐膈上風熱痰實，生研末，水調服，探吐。泔浸微炒用。畏龍膽草、白芨。忌豬肉。

生薑　尚入肺。氣味辛竄，微溫無毒。走而不守，生用發散，熟用補中。散煩悶，開胃氣。發表除寒止嘔，開鬱散氣，辟惡除邪。治傷寒頭痛鼻塞，欬逆上氣，去痰。破血調中，去冷氣，除壯熱，治痰喘脹滿，冷痢腹痛，去胸中臭氣、狐臭，殺腹內長蟲，解食野食內中毒成喉痺，解菌蕈諸物毒。和半夏主心下急痛。和杏仁作煎，下急痛氣實、心胸壅膈冷熱氣神效。擣汁和蜜服，治中熱嘔逆不能下食。擣汁和黃明膠熬，貼風溼痛甚妙。汁作煎服，下一切結實，衝胸膈惡氣神驗。凍耳可擦，狐臭可療，諸毒可解。早能含薑，不犯霧露之氣及山嵐不正之邪。積熱患目及因熱成痔者切忌。皮性涼和脾，利水消腫。

葱葉　尚入肺，兼入肝。生辛而散，熟甘而溫。入肺宣寒，發汗解肌，明目利耳通便，治傷寒寒熱、頭痛中風、面目浮腫、時疾熱狂、陰毒腹痛。除肝中邪氣，殺百藥毒。除風溼身痛麻痺、蟲積心痛、陰毒腹痛、小兒盤腸內釣，通乳汁，利乳癰，利耳鳴，塗猘犬傷，制蚯蚓毒。殺一切魚肉毒。取白連鬚用，白冷青熱，傷寒湯中不得用青。過食亦損鬚髮，及有虛氣上冲，汗出不止之弊。同蜜食殺人，以蜜性最脹，葱性最發，同葱則脹亦發而不可解，不死何待？同棗食亦令人病，義可例推。

驅　風

羌活　尚入膀胱，兼入肝、腎。辛苦性溫，味薄氣雄。功專上升，散足太陽膀胱遊風，頭痛頭旋，兼治風溼相搏，骨節酸痛，賊風失音不語，多痒，手足不遂，口面喎斜。筋骨攣拳，頭旋目赤，疼痛及伏梁水氣，頸項難伸。蓋羌活專治太陽之邪，上攻於頭旁及周身肌表，不似獨活專理下焦風溼病。但性雄，凡血虛頭痛及偏身肢節痛者皆忌。與獨活皆係一種，治稍有別。

獨活　尚入腎。辛苦微溫。比羌活性緩，搜足少陰腎伏風頭痛，並兩足溼痺。治風癢齒痛，頭眩目暈，中風溼冷，奔豚逆氣，皮膚苦痒，手足攣痛。去腎間風邪，搜肝風，瀉肝氣，治項強腰脊痛，散癰疽敗血。

緣此有風不動，無風反搖，故名。且有風自必有溼，故羌療水溼遊風，獨療水溼伏風，羌理上焦，獨理下焦，獨即羌母，非有二種。去皮焙用。

防風　嵩入膀胱，兼入脾、胃。味甘微溫。散膀胱上焦筋骨風邪，仍爲風藥通用。治頭痛目眩，盲無所見，脊痛項強，周身骨節痛，煩滿脇痛，四肢攣急，止冷淚及癱瘓，治上焦風邪，瀉肺實，散頭目中滯氣，經絡中留溼，搜肝氣。亦入脾胃，去風除溼。蓋此等於卑賤卒伍，任主使喚，能循諸經之藥以爲追隨，故同解毒藥則能除溼掃瘡，同補氣藥則能取汗升舉，實爲風藥潤劑。但血虛痙①急，頭痛不因風寒，泄瀉不因寒溼，陰虛盜汗，陽虛自汗，火升發嗽者，並當知禁。出北地黃潤者佳，上部用身，下部用稍。畏萆薢，惡乾薑、白斂、芫花，殺附子毒。

荊芥　嵩入肝。辛苦而溫，芳香而散。入肝經氣分，驅散風邪，仍兼血分疏泄。治惡風賊風、口面喎斜、心虛忘事，辟邪毒氣，通血脉，助脾胃。去邪除勞渴、鼠瘻瘰癧，破結聚氣，下瘀血，除溼疽。消水下氣，醒酒發汗，治目中黑花及痔漏，更爲瘡疥要藥。凡風在於皮裡膜外，而見肌膚灼熱、頭目暈眩、咽喉不利、身背疼痛，治無不效。又能通利血脉，俾吐衄、腸風、崩利、產後血暈、瘡毒癰腫、血熱等疾，皆藉此輕揚宣泄。古方產後血暈風起，因血去過多則風自內生，用荊芥末同酒或童便調服；治崩中不止，用炒黑荊芥以治。連穗用治血，須炒黑。反魚蟹、河豚、驢肉。

川芎　嵩入肝，兼入心胞、膽。氣味辛溫，無毒升浮。搜肝氣，補肝血，潤肝燥，祛肝風，爲肝膽心包血分中氣藥。治中風入腦頭痛，面上遊風，去來忽忽如醉，腰腳軟弱，半身不遂，婦人血閉無子，胞衣不下。燥溼，止瀉痢，行氣開鬱。凡肝因風鬱而見腹痛、脇痛、血痢、寒痹筋攣、目淚及癰疽等症，治皆能痊。上行頭目，下行血海，其辛最能散邪，血因風鬱，得芎入而血自活，血活而風自滅，是以四物用散肝風頭痛，用以除鬱。氣味辛竄，能泄真氣，單服久服，令人暴亡。畏黃連、

---

① 痙，原作"痊"，據《神農本草經疏》卷七改。

硝石、滑石。

白芷 峃入胃，兼入肺、大腸。色白味辛，氣溫力厚。通竅行表，止心腹血刺痛，爲足陽明胃經袪風散溼主藥。治陽明一切頭風諸疾，頭目昏痛，眉棱骨痛，暨牙齦骨痛，面黑斑疵，潤澤顏色，可作面脂。療風邪、久渴吐嘔、兩脇滿，破宿血，補新血，乳癰發背，瘰癧腸風，痔瘻，瘡痍疥癬，止痛排膿，頭面皮膚瘙癢，鼻淵鼻衄，大腸風祕，小便去血，翻胃吐食，婦人血風眩運，漏下赤白，血閉陰腫，解砒霜毒、蛇傷、刀箭金瘡。然其性升散，血熱有虛火者禁用。色白氣香者佳，微炒用，惡旋覆花，當歸爲使。入辛夷、細辛，用治鼻病；入內托散，用長肌肉。白芷能蝕膿，今人用治帶下，腸有敗膿，淋露不已，腥穢殊甚，遂致臍腹冷痛，皆由敗膿所致，須此排膿。此一兩，單葉紅蜀葵二兩，白芍藥、白枯礬各半兩爲末，以蠟化丸梧子大，空心米飮下，俟膿盡以他藥補之。治蛇傷，以新汲水調香白芷末一舠灌之，覺臍中撐撐然，黃水自口出，腥穢逼人，良久消縮如故。又云以麥冬湯調尤妙，仍以末搽之。

薄荷 峃入肝，兼入肺。氣味辛涼。功峃入肝與肺，疏肝氣及風熱內溼。治頭痛頭風，發熱惡寒，心腹惡氣，痰結及咽喉口齒眼耳不利，癮疹，瘰癧，瘡疥，驚熱，骨蒸，衄血，小兒驚癇，腸風血痢，中風失音，通利關節，心腹脹滿，霍亂，宿食不消，下氣發汗。作菜令人口氣香潔；煎湯洗漆瘡；擣汁含漱，去舌胎語澀，小兒風涎，爲要藥。杵汁服，去心臟風熱。但用不可過多，止二三分。猫傷用汁塗之最妙，葉塞鼻止衄血，塗蜂螫蛇傷。

藁本 峃入膀胱，兼入奇督。辛溫氣雄。治太陽風犯巔腦，痛連齒頰，爲是經要藥。辟霧露，療風邪、金瘡，悅顏色，治皮膚疵奸，可作沐藥面脂，除頭面身體皮膚風溼。治癰疽排膿，內塞去頭風齈皰，去惡風，鬼疰流入，腰痛冷。且治脊強而厥，並婦人疝瘕，急迫腫痛，此雖病屬下見，乃係膀胱經寒溼所致，然非風邪內犯，病何由形？藁本性雖上行，而亦下達，故亦能治。又治胃風泄瀉，粉刺酒齄，同白芷作面脂。

但春夏温熱頭痛及挾内熱陽症，血虚火炎頭痛切忌。氣香，畏青葙子。

白附子 尚入胃。辛甘有毒，性燥而升，散胃經冷風。純陽能引藥勢上行於面，治面上百病，行藥勢爲陽明經要藥。治頭面遊風，斑疵及中風不語，諸風冷氣，血痹①冷痛，心痛，足弱無力，疥癬風瘡，陰下溼癢，頭面痕。入面脂用，補肝風虚，去風痰。凉州生，形如草烏頭而小；長寸許，乾者皺紋有節，炮用。燥毒之品，若似中風症，雖有痰亦禁用，小兒慢驚勿服。

天麻 尚入肝。辛平微温，無毒。一名赤箭。宣散肝經氣鬱虚風，爲肝家氣分定風藥。主諸風溼痹，四肢拘攣，頭旋眼黑，語言不遂，語多恍惚，善驚失志，風虚眩運頭痛，癰腫寒疝，殺鬼精物，蠱毒惡氣，小兒驚癇。利腰膝，益氣力，通血脉，開竅强筋，久服長陰肥健。若肝虚在血，症見口乾、便閉，及犯類中等症，切不宜服，以辛能燥血耳。根類黄瓜，有風不動，無風反搖，明亮結實者佳。溼紙包裹，煨②熟切片，酒浸一宿焙用。又名爲定風草。

天南星 尚入肝、脾、肺。味辛而麻，氣温而燥，性緊而毒，主散經絡風痰。治心痛，寒熱結氣，積聚伏梁，利水道，除陰下溼、風眩、腸痛，利胸膈，攻堅積，消癰腫，疥癬惡瘡，散血墮胎，驚③癇，喉痹，口舌瘡糜，口眼喎斜。治中風不語及破傷風、瘀稠痰固結、筋脉拘攣、疝瘕結核、胎産難下、水腫不消等症。金瘡折傷瘀血，擣傅之；去上焦痰眩運；主破④傷風，口噤身强；補肝風虚，治痰功同半夏。陰虚燥疾者切忌。根似半夏，看如虎掌者良。以礬湯或皂角汁浸三晝夜，暴用，或酒浸一宿蒸，竹刀切開，至不麻乃止。膽製味苦性凉，解小兒風痰熱滯及小兒急驚最宜。

① 痹，原作"脾"，據《本草綱目》卷十七改。
② 煨，原無，據《本草綱目》卷十二補。
③ 驚，原作"破"，據《本草綱目》卷十七改。
④ 破，原作"驚"，據《本草綱目》卷十七改。

威靈仙 峀入膀胱，兼入腸、胃諸經。辛鹹氣溫。其性善走，極快利，無處不到，能宣疏五臟十二經絡風溼冷氣。治一切風寒溼熱，而見頭風頑痺，癥瘕積聚，黃疸浮腫，風溼痰氣，腰膝腿腳冷痛。去腹內冷滯、心膈痰水、膀胱宿膿，消胸中痰唾，散皮膚、大小腸風邪。麻屬氣虛，木屬溼痰死血，腫屬溼，痛屬熱，痛風新病屬熱，久病屬寒。此死法也，未可以盡病情，仍須分其臟氣偏純以定。威喻其性，靈喻其效，仙喻其神。氣弱服之，則泄真氣，且耗人血，須審慎。和砂仁炒，糖煎，治諸骨鯁頗驗。忌茶茗、麪。

白蒺藜 峀入肝、腎，兼入肺。辛苦微溫。滋補肝腎，兼散風邪，逐瘀，治頭痛，欬逆肺痿，風祕，蚘蟲，心腹痛，腰痛，勞傷，目赤腫翳，徧身白癜，瘙癢難當，諸風癮瘲，療吐膿，去燥熱，癥瘕結聚，喉痺乳癰，及胎產不下，催生墮胎，發乳帶下，腎氣奔豚。益精，療水臟冷，小便多，止遺溺，泄精，溺血，腫痛，痔漏，陰汗，小兒頭瘡，癰腫，陰癀。可作摩粉。服涼劑則連刺生搗用，服補劑則去刺酒拌蒸。沙苑蒺藜，苦溫補腎，強陰益精，亦須炒用，但不辛香宣散耳，根燒灰能治齒痛。風家用三角蒺藜，補家用沙苑蒺藜。

決明子 峀入肝。味鹹苦甘，微寒無毒。入肝除風，散熱明目。升散風邪，爲治目收淚止痛要藥。治青盲目淫，膚赤白膜，眼赤淚出。久服益精光，療脣口青。益腎，解蛇毒，助肝氣，益精。以水調末塗腫毒。燀太陽穴治頭痛，貼胸心止鼻洪，治肝熱風眼赤淚，每旦取一匙挼淨，空心吞之，百日後夜見物光。作枕治頭風明目，甚於黑豆。服之太過，搜風至甚，反招風害，故必合以蒺藜、甘菊、枸杞、生地、女貞、槐實、穀精草，相爲補助則功更勝。狀如馬蹄，俗呼馬蹄決明，搗碎用。惡火麻仁。

草烏頭 峀入肝，兼入脾。辛苦甘溫，大熱有毒。袪惡風、頑痰、頑毒。除寒溼痺，消胸上痰冷，食不下，心腹冷痰，臍間痛不可俛仰，目中痛不可久視，又墮胎，治頭風喉痺，齒痛，癰腫疔毒，腸腹疞痛，疢癖氣塊。此與射罔乃至毒之物，非若川烏、附子，止能搜①風勝溼，開頑痰，治頑瘡，以毒攻毒，若非風頑急疾，不可輕投。按：烏附五種，主治攸分，附子大壯元陽，雖偏下焦，而周身内外無所不至；天雄峻温不減於附，而無頃刻回陽之功；川烏峕搜風溼痛痺，却少温經之力；側子善行四末，不入臟腑；草烏悍烈，僅堪外治。薑汁炒，或豆腐煮熬膏，名射罔，敷箭射獸，見血立死。

茵蔯　峕入肝、腎。味辛而苦，氣温有毒。治關節風溼，拘攣痺痛，腳麻。古治風癇有茵蔯丸，治風痺有茵蔯酒，治產後風有茵蔯膏，凡風溼痺症多用。與石南、莽草同爲一體，莽草辛温有毒，能治頭風、癮腫、乳癰、疝瘕。其葉煎湯熱含，能治牙蟲喉痺。莖赤葉如石榴而短厚者佳。採莖葉陰乾，炙用。

桂枝　峕入肌表，兼入心、肝。體輕，味辛甘，色赤。入衛表以除風邪。去傷風頭痛，開腠理，解表發汗，去皮膚風溼風邪。有升無降，入肺利氣，入膀胱化氣利水，且能橫行於臂，調和營衛。治上逆欬逆，結氣喉痺，温經通脉，止煩出汗，去冷風疼痛，痛風脇風，驅風散邪，爲解肌第一要藥。無汗能發，止是因其衛實營虛，陰被陽湊，故用桂枝以調其營，營調則衛氣自和而風邪莫容，遂自汗而解。非若麻黃，能開腠理以發汗也。有汗能收，止因衛受風傷，不能内護於營，營强衛弱，精液不固，故有汗發熱而惡風，其用桂枝湯爲治，取其内有芍藥入營以收陰，外有桂枝入衛以除邪，則汗自克止，非桂枝能閉汗孔也。

辛夷　峕入肺。辛温氣浮。入肺解散風熱。治鼻塞、鼻淵、鼻鼽、鼻瘡及痘後鼻瘡，並頭痛面黚，目眩齒痛，九竅不利，皆是風熱上攻，宜此芳香上竄頭目，兼逐陽分風邪。治面腫引齒痛，眩冒，身兀兀如在車船之上者。生鬚髮，去白蟲，通關脉，治憎寒、體噤、瘙癢。入面脂，生光澤。但辛香走竄，血虛火熾及偶感風寒不聞香臭者，其並禁用。緣入鼻氣通天，肺竅開鼻，鼻主肺，風移熱於腦則鼻多濁涕而淵，風寒客

---

① 搜，原作"扱"，據《本草綱目》卷十七改。

於腦則鼻塞。經曰：腦滲爲涕，膽液不澄則爲濁涕，如泉不已，故曰鼻淵。即木筆花，去外皮毛，微炒。惡石脂。畏黄耆、菖蒲、蒲黄、黄連、石膏。

冰片 峉入骨髓。辛香氣竄，無往不達，除骨髓内伏風邪，自内外出。治一切風溼，驚癇痰迷，火鬱不散，九竅不通，目赤膚翳，瘡瘍癰腫，熱鬱不散等症。然必風病在骨髓者方宜，若風在血脉肌肉間用之，反引風入髓，如油入麪，莫之能出。即令瘡瘍能使宣發，亦不可多用，恐真氣立耗，而有亡陽之弊。脂白如冰、作梅花片者良，但市人每以樟腦代充。目病陰虛不宜入點。

海桐皮 峉入肝。辛苦而温，無毒。入肝經血分，祛風除溼，及行經絡以達病所。治霍亂中惡，腰脚不遂，血脉頑痹，腿膝疼痛，去風殺蟲，止赤白瀉痢。蟲牙風痛，煎湯嗽之；疳蝕疥瘡，磨汁塗之；目赤膚翳，浸水洗之，一皆祛風散溼之力。須審病自外至則可，風自内成則忌。

皂角 峉入肝、肺、大腸。辛鹹性燥。宣導風痰竅塞。通竅驅風，通肺及大腸氣。治邪内入，牙關緊閉，口噤不語，胸滿喉痹，腹蠱胎結，風痰哮喘，腫滿堅瘕，囊結風癘疥癬等症，用此吹導則通竅。煎服則治風痰喘滿；塗搽則散腫消毒，以去面上風氣；薰蒸則通大便祕結。溽暑久雨時，合蒼术燒煙，辟瘟疫邪溼氣。燒煙薰之，則治久痢脱肛、臁瘡溼毒。又云可爲沐藥，不入湯劑。刺性畧同，其鋒鋭直達患處。炙酥，燒灰用。

肥皂 峉入腸、胃。氣味平温，微毒。除風溼，去腸胃垢膩。凡因腸胃素有垢膩穢惡，發於外則爲瘰癧惡瘡腫毒，泄於下則爲腸風下痢膿血，俱用此除。瘰癧用肥皂去核，入班猫①在内，紮緊蒸，去班猫，加入貝母、天花粉、元參、甘草、牛旁子、連翹爲丸，白湯下，以腹痛爲效。奇瘍惡毒，用生肥皂去子弦及筋搗爛，醋和敷立效。腦梨頭瘡，用肥皂去核填入砂糖，並巴豆二枚紮定，鹽泥固煨存性，再入檳榔、輕粉六七

---

① 班猫，即"斑蝥"。

分，研匀，香油調搽。便毒初起，搗爛敷之甚效。但其仁須炒研爲用，庶於腎氣不傷。

虎骨 峕入肝。味辛微熱，無毒。入肝搜①風，補骨壯筋。强筋健骨，追風定痛辟邪，能治風痺拘攣疼痛，驚悸癲癇，犬咬，骨哽，尸疰腹痛，傷寒溫氣，溫瘧。殺鬼疰毒。煮汁浴之，去骨節風毒腫。和醋浸膝，止脚痛腫，脛骨尤良。治惡瘡鼠瘻②，頭骨尤良。膝脛爲勝，左脛尤良。若腰脊痛者，當用脊骨，以黃潤爲是。虎睛爲散，以竹瀝下，治小兒驚癇夜啼。治狂邪，酒浸炙乾用。虎肚能治反胃吐食，虎肚止有宜於食膈，若痰膈、氣膈，恐難見功。虎爪主解邪殺鬼。虎牙治犬咬，用骨搥碎去髓，塗酥。

穿山甲 峕入肝、肺、胃。鹹寒善竄。通經達絡，破肺氣，行肝血。除痰瘧寒熱，風痺强直疼痛，通經脉，排膿血，通竅殺蟲，大腸蟻漏，外治瘡瘍癰腫，下乳發痘，總因善走之功，爲行氣破血之藥。又治山嵐瘴瘧，小兒驚邪，婦人鬼魅悲泣。五邪，驚啼悲傷，燒灰，酒服方寸匕。燒灰，敷毒即消。察患在某處，即以某處之甲用之，尤臻奇效。尾脚力更勝，然總破氣敗血，其力峻猛，虛人切戒。或生或燒炙、醋炙、童便炙，油煎土炒，隨方用。

麝香 峕入經絡肌肉。辛溫芳烈，無毒。開關利竅，無處不到，透肌骨，解酒毒，消瓜果食積，治中風、中氣、中惡，痰厥，積聚癥瘕。殺鬼精物，去三蟲諸毒，治溫瘧，吐風痰，治驚癇、中惡、心腹暴痛、脹急痞滿、風毒，蝕一切癰瘡膿水。去面䵟、目中膚翳，婦人産難，墮胎，納子宮，煖水臟，止冷帶下。尤善治小兒驚癇客忤，鎮心安神，鼻塞不聞香臭，服此即開。療痔漏惡瘡，面黑班疹及鼠咬蟲傷成瘡。佩服及置枕間辟惡夢。麝香入脾治肉，牛黃入肝治筋，冰片入腎治骨。近鼻防蟲入腦。

---

① 搜，原作"披"，據《本草求真》卷三改。
② 瘻，原作"瘻"，據《本草綱目》卷五十一改。

白花蛇　崗入肝、腎。苦寒甘鹹，有小毒。此蛇性竄，如風之善行尤急，食石楠籐，其籐辛苦治風。故內走臟腑，外徹皮膚，透骨搜風，截驚定搐，並治風溼癱①瘓，大風疥癩，口面喎斜，半身不遂，骨節疼痛，腳弱不能久立，暴風瘙癢，楊梅瘡，痘瘡倒陷，身上白癜風。唯真有風者宜之，若類中風者忌之。陰虛血少，內熱生風者，皆非所宜。凡服蛇酒藥，切忌見風。出蘄州，龍頭虎口，黑質白花，脅有二十方勝紋，腹有念珠班，尾有佛指甲，雖死而眼光不枯，他產則否。頭尾尤毒，各去三寸，亦有單用頭尾者，酒浸三日，去盡皮、骨，以其有大毒也。大蛇一條，只得淨肉四兩。

蛇蛻　崗入肝，兼行皮膚。味甘而鹹，氣平無毒。驅風辟惡，殺蟲解毒，治小兒驚癇，風毒及驚癇，癲疾瘰瘲，偏正頭風，弄舌搖頭，言語僻越，惡瘡蠱毒痔漏疥癬，白癜風，喉痹，眼目翳膜，燒末服。治婦人吹奶，胎衣不下，催生，傅小兒重舌重腭，消木舌，面瘡天泡瘡，大人丁腫，漏瘡腫毒。煎湯，洗諸惡蟲傷。用白色如銀者，皂刺水洗淨，或酒或醋或蜜浸，炙黃，或燒存性。

全蠍　崗入肝。味辛而甘，氣溫有毒。散肝經血分風熱，治胎風發搐，崗入肝祛風。凡小兒胎風發搐，大人半身不遂，口眼喎斜，語言蹇塞，手足抽掣，瘧疾寒熱，耳聾，女人帶下陰脫，皆因外風內客，無不用之。治胎風發搐，用蠍梢二十一枚，入麝香少許屢效。牽正散治口眼喎斜，全蠍同白附、殭蠶爲末，酒服甚效。又同羌活、柴胡、當歸、生地，以治月事不調，寒熱帶下，但帶下非風熱不用。凡似中風及小兒風病屬於虛者咸禁。全用去足焙，或用尾，尾力尤緊。形緊小者良。忌蝸牛。被蠍傷者，塗蝸牛即解。

蜈蚣　崗入肝。辛溫，有小毒。入肝祛風、通瘀、散熱、解毒。性善走竄，治瘟疫，鬼怪蠱毒，噉諸蛇、蟲、魚毒。治溫瘧、瘕癖積聚，墮胎。去惡血，瘰癧，便毒痔漏，小兒驚癇風搐，臍風噤口，禿瘡。趾

---

① 癱，原作"癱"，據《本草求真》卷三改。

甲内有惡肉突出，俗名鷄眼睛，用蜈蚣焙乾爲末敷上，以南星末醋調敷四圍處。取赤足黑頭者，火炙，去頭、足、尾甲，將薄荷葉火煨用。畏蜘蛛、蛐蜒、鷄屎、桑皮、鹽。中蜈蚣毒，以桑汁、鹽、蒜塗之即愈。或捕蜘蛛置患處，自吸其毒，放水中吐而活之。

蟬蛻 尚入肝，兼行皮膚。味甘氣寒，輕虛無毒。入肝散風。治肝經風熱，頭風眩運，皮膚風熱，破傷風及丁腫毒瘡，久痢，大人失音，小兒壯熱驚癇，噤風天弔，驚哭夜啼，陰腫痘瘡作癢，及痘出不快甚良。婦人生子不下，燒灰水服；退翳膜浸睛，去努肉滿眥。治皮膚瘡疥癮疹者，所取在殼也。治中風不語者，以聲清響也。治小兒夜啼者，以晝鳴夜息也。色黑而大者良。入藥洗去泥土、翅、足，漿水煮，曬乾用。攻毒全用。

散　溼

蒼术 尚入脾。甘苦性烈，氣温無毒。升陽散溼，發汗開鬱，燥痰，辟惡，治腫。主頭痛，逐皮間風水結腫，心下急滿，及霍亂吐下不止，暖胃消穀嗜食。主大風瘴痺，心腹脹痛，除寒熱，止嘔逆，下泄冷痢。治筋骨軟弱，痃癖氣塊，婦人冷氣癥瘕，山嵐瘴氣溫疾。明目，暖水臟。除溼發汗，健胃安脾，治痿①要藥。散風益氣，總解諸鬱。治溼痰留飲，或挾瘀血成窠囊，及脾溼下流，濁瀝帶下，滑瀉腸風。同香附則散鬱，同黃柏則治下部溼熱，同大棗則治脅下飲澼，同二陳加白术、升、柴，則治脾溼下流，腸風帶濁。然必氣體肥盛多溼者始宜，若形瘦多火、燥結多汗者切忌。出茅山，堅小有硃砂點者良，糯米泔浸，焙乾，同芝蔴炒以去燥。

厚朴 尚入脾、胃。氣味辛苦而温，無毒。散脾胃溼滿。治積年冷氣，腹内雷鳴虛吼，宿食不消，去結水，破宿血，化水穀，止吐酸水，

---

① 痿，原作"瘻"，據《本草綱目》卷十二改。

治冷痛，溫胃氣，主病人虛而尿白。治中風傷寒頭痛、寒熱驚氣、血痹死肌，去三蟲，消痰下氣，療霍亂及腹痛脹滿、胃冷、胸中嘔不止、洩痢淋露，去留熱心煩滿，厚腸胃，殺腸中蟲，明耳目，調關節。同枳實、大黃即承氣湯，則瀉實滿；同蒼朮、橘皮即平胃散，則除濕滿；同解利藥，則於傷寒頭痛可治；同瀉痢藥，則於腸胃能厚。大抵氣辛則散，故於濕滿則宜；味苦則降，故於實滿則下。但可施於元氣未虛、邪氣方盛之時，若脾胃虛者，切勿沾脣。雖一時未見其害，而清純中和之氣潛傷默耗矣。孕婦服之，大損胎元。今人不論虛實輒投，不知實則於氣有益，虛則有損，實則腸胃可厚，虛則益薄。朴即榛樹皮，以肉厚紫色者良，去粗皮，薑汁炒用。惡澤瀉、硝石、寒水石。忌豆，犯之動氣。

秦艽 岢入腸、胃，兼入肝、膽。苦多於辛，性平微溫，無毒。除腸胃濕熱，兼除肝膽風邪，止痹除痛。治寒熱邪氣，寒濕風痹，肢節痛。下水，利小便。療新久風，通身攣急。傳屍骨蒸，治疳及時氣，療酒黃、黃疸，解酒毒，去頭風。除陽明風濕，及手足不遂，口噤牙痛口瘡，腸風瀉血，榮血榮筋。泄熱，益膽氣。治胃熱虛勞發熱。凡人感冒風寒與濕，則身體酸痛，肢節煩疼，拘攣不遂。如風勝則為行痹，寒勝則為痛痹，濕勝則為着痹。痹在於骨則體重，痹在於脉則血濇，痹在於筋則拘攣，痹在於肉則不仁，痹在於皮則膚寒。至於手足酸疼，寒熱俱有，則為陽明之濕；潮熱骨蒸，則為陽明之熱。推而疸黃便澀，腸風瀉血，口噤牙痛，上齦屬胃，下齦屬大腸，秦艽能除風濕牙痛，亦何莫不由陽明濕熱與風所成？用此苦多於辛以燥濕邪，辛兼以苦以除肝膽風熱，實為驅風除濕之劑。然久痛虛羸，血氣失養，下體虛寒，痠疼枯瘦，小便不禁，大便滑者，咸非所宜。形作羅紋相交，長大黃白，左紋者良，右紋勿用。菖蒲為使。畏牛乳。又云秦艽祛風活絡，長於養血。

蔓荊子 岢入膀胱，兼入胃、肝。辛苦微溫，無毒。散筋骨間寒濕，除頭面風寒。治太陽頭痛，頭沈昏悶，昏暗，筋骨間寒熱，濕痹拘攣，癇疾，散風邪，利九竅，涼諸經血，止目淚及目睛內痛，搜肝風，長髭髮，明目堅齒。緣太陽本寒水之經，因風邪內客，而致巔頂頭痛腦鳴；

肝屬風臟，風既內犯，則風必挾肝木上侵，而致淚出不止；筋藉血養，則血亦被風犯，而致筋亦不榮、齒亦不堅矣；有風自必有溼，溼與風持，則胃亦受溼累，而致肉痹筋攣。由是三氣交合，則九竅閉塞而病斯劇。蔓荆體輕而浮，故可治筋骨間寒熱，而令溼痹拘急皆去；氣升而散，復能祛風除寒，而令頭面虛風悉治，且使九竅皆利，白蟲能殺。但頭痛目痛，不因風邪而因氣虛血虛有火者，用此禍必旋踵。元素云：胃虛人不可食，恐生痰疾。去膜，酒蒸炒，或打碎。惡烏頭、石膏。

散　　熱

升麻 峕入脾、胃，兼入肺、大腸。辛甘微苦，微寒無毒。升陽散熱。治陽明頭痛，補脾胃，去皮膚風邪，解肌肉間風熱，療肺痿欬唾膿血，能發浮汗。牙根浮爛惡臭，太陽鼽衄，爲瘡家聖藥。消斑疹，行瘀血，治陽陷眩運，胸脇虛痛，久泄下痢，後重遺濁，帶下崩中，血淋下血，陰痿足寒。解百毒，殺百精老物殃鬼，辟瘟疫瘴氣，邪氣蠱毒，入口皆吐出，中惡腹痛，頭痛，喉痛口瘡，風腫諸毒。安魂定魄，逐鬼附啼泣，疳䘌，遊風腫毒，小兒驚癇，熱壅不通，療癰腫碗豆瘡，水煎綿沾拭瘡上。柴胡升肝經之陽，一左一右相需而成。佐葛根則入陽明，生津解肌。但陰虛火升及氣虛汗出切忌。裡白外黑，緊實者良，名鬼臉升麻。皮青色綠，名雞骨升麻。去鬚蘆，蒸暴用。入補劑，蜜水炒。

葛根 峕入胃，兼入脾。辛甘性平，無毒。升陽解肌，退熱生津。輕揚升發，能入胃經，鼓舞胃氣上行，爲治清氣下陷泄瀉之聖藥，生津止渴。兼入脾經，療傷寒中風，陽明頭痛，開腠發汗，解肌退熱。治天行上氣，消渴，嘔逆，諸痹，起陰氣，開胃下食，止脇風痛，治胸腸煩熱發狂，止血痢，通小腸，排膿破血，解酒毒諸毒，療金瘡，傅蛇蠱囓，署箭毒傷。殺巴豆、野葛、百藥毒。生者墮胎，蒸食消酒毒。作粉止渴，利大小便，解酒，去煩熱，壓丹石毒，傅小兒熱瘡。搗汁飲，治小兒熱痞。猘狗傷，搗汁飲，並末傅之。痘疹未發用以升提，火鬱用以升散。但上盛下虛之人，雖有脾胃病，亦不宜服；即當用者，中病即止，不可過用，恐傷胃氣，以其發散太過也。生葛汁大寒，解溫病大熱，吐衄諸血。

柴胡 崱入膽。味苦微辛，氣平微寒。味薄氣升，主陽氣下陷，能引清氣上行，而平少陽厥陰之邪熱，宣暢氣血，散結調經，爲足少陽膽經表藥。治熱勞骨節煩疼，肩背疼痛，諸痰熱結，溼痺拘攣，胸中邪氣，五臟間遊氣，心腹腸胃中結氣。平肝膽三焦包絡相火，除煩止驚，下氣消食。治傷寒邪入少陽，早晨潮熱，寒熱往來，脇痛頭痛眩運，目昏赤痛障翳，耳鳴耳聾；婦人熱入血室，胎前產後諸熱；小兒痘疹，五疳羸熱諸瘧，並癧疽瘡瘍，咸宜用之。若病在太陽用之太早，猶引賊入室；病在陰經，用之則重傷其表；必邪在少陽，始可用也。性滑善通，大便溏泄者宜慎。陰虛火炎，骨蒸勞熱，腎虛泄瀉不應服。解散宜北柴胡，虛熱宜海陽軟柴胡。酒炒，惡皂莢，畏女菀、藜蘆。入膽升陽，解熱和表。

香薷 崱入脾、胃、心。性微溫味辛，氣香竄，無毒。宣散三伏溼熱，爲滌熱利水清暑之主藥。治霍亂腹痛吐下，散水腫。去熱風，卒轉筋骨，煮汁頓服半升即止。爲末水服，止鼻衄。春月煮飲代茶，可無熱病。含汁漱口，去臭氣。去腳氣寒熱。必審屬陽臟，果屬陽結而無[①]羸弱之症，用方得宜。若稟賦素羸，飲食不節，其症有似燥渴而吐瀉不止及無表者，均宜慎之。蓋暑爲陰邪，熱爲陽症，《經》曰："氣盛身寒，得之傷[②]寒；氣虛身熱，得之傷暑。"故中暑宜溫散，中熱宜清涼。是傷暑由氣虛，再加香以散氣則益虛矣；中熱因邪鬱，得香以散邪而熱自除。今人但知暑即是熱，熱即是暑，不知暑屬何形，熱屬何象，其誤多矣。陳者良。宜冷服。

淡豆豉 崱入心、肺。味苦氣寒，無毒。升散膈上熱邪。經火蒸罯，味雖苦而氣則馨，氣雖寒而質則浮，苦泄肺，寒勝熱，能升能散，得葱則發汗，得鹽則引吐，得酒則治風，得韭則治痢，得蒜則止血，炒熟又

---

① 而無，原無，據《本草求真》卷三補。
② 傷，原作"陰"，據《素問·刺志論》改。

能止汗。主傷寒頭痛，煩燥滿悶，懊憹不眠，發斑嘔逆喘吸，兩腳疼冷，瘴疾，骨蒸，中毒藥蠱氣，犬咬，殺六畜胎子諸毒，傷寒温毒。合梔子，則能引邪上吐，不致陷入而成内結之症。若傷寒直中三陰，與傳入陰經者勿用。熱結胸煩悶，宜下不宜汗，亦忌之。造淡豆豉法：用黑大豆二三斗，六月内淘淨，水浸一宿瀝乾，蒸熟取出攤席上，候微温，蒿覆。每三日一看，候黃衣上徧，不可太過。取曬簸淨，以水拌乾溼得所，以汁出指間爲準。安甕中，築實，桑葉蓋厚三寸，密封泥固，於日中曬七日，取出，曝一時，又以水拌入甕。如此七次，再蒸過，攤去火氣，甕收築封即成矣。造鹹豉法：用大豆一斗，水浸三日，淘蒸攤署，候上黃衣，取出簸淨，水淘瀝乾。每四觔入鹽一觔，薑絲半觔，椒、橘、蘇、茴、杏仁拌勻，入甕内，上面水浸過一寸，以箬蓋封口，曬一月乃成也。

吐　　散

常山 岺入心下。辛苦而寒，有毒。吐心下瘴痰積飲。功專引吐行水，爲除瘴疾、老痰、積飲要藥。治傷寒寒熱、温瘴諸瘴、胸中痰結吐痰涎，療鬼蠱往來、水脹、洒洒惡寒、鼠瘻，治項下瘿瘤。蓋瘴無不挾痰挾熱以成，然亦有風、寒、熱、食、氣之分。風痰宜於星、烏，寒痰宜於薑、附，熱痰宜於貝母，食痰宜於楂、麯，氣痰宜於烏藥。痰在膈上經絡，非吐不解；痰在四肢皮裡膜外，非薑汁、竹瀝不達；痰在脅下，非白芥子不除；痰在骨節，眼黑步難，非萆薢、苦參不袪；痰在手臂，肩背酸痛，非導痰加薑黃、木香、桂枝不和；痰在腸胃實結，非用下藥不愈，須分其陰陽、虛實、表裡以治。如瘴果因傷寒寒熱及時氣瘟疫而致，黃涎聚於胸中，心下牢固不可解，則當用此引吐，然亦須在發散表邪，及提出陽分之後而用之，尤須審其所見部位及藥佐使以治。然此陰毒之草，其性悍暴，雖有破瘴逐飲之能，而亦終損真氣，施之藿食者多效，若肉食之人，稍稍挾虛，不可輕入，所以仲景治瘴方中從無及此。

與瓜蒂、烏附尖、萊菔子、藜蘆皆爲吐劑，而瓜蒂則止宜於熱痰，烏附尖則止宜於溼痰，萊菔子則止宜於氣痰，藜蘆則止宜於風痰也。酒浸炒用。莖葉即蜀漆，功用略同。但苗性輕揚，治上焦邪結更宜。

藜蘆 峕入肺、胃。辛少苦多，氣寒有毒。吐風痰在膈。反五參、細辛、芍藥。入口即吐，氣善通頂，令人嚏，風癇症多用之。治欬逆上氣，上膈風涎，喉痺不通，鼻中息肉，馬刀爛瘡，頭瘍疥瘙惡瘡，洩痢腸澼。去積年膿血泄痢，殺諸蟲毒，去死肌，暗風癇病，小兒鰕齁痰疾。研末，治馬疥癬。但此宜作散劑以投，切勿湯藥以服。服之多令人煩悶吐逆，大損津液，虛者戒之。取根去頭，用黃連爲使。惡大黃。畏葱白。服葱湯，吐即止。

木鱉子 峕入外科外治。味甘辛，性微温，有毒。引吐熱毒從痰外出，味苦居多。止腰痛，除粉刺䵟𪒟，治疳積痞塊，婦人乳癰，利大腸瀉痢，痔瘤瘰癧，肛門腫痛。治折傷，消結腫惡瘡，生肌。醋磨消腫毒。本有二種，一名上鱉，有殼；一名番木鱉，無殼，功用多從外治。喉痺用此醋漱喉間，引痰吐出，以解熱毒。亦止可同山豆根、青木香磨汁內含，不可咽下。或同硃砂、艾葉捲筒，薰疥殺蟲最效。或用麻油熬，擦癬亦可。總不可入湯藥，以致寒毒內攻耳。狗食即斃，人若誤用，中寒口噤，多致不救。功與木鱉略同，而寒烈之性尤甚。斑瘡入眼，可用番木鱉半個，輕粉、冰片、麝香爲末，左目吹右耳，右目吹左耳，日吹二次即住。專入外科治療，用時取核扁如鱉、綠色揀去油者。

胡桐淚 峕入胃，兼入腎。苦鹹大寒，無毒。引吐熱痰上攻。峕治咽喉熱痛，齒齼風疳，瘰癧結核。緣此熱盛於內，上攻口齒發爲諸病，用此苦以制熱，鹹以軟堅。大毒熱，心腹煩滿，水和服之，取吐。咽喉熱痛，水磨掃之，取涎。牛馬急黃黑汗，水研二三兩灌之，立瘥。治口齒爲要。不宜多服，恐吐不休。

甜瓜蒂 峕入脾、肺、胃。味苦氣寒，有毒。吐熱痰在膈。氣味純陰，功峕涌泄，能吐風熱痰涎，上膈宿食。治面目四肢浮腫，欬逆上氣，皮膚水氣。去鼻中瘜肉，風眩頭痛，癲癇喉痹，頭目淫氣，腦塞[1]熱齀，眼昏。療黃疸，殺蠱毒。及食諸果，病在胸腹中，皆吐下之。得麝香、細辛，治鼻不聞香臭。但損胃傷血，耗氣奪神，若非上部實熱實邪，不可輕用。俗名苦丁香。

萊菔子　峕入脾、肺。氣味辛甘平，無毒。生用研汁，能吐風痰，有推牆倒壁之功，迅利莫禦。若醋研敷，則癰腫立消。炒熟則下氣定喘，消食寬膨。一生一熟，功用懸殊。菔根性味類子，生升熟降，生則剋血消痰治痢，熟則生痰助淫。火傷垂絕，用萊菔生汁灌之即甦。打撲損傷青紫，用搗爛罨之即散。煨熟擦摩凍瘡，二三日即和。偏頭風，取近蒂青色半寸許，搗汁滴鼻孔，左痛滴右，右痛滴左，左右俱痛，兩鼻皆滴，滴後仰臥少頃，日滴一次，不過六七日，永不再發。同地黃生汁服之白鬚髮，蓋生地涼血，萊菔汁破氣，安得不白？小兒瘤癧遊風，塗之即愈，並能消麪毒腐積，更解附子毒。性總耗氣傷血，脾胃虛寒食不化者切忌；虛弱者服之，氣喘難布息。俗名蘿葡子。

膽礬　峕入肝、膽，兼入肺、脾。味酸而辛，氣寒而澀，有小毒。性斂而能上行，涌吐風熱痰涎在膈，發散風木相火，治欬逆、痙癇、崩淋，能殺蟲，治牙蟲、瘡毒陰蝕、喉痹乳蛾、目痛難忍及金瘡不愈等症，服此力能涌吐上出，去其膠痰，化其結聚，則諸症悉除。治喉痹乳蛾，用米醋煮真鴨嘴，膽礬爲末，醋調探吐膠痰即瘥。治紫白癜風，同牡蠣生研，醋調摩之即愈。治胃腕蠱痛，以茶清調膽礬末，吐之即除。治走馬牙疳，紅棗去核，入膽礬煨赤，研末敷之，追出痰涎即效。百蟲入耳，用膽礬和醋灌即出。諸症皆因風熱在膈。磨鐵作銅色者真，形似空青鴨色爲上。畏芫花、辛夷、白薇。凡用吐法，宜先少服，不吐漸加之，仍以鷄羽撩之，不出，以薑投之，不吐再投，且投且探，無不吐者。吐至瞑眩，慎勿驚疑，但飲冷水新水立解。強者可一吐而安，弱者作三次吐之，吐之次日頓快，其邪已盡。不快，則邪猶引之未盡也，宜再吐之。

---

[1] 塞，原作“寒”，據《證類本草》卷二十七改。

吐後忌飽食，並酸鹹、硬物、乾物、肥油之物，尤忌房室悲憂。

温　散

草豆蔻　嵩入脾、胃。辛熱香散，性兼有濇，無毒。燥溼除寒，逐胃口上風寒，止當心疼痛。凡溼鬱成病，而見胃腕作痛，服之最爲有效。若使鬱熱內成，及陰虛血燥者，服之爲大忌耳。温中調中，補胃健脾，消食開鬱破氣，治瘴療寒瘧，傷暑吐下洩痢，噎膈反胃，痞滿吐酸，痰飲積聚，霍亂嘔吐，婦人惡阻帶下。消酒毒，殺魚肉毒，制丹砂，去口中臭氣。功與肉蔻相似，但彼濇性居多，能止大腸滑脫也。又功與草菓相似，但彼辛熱浮散，專治瘴癘寒瘧也。閩産名草豆蔻，如龍眼而微長，皮黃白薄而稜峭，仁如砂仁，辛香氣和。滇廣所産名草果，如訶子，皮黑厚而稜密①，子粗而辛臭，雖是一物，微有不同。與知母同用，治瘴瘧寒熱，一陰一陽，無偏勝之害。蓋草果治太陰獨勝之寒，知母治陽明獨勝之火。

草果　嵩入胃。辛熱浮散，温胃逐寒。治瘴癘寒瘧，破氣除痰，消食化積。凡冒巔霧不正瘴癘，服之直入病所，皆效。合常山則能截久瘧，同知母則能除瘴癘寒瘧，同橘、半用則能除膈上痰，同楂、麯用則能解麫食魚肉。若使非因瘴癘，或因溼熱而見瘀滯，傷暑而見暴注，溲赤口乾，及氣不實、邪不盛者，則並禁焉。與草蔻皆用麫裹煨熟取仁。忌鐵器。諸書載與草蔻氣味相同，功效無異，蓋草豆蔻治病取其辛熱香散，能入太陰陽明，除寒燥溼，開鬱化食。此因南地卑下，山嵐煙瘴，飲啖酸鹹，脾胃常多寒溼濡滯之病，故必用此相宜。然多則助脾熱，傷肺損目。

使君子　嵩入脾、胃。味甘氣温，無毒。温脾燥胃，殺蟲除積。助脾胃，除溼熱，治小兒五疳及百病瘡癬，乳停食滯，大人小便白濁，瀉

---

① 密，原作“蜜”，據思賢書局刻本改。

痢，腹蟲。消積滯，利水道。凡殺蟲藥多係苦辛，惟使君子、榧子獨異。每月上旬蟲頭向上，中旬向中，下旬向下，於上旬空心服此數枚，則蟲皆死而出。忌熱茶，同服令人作瀉。出閩蜀，五瓣有稜，內仁如榧。亦可煨食，久則油黑不可用。

白荳蔻 崀入肺、脾、胃，兼入大腸。辛溫香竄，宣散肺分寒滯，溫煖脾胃。理元氣，收脫氣。消穀下氣，寬膈進食，治噎膈酒毒。本與縮砂氣味功用相同，然此另有一種清爽妙氣，而爲肺家散氣要藥。且流行三焦而治寒食膨脹，虛瘧吐逆，反胃腹痛，並翳膜目眥紅筋等症。不似縮砂，辛溫香竄兼苦，功崀和胃醒脾調中，而於肺腎則止兼及。肺胃有火，及因熱腹痛，火升作嘔，肺氣虛，胃氣薄者切忌。番舶者良，去衣微焙研細。凡用藥治病，最宜審諒氣味形質，詳細考求，不可一毫忽略，竟無分別。

縮砂密 崀入脾、胃，兼入肺、大小腸、膀胱、腎。辛溫而濇。補肺益腎，和中行氣，止痛安胎，爲醒脾養胃要藥。治虛勞冷瀉，宿食不消，赤白洩痢，腹中虛痛，冷氣痛，止休息氣痢，消化水穀，溫暖肝腎。上氣欬嗽，奔豚鬼疰，驚癇邪氣，霍亂轉筋，脾胃氣結滯不散，散寒飲脹痞，噎膈嘔吐。止女子崩中，除咽喉口齒浮熱，化銅鐵骨哽，起酒香味。痛有喜按、拒按之別，痛喜手按，多屬脾胃虛寒，治須用此，否則切禁。痞有因寒、熱、暑、溼、痰、氣、血、食八種之別，尤須審其兼症兼脉以求，不可盡以砂仁爲治。瀉痢由於寒溼者宜，熱溼者忌。安胎惟挾寒滯者始宜，挾熱屬虛浮者勿用。且多服耗氣，必致難產。出嶺南，炒碎用。

木香 崀入肝、脾。味辛而苦，氣溫無毒。疏肝醒脾，散滯和胃，下氣寬中，爲三焦氣分要藥。治邪氣、解毒疫瘟鬼、殺鬼精物、溫瘧蠱毒、膀胱冷痛、嘔逆反胃、霍亂、泄瀉、痢疾九種，心痛疝癖癥塊，壅氣上衝。治心腹一切氣，煩悶，逆氣裏急。主肝滲小便祕。女人血氣刺心，痛不可忍，爲末酒服。並治衝脉爲病，健脾消食安胎。木香崀泄，快胸腹間滯寒①冷氣，他則次之。得橘皮、肉荳蔻、生薑相佐使絕佳，效尤速。入理氣藥，磨汁生用，若實大腸，麴煨熟用。但香燥而偏於陽，肺虛而熱、血枯而燥者，慎勿與之。

　　香附　尚入肝、膽，兼入肺。辛苦香燥。入肝開鬱散滯，活血通經，兼行諸經氣分。治心腹中客熱，膀胱間連脇下氣，防常日憂愁不樂，心忪少氣，利三焦，充皮毛，久服令人益氣，長鬚眉。治霍亂吐瀉腹痛，腎氣膀胱冷氣，散時氣寒疫②，利三焦，解六鬱，消飲食積聚，痰飲痞滿，胕腫腹脹，腳氣，止心腹肢體頭目齒耳諸痛，癰疽瘡瘍，吐血下血尿血，婦人崩漏帶下，月候不調，胎前產後百病。生則上行胸膈，外達皮膚；熟則下走肝腎，外徹腰足。炒黑則止血補虛，鹽水浸炒則潤燥，青鹽炒則補腎氣，酒浸炒則行經絡，醋浸炒則消積聚，薑汁炒則化痰飲。得參、术則補氣，得歸、地則補血，得木香則疏滯和中，得檀香則理氣醒脾，得沈香則升降諸氣，得川芎、蒼术則總解諸鬱，得梔子、黃連則降火熱，得茯苓則交濟心腎，得茴香、補骨脂則引氣歸元，得三棱、莪术則消磨積塊，得厚朴、半夏則決壅消脹，得紫蘇、葱白則解散邪氣，得艾葉則煖子宮，乃氣病之總司。大抵婦人多鬱，氣行則鬱解，故服之尤效。大凡病則氣滯而餒，故香附於氣分爲君，舉世所罕知，臣以參、耆佐以甘草，治虛怯甚速也。按此尚屬開鬱散氣，與木香行氣貌同實異。木香氣味苦烈，故通氣甚捷；此則苦而不烈，故解鬱居多。但氣多香燥，陰虛氣薄者禁用。或酒、或醋、或童便、或鹽水浸炒，各隨本方製用。經候須詳病症用藥，如將行而痛者屬氣滯屬實，行後而痛者屬氣與血俱虛，痛而喜按者屬虛，痛而拒按者屬實，痛而喜按色淡者屬虛，痛而拒按色紫者屬實。大抵崩漏多因氣虛血熱而成，故須涼血補氣爲要。

　　蓽撥　尚入胃，兼入脾、膀胱。氣味辛熱，無毒。散胸腹寒逆，陽明浮熱。治頭痛，鼻淵，牙痛，嘔逆醋心，霍亂，冷氣心痛。消食，除

---

① 寒，厚作“塞”，據《本草求真》卷四改。
② 疫，原作“痰”，據《本草綱目》卷十四改。

胃冷，補腰腳，殺腥氣。與阿魏和合良。得訶子、人參、桂心、乾薑，治臟腑虛冷腸鳴，神效。病患偏頭風痛，須先口含溫水，隨左右以此末吹鼻最效。牙痛必用乾薑、細辛調治，熱痛用石膏、牙硝，風痛用皂角、僵蠶、蜂房、二烏，蟲痛用石灰、雄黃。醋浸焙，刮去皮粟子净，免傷人肺。古方用此甚少，以其耗散真氣，動脾肺之火，以致喘咳目昏腸虛。按：涕濃而臭者爲淵。涕清而不臭者爲鼽。鼻生有肉，痛極而不下垂者爲瘜肉。下垂而不痛者爲鼻痔。

艾葉　尚入肝、脾，兼入腎。辛苦性溫，無毒。其氣芳烈純陽，除沈寒痼冷，回陽氣將絕。生肌肉，辟風寒，溫中逐冷除溼，止霍亂轉筋、痢後寒熱，止腹痛，殺蚘蟲，治下部䘌瘡、金瘡，止吐血、衄血、下血、膿血痢、婦人漏血帶下。治帶脉爲病，腰溶溶如坐水中。安胎，煖子宮，開鬱。苦酒作煎，治癬甚良。古方同阿膠以治虛痢，及胎前後下血；同香附製丸，以調經血而溫子宮，兼除心腹諸痛；同乾薑、蜜爲丸，以除冷惡鬼邪諸氣；同白礬爲末，以治疥瘡；又以熟艾布兜，以治寒溼腳氣及老人臍腹畏冷；用絹裹以擦風瘙癮疹，皆取辛溫以散。若症非寒溼而用是藥燥烈以治，其失匪輕。艾用火灸則氣下，入藥則熱氣上衝。陽氣將絕之候，灸之即能回陽，且能通經以治寒溼百病。氣虛血虛者禁用。取蘄州艾陳者良。揉搗如綿，謂之熟艾，灸火用。婦人丸散，煮搗餅再爲末用。煎服生用，蓋生用則溫，熟用則熱。苦酒、香附爲使。

大茴香　尚入肝，兼入腎、膀胱、小腸。辛甘性熱，無毒。入肝燥腎，除肝經絡沈寒痼冷。調中止痛，開胃下氣，補命門不足，煖丹田，治諸瘻，霍亂嘔吐，積①疝陰腫，腰痛，小腸膀胱間冷氣及乾溼腳氣，并肝經虛火從左上衝頭面。有腫謂溼腳氣，無腫謂乾腳氣。蓋茴香與肉桂、吳茱萸皆屬厥陰燥藥，但萸則走腸胃，桂則入肝腎，此則體輕能入經絡也。必得鹽引入腎，發出陰邪，故治疝有效。但昏目發瘡，若陽道數舉及得熱則吐者戒。鹽水炒用，得酒良。尚入藥用，若入食料則不

_____

① 積，原作“癲”，據《本草求真》卷四改。

合宜。

小茴香　崮入肝、胃，兼入腎、膀胱、小腸。辛香氣溫，無毒。健脾開胃，理氣利膈。治霍亂嘔逆，腹冷不下食。溫腸，滋食味，補水臟，治腎氣，壯筋骨。療兩肋痞滿，閃挫腰疼，牙齒疼痛。殺魚肉毒。夏月祛蠅辟臭，小如粟米，食料宜之，得酒良，得鹽則入腎發邪，故治陰疝、寒疝。但性力稍緩，不似大茴性熱，多食傷目發瘡，不宜多用。八角茴性平，味辛甘，功用略同。自番舶來，實大如柏實，裂成八瓣，一瓣一核，黃褐色，與小茴皆不入藥。

益智　崮入脾、胃，兼入腎。氣味辛熱。功專燥脾溫胃，及斂脾腎氣逆，藏納歸源。此以散寒爲斂，非收斂之斂，故又號爲補心補命之劑。益脾胃，理元氣，補腎虛。治遺精虛漏，小便餘瀝。益氣安神，利三焦，調諸氣。治客寒犯胃，冷氣腹痛，及心氣不足多睡，赤濁白濁，熱傷心系，吐血血崩諸症。小便多者，取二十四枚碎，入鹽同煎，有奇驗。胃冷而見涎唾，則用此以收攝。蓋涎唾由於胃冷，收攝亦是溫胃，不當作甘補收斂看。脾虛而見不食，則用此溫理，蓋脾虛亦是脾寒，不食不可作中空宜補看，只是散寒逐冷。腎氣不溫而見小便不縮，則用此鹽炒，與烏藥等分爲末，酒煮山藥粉爲丸，鹽湯下，名縮泉丸，亦以溫爲縮也。心腎不交而見夢遺、崩帶，則用此以爲秘精固氣，亦以溫爲固，非以收澀爲固也。若因血燥有熱，及氣虛而見崩帶、遺濁等症者，不可誤入。此雖與縮砂同爲溫胃，但縮砂多有快滯之功，此則止有逐冷之力，宜分別審用。出嶺南，形如棗核，取仁，鹽炒用。

山奈　崮入胃。氣味芳香。功能煖胃辟惡。暖中，解瘴癘，治心腹冷痛，寒食霍亂，及風蟲牙痛。若症非溼穢，不得妄用。出廣東，根葉同生薑與甘松、良薑俱入香料。治牙痛，用山奈爲末，鋪紙上，捲作筒，燒燈吹滅，乘熱和藥吹入鼻內，痛即止。《攝生方》用肥皂一個，去穰，入山奈、甘松各三分，花椒、食鹽不拘多少，填滿麪包，煨紅取研，日用擦牙漱去。《水雲錄》治婦人頭屑，用山奈、甘松、零陵香一錢，樟腦二分，滑石半兩爲末，夜擦，旦篦去。

甘松　崙入脾。甘溫無毒。芳香升竄，醒脾開鬱，辟邪除惡。治惡氣卒中，心腹痛滿，下氣，風疳齒𧏾，黑皮皯黷及野鷄痔。得白芷、附子良。出涼州，葉如茅根緊密者佳。此屬草部，與松木、松香不同。《聖濟總錄》治風疳蟲[1]牙蝕肉至盡，用甘松、膩粉各二錢半，蘆薈半兩，猪腎一對，切炙爲末，夜嗽口後[2]貼之，有涎吐出，即愈。若腳氣膝腫，煎腸淋洗，惟寒溼則宜，熱溼者休用。

良薑　崙入胃。氣味辛熱，無毒。溫胃散寒除泄。治胃脘冷痛，消宿食，解酒毒，去食積不消，絞痛殆甚，及霍亂泄痢吐惡。寬胸膈，除瘴瘧，破冷澼，去腹內久冷氣痛，下氣益聲，好顏色。忽然惡心[3]，嘔清水，含塊嚥津，須臾即瘥。口臭者，同草豆蔻爲末，煎[4]飲。若傷暑泄瀉，實熱腹痛切忌。虛人須與參、朮同行，若單用多用，恐犯衝和之氣。

紅豆蔻　即良薑子。氣味辛甘而溫。治腸虛水瀉，心腹絞痛，霍亂嘔吐酸水，噎膈反胃，虛瘧寒脹。散寒燥溼，醒脾溫肺，去宿食，解酒毒，治風寒牙痛及瘴霧毒氣。忌製同上。有火者服之，恐傷目致衂。凡有心口一點痛者，乃胃脘有滯，或有蟲也，多因怒極受寒所致，非心氣痛也，用高良薑酒洗七次，同香附子醋洗七次，焙研。因寒薑末爲君，附末佐之；因怒附末爲君，薑末佐之；寒怒兼有平用。以米飲入生薑汁一匙，鹽一捻，服之即止。

乾薑　崙入胃。其味本辛，炮製則苦，大熱無毒。守而不走，溫中散寒，消痰開胃。治胸滿欬逆上氣，心下寒痞，目睛久赤，反胃乾嘔，霍亂。止唾血鼻洪，寒冷腹痛，腰腎間冷痛，皮間結氣瘀血，撲損風邪諸毒，腸澼下痢，及夜多小便。去風痺，消宿食，通四肢關節，開五臟六腑，宣諸絡脉。凡胃中虛冷，元陽欲絕，合附子同投，則能回陽立效。

---

[1]　蟲，原作“蠱”，據《本草綱目》卷十四改。
[2]　口後，原作“日復”，據《本草綱目》卷十四改。
[3]　心，原作“水”，據《本草綱目》卷十四改。
[4]　煎，原作“兼”，據《本草綱目》卷十四改。

故書有"附子無薑不熱"之句，仲景四逆、白通、薑附等湯皆用之。元素曰：乾薑氣薄味厚，半浮半沈，可升可降，陽中之陰也。又曰大辛大熱，陽中之陽，其用有四：通心助陽，一也；去臟腑沈寒痼冷，二也；發諸經之寒氣，三也；治感寒腹痛，四也。且同五味則通肺氣而治寒嗽，同白朮則燥溼而補脾，同歸、芍則入氣而生血。炒黑其性更純，味變苦鹹，力主下走；黑又止血，辛熱之性雖無，而辛涼之性尚在，故能除血中之鬱熱而不寒，止吐血之妄行而不滯，較之別藥徒以黑能止血者，功勝十倍矣。血寒者可多用，血熱者不過三四分爲嚮導而已。白净結實者良。母薑曬乾爲乾薑，炒炮爲炮薑，炒黑爲黑薑。

藿香　尚入脾、胃、肺。辛香微溫，無毒。香甜不峻，醒脾止惡，宣胸止嘔。治風水毒腫，去惡氣，止霍亂心腹痛，爲脾胃吐逆要藥。開胃進食，溫中快氣，治肺虛有寒，上焦熱壅，飲酒口臭，煎湯漱。藿香正氣散用理脾肺之氣，俾正氣通而邪氣自除。故同烏藥順氣散則可利肺，同四君子湯則可健脾以除口臭。但陰虛火旺，及胃虛、胃熱作嘔者勿服。

薰草　尚入肺。即零陵香也。味甘而辛，性平無毒。溫氣散寒，辟惡止痛。治頭風心腹痛滿，去臭惡氣，明目去淚，療風邪衝心、傷寒頭痛、上氣腰痛。止下痢、洩精。治血氣腹脹，莖葉煎酒服。單用除鼻中瘜肉、鼻癰。得升麻、細辛煎飲，治牙齒腫痛。多服作喘，以香耗氣也。婦人浸油飾[①]頭，香無以加。香鋪多作料，令體香，和諸香作湯丸用，得酒良。出粤西者佳。

排草香　尚入脾。氣味芳香。辟臭，祛去邪惡氣，逐除鬼魅，使其氣不克勝。水腫、腳氣、風瘡，用生薑、芥子煎湯浴洗，取其香以通達解散，故僅可外治。若作湯服，則經絡徧布，雖能祛邪，倘正氣或虛，又恐因香而斲敗矣。即諸香類斯，亦曾取用，然此補少泄多，究不堪內入。惟婦人浸油省頭甚佳。

石菖蒲　尚入心，兼入脾、胃、膀胱。辛苦而溫，芳香而散。入心

---

① 飾，原作"飭"，據思賢書局刻本及《本草綱目》卷十四改。

宣氣通竅，醒脾逐痰，爲補心氣不足要劑。治風寒溼痺、欬逆上氣，開心孔，通九竅，明耳目，出聲音，主耳聾耳鳴，心積伏梁，多忘，止心腹痛，霍亂轉筋，頭風淚下，鬼氣，殺諸蟲，惡瘡，疥瘡，癰瘡。溫丈夫水臟腸胃，止小便，除煩悶，女人血海冷敗，下血崩中，安胎漏，小兒中惡卒死，客忤癲癇。久服輕身，不忘，不迷惑，延年，益心智，高壽不老。張潞言：能補五臟者，以心爲君主，五臟系焉故也。耳痛者作末炒，乘熱裹罯甚驗。四肢溼痺，不得屈伸，小兒溫瘧，身積熱不解，可作湯浴。擣汁服解巴豆毒。《千金方》治胎動不安，半産漏下，或搶心下血，及産後崩中不止，並以菖蒲一味煎服，皆取開竅安養血氣之意。但香燥而散，陰血不足者忌，精滑汗多者尤忌。婺婦失合者禁用，以能動心胞之火耳。取一寸九節、紫花、根瘦者佳。去皮，微炒用。秦艽爲使。惡麻黃。忌飴糖、羊肉、鐵器。楊士瀛曰：下痢噤口雖係脾虛，亦係熱氣閉隔[1]心胸，俗用木香失之溫，用山藥失之閉，惟參苓白术散加石菖蒲、粳米調下，或用參、苓、石蓮肉，少入菖蒲服，胸次一開，自然思食。

半夏　崀入脾、胃、膽，兼入心。辛溫有毒。體滑性燥，能走能散，能潤能燥，和胃氣，燥脾溼，補肝潤腎，燥脾胃溼痰。治眉棱骨痛，痰厥頭痛。除腹脹及目不得眠，消痰下肺氣，開胃健脾，去心腹胸膈痰滿，欬逆頭眩，咽喉腫痛，心下急痛堅痞，吐食反胃，霍亂轉筋，腸腹冷，痰瘧，腸鳴下氣。止汗，墮胎，療痿黃。生者摩癰腫，除瘤瘦氣，開鬱結。王好古曰：腎主五液，化爲五溼，在腎爲唾，在肝爲淚，在心爲汗，在肺爲涕，在脾爲痰。痰者因咳而動，脾之溼也。時珍曰：脾無溼不生痰，故脾爲生痰之源，肺爲貯痰之器。按：有聲無痰曰欬，蓋傷於肺氣也；有痰無聲曰嗽，蓋動於脾溼也；有聲有痰曰欬嗽，或有因火、因風、因寒、因溼、因虛勞、因食積，宜分症論治。大法治嗽當以化痰爲主，而化痰必以順氣爲先，蓋氣一順而通身之津液皆順矣。宜以半夏燥其溼，

---

① 隔，原作“膈”，據《本草綱目》卷十九改。

枳殼、橘紅利其氣，肺虛加溫斂之藥，肺熱加凉瀉之藥。暴死，以末吹
鼻能救，如或縊、或壓、或溺、或魘、或産之類。不眠，以半夏爲通其
陰陽，自能得臥。《素問》曰：胃不和則臥不安。半夏能和胃氣而通陰
陽。《靈樞》曰：陽氣滿不得入於陰，陰氣虛故目不得瞑，飲以半夏湯，
陰陽既通，其臥立至。又有咳嗽不得眠者，左不得眠屬肝脹，宜平肝；
右不得眠屬肺脹，宜清肺。少陰咽痛生瘡，語聲不出，合鷄子、苦酒名
苦酒湯，仲景用治咽痛，蓋取其開竅利淫之意。但陰虛火盛，熱結胎滑
痰湧，勞嗽失血等症，則非所宜。圓白而大，陳久者良。浸七日，逐日
換水，瀝去其涎，同皂莢、白礬、薑汁、甘草遞浸以制其毒。次用皂莢
水、白礬水、生薑水、甘草水各浸七日夜，即爲法製，亦不可製過無性。
柴胡、射干爲使。畏生薑、秦皮、鱉甲、雄黃，忌羊血、海藻、飴糖，
以甘膩凝滯也。惡皂莢，反烏頭，以其辛燥悍烈也。

煙草 嵩入表與胃。味辛鮮甘，氣溫且熱。治風寒淫痺，辟山嵐瘴
毒。如遇山巔惡毒瘴淫，能致腠理閉密，餘因風寒食滯，而致霍亂嘔吐，
宿食難消，膨脹鬱結，下陷後墜，服此亦克有功。但其氣竄善走，每一
入口，不循常度，頃刻而即周一身，令人通體俱快，以之代酒代茗，終
身不厭，似亦不見妨人。然火氣薰灼，耗血損年，人自不覺耳。閩産者
佳。煙筒中水，能解蛇毒。

延胡索 嵩入心、肝。氣味辛溫，無毒。行心肝血中氣滯，氣中血
滯。治月水不調，腹中結塊，崩中淋露，胎産不下，産後血暈，暴血衝
上。落胎，除風，治筋縮，破疝瘕，跌仆損傷，瘀血。止痛，活血，利
氣，暖腰膝，止暴腰痛，通小便。治心氣小腹痛[①]有神。理遍身淫痺，
上下諸痛，往往獨行功多。方勺《泊宅編》云：一人病徧體作痛，殆不
可忍，都中醫或言中風、中淫、腳氣，諸治悉不效。周離亨言是氣血凝
滯所致，用延胡索、當歸、桂心等分爲末，溫酒服三四錢，隨量頻進，
以止爲度，痛遂頓止。蓋延胡索爲活血利氣第一品藥也。然此既不益氣

---

① 痛，原無，據《本草綱目》卷十三補。

養營，徒仗辛溫攻凝逐滯，虛人當兼補藥同投，否則徒損無益。通經墮胎，瘀滯有餘者宜之，若經事先期，虛而崩漏，產後虛運，斷不可服。根如半夏，肉黃小而堅者良。酒炒行血，醋炒止血，生用破血，炒用調血。

丁香　尚入肺、胃、腎。辛溫純陽。細嚼力能下達，逐步開關，直入丹田，泄肺溫胃，煖腎止呃。溫脾胃，止霍亂雍①脹，風毒諸腫，齒疳䘌。能發諸香。治口中冷氣，腹痛陰痛。暖腰膝，療腎氣奔豚，壯陽。消疝癖，骨槽②勞臭，反胃。解惡去邪，殺蟲，鬼疰蠱毒，酒毒。治奶頭花，止五色毒痢及五痢。療虛噦嘔逆，甚驗。治小兒吐瀉，痘瘡胃虛灰白不發。非若縮砂密功專溫肺和中，木香功專溫脾行滯，沈香功尚入腎補火，而於他臟則止兼及。此爲煖胃補命要劑，故能治逆，若止逐滯，則木香較此更利，但辛熱而燥，非屬虛寒者忌用。有雌雄二種，雌即鷄舌香，力大，若用雄，去丁蓋乳子。畏鬱金。忌火。張璐曰：呃逆宜辨寒熱，倘有未明，用藥立斃。凡聲之有力而連續者，雖見手足厥逆，大便必堅，定屬大熱，下之則愈，萬舉萬全。若非胃中有實火，何以激搏其聲逆上而衝乎？若其聲低怯而不能上達於咽喉，或時鄭聲，雖無厥逆，定屬虛寒，苟非丁、附，必無生理。假令胃中稍有陽氣，何至聲音低怯不達也！蓋胃中有火則聲洪，無火則聲怯，誤以柿蒂、蘆根輩治之，雖倉、扁復出，不能挽回元陽，悔其何及！

白檀香　尚入肺、胃、脾，兼入腎。氣味辛溫。逐冷除鬱，薰之清香可愛。消風熱腫毒。治中惡鬼氣，殺蟲。止心腹痛，霍亂，噎膈吐食。散冷氣，引胃氣上升，進飲食。面生黑子，每夜以漿水洗拭令赤，磨汁塗之甚良。腎氣痛，水磨塗外腎，並腰腎痛處。道書謂之浴香，不可以之燒供上真。今西南諸番，皆用諸香塗身。但此動火耗氣，陰虛火盛者切忌。色潔白者佳。

---

① 雍，原作“擁”，據思賢書局刻本改。
② 槽，原作“糟”，據《本草綱目》卷三十四改。

紫檀香 色紫氣平味鹹，血分之藥。和營氣，消腫毒。摩塗惡毒風毒，醋磨傅一切卒腫。刮木傅金瘡，止血定痛療淋。諸香動火耗氣，夏月囊香解臭，尚恐其散真氣而開毛孔，況服之乎？癰疽潰後，諸瘡膿多，及陰虛火盛者，俱不宜用。

蘇合香 尚入諸竅。味甘氣溫。通竅逐邪，殺鬼除瘧。解一切不正之氣，治溫瘧蠱毒癎痓，並痰積氣厥，山嵐瘴涇。殺三蟲，除邪，令人無夢魘①通神明。出中臺、川谷、天竺、崑崙、安南諸國，又云是諸香煎成，非一物也。形如黐膠，以筯挑起懸絲不斷者真。昔文正公氣羸多病，宋真宗賜藥酒一瓶，令空腹飲之，數日大覺安健，迄表謝時，上曰：此蘇合香酒也。每酒一斗入蘇合香丸一兩同煮，極能和氣血，辟外邪，調五臟，却腹中諸疾，每冒寒夙興，則飲一盃而安。今人濫用蘇合丸，不知諸香走真氣，唯氣體壯實者，庶可暫服一二丸，否則當深戒之。

安息香 尚入心、肝。味苦而兼甘，其性平。通心氣，活肝血。治心腹惡氣，鬼疰，邪氣魍魎，鬼胎血邪，解蠱毒，霍亂風痛，男子遺精，暖腎氣，婦人血噤，並產後血量。婦人夜夢鬼交，同雄②黃燒熏丹穴，永斷。凡香皆屬燥烈，惟此辛香平和，燒之異香滿室，去鬼來神，令人心肺皆沁，神氣通暢，洵爲佳品。但元氣虛損，陰火太旺，病非關惡氣侵者忌焉。然係西戎及南海波斯國樹中之脂，其香如膠如飴，何能多得？以燒之能集鼠者真。

吳茱萸 尚入肝，兼入脾、胃、腎、膀胱。辛苦燥熱，微毒。尚入厥陰氣分，疏肝燥脾，溫中下氣，散寒除脹。止痛，除涇血痺，逐風邪，開腠理，欬逆寒熱。利五臟，去痰冷逆氣，吞酸，頭痛，喉舌口瘡，飲食不消，心腹諸冷絞痛，霍亂痞滿泄痢，腎氣、腳氣水腫，大腸壅氣，腸風痔疾，囊涇疝氣，血痢。殺三蟲，鬼魅疰氣。治婦人產後餘血及心痛等症。按：吞吐酸水，河間、丹溪單指屬熱，景岳專指屬寒，然斯症

---

① 魘，原作“魔”，據《本草綱目》卷三十四改。
② 雄，原作“臭”，據思賢書局刻本改。

寒熱俱有，在醫於病所見，兼症與脉及平昔臟氣偏純，審實明辨可耳。咽喉口舌生瘡，以吳茱萸末醋調貼兩足心，一夜便愈者，以其引熱下行也。但走氣動火，久服令人目昏發瘡，血虛有火者忌。味甘而細陳者良。泡去苦烈汁用。止嘔黃連水炒，治疝鹽水炒，治血醋炒。惡參、硝石。

烏藥　尚入胃、腎，兼入脾、肺、膀胱。辛溫香竄。治氣逆胸腹不快。上入脾肺，下通膀胱腎經，能疏胸腹邪逆之氣。治中惡、中風、中氣，氣厥頭痛，腫脹喘急，反胃吐食，泄瀉霍亂，心腹痛，疰忤鬼氣，宿食不消，膀胱腎間冷氣攻衝，疝氣，腳氣，小便頻數白濁，女人血氣凝滯，小兒蚘蟲，癖疝瘕癥，疥癘蠱毒。療貓、犬百病。功與木香、香附相同，但木香苦溫，入脾爽滯，於食積則宜；香附辛苦，入肝膽二經，開鬱散結，於憂鬱則妙；此則逐逆邪橫胸，無處不達，故用以爲胸腹逆邪要藥。氣行則風自散，故不須治風。若氣虛內熱而見胸膈不快，則非所宜。烏藥止可以除冷氣。根有車轂紋，形而連珠者良。酒浸一宿，或煨研用。

樟腦　尚入關竅，兼理腳氣。辛熱香竄，通竅辟惡。性稟龍火，能於水中發火，置水中其燄益熾，能通關利竅，治中惡邪氣，心腹痛，寒濕腳氣。除濕殺蟲。中惡卒死者，用樟木燒煙薰之。置鞋中去腳氣。薰衣篋，辟蛀蟲。方書每和烏頭爲末，醋丸彈子大，置於足心以治腳氣，火烘汗出爲效。出韶郡諸山，以樟木蒸汁，煎煉結成樟腦，升打得法，能亂冰片。

川椒　尚入肺、脾、腎。辛熱有毒。純陽無處不達，能上入於肺，發汗散寒；中入於脾，煖胃燥濕消食；下入右腎命門，補火治腎間冷氣上逆。治邪氣欬嗽嘔逆，溫中，逐骨節皮膚死肌，寒熱痺痛，心腹冷痛，吐瀉溫瘧，留飲水腫，腸澼下痢，女子乳餘疾。下乳汁，破產後宿血，縮小便。治陰衰溲數，陰汗精洩，並齒牙動搖，目暗，經滯，癥瘕，蚘痛，鬼蛀蟲毒。殺魚肉毒。喫飯傷飽、覺氣上衝、心胸痞悶者，水吞川椒即散，以其能通三焦，下惡食也。凡嘔吐服食不納者，必有蚘在膈間，蚘聞藥則動，動則藥出而蚘不出，但於嘔吐藥中加川椒良，蓋蚘見椒則頭伏也。按：蚘蝕有腹痛，面白唇紅，時發時止等症可察。凡腎氣上逆，須以川椒引之歸腎。此雖與胡椒相同，但胡椒則止溫胃除寒逐水，此則更兼入腎補火，而於逐水不甚專也。出四川，肉厚皮皺者良。秦產名秦椒，味辛過烈，閉口者有毒，殺人。微炒出汗，搗去裡面黃殼，取紅用。得鹽良。使杏仁。畏款冬、防風、附子、雄黃、麻仁、涼水。子名椒目，苦辛，尚行水道，不行穀道，能治水蠱，除脹定喘及腎虛耳鳴。

松脂 尚入肝、脾。芳香燥結，除邪下氣，潤心肺，治耳聾，強筋骨，治崩帶，古方多用辟穀。袪風除溼化毒，治癧瘡頭瘍，白禿疥瘙風氣。除胃中伏熱，咽乾消渴，風痺死肌。煎膏生肌止痛，排膿抽風，貼諸瘡膿血瘻爛；塞牙孔殺蟲。外科取用甚多，性溫而燥，血虛者勿服。水煮百沸，白滑方可用。

胡椒 尚入胃。辛熱純陽，無毒，比蜀椒更甚。下氣溫中去痰，除臟腑中風冷，及胃口虛冷氣，宿食不消，霍亂氣逆，心腹卒痛，冷氣上衝，腸滑冷痢，及陰毒腹痛，胃寒吐水，牙齒浮熱作痛，溫胃除寒逐水。殺一切魚肉毒。同鹽火煅，擦牙良。世人因其快膈，嗜之者眾，然多服損肺，走氣動火動血，損齒昏目，發瘡痔臟毒，必陰氣至足者方可用。

畢澄茄 尚入胃，兼入脾。辛溫無毒。暖脾胃，去嘔吐噦逆，下氣消食，去皮膚風，心腹間氣脹，令人能食，療鬼氣，能染髮及香身。治一切冷氣痰澼，並霍亂吐瀉，肚腹痛，腎氣膀胱冷。與胡椒一類二種，胡椒係向陽生，此係向陰生。

麥芽 尚入胃。味甘氣溫。尚消穀食，能助胃氣上行而資健運。消一切米麵諸果食，破冷氣，去心腹脹滿，溫中下氣，止霍亂，除煩悶，袪痰飲、破癥結，能催生墮胎。補脾胃虛，寬腸下氣，腹鳴者用之。以穀消穀，有類從之義，停穀食者宜之。然有積消積，無積久服，則消腎氣，墮胎。古人唯取穬麥爲芽，今人多取大麥，非也。炒用，荳蔻、砂仁、烏梅、木瓜、芍藥五味爲使。薛立齋治婦人喪子乳脹，幾欲成癰，單服麥芽一二兩，炒煎服，立效。外臺方：麥芽一升服，下胎神驗。李時珍曰：無積而久服之，則消人元氣，惟與白术諸藥消補兼施則無害。

大蒜 峕入脾、胃諸竅。氣味辛溫，有小毒。宣竅逐寒，辟惡開胃健脾，爲祛寒去淫、解暑散痰、消腫散毒第一要劑。主霍亂腹中不安，消穀溫中，除邪痹毒氣，治蠱毒，傅蛇蟲、沙虱①瘡，塗丁腫甚良。貼足，則鼻衄能止；敷臍，則下焦水氣能消；切片艾灸，則癰毒惡毒瘡腫核能散。李迅曰：癰疽着灸勝於用藥，緣熱毒中隔，上下不通，必得毒氣發洩，然後能散。初起便用獨頭大蒜切片灸之，三壯一易，百壯爲率，但頭頂以上切不可灸，恐引氣上行，更生大禍也。但其性熱氣臭，多食生痰動火，散氣耗血，昏目損神。虛弱有熱之人，切勿沾唇。亦忌同蜜食。

薤 峕入肺、大腸。味辛苦氣溫。通肺氣，利腸胃。一名菲子，係動滑藥。調中助陽，散血疏滯，定喘，散血生肌，泄下焦大腸氣滯，治泄痢下重，胸痹刺痛。去水氣，溫中，散結氣，安胎利産，女人赤白帶下，作羹食之。骨哽在咽不出者，食之即下。與蜜同擣，塗湯火傷甚速。赤者療金瘡，祛風生肌肉。王好古曰：下重者氣滯也，四逆散加此以洩滯。瘀血可散，《本經》治金瘡，瘡敗，取辛以洩氣，溫以長肉也。風寒喘急，《千金方》用之。風寒水腫，生擣敷，又擣汁生飲之。胸痹刺痛可愈，仲景用栝蔞薤白白酒湯。《肘後方》治中惡卒死，用薤汁灌鼻中，韭汁亦可。實通氣滑竅助陽佳品。功用類韭，但韭則入血行氣，此則峕通寒滯，及兼滑竅，然無滯者勿用。雖有補虛之説，亦勿信。取白用。忌牛肉，食之成瘕。

胡荽 峕入心、脾。辛溫香竄，微毒。内通心脾小腹，外行腠理，達四肢，散風寒，解一切不正之氣。治發熱頭痛，穀食停滯，療沙瘮痘瘡不出，作酒噴之，立出。通心竅。目翳不退，塞之鼻中即祛。治腸風，用熱餅裹食甚良。補筋脉，令人能食，合諸菜食，氣香令人口爽；解飛尸鬼疰、蠱毒及魚肉毒。然多食久食，損人精神，令人多忘，腳軟，能發液臭，非同補藥可以常服。時珍曰：諸瘡皆屬心火，營血内攝於脾，

---

① 虱，原作"風"，據《本草綱目》卷二十六改。

心脾之氣得芳香則運行，得臭惡則壅滯。且《直指方》云：痘疹不快，宜用胡荽酒噴之，以辟惡氣，床帳上下左右皆宜掛之，以禦汗氣、胡臭、天癸、淫佚之氣。一應穢惡，所不可無。若天時陰寒，尤宜用此。

雄黃 崇入胃、肝。味辛而苦，氣溫有毒。散結行氣，殺蟲辟惡。得銅可作金。治瘧疾寒熱，伏暑泄痢，酒飲成澼，驚癇，頭風眩運。破羣妖，辟幽暗，鼠瘻惡瘡，疽痔死肌，疥蟲蠶瘡，及一切蟲獸傷。殺精物惡鬼邪氣，解藜蘆毒、蛇虺毒，焚之蛇皆遠去。狐惑，以雄黃半兩，燒於瓶中即止。陰腫如斗，以雄黃、礬石各二兩，甘草一尺，水浸。消瘧母，治風狗咬傷。治白禿頭瘡，雄黃、豬膽汁①敷之。孕婦佩之，轉女成男。明徹不臭者良。醋浸，入萊菔汁煮乾用。生山陰者名雌黃，功用略同。劣者名薰黃，燒之則臭，止可薰瘡疥，殺蟲虱。虞雍公允文感暑下痢，連月不瘥。忽夢仙官延坐，壁間有藥方，其詞云：暑毒在脾，溼氣連腳；不泄則痢，不痢則瘧。獨鍊雄黃，蒸餅和藥；別作治療，醫家大錯。公依方服愈。

白芥子 崇入肺。氣味辛溫，無毒。治脇下及皮裡膜外風痰，非此不達。通經絡，發汗開胃，利氣豁痰，除寒暖中，治咳嗽反胃，面目黃赤，痹木腳氣，筋骨腰節諸痛，癰毒腫痛。熨惡氣，遁尸飛尸，及暴風毒腫流四肢疼痛。燒煙及服，解邪魅。咳嗽胸膈支滿，上氣多唾者，每用溫酒吞下七粒。又醋研，傅射工毒。然大辛大熱，中病即已。若久服則耗損真氣，令人眩運損目，且肺熱陰虛，火盛久嗽者尤忌之。韓悉用三子養親湯以治老人痰氣，蓋白芥子主痰，下氣寬中；紫蘇子主氣，定喘止嗽；萊菔子主食，開痞降氣。各微炒研，看病所主爲君。

石灰 崇入肝、脾。稟壯火之烈，燥血、止血、散血。治肌膚骨髓瘡瘍惡毒，時行熱氣，刀刃金傷，疿腮，腫毒疽瘍疥瘙，熱氣惡瘡，癩疾死肌，附骨疽。去黑子息肉，瘦贅疣子，婦人粉刺，産後陰不能合，收脫肛陰挺，消積聚結核。治金瘡者，以其性能堅物，使不腐壞，且血

---

① 豬膽汁，原作"豬脂"，據《本草綱目》卷九改。

見灰即止。時珍曰：石灰，止血神品也。但宜乾用，着水即爛肉。氣味辛烈，用必視症酌施，如敷刀斧傷，則必用牛膽，以灰納於膽內陰乾。點疣痣去根，則和白糯米蒸透。風化自裂者良。壙灰火毒已出，主頑瘡膿水淋漓，斂瘡尤妙。汪昂曰：有人腳肚生一瘡，久遂成漏，百藥不效，自度必死。一村人見之曰：此鱔漏①也，以石灰溫炮薰洗，覺痒即是也。洗不數次，遂愈。

伏龍肝 崗入肝、脾。係竈心赤土，味辛氣溫，無毒。調中止血，燥溼消腫。治心痛狂顛，風邪，中惡卒魘，欬逆風噤，反胃吐衄，崩帶尿血，遺精，腸風癰腫，蠱毒臍瘡，丹毒重舌，催生下胎，小兒夜啼。《日華子》方：催生下胞者，取其溫中而鎮重下墜也。《博救方》治子死腹中，以水調三錢服，其土當兒頭上戴出。功專去溼，無溼者勿用。取多年竈心黃土，研細水飛用。

---

① 鱔漏，原作"膳漏"，據《本草求真》卷四改。

本草匯纂卷二

平　散

蒼耳子　崀入肝、脾。味苦而甘，氣温無毒。袪肝風，除脾溼，活血通氣。治頂巔風痛，風寒頭痛，風溼周痺，目暗，腰重膝屈，四肢拘攣，骨節癰腫，瘰癧瘡疥瘙癢，疳蟲溼䘌，惡肉死肌，疔腫痔漏。久服益氣。炒香浸酒服，去風多補益。嗜酒不已，以毡中蒼耳子七枚，燒灰投酒中，飲之即不嗜。但此雖爲袪風療溼聖藥，然散氣耗血，虛人勿服，尤忌豬肉，以其動風助溼，如風邪觸犯，則徧身發出赤丹而病益增盛。去刺，酒拌蒸用。

豨薟草　崀入肝。味苦而辛，性寒不温，有小毒。散肝經風溼。治肝腎風氣，四肢麻痺，筋骨冷痛，腰膝無力，風溼瘡瘍，金瘡止痛。久瘧痰瘷，搗汁服取吐。治熱䘌煩滿不能食，生搗汁三合服，多則令人吐。搗傅虎傷、狗咬、蜘蛛咬、蠆咬、蠼螋溺瘡。然此雖理風溼，究爲燥血之品，恃以爲補則非。須加酒蜜同製，方不傷正，生用恐令人作泄。夏秋採者佳，蒸曬九次用。

木賊　崀入肝、膽。味甘微苦，氣温無毒。表散火鬱風溼，專治目疾迎風流淚、翳膜遮睛。入肝膽二經血分，驅散風熱，使血上通於目，故爲去翳明目要劑。兼治疝痛脫肛，腸風痔漏，赤痢及婦人月水不斷[1]，崩帶赤白。解肌止血，消積塊。其去翳明目，功雖有類穀精，能駕甘菊，但穀精則去星障，甘菊則止調和血藥，於障全不能退，此則能去翳障也。然氣血虧損，則用穀精、木賊，去障又當兼以芍藥、熟地，滋補肝腎，

---

① 斷，原作"通"，據《本草綱目》卷十五及《證類本草》卷十一改。

使目得血而能視，若徒用此二味退障，則即有當歸補助，猶恐辛散非宜。多服損肝。

夏枯草 峀入肝。辛苦微寒，無毒。散結消瘰明目，緩肝火，解內熱，治瘰癧溼痺，目珠夜痛，頭瘡鼠瘻，破癥散瘰，乳腫乳巖，腳痛。多服傷胃，如內有火亦忌。目白珠屬陽，故晝點苦寒藥則效；黑珠屬陰，故夜點苦寒藥反劇。一人至夜目珠疼，連眉稜骨痛及頭半邊腫痛，用黃連膏點之反甚，諸藥不效。灸厥陰少陽，疼隨止旋作。乃以夏枯草二兩，香附二兩，甘草四錢，爲末，每服一錢半，茶清調服，下咽則疼減半，至四五服全愈矣。

青木香 峀入肺。辛苦微寒，無毒。散毒泄熱。即馬兜鈴根，一名土青木香，與木香之別名青木香者不同，彼性屬溫，此性屬寒也。可升可降，可吐可利，治感受惡毒而致胸膈不快，則用此上吐；感受風溼而見陰氣上逆，則用此下降。治頭風瘙癢禿瘡，鬼疰積聚，諸毒熱腫，蛇毒，水磨爲泥封之，日二三次立瘥。又搗末水調，塗丁腫大效。治蠱毒，同酒水煮服，使毒從小便出。又水煮三兩，取汁服，立吐。敷禿瘡可止瘙痒。惟虛寒切禁，以味辛與苦，恐泄人真氣也。

野菊花 峀入肺、肝。味辛且苦。散火氣，消癰毒。一名苦薏，爲外科癰腫藥也。調中止洩，治癰腫疔毒，眼目熱痛，婦人腹內宿血。瘰癧未破，用根煎酒熱服，渣敷自消。治毒，連根葉搗爛，煎酒熱服取汗①，以渣敷貼。但胃氣虛弱，切勿妄投。

浮萍 峀入肺，兼入肝、脾。體輕氣浮辛寒。入肺發汗，入肝搜風，入脾利溼。古人謂發汗勝於麻黃，下水捷於通草。治熱毒，風熱，熱狂，熻腫毒，風疹，湯火傷，暴熱，皮膚瘙癢，風溼麻痺，癱②瘓，腳氣，打撲損傷，目赤翳膜，口舌生瘡，吐血衄血，癜風丹毒。搗汁服，主水腫，利小便。爲末，酒服方寸匕，治人中毒。爲膏，傅面䵟。長鬚髮，

---

① 汗，原作"汁"，據《本草綱目》卷十五改。
② 癱，原作"瘓"，據《本草求真》卷四改。

止消渴，勝酒。然必大實熱方用，若表虛自汗切禁。燒煙辟蚊，氣虛者慎勿近之，昔有小兒因此致斃。須七月七日採。

款冬花 峕入肺。辛温純陽，疏肺泄寒。書載虛實寒熱通用者，以辛温之中仍有和緩之意。潤心肺，益五臟，瀉熱消痰，除煩定驚，明目。治欬逆上氣，喘渴喉痺，肺痿肺癰，咳吐膿血①。療肺氣，止促急，熱勞欬連連不絕，涕唾稠粘，寒熱邪氣，為治嗽要藥。能治肺痿肺癰，咳吐膿者，亦是肺虛得此以為温潤，故服之即止；若血因實致，則此斷屬難投。生河北、關中者良。世多以枇杷蕊偽充。揀淨，和甘草水浸，暴用，得紫菀良。杏仁為使。按：肺為清淨之府，不容物雜，有一外感則氣逆不伸，一有內傷則肺燥不潤，故在喉如癢如梗。欬自外入者，宜辛温疏散，而收斂最忌；欬自內成者，宜滋補潤養，而宣洩非宜。唯此氣味辛温，能疏泄肺鬱，至水虧火嗽，則有宜於冬、地；勞嗽骨蒸，則宜於丹皮、地骨。

甘菊 峕入肝、肺、腎。味辛、甘、苦。祛風養肺，滋腎明目。養肝血，安腸胃，調四肢，生熟皆可食。治風熱內熾，眼目失養，欲脫淚出，翳膜遮睛，與頭痛眩運，腦骨疼痛，身上一切游風、溼痺，皮膚死肌。療腰痛去來陶陶，除胸中煩熱。作枕明目，葉亦明目。除目翳，同枸杞相對，蜜丸久服，永無目疾。以單瓣味甘者入藥。黃入陰分，白入陽分，紫入血分。白朮及枸杞根、桑根白皮為使。

馬兜鈴 峕入肺。辛苦性寒，無毒。體輕而虛，熟則四開象肺，清肺氣，補肺，去肺中溼熱。治肺熱咳嗽，痰結喘急，肺氣上逆，坐息不得，欬逆連連不止，血痔瘻瘡及大腸經熱，亦可吐蠱。又於寒中帶散，故肺熱痰喘、聲音不清者服此最宜。且體輕則性上涌，故蛇蠱一味濃煎服之，探吐即解。湯劑用之，多亦作吐。至云能補肺陰者，亦熱清氣降而肺自安之意。治痔瘻腫痛，以馬兜鈴於瓶中燒煙，薰患處良。肺寒喘嗽失音切忌，肺虛挾寒者畏之如螫。去筋膜，取子用。

---

① 血，原無，據《本草綱目》卷十五及《本草求真》卷四補。

檳榔　崗入腸、胃。辛温苦澀。治胸膈癥癖澎脹。通關節，利九竅，除一切風，破胸中氣，治心痛積聚，能瀉至高之氣，使下行以至於極，性如鐵石，故有墜下之力。破堅消脹，化食行痰下水。治痰氣喘急，瀉痢後重，心腹諸痛，大小便氣祕，裡急後重。療諸瘧，禦瘴癘，水腫腳氣，酒醉不解，膀胱諸氣，衝脉爲病，氣逆裡急。殺蟲，如陰毛蛀虱，用此煎洗。治腹脹，搗末服。燒灰傅口名白瘡。但非煙瘴之地，常服恐洩真氣。鷄心尖長、錦紋者良。

大腹皮　崗入腸、胃。辛濇性温，無毒。治霍亂瘴瘧，痞脹痰隔，醋心，冷熱氣攻心腹，健脾開胃，下氣寬胸，散痞滿膨脹，水氣浮腫，腳氣壅逆，胎氣惡阻脹悶。開心腹之氣，祛皮膚之水。蓋檳榔性苦沈降，能泄有形之積滯；此則性輕能散無形之積滯。虛脹禁用，以其泄真氣。黑豆汁洗净，曬乾煨，切用。

白芨　崗入肺。味苦而辛，性濇而收，微寒無毒。入肺止血散瘀，治胃中邪氣，賊風鬼擊。止驚邪血邪血痢，癇疾風痺，赤眼，温熱瘧疾，發背瘰癧，痔瘻腸風，刀箭瘡傷。生肌止痛。治白癬疥蟲，惡瘡癰腫，敗疽死肌。去腐逐瘀生新。塗手足皸裂，面上黑野皰，即面瘡。跌撲損傷，酒調服；湯火灼傷，油調敷。紫石英爲使。畏杏仁。反烏頭。血出於鼻是由清道至，血出於口是由濁道來，嘔血出於肝，吐血出於胃，痰帶血出於脾，咯血出於心，唾血出於腎。試血法，吐水内浮者心肺血，沈者肝腎血，半浮半沈者脾胃血。服白芨須隨所見，以羊肺、肝、心同服佳。

蕪荑　崗入脾，兼入肝。味辛而苦，氣温無毒。燥脾殺蟲，散皮膚骨節溼熱。主積冷氣，心腹癥痛，除肌膚骨節中風，淫淫如蟲行，腸風痔漏，惡瘡疥癬，散腸中嗢嗢喘嗯，逐寸白，去三蟲，殺蟲止痛。蟲生人腹多因溼兆滯得風助寒成，用此暖胃益血理中，而蟲自化。治婦人子宮風虛，孩子疳瀉冷痢，得訶子良。和豬脂，塗熱瘡；和蜜，治溼癬。脾胃虛者，雖有積亦勿概投。形類榆莢，陳久氣羶者良。蟲牙作痛，以蕪荑仁安蛀孔及縫中，甚效。《直指方》云：嗜酒人，血入於酒爲酒鱉；

多氣人，血入於氣爲氣鱉；虛勞人，敗血雜痰爲血鱉。搖頭掉尾如蟲之行，上浸人咽，下蝕人肛，或附脇背，或隱胸腹，大則如鱉，小則如錢，治如上法。

　　蕤核　尚入肝。甘寒微溫。散肝風熱，眼科藥也。强志明耳目，除目赤痛傷淚出，眼胞風腫弦爛，左右眥熱障翳，治鼻衂鼻齆，破心下結痰痞氣，除腹中熱結痞氣。生治嗜睡，熟治不眠。目病不因風熱而因於虛者勿用。叢生有刺，實如五味，圓扁有紋，紫赤可食。湯浸，去皮尖，劈作兩片，芒硝、木通、通草同煎大半時，取出研膏入藥。仁齋曰：拘急牽飅，瞳青胞白，癢而清淚，不赤不痛，是爲風眼；烏輪突起，胞硬紅腫，眵淚溼漿，裡熱刺痛，是爲熱眼；眼渾而淚，胞腫而軟，上壅朦朧，酸澀微赤，是爲氣眼。風與熱並，則癢而浮赤；風與氣搏，則癢而昏沈；血熱交聚，故生淫膚粟肉、紅縷偷針之類；氣血不至，故有眇視胞垂、雀眼盲障之形。淡紫而隱紅者爲虛熱，鮮紅而垢赤者爲實熱。兩眥呈露生胬肉者，此心熱血旺；白睛紅膜如傘紙者，此氣滯血凝。熱滯則瞳人內壅湧，白睛帶赤；冷症則瞳人青綠，白睛枯槁。眼熱經久，復爲風熱所乘則赤爛；眼中不赤，但爲痰飲則作痛。肝氣不順而挾熱則羞明，熱氣蓄聚而傷胞則胞合。白睛帶赤或紅筋者，其熱在肺；上下胞或口脣間如瘡點者，其熱屬脾。翳起肺家受熱，如碎米狀者易散，如梅花者難消。撥雲膏取下翳膜，蕤仁去油五分，青鹽一分，猪胰子五錢，共搗二千下，如泥，罐收，點之。又蕤仁一兩去油，入白蓬砂一錢，麝香二分，研勻，去翳妙不可言。

　　五加皮　尚入肝、腎。辛苦性溫，無毒。辛順氣而化痰，苦堅骨而益精，溫祛風而勝溼，逐皮膚之瘀血，療筋骨之拘攣，治心腹疝氣腹痛，四肢不遂，賊風傷人，中風，骨節攣急，腰脊痛，兩腳疼痺，虛羸，陰痿囊溼，小便餘瀝，女子陰癢蟲蝕，小兒腳軟三歲不能行。明目，縮便，愈瘡療疝。釀酒飲，治風痺四肢攣急。作末浸酒飲，治目僻眼瞤。葉作蔬食，去皮膚風溼。但性屬疏泄，須與補藥同投。若下部無風溼寒邪而有火，及肝虛而有火者勿服。莖青節白，花赤皮黃根黑，上應五車之精，故名芬香，五葉者佳。遠志爲使，惡元參。時珍曰：五加治風溼痿痺，壯筋骨，强志意，其功良深。昔人云：寧得一把五加，不用金玉滿車。誠足珍重。腳氣之病，因風寒溼之氣而成，風勝則筋骨爲之拘攣，溼勝則筋脉爲之緩縱，寒勝則血脉爲之凝滯，皆資此治。

石楠葉 崑入肝。辛苦性平，無毒。祛風逐熱固腎。養腎氣，内傷陰衰。利筋骨皮毛，療腳弱，煩悶疼痛。逐諸風，除熱及五臟邪氣，殺蟲。治頭風，爲末吹鼻愈，浸酒飲亦可。婦人不可久服，令思男。出關中者佳，炙用。五加皮爲使。惡小薊。

橘皮 崑入脾、肺，兼入大腸。苦辛氣溫，無毒。辛能散，苦能燥，溫能和，宣肺氣，燥脾溼，爲脾肺氣分之藥。治胸中瘕熱，逆氣上衝胸中，吐逆霍亂，嘔噦反胃嘈雜，時吐清水，痰痞痃瘧，脾不消穀。快膈調中，開胃止洩，除膀胱留熱停水，通淋，利小便，祛大腸祕塞，婦人乳癰，去寸白蟲，破癥瘕痃癖。入食料，解魚腥毒。宣通五臟，統治百病，皆取其理氣燥溼之功。入和中藥則留白，入疏通藥則去白，名橘紅，兼能除寒發表。但氣雖中和，過服亦損真元，故無滯而氣虛者宜慎之。廣産爲勝，皮厚不脆有猪棕紋。陳久者良，故又名陳皮。治痰核，童便浸曬；治痰積，薑汁炒；治頑痰，白礬炒；入下焦，鹽水炒。橘核，治疝痛偏墜或硬如石，有橘核丸。

青皮 崑入肝。苦辛，性燥烈，本陳皮之嫩者。行肝氣滯。陳皮浮而上，入脾肺氣分；青皮陳而降，入肝膽氣分，平下焦肝氣，仍兼疏泄。疏肝膽，泄肝氣，發汗，破堅癖積結氣滯，除痰消痞，治胸膈氣逆，脇痛，左脇積氣，並氣鬱久怒久瘧，疝痛乳腫。去下焦諸溼，引諸藥至厥陰之分。但有汗氣虛切忌，醋炒用。肉生痰聚飲。核治疝痛，腰腎冷痛。乳房屬陽明，頭屬厥陰，或因忿怒鬱悶，厚味釀積，致肝氣不行閉窒，胃血騰沸化膿，亦或子有滯痰膈熱，含乳而搖噓氣所致者，治法以青皮疏肝滯，石膏清胃熱，甘草節行濁血，栝蔞仁消腫導毒，或加没藥、橘葉、金銀花、蒲公英、皂角少許，若於腫毒處灸三五壯尤佳。久則凹陷成乳巖，難治。

神麯 尚入脾、胃。辛甘氣溫，無毒。散氣調中，開胃消食，化水穀宿食，癥結積滯。除痰逆，霍亂泄痢脹滿，健脾暖胃，亦治目疾。閃挫腰痛者，煨過淬酒溫服有效。婦人產後欲回乳者，炒研，酒服二錢，日二次即止，甚驗。本白麵、杏仁、赤小豆、青蒿、蒼耳、紅蓼六味，作餅蒸鬱而成。小兒補脾，輕平等藥，醫多用此調治，蓋取辛不甚散、甘不甚壅、溫不見燥也，然必合以補脾等藥並施則佳。若孕婦無積，及脾陰虛胃火旺者，並勿用。

荷葉 尚入膽。味苦氣平，無毒。升陽散瘀。色青，形仰中空，象震，爲膽木必用之藥。燒飯合藥，助脾胃而升發陽氣。散瘀血，留好血，治吐血崩淋，損傷，血脹腹痛，產淤，一切血症。洗腎囊風，殺菌蕈毒。胎衣不下，酒煮服。東垣清震湯，治頭面風痛，取以升發風寒，用荷葉一枚，升麻、蒼术各五錢，煎服。閆人規治痘瘡風寒外襲，變黑倒靨。但升散消耗，虛人忌之。

爐甘石 尚入胃。甘辛而濇，氣溫無毒。和血脉，散風熱。止血，消腫毒，生肌，明目去翳退赤，收溼除爛弦，袪痰，爲目疾要藥。用龍腦點，治目中一切諸病。目翳得此，即能撥雲，用爐甘石、青礬、朴硝等分爲末，每用一字，沸湯化，溫洗，日三次。治齒疏陷物，用爐甘石、煨寒水石等分爲末，每用少許擦牙，久久自密，忌用銅刷。治下疳陰溼，用爐甘石火煨醋淬五次一兩，孩兒茶三錢，爲末，麻油調敷，立愈。時珍常用甘石煨飛、海螵蛸、硼砂等分爲細末，硃砂衣等分減半，同入點諸目病妙[①]。煨用童便良。產金銀坑中，即金銀之苗也。狀如羊腦，鬆似石脂，能點赤銅爲黃，今之黃銅皆其所點。煨紅，童便淬七次，研粉水飛。

白石英 味甘而辛，性平無毒。散肺分寒燥不潤。治肺癰吐膿，欬逆上氣，疸[②]黃，胸膈間久寒。益氣，除風溼痺，消渴，陰痿不足，實

---

① 妙，原作"炒"，據《本草綱目》卷九改。
② 疸，原作"疽"，據《本草綱目》卷八改。

大腸，利小便，補五臟，通日月光，耐寒熱。凡服宜食冬瓜、龍葵，以壓石氣，然亦止可暫服。白如水晶者良。按：此本非潤劑，而十劑並指爲溼，亦謂辛能化液，溫能滋潤，故雖辛若溼，是以寒燥不潤之症，得此辛以暢達，而滯不至見枯。

紫石英 即石英之紫色者，性味俱同。散心肝二經血分寒燥，不燥不潤。治心腹邪氣，胃中冷氣，心神不安，肝血不足，寒熱咳嗽，驚悸夢魂不安，女人心腹痛及子户因風寒內乘絕孕。安魂定魄，鎮驚安神，爲心肝經溫血要藥。陰虛火旺者忌。色淡紫瑩徹，五稜，火煅醋淬七次，研末。二英俱畏附子，惡黃連。

殭蠶 尚入肝，兼入肺、胃。辛寒微溫。祛風散寒，燥溼化痰，溫行血脉。治中風失音，頭風齒痛，風痰結核，皮膚風瘡，丹毒作癢，痰瘧癥結瘰癧，陰癢風蟲，婦人乳汁不通，崩中赤白下血，產後腹痛，小兒客忤，疳蝕鱗體，一切金瘡，疔腫風痔，滅諸瘢痕。爲末，封疔腫，拔根極效。能治小兒驚癇及膚如鱗甲，亦是胎元血氣不足，得此辛鹹煎湯除垢，則鱗甲自去，病名胎垢。開關散用此炒，和白礬半生半燒，爲末，每一錢用自然薑汁調灌，得吐頑痰立效，小兒加薄荷少許。治喉痺，用此和天南星等分，生研爲末，每服一字，薑汁調灌即愈。後以生薑炙過含之。《聖惠方》用此五七枚，乳香一分，爲末，每以一[①]錢燒煙，薰入喉中，涎出即愈。治口噤發汗，同白魚、鷹屎白等分，並治瘢滅痕。諸證由血虛而無風寒客邪者禁。頭蠶色白直者良。糯米泔浸一日，待桑涎浮出，焙乾，去絲及黑口，搗用。惡草蘚、桔梗、茯苓、桑螵蛸。

蠶沙 尚入肝、脾、胃。味甘辛。性溫無毒。燥溼去風。治消渴，癥結，腸鳴，熱中，風痺癮疹，婦人血崩，頭風，風赤眼。炒黃，袋盛浸酒，去風溼，諸節不隨，皮膚頑痺，腹內宿冷，冷血瘀血，腰腳冷痛。炒熱袋盛，熨偏風，筋骨癱瘓，手足不隨，腰腳軟，皮膚頑痺。麻油調敷，治爛弦風眼，又調敷能治蛇串瘡。有人食烏梢蛇渾身變黑，漸生麟

---

① 一，原無，據《本草綱目》卷三十九補。

甲，見者驚愕，鄭奠一令日服晚蠶砂五錢，盡二斗，久之乃退。即二蠶矢也。凡蠶砂、蠶蛾，皆晚者良。淘净，曬乾用。

滲　溼

通草　峕入肺、胃，兼入心。色白氣寒，體輕味淡，無毒。清肺，利水，通乳。安心除煩，止渴退熱，療脾疸①，常欲眠，頭痛目眩，心煩噦，出聲音。治耳聾，齆鼻息肉鼻塞。利九竅、血脉關節，散癰腫諸結不消，金瘡惡瘡，鼠瘻。破積聚血塊，排膿止痛，治水腫浮大，通五淋，利小便，導小腸火，女人血閉，月候不勻，催生墮胎。去三蟲。理風熱，小便數急疼，小腹虛滿，宜煎湯並葱飲，有效。諸瘻瘡，喉痺咽痛，濃煎含嚥。孕婦及中寒者勿服。有細細孔，兩頭皆通②，故名通草，即今所謂木通也。今之通草，乃古之通脫木也。

土茯苓　峕入胃、肝，兼入腎、腸。甘淡氣平，無毒。消水除溼，解楊梅結毒，去濁分清。健脾胃，强筋骨，去風溼，利關節，止洩，健行不睡，治拘攣骨痛，惡瘡癰腫，解汞粉、銀硃毒。但淡滲傷陰，肝腎陰虧者勿服。楊梅瘡，古無是病，近起於嶺表，風土卑溼，嵐瘴薰蒸，飲啖辛熱，男女淫猥③，溼熱之邪蓄積既深，發爲瘡毒，遂致互相傳染。然皆淫邪之人病之，其症多屬胃肝而兼及他經。蓋相火寄於厥陰，肌肉屬於陽明故也。如兼少陰、太陰，則發於咽喉；兼太陽、少陽，發於兩角。若用輕粉劫劑，毒氣竄入經絡筋骨，莫之能出，發爲結痛，遂成痼疾，須用此一兩，外用金銀花、防風、木通、木瓜、白蘚皮各五分，皂莢子四分，人參、當歸各七分，日服三劑，忌飲茶、酒、麪、鹽、醋，並戒房勞百日，渴飲土茯苓湯，半月方愈，取其溼熱除而濁陰得解。大

---

① 疸，原作“疽”，據《本草綱目》卷十八改。

② 通，原作“空”，據《本草綱目》卷十八改。

③ 猥，原作“穢”，據《本草綱目》卷十八改。

如鴨子，連綴而生，白者良。忌茶。

茯苓　峃入脾、胃，兼入肺、肝。性平味甘淡，無毒。上滲脾肺之溼，下伐肝腎水邪，其氣先升清肺化源，後降利膀胱氣，治胸膈逆氣，憂恚驚邪恐悸，心下結痛，寒熱煩滿欬逆，口焦舌乾，消渴，好睡，肺痿痰壅，心腹脹滿，膈中痰水，水腫淋結，大腹淋漓，腎積奔豚。逐水緩脾，生津導氣，平火止泄，除虛熱，開腠理，調臟氣，伐腎邪，開心益志，止健忘，暖腰膝，利腰膝間血，開胃止嘔，安魂養神，除溼益燥，益氣和中。赤茯苓，破結氣，瀉心及小腸、膀胱溼熱，利竅行水。茯苓皮，治水腫膚脹，開水道，開腠理。若小便不禁，虛寒精滑，及陰虧而小便不利者皆禁。產雲南、色白者佳，去皮。

茯神　峃入心。甘平無毒。導心溼痰，功與茯苓相仿。解不祥，療風眩風虛，五勞口乾。止驚悸，多恚怒善忘，開心益智，安魂魄，養精神，治心下急痛堅滿。久虛而小腸不利者，加而用之。即茯苓抱根生者，以其抱心，故入心之用居多。去皮及中木。茯神心木，治偏風，口面喎斜，毒風，筋攣不語，心神驚掣，虛而健忘，腳氣痺痛，諸筋牽縮。此即茯神心內木，又名黃松節。二茯俱惡白斂，畏地榆、秦艽、鱉甲、雄黃，忌醋。治筋攣疼痛，用此一兩，乳香一錢，石器炒研，每服二錢，木瓜湯下。蓋乳香、木瓜俱能伸筋。

瀉　溼

澤瀉　峃入膀胱、腎。甘淡微寒，無毒。瀉膀胱氣分溼熱及腎經火邪。利溼行水，治消渴痰飲，嘔吐瀉痢，腫脹水痞，腳氣疝痛，淋瀝，陰汗，尿血洩精。治一切溼熱之病，俾溼熱既除，則清氣上行，又能止頭痛，有聰耳明目之功。但病人無溼，腎虛精滑，目虛不明，切勿輕與。蓋小便過利，則腎水愈虛而目必昏，此一定之理。故扁鵲謂其害眼者，確也。鹽水炒，或酒拌。忌鐵。

木通　尚入心，兼入小腸。甘淡輕虛，無毒。清火通竅利水，瀉心經、小腸溼熱，清肺熱。通利九竅血脉關節，治胸中煩熱，徧身拘痛，大渴引飲，淋瀝不通，耳聾目眩，口燥舌乾，喉痺咽痛，鼻齆失音，脾熱好眠。除煩退熱，止痛排膿，破血催生，行經下乳。但精滑氣弱，内無溼熱及姙娠均忌。色白梗細者佳。籐有細孔。

車前子　尚入肝、肺。甘寒無毒。清肺肝風熱，以導膀胱水邪。去風毒，肝中風熱，毒風衝眼，赤痛障翳，腦痛淚出，壓丹石毒，明目止痛，去心胸煩熱，氣癃。養肺肝，強陰益精，令人有子，利水道，除溼痺，女子淋瀝，不欲食，婦人難產。導小腸熱，止暑溼瀉痢。陽氣下陷虛脱，勿服。入滋補，酒蒸搗餅；入利瀉藥，炒研。

燈草　尚入心，兼入肺。甘淡微寒，無毒。降心火，清肺熱，利小腸，瀉肺通氣，止血，治陰竅澀不利，行水，除水腫癃閉。治五淋，水煮服，敗席煮服更良。燒灰吹喉痺，一方以燈心灰二錢、蓬砂一錢吹之；一方以燈心、箬葉燒灰吹之；一方以紅花、燈心燒灰，酒服。以灰塗乳上，則兒飼之不夜啼。縛把擦癬，則蟲從草出，浮水可見，且能斷根。中寒氣虛、小便不禁者，勿服。

扁蓄　尚入脾。味苦氣平，無毒。利水清熱，除溼殺蟲。治浸淫疥瘙疽痔，殺三蟲及蚘齩腹痛，利小便，治黃疸熱淋，女子陰蝕，小兒魃病。但止屬標治，不能益人，勿常服也。葉細如竹，弱莖蔓引，節節有粉，三月開紅花。治心頭痛，《海上歌》云：心頭急痛不能當，我有仙人海上方。扁蓄醋煎通口嚥，管教時刻便安康。

萆薢　尚入肝、胃。味苦氣平。祛肝風，除胃溼，固腎。治頭旋，腰脊痛，強骨節風寒溼周痺，中風失音，手足驚掣，腰腳癱緩不遂，關節老血，膀胱宿水。除陰①失溺，莖痛遺濁，痔瘻惡瘡。陰虛火熾，溺有餘瀝，及無溼而腎虛腰痛者皆禁。白而虛軟者良。

---

① 陰，原作"痿"，據《本草求真》卷五改。

海金沙　尚入小腸、膀胱。氣寒無毒。通利小腸血分溼熱要藥。治溼熱腫滿五淋，解熱毒氣。凡小腸熱閉，而見五淋疼痛不止者，服之使熱盡從小便出。傷寒熱閉，致腹滿狂燥，加梔子、朴硝、蓬砂投治，此竈裡抽薪之義，惟熱在太陽經者宜之，腎臟真陽不足者切忌。此係草本，產黔中，楚南、江浙、川陝亦有。收曝日中，小乾，以紙襯之，以杖擊之，有細砂落紙上，且曝且擊，以盡爲度。莖細如線，引竹木上，葉紋縐處有砂，黃赤色。忌火。

防己　尚入膀胱。大辛苦寒。能行十二經，通腠理，利九竅，瀉下焦血分溼熱，爲療風水要藥。治膀胱火邪，風寒溫瘧，諸癇中風，手腳攣急拘痛，口面喎斜。散留痰，肺氣喘嗽，溼瘧腳氣。止洩，散癰腫惡結，諸痛疥癬蟲瘡。陰虛及溼熱在上焦氣分者禁用，以此專瀉下焦血分也。《十劑》云：通可去滯，通草、防己之屬是也。蓋通草甘淡，瀉氣分溼熱；防己苦寒，瀉血分溼熱。按：此性險而健，善走下行，譬之於人，幸災樂禍，能首[1]爲亂階，故非下焦實有溼熱與二便果不通利者，未可妄投。然用之得宜，亦能敵兗奏效。凡腳氣病，溼則腫，熱則痛。溼則加蒼术、薏苡、木瓜，熱則加黃芩、黃柏，風加羌活、萆薢，痰加竹瀝、南星，痛加香附、木香，血虛加四物，大便祕加桃仁、紅花，小便祕加牛膝、澤瀉，痛連臂加桂枝、威靈仙，痛連脇加膽草，隨症通活，斯爲善矣。此與黃蘗、地膚同瀉溼熱，而氣味治功各別。蓋黃柏瀉膀胱溼熱，並入腎瀉火，味苦而不辛；地膚亦瀉膀胱溼熱，力稍遜於黃柏，味苦而甘；此則有苦無甘且辛，險健異常。己有二種，治風用木防己，黑點黃腥木强；治水用漢防己，根大而虛，通心有花紋，色黃。酒洗用。畏萆薢。

茵陳　專入膀胱、胃。苦平微寒，無毒。治太陽陽明溼熱，爲治黃疸君藥。治天行時疾熱狂，頭痛頭旋，風眼疼痛，瘴瘧熱結。除頭熱，通關節，去伏瘕，治通身發黃，小便不利，婦人癥瘕。按：黃有寒熱陰

① 首，原無，據《本草求真》卷五補。

陽之分，寒則黃而色晦，熱則身如橘色，汗如柏油。陽則如苗值大旱，由燥而枯者；陰則如苗值大澇，由淫而黃者。陽黃宜茵陳，陰黃宜溫補。若妄用茵陳，多致不救。茵陳有二種，葉細而青蒿者可用；若生子如鈴則爲山茵陳，尚於殺蟲及治口瘡。

地膚子 尚入膀胱。味苦而甘，無毒。瀉膀胱血分淫熱，利小便淋閉。補中益氣，去皮膚中熱氣，使人潤澤。久服耳目聰明。散惡瘡疝瘕，客熱丹腫。治淋利水，功類黃柏。但黃柏味苦而烈，大瀉膀胱淫熱；此則味苦而甘，其力稍遜。凡小便因熱而見頻數及或不禁，用此能使淫熱盡從小便而出。治疥瘡，陰卵癩疾。去熱風，可作湯沐浴。洗眼，除雀盲澀痛。治丈夫陰痿不起，與陽起石同服，補氣益力。老年血虛氣衰，雖有邪火內熾，然真陽不足，當慎。葉如蒿莖赤，子類蠶沙。惡螵蛸。

白蘚皮 尚入脾、胃。味苦鹹，性寒無毒。瀉脾胃淫熱，入膀胱小腸，行水道，通關節，利九竅，爲諸黃風痺之要藥。治頭風頭痛眼疼，黃疸欬逆，腹中大熱飲水，欲走大呼，四肢不安，淫痺死肌，不可屈伸，起止行步，婦人產後餘痛，陰中腫痛，小兒驚癎，一切熱毒，風瘡疥癬赤爛，眉髮脫脆，壯熱惡寒，熱黃、急黃、勞黃、酒黃、穀黃。世僅以爲瘡瘍外用，實昧《本經》主治之意。然此止可施[①]於脾胃堅實之人，若下部素屬虛寒，切勿妄用。根黃白而心實者良。取皮用。惡桑螵蛸、桔梗、茯苓、萆薢。治鼠瘻已破，出膿血，用白蘚皮煮汁服一升，當吐若鼠子也。

苦參 尚入腎，兼入脾、胃。味苦性寒，無毒。瀉火燥淫，補陰殺蟲，養肝膽氣，安五臟，平胃氣，令人嗜食，輕身定志，補中益氣。治熱毒風，皮肌煩燥生瘡，赤癩眉脫，心腹結氣，癥瘕積聚，黃疸，中惡腹痛。逐水，除癰腫，療惡瘡，除伏熱嗜睡，止渴醒酒，明目止淚，小便黃赤，溺有餘瀝。治疥殺蟲，漬酒飲。治腸風瀉血並熱痢，殺疳蟲及

---

① 施，此下原另有一"施"字，據思賢書局刻本刪。

下部䘌，炒存性，米飲服。大苦大寒，肝腎虛而無熱，及脾胃虛寒者切忌。泔浸，去腥氣，蒸用。元參爲使。惡貝母、菟絲子、漏蘆，反藜蘆。五參係人參、沙參、丹參、紫參、玄參，五參惟人參言補，餘不得以補名。況此不在其列，止屬除溼導熱之品。

琥珀 峃入心、肝，兼入小腸、胃。甘淡性平，無毒。清肝腎熱邪，利水消瘀，入心、肝二經血分，安魂定魄。清肺壯心，明目磨翳，止心痛癲邪，安五臟，消瘀血，通五①淋。治產後血枕痛，殺精魅邪鬼，療蠱毒，破結瘕，止血生肌，合金瘡。味甘淡上行，能使肺氣下降而通膀胱，故能治五淋，通小便，燥脾土。但此性屬消磨，無補真氣，且淡滲傷陰，凡陰虛內熱，火炎水虧者勿服。若血少而小便不利服之，反致燥急之害。市人多煮雞子及青魚膽偽充，惟以手心摩熱拾芥者真。用柏子末，入瓦鍋同煮半日，搗末用。

豬苓 峃入膀胱、腎經。甘淡微苦，性平無毒。除膀胱血分溼熱，治渴除溼，去心中懊憹，解傷寒溫疫大熱，開腠理發汗，主腫脹滿腹急痛，治痎瘧，利水道，治淋腫腳氣，白濁帶下，妊娠子淋胎腫，解毒蠱痉不祥。升而能降，利溼行水，與茯苓同而泄較甚。宗奭曰：損腎昏目。潔古云：淡滲燥亡津液，無溼者勿服。多生楓樹下，塊如豬屎故名。白而實者良，去皮。凡服利水藥而明目者，因除濁氣溼熱也。又因此失明者，因走泄真氣也。

赤小豆 峃入小腸。甘酸色赤，性平無毒。利小腸溼熱。心之穀也，其性下行入陰，通小腸而利有形之病，故與桑白皮同爲利水除溼之劑。《十劑》曰：燥可去溼，桑白皮、赤小豆之屬是也。其云燥者，亦以溼去則燥，非性燥也。治水氣內停，溺閉腹腫，手足攣痺，癰腫瘡疽。且能去溼解酒，通胎下乳。療寒熱熱中消渴，除煩滿，通氣，去關節煩熱，令人心孔開，健脾胃，令人美食，下腹脹滿，吐逆卒澼。下水腫，排癰腫膿血，解溫疫，治產難，下胞衣。暴痢後氣滿不能食者，煮食一頓即

---

① 五，原無，據《本草綱目》卷三十七補。

愈。治腳氣，和鯉魚煮食。利水消腫，和鯉魚、鯽魚、黃雌雞煮食。一切熱毒癰腫，搗末，同雞子白塗。小兒黃爛瘡，煮汁洗，不過三度而瘥。患疰腮，取小豆七七粒數爲末，敷之即愈。脇疽既至五臟，治甚驗。發背如爛瓜，治如神。有婦食素，産後七日乳脉不行，服藥不效，偶得赤小豆一升，煮粥食之，當夜遂行。但性最粘，敷毒乾則難揭，入苧根末即不粘，此法最佳。最滲精液，久服令人枯瘦身重。緊小而赤黯色者良。其稍大而鮮紅、淡紅色者，並不治病。今肆中半粒紅、半粒黑者是相思子，並非赤小豆，勿用。

滑石 崇入膀胱。味甘氣寒，無毒，色白。除上中下溼熱。治身熱中暑，積熱嘔吐，煩渴黃疸，水腫腳氣淋閉。利小便，止泄痢，吐血衄血，金瘡血出，諸瘡腫毒。通乳汁，下胎産難，通五臟六腑津液，燥溼，分水道，實大腸，化食毒，行積滯，逐凝血，解燥渴，補脾胃，降心火，偏主石淋爲要藥。然其清熱降火，生津止渴，開竅利溼，不獨盡由小便而下，蓋能上開腠理而發表，是除上中之溼熱；下利便溺而行，是除中下之溼熱。熱去則三焦寧而表裡安，溼去則闌門通而陰陽利矣。同甘草爲六一散，再加辰砂爲益元散，凡走泄藥宜佐以甘草。凡脾虛下陷及精滑者禁之，病有當發表者尤忌。白而潤者良。石葦爲使，宜甘草。

石燕 崇入脾、胃、肝、小腸。味甘性凉，無毒。利竅除溼解熱。療眼目障翳，諸般淋瀝，久患消渴，臟腑頻瀉，腸風痔瘻，年久不瘥，面色虛黃，飲食無味，婦人月水湛濁，赤白帶下多年者，每日磨汁飲之，一枚用三日，以此爲準。亦可爲末，水飛過，每日服半錢至一錢，米飲服。至一月，諸疾悉平。審病果因溼熱而成者用之。出祁陽西北江畔灘上，又云出零陵，書言因雷雨自石穴中出，隨雨飛墮者非。或煮汁，或磨汁，或爲末水飛。外有禽石燕，另是一種，補助與石鐘乳同功，世每謂此石能助陽，誤矣。

刺蝟皮 崇入腸、胃。味辛苦，性平無毒。祛腸胃溼熱血瘀。治胃逆，理胃氣，五痔陰蝕，下血赤白，五色血汁不止，陰①腫，痛引腰背，酒煮服之。療腹痛疝積，燒灰酒服。治腸風瀉血，痔痛有頭，多年不瘥，炙末，飲服方寸匕。燒灰吹鼻，止衄血，甚效。解一切藥力。脂滴耳中，治聾。蝟皮治胃逆，開胃氣有功，其字從蟲、從胃，頗有理焉。《普濟方》治反胃，用蝟皮燒灰酒服，或煮汁，或五味淹炙食。但食肉切宜除骨，若誤食則令人瘦劣，節節漸小也。似鼠而圓，火②褐色，攢毛，外刺如栗房，煆黑存性用。

瀉　水

大戟　岩入肺、腎，旁行經絡。氣味苦寒，有小毒。大瀉臟腑水溼，兼善逐血。辛能橫散，故能發汗消癰；寒能通二便閉，治十二種水，頭痛中風，頸腋癰腫，皮膚疼痛，吐逆，心腹滿急痛，天行黃病，下惡血癖塊，腹內雷鳴，瀉火逐痰，治癮疹風及風毒、蠱毒、腳腫，通月水，墮胎孕。李時珍云：凡痰涎爲物，隨氣升降，無處不到，入於心，則迷竅而癲癎；入於肺，則竅塞咳唾而稠粘，喘急背冷；入於肝，則留伏蓄聚，而成脇痛乾呕，寒熱往來；入於經絡，則麻痺疼痛；入於筋骨，則頸項胸背腰脇手足牽引隱痛，《三因》並以控涎丹主之。蓋有大戟能泄臟腑之水溼，甘遂能行經遂之溼，白芥子能散皮裡膜外之痰氣。但其性陰寒善走，大損真氣，非元氣壯實，水溼伏留，不可妄施；否則泄肺傷腎，害人不淺。若中其毒者，菖蒲可解。反甘草。用水漿煮，去骨用。苗名澤漆，治皮膚熱，大腹水氣，四肢面目浮腫，利大小腸，主蠱毒，止瘧疾，消痰退熱。

芫花　岩入脾、肺、腎。味辛而苦，氣溫有小毒。大通內外水道。治欬逆上氣，喉鳴喘，咽腫短氣，胸中痰水，喜唾寒痰，涕如膠，咳嗽，

---

① 陰，原作"除"，據《本草綱目》卷五十一改。

② 火，原作"大"，據《本草求真》卷五改。

癥瘕，水飲痰僻，心腹脹滿，痛引胸脇。去水氣水腫，五水在五臟皮膚，四肢攣急，不能行步及腰痛下寒。通利血脉，療蟲毒，鬼瘧疝瘕，癰腫惡瘡，風溼痹，一切毒風。殺蟲魚。不似甘遂苦寒，止泄經隧水溼；大戟苦寒，止泄臟腑水溼；即蕘花亦較此稍寒。但毒性至緊，取效甚捷，稍涉虛者，服之多致夭折，不可不慎。反甘草。陳久者良。醋煮，水浸暴用。根可搗汁浸線，繫落痔瘡，及敷瘡毒，他不可用。飲有五，皆由內啜水漿，外受溼氣，鬱蓄而留飲。流於胸則爲支飲，令人喘咳寒熱，吐沫背寒；流於肺則爲懸飲，令人咳唾，痛引缺盆兩脇；流於心下則爲伏飲，令人胸滿嘔吐，寒熱眩運；流於腸胃則爲痰飲，令人腹鳴吐水，胸脇①支滿，或作瀉泄，忽肥忽瘦；流於經絡則爲溢飲，令人沈重注痛，或作水氣胕腫。又水有風水、皮水、正水、石水、黃汗之別，如水積胞中堅滿如石，則爲石水；汗如柏汁炙黃，名曰黃汗；久而不愈，則爲癰膿。又水在肺則咳，在胃則嘔，在頭則眩，在心則悸，在背則冷，在脇則脹。

蕘花 崇入腸、胃。辛苦而寒，有毒。大瀉裏結水溼。治痰飲咳嗽，欬逆上氣，喉痹腫滿，傷寒溫瘧。下十二種水，破積聚大堅癥瘕，蕩滌胃②中留澼飲食，寒熱邪氣。利水道，去痃癖氣塊。芫花辛溫，多有達表行水之力；此則氣寒，多有入裏走泄之效，然要皆破結逐水之品。芫花色紫，蕘花色黃。張仲景取以治利者，亦水去則利止之意。然用之須當斟酌。反甘草。

甘遂 崇入脾、胃、肺、腎、膀胱。味苦氣寒，有毒。大泄腎經及隧道水溼，直達水氣所結之處，奔湧直決，使之盡從穀道而出，爲下水溼第一要藥。主十二種水，大腹腫滿，面目浮腫，留飲宿食，破癥瘕積聚，去痰水，痰迷癲癇，噎膈痞塞，腳氣，陰囊腫墜。散膀胱多熱，皮中痞熱。去水極神，損真極速，大實大水可暫用之，否則宜禁。喻嘉言

---

① 胸脇，原作"脇胸"，據《本草綱目》卷十七乙轉。
② 胃，原作"胸"，據《證類本草》卷十改。

曰：胃爲水穀之海，五臟六腑之源，脾不散胃之水精於肺，而病於中；肺不能通胃之水道於膀胱，而病於上；腎不能司胃之關時其蓄洩，而病於下，以致積水浸淫，無所底止。故凡因實邪元氣壯實而致隧道阻塞，見爲水腫蠱脹，疝瘕腹痛，無不仗此迅利，以爲開決水道之首，如仲景大陷胸之類。然非症屬有餘，祇因中氣衰弱，小便不通，水液妄行，脾莫能制，妄用泄水之品益虛其虛，水雖暫去，大命必隨。書言甘草與此相反，何以二物同用而功偏奇？亦以甘行而下益急，非深於斯道者，未易語此。河間云：凡服水腫藥未全消者，以甘遂末塗腹遶臍令滿，內服甘草水，其腫便去，二物相反而感應如此。皮赤肉白，根作連珠重實者良。麪裹煨熟用。用甘草、薺苨汁浸三日，其水如墨，以清爲度。再麪裹煨。瓜蒂爲使。惡遠志。水腫有風水、皮水、正水、石水、黃汗五種，水鬱於心，則心煩氣短，臥不克安；水鬱於肺，則虛滿喘咳；水鬱於肝，則脅下痞滿痛引少腹；水鬱於脾，則四肢煩熱，體重不能衣；水鬱於腎，則腹痛引背央央，腰髀痛楚。水腫與氣腫不同，水腫其色明潤，其皮光薄，其腫不速，每自下而上，按肉如泥，腫有分界；氣腫則色蒼黃，其皮不薄，其腫暴起，腫無分界，其脹或連胸脅，其痛或及臟腑，或倏爲浮腫，或腫自上及下，或通身盡腫，按則隨起。但仲景所論水腫，多以外邪爲主，而內傷兼及。究之水爲至陰，其本在腎，腎氣既虛，則水無所主而妄行，若不溫腎補脾，但以行氣利水，終非引水歸腎之理。猶之土在雨中則爲泥，必得和風煖日，則淫氣轉爲陽和，自能令萬物生長矣。反甘草。

商陸　甹入脾。辛酸苦寒，有毒。能通水道下行。療胸中邪氣，水腫痿痺，腹滿疝瘕，癥腫①及十種②水病。通大小腸，瀉蠱毒，墮胎，殺鬼精物，爍腫毒，傅惡瘡。喉痺不通，薄切醋炒，塗喉外，良。功甹入脾行水，其性下行最峻，有排山倒海之勢，功與大戟、芫花、甘遂相同。

---

① 腫，原作"種"。
② 種，原作"腫"。

仲景牡礪澤瀉散內用商陸，治大病後腰以下腫者，急追以散之也。若脾虛水腫，因服輕劑未愈，遂用此苦劣有毒純陰之藥迅迫圖功，效雖稍見，未幾即發，決不可救。取花白者良，赤者傷人，只堪貼臍。入麝三分搗貼，小便利則腫消。銅刀刮去皮，水浸一宿，黑豆拌蒸，得蒜良。喻嘉言曰：從來腫脹，徧身頭面俱腫者，尚易治，若只單腹脹則難治。徧身俱腫脹者，五臟六腑各有見症，故瀉肝，瀉脾，瀉膀胱、大小腸，間有取效之時。若單腹脹久窒，則清者不升，濁者不降，互相結聚，牢不可破，實因脾胃之衰微所致，而瀉脾之藥安敢取用？明乎此，則惟有培養一法，補元氣是也；又有招納一法，宣布五陽是也；更有解散一法，開鬼門、潔淨府是也。凡腫傷脾則臍必突，傷腎則足底必平，傷肺則背肩聳，傷肝則唇黑皮腫，傷心則缺盆必平及咳嗽失音。凡腫先起於腹，後散四肢者可治；先起四肢，後歸於腹者必死。嘉言曰：其味酸辛，其形類人，療水貼腫，其效如神。斯言盡之。

海藻 崗入腎。苦鹹氣寒，無毒。泄熱散結軟堅。治瘰瘤結氣，散頸下硬核痛，瘰癧癥瘕，癰腫，心下滿氣急，腹中上下雷鳴，或幽幽作聲，疝瘕。凡腹痛則曰疝，丸痛則曰瘕，及痰飲腳氣，奔豚水腫，利小便，辟百邪鬼魅。凡水因熱成而致隧道不通、小便祕塞、硬結不解者，用此堅軟結泄，邪退熱解[①]，使熱盡從小便出而病愈。若病非實結及脾寒有溼者，勿服。海帶下水消瘦催生，治婦人病功同海藻，但稍粗柔韌而長，皆反甘草。略洗去鹹水用。偏有方同甘草以治瘰癧者，蓋激之以潰其堅耳。丹溪治癭氣初起，用海藻一兩、黃連二兩爲末，時時舐咽，先斷一切厚味。

昆布 崗入腎。氣味鹹寒滑，無毒。功同海藻而少滑，性雄破結利水。治十二種水腫，瘤瘤陰癀，膈噎結氣，瘰瘤。去面腫，利水道，治惡瘡鼠瘻[②]，頑痰積聚。性更雄於海藻，多服令人瘦削。出登萊者，搓

---

① 解，原作“能”，據《本草求真》卷五改。

② 瘻，原作“瘻”，據《本草綱目》卷十九改。

如繩索；出閩越者，大葉如菜。略洗去鹹味用。

葶藶　崮入肺，兼入胃。辛苦大寒，無毒，性急不減硝黃。大瀉肺中水氣，腋急下行膀胱。治積聚癥瘕結氣，伏留熱氣，水腫痰壅，止嗽定喘，利水，療皮間邪水上出，面目浮腫，暴中風熱痱癢，肺壅上氣咳嗽，胸中痰飲。通月經。《十劑》云：洩可去閉，葶藶、大黃之屬是也。大黃則泄脾胃陰分血閉，葶藶則瀉肺經陽分氣閉。葶藶有苦有甜，甜者性緩，雖瀉而不傷；苦者性急，既瀉肺而復傷胃，故必用大棗間補，但水去即止，不可過劑，且性峻不可混氣。子如黍米，微長色黃。糯米微炒用，得酒良。榆皮爲使。

白前　崮入肺。甘辛微溫，無毒。爲降氣祛風除痰要藥。治肺氣壅實煩悶，胸脇逆氣，咳嗽上氣，呼吸欲絕及腎氣奔豚。《金匱》治咳嗽脉沈，深師治久咳上氣，皆[1]取降肺除痰之意。惟肺實者宜，否則忌。似牛膝，取粗長堅直易斷者良。去頭鬚，甘草水浸一晝夜，焙用。忌羊肉。若短小能彎不斷者是白薇，氣味不同。深師治體腫短氣脹滿，晝夜倚壁不得臥，常作水鷄聲者，用白前二兩，紫菀、半夏各[2]三兩，大戟七合，煮取溫服，禁食羊肉、飴糖。

續隨子　崮入胃。味辛氣溫，有毒。大瀉胸中淫滯。即俗名千金子是也。下氣最速。治積聚脹滿，痰飲，心腹痛冷氣。利大小腸，下惡物，治婦人血結月閉，瘀血癥瘕。除蠱毒鬼疰，塗疥癬瘑。積聚痰飲，不下食，嘔逆及腹內諸疾。研碎酒服，不過三顆，當下惡物。宣一切宿滯，治肺氣水氣，日服十粒即瀉。若瀉多，則以酸漿水或薄醋粥喫，即止。攻擊腫脹月閉，性最猛摯，宜相證酌用，不可概施。若脾胃虛寒，平素滑瀉者，服之必死，大忌。時珍曰：續隨與大戟、澤漆、甘遂莖葉相似，其功長於利水，惟在用之得法，亦皆要藥也。去殼，取色白者，研細紙包，壓去油用。黑子瘤贅，用此搗爛時時塗之，自落；或以煮線繫之，

---

① 皆，原作“該”，據思賢書局刻本改。
② 各，原無，據《本草求真》卷五補。

自漸脱去。

瞿麥 耑入心，兼入小腸。味苦性寒，無毒。大瀉心熱，利水。止霍亂，通關格，養腎氣，逐膀胱邪逆，主五淋，月經不通，破胎墮子，下閉血，破血塊，排膿，利小便，决癰腫，去癃閉，拔肉刺，除目翳。然氣稟純陽，必其小腸氣厚，服此疏泄之味，病始克除。若使小腸素虚，縱云心屬有熱，不惟其熱不除，且虚而益虚，必致變生他症矣。妊娠[1]産後小便不利，及脾虚水腫，均並禁焉。惡螵蛸。淋症有虚有實，如淋果屬熱，其莖痛不可忍，手按熱如火燥，血出鮮紅不黯，淋出如砂水石，臍下妨悶，煩燥熱渴，六脉沈數有力，洵爲屬熱。如其莖中不痛，痛喜手按，或於溺後纔痛，稍久始止，或登厠小便濇痛，大便牽痛，面色痿黄，飲食少思，語言懶怯，六脉虚浮無力，是爲屬虚。

石韋 耑入肺。苦甘微寒，無毒。清熱利溼。清肺熱以滋化源，通膀胱而利水道，止煩下氣，治勞熱邪氣，崩漏金瘡，淋瀝遺溺，通膀胱，利小便，去惡風，清肺氣。治發背，炒末，冷酒調服。《别録》謂其補五臟，益精氣，亦止清熱利溼之功，非真有補性也。無溼熱者，勿與。生石陰處，柔靭如皮，須拭去背上黄毛，微炙。杏仁、滑石、射干爲使，得菖蒲良。生古瓦上者，名瓦韋，治淋亦佳。

紫貝 耑入脾、肝。味鹹氣平，有毒。功耑利水通癃，消腫逐蠱，除溼熱。治目翳，鼻淵出膿血，傷寒狂熱，温瘧寒熱。能解肌散結熱，下水氣浮腫，療鬼疰蠱毒，腹痛下血，男子陰瘡脚氣，小兒疳蝕斑疹，吐乳。解漏脯、麪䐶諸毒，射罔毒，藥箭毒。燒研點目去翳。即貝子之色赤者也。其物出於雲南。白入氣，紫入血。紫斑而骨白。但與貝子相類，如砑贏之類，皆能相混，須宜分别。背上深紫有黑點者良。以蜜、醋相兑浸之，蒸過取出，以清酒淘研。貝類極多，古人以爲寶貨，而紫貝尤貴。後世不用貝錢，而藥中亦希使之。

田螺 耑入膀胱、腸、胃。味甘大寒，無毒。能引熱下行。利溼熱，

---

① 妊娠，原作“娠妊”。

壓丹石毒，去目下黃，腹中結熱，止噦口痢，下水氣淋閉，腳氣上衝，小腹急硬，小便赤澀，手足浮腫。止消渴，生浸取汁飲之。目患赤痛，以珍珠末、黃連末納入，良久取汁點目，神效。療熱醒酒，煮汁服。治黃疸，搗爛貼臍。搗肉傅熱瘡，取水搽痔瘡狐臭，燒研治瘰癧癬瘡。小便腹脹如鼓，取田螺一枚，鹽一匙，連殼搗碎，敷臍下一寸三分，即通。此雖外治，亦見性引下行。

螻蛄 峕入腸、胃。氣味寒鹹。攻拔水氣癃腫。下哽噎，治產難，療水腫，頭面腫，利大小便，通石淋，治瘰癧、骨哽，出肉中刺，解毒，除惡瘡，治口瘡甚效。性甚奇特，將此分爲上下左右四截，上消上腫，下消下腫，左消左腫，右消右腫。自腰以前甚濇，能止大小便；自腰以後甚利，能下大小便。癃腫瘰癧肉刺，生搗汁以塗。骨鯁[1]入喉不下，末吹即愈。箭簇入肉，用此塗貼患處，則箭即拔。牙齒疼痛，土狗一個，舊糟裹定，溼紙包煨焦，去糟研末，傅之立止。治石淋，用螻蛄七個，鹽二兩，新瓦上焙乾，研末，每酒服一錢，即愈。去翅足，炒用。或云用火燒地赤，置螻於上，任其跳死，覆者雄，仰者雌也。治水甚效，但其性急迫，虛人戒之。

降　痰

栝蔞仁 峕入肺，兼入脾、胃。氣味甘寒，無毒。甘補肺，苦寒潤下，能清上焦之火，使氣下降，爲治嗽要藥。潤肺燥，降火，治咳嗽，滌痰結，利咽喉。治結胸胸痺，酒黃熱痢。通乳，止消渴，利大腸，消癃腫毒瘡，並悅澤人面。子，炒用，補虛勞口乾，潤心肺，治吐血，腸風瀉血，赤白痢，手面皺。緣人受火逼，則水必停而痰生，肺失養而氣壅，故有喘急胸滿、咳嗽、咽閉、口渴等病。此性能除上焦蓄熱，胸膈鬱結痰氣，使之入腸胃而下降，故仲景小陷胸湯治邪結在胸，小柴胡湯以易

---

① 鯁，原作“硬”，據《本草求真》卷五改。

半夏治少陽症口渴，大要取其清降之力也。且又能洗滌胸膈垢膩鬱熱，爲治消渴之聖藥。但寒胃滑腸，胃虛食少，脾虛泄瀉者忌，若熱利者又宜。實圓長如熟柿，子扁多脂，去油用。枸杞爲使。畏牛膝、乾漆。惡乾薑。反烏頭。

天花粉 尚入肺。味酸而甘，微苦微寒，無毒。即栝蔞根也。亦同栝蔞，能降膈上熱痰。治熱狂時疾，生津消渴，滌身熱煩滿，除腸胃中痼熱，疸黃，身面黃，脣乾口燥短氣。止小便利，通月水，消腫毒，乳癰發背，痔瘻瘡癤。排膿生肌長肉，消撲損瘀血，補虛安中，續絕傷。其清火降痰，較栝蔞性急迫，而有推牆倒壁之功。脾胃虛寒者均戒用。澄粉食，大宜虛熱人。畏惡同栝蔞。

貝母 尚入肺，兼入心。辛苦微寒，無毒。瀉心火，散肺鬱，清心肺熱痰。治傷寒及虛勞煩熱，肺痿肺癰，咯血吐血，咳嗽上氣。療腹中結實，心下滿，洗洗惡風寒，目眩項直，喉痹。止汗，化燥痰，除淋瀝邪氣、疝瘕瘦瘤、乳閉難産、金瘡風痓、惡瘡不斂等症。研末點目，去膚翳。以七枚研末酒服，治産難及胞衣不下。與連翹同服，主項瘦瘤疾。第世多用爲治痰之藥，不知痰有風痰、寒痰、濕痰、熱痰、燥痰、虛痰、氣痰、食積痰、皮裡膜外痰之別。如肺受火刑[①]，水飲不化，鬱而爲痰，此痰之因於燥者，則當用此苦以瀉火，辛以散鬱，寒以折熱。若係脾胃虛寒，水飲停積，窒而不通，而見咳嗽不寧，此痰之因於濕者，則宜用半夏。若混以貝母妄投，其失遠矣。蓋一宜半夏，一宜貝母，況半夏兼治脾肺，貝母獨清肺金；半夏用其辛溫散寒性速，貝母用其苦涼清熱性緩，大有不同。貝母能散心胸鬱氣，《詩》曰"言采其蝱"，是也。大者爲土貝母，如浙江貝母之類，大苦大寒，止能清解，不可不辨。川産開瓣者良。獨瓣不堪入藥。去心，米拌炒用。厚朴、白薇爲使。畏秦艽。反烏頭。

竹瀝 尚入經絡皮裡膜外。甘寒而滑，無毒。消風降火，利竅行痰，

---

① 刑，原作"形"，據思賢書局刻本改。

養血潤燥。治暴中風，風痹，胸中大熱。止煩悶，消渴，勞復。中風失音不語，清風痰、虛痰在胸膈，使人癲狂，痰在經絡四肢及皮裡膜外者，非此不達不行。療小兒天弔驚癇，陰虛發熱，風痙自汗，反胃口噤，胎產血暈等症，解射罔毒。蓋瀝之出於竹，猶血之出於人，極能補陰，長於清火，其補陰亦由火清而致。性滑流利，走竅逐痰，爲中風要藥。蓋中風皆由陰虛火旺，煎熬津液成痰，壅塞氣道，不得升降，服此流利經絡，使痰熱去，氣道通，而外症自愈，故火燥熱者宜之。若胃寒腸滑，及寒痰、溼痰、食積生痰者，勿用。但竹類甚多，惟取竹肉薄節用。將竹截作二尺長，劈開，以磚兩片對立，架竹於上，以火炙出其瀝，以盤盛起，收之備用。薑汁爲使。笋性滑利，多食瀉人，僧家謂之刮腸篦。笋尖，發痘瘡。荊、瀝性味相近，氣寒多用荊，氣虛熱多用竹。姜公服竹瀝餌桂，得長生。蓋竹瀝性寒，以桂濟之，亦與薑汁佐竹瀝之意相同也。

　　白果　尚入肺。味甘苦，性平收濇，無毒。熟食温肺益氣，定痰哮，斂喘嗽，縮小便，止白濁帶下。生食降痰解酒，消毒殺蟲。嚼漿塗頭面手足，去皯皰䵟䵷皴皺，及疥癬疳鼃陰蝨。多食則收濇太過，令人氣壅[1]臚脹昏悶，小兒發驚動疳。同汞浣衣，則死蟲蝨。生未經火，得肆其才而不窒；熟則火制，氣因不伸。

　　礞石　尚入肝。氣味甘鹹平。體重沈墜，色青入肝，能平肝下氣，爲治頑痰癖結之聖藥。治積痰驚癇，欬嗽喘息，食積不消，留滯臟腑，宿食癥塊久不瘥，小兒食積羸瘦，婦人積年食癥，攻刺心腹。得巴豆、硇砂、大黃、荊三稜作丸服良。蓋風木太過，脾土受制，氣不運化，積氣生痰，壅塞膈上，變生風熱，治宜用此重墜下泄，則風木氣平而痰積自除。若血虛氣弱，食少便溏，服此必致泄利不止；小兒服之，多成慢[2]症。堅細青黑，中有白星點。硝石、礞石等分，打碎拌勻，入砂鍋

---

① 氣壅，原作“壅氣”，據《本草綱目》卷三十乙轉。
② 慢，原作“漫”，據思賢書局刻本改。

煅至硝盡、石色如金爲度。如無金星者，不入藥。研末，水飛去硝毒。喻嘉言曰：小兒初生以及童幼，肌肉筋骨、臟腑血脉俱未充長，陽則有餘，陰則不足，故易於生熱，熱甚則生風生驚，亦所恒有。設當日直以四字立名，曰熱痰風驚，則後人不眩。因四字不便立名，乃節去二字，以驚字領頭，風字煞尾，後人不解，以爲奇特之名。不知小兒腠理不密，易於感冒風寒，病則筋脉牽強，人遂因其頭搖手動，而立抽掣之名；因其口噤腳攣，而立搐搦之名；因其脊強背反，而立角弓反張之名。妄用金石等藥鎮墜，外邪深入臟腑，千中千死，間有體堅症輕得愈者，又詫爲再造奇功。遂致各立崇門，雖日殺數兒，而不知其罪矣。驚風一症，不見於古，實係妄鑿，務須詳辨。

白礬　崇入脾。氣寒味酸鹹，無毒。逐熱痰，下泄上涌。性濇而收，治中風失音，除風去熱，燥溼追涎，化痰墜濁，解毒除風，殺蟲止血定痛。療寒熱，洩痢白沃，陰蝕惡瘡，目痛。堅骨齒，除固熱在骨髓，去鼻中息肉，脫肛陰挺，崩帶，風眼痰飲，瘡瘍疔腫，瘰癧疥癬，鼻齆喉痺，癰疽，虎犬蛇蠍百蟲傷，蠱毒。但暫服則可，久服則損心肺傷骨。潔白光瑩者佳。生用解毒，煅用生肌。凡病癰疽發背，不問老少，皆宜服黃礬丸，服至一兩以上，無不見效。最止疼痛，不動臟腑，活人不可勝數。用明亮白礬一兩，生研，以好黃蠟七錢鎔化，和丸梧子大，每服十丸，漸加至二十丸，熱水送下。如未破則內消，已破即便合。如服金石發瘡，以白礬末酒服，即效。

蓬砂　崇入肝。辛甘微鹹涼，無毒。色白質輕，除上焦胸膈熱痰，治喉痺口齒諸病。消痰止嗽，破癥結，去口氣，消障翳，噎膈反胃，積塊骨鯁①，結核瘀肉，陰㿉惡瘡。性能銷金，若證非有餘者，切勿輕用。出西番者白如明礬，出南番者黃如桃膠。甘草湯煮化，微火炒鬆用。頌曰：今醫家用硼砂治咽喉，最爲要功。宗奭曰：含化咽津，治喉中腫痛，膈上痰熱。初覺便治，庶不致成喉痺。性能制汞啞銅，並柔五金而去垢膩。

---

① 鯁，原作“硬”，據文義改。

牛黃　崩入心、肝。味苦性凉，有小毒。清心肝熱痰。清心解熱，通竅利痰。治驚癎寒熱，熱①盛狂痓，中風失音口噤，驚悸，天行時疾，健忘虛乏。安魂魄，辟邪魅，卒中惡，療小兒百病，諸癎熱，夜啼胎毒，痰熱發痘。墮胎。牛黃在於心肝膽之間，凝結成黃，故還以治心肝膽之病，取其長於清心化熱，故用以除驚痰之根。至中風不語，必其邪已入臟，九竅多滯，脣緩便閉，舌短耳聾，鼻塞目瞀②方可投服；若中腑而見四肢不着，中經而見口眼喎斜，不爲開痰順氣、養血活血，便用此投治，引邪深入，如油入麪，莫之能出。小兒純陽，病多胎熱痰熱，病屬心肝二經，命在須臾者，用此多有回生之力。脾胃虛寒者切忌。牛有黃，必多吼喚，以盆水承之，俟其吐出，迫喝即墮水，名生黃，如鷄子黃大，重疊可揭。輕虛氣香者良。殺死角中得者名角黃，心中者名心黃，肝膽中者名肝膽黃，成塊成粒，總不及生者。但取磨指甲上，黃透指甲者真。尤須防駱駝黃以亂。中風須辨真僞，真則外有表症可察，僞則內有虛症可尋。真則表症見而神志無恙，氣血未甚虧損，特以外邪內襲而成偏廢，新邪而致舊邪交感，面赤脣焦，牙關緊閉，上視強直，掉眩煩渴；僞則表症既無而精氣全失，真陰既槁③，真陽既耗，面青或白與黑，痰喘昏亂，眩運多汗，甚則手足厥逆，脫症全具。真脉則陽浮而數，陰濡而弱，及或浮滑沈滑，微虛微數；僞則兩尺沈滑，微細虛散欲絕，及或寸關搏指，絃滑洪數。又中風開口則心絕，手撒則脾絕，遺尿則腎絕，氣喘面黑鼻煤則肺絕。用藥始宜辛熱以祛外邪，繼宜辛潤甘潤以固血脉。

瀉　　熱

牽牛　崩入肺，兼入大小腸。氣味辛辣，苦寒有毒。屬火善走，白

---

① 熱，原無，據《本草綱目》卷五十補。
② 瞀，原作"贅"，據《本草求真》卷五改。
③ 槁，原作"稿"，據思賢書局刻本改。

者力緩，入肺瀉氣分溼熱，三焦壅結，逐痰消飲，治一切氣逆壅滯，及大腸氣祕風祕。黑者力速，入右腎命門，走精隧，通下焦遏鬱，水腫腳氣，除風毒，利小便，治痃癖①氣塊、腰痛，下冷膿，瀉蠱毒藥，殺蟲，墜胎。和山茱萸服，去水病。凡氣虛及溼熱在血分者，大忌。惟水氣在肺，喘滿腫脹等症，暫用以爲開泄，俾氣自上送下，而使二便頓開，以快一時；若果下焦虛腫，還當佐以沈香、補骨脂等味以爲調劑，俾補瀉兼施，而無偏陂損泄之害矣。取子，淘去浮者，舂去皮，酒蒸研細。得木香、乾薑良。

大黃 峀入脾、胃。大苦大寒，無毒。性沈下降，善走不守，入胃，下熱攻滯。峀入陽明胃腑大腸，大瀉陽明內結，宿食不消。凡傷寒邪入胃腑，而見日晡潮熱，譫語斑狂，便閉硬痛，手不可近，及溫熱瘴癘，下利赤白，腹痛裡急，黃疸火瘡，水腫，積聚癥瘕，留飲宿食，心腹痞滿，腸間結熱，二便不通，與熱結血分，瘀血血燥，血祕實熱，蕩滌腸胃，推陳致新，故昔人有將軍之號。通女子經候及寒血閉脹，小腹痛，諸老血留結，小兒寒熱時疾，煩熱蝕膿。然苦則傷氣，寒則傷胃，下則亡陰，故必邪熱實結，宿食不下，用之得宜。若使病在上脘，雖或宿食不消及見發熱，只須枳實、黃連以消痞熱，宿食自通。若誤用大黃，推蕩不下，反致熱結不消，爲害不淺。大黃、芒硝，則泄腸胃之燥熱；牽牛、甘遂，則泄腸胃之溼熱；巴豆、硫黃，則瀉腸胃之寒結，均當詳爲分別。至於老人虛祕，腹脹少食，婦人血枯，陰虛寒熱，脾氣痞積，腎虛動氣，及陰疽色白不起等症，不可妄用，以取虛虛之禍。川產、錦文者良。生用峻，熟用純，忌進穀食，得穀食則不能通利。黃芩爲使。

連翹 峀入心。味苦微寒，無毒。解心經熱邪，爲瀉心要劑。除心家客熱，瀉心火，除脾胃溼熱，治耳聾渾渾焞焞，散諸經血凝氣聚，利水通經，排膿止痛，治癰毒五淋、寒熱鼠瘻瘰癧、癰腫惡瘡癭瘤、熱結蠱毒等症。書載瀉六經鬱火，亦以心爲火主，心清則諸臟皆清矣。經言

---

① 癖，原作"癮"，據《本草綱目》卷十八改。

諸痛瘡瘍，皆屬心火，連翹實瘡家聖藥也。凡癰腫而痛者爲實邪，腫而不痛爲虛邪，腫而赤者爲熱結，不赤者爲留氣痰飲。脾胃不足慎之，癰疽潰後勿服。

前胡　嵩入肝、膽。味苦微寒，無毒。功嵩下氣，袪肝膽外感風邪、痰火實結。清肺熱，化痰熱，散風邪，去痰滿，胸脇中痞，心腹結氣，傷風頭痛，傷寒寒熱。推陳致新，明目益精，開胃下食，破癥結痰結，暨氣實哮喘咳嗽，反胃嘔逆痞膈，霍亂轉筋，骨節煩悶。安胎及小兒疳氣。能去熱實，及時氣內外皆熱，單煮服之。二胡俱是風藥，柴胡上升，引邪外出；前胡下降，引火下行，用各不同。若外感風邪與痰火實結，而用柴胡上升，不如火益熱乎？故必用此下降。但陰虛火動，並氣不歸元，胸脇逆滿，毫無外感者切忌。皮白肉黑，味甘氣香者良。內有硬者名雄胡，須揀去勿用。忌火。

白薇　嵩入肺。味苦而鹹，性寒無毒。瀉肺燥熱，又爲陽明衝任之藥，蓋其味苦泄鹹降，能使陰氣自上而下。治暴中風，身熱肢滿，忽忽不知人，狂惑邪氣，寒熱酸疼，溫瘧洗洗，發作有時，風溫灼熱多眠，驚邪痙病，百邪鬼魅，傷中淋露產虛，煩嘔汗出，血厥酸痛，熱淋遺尿。下水氣，利陰氣，益精氣，久服利人。血熱相宜，血虛及胃虛泄瀉，陽氣外越者均忌。似牛膝而短小柔軟，去鬚酒洗。惡大黃、大戟、山茱、薑、棗。《金匱》安中益氣竹皮丸，治婦人產中虛煩嘔逆；《千金》萎蕤湯，治風溫身熱，汗出身重；又有白薇芍藥湯，治婦人遺尿，白薇、芍藥二味等分，酒調服，不拘胎前產後，皆能補陰平陽，而兼行肺以清膀胱上源，並非虛寒不禁者比也。古方調經種子，往往用之，無不孕。緣於血熱而少，其源起於真陰不足，陽勝而內熱，故營血日枯也。此能清熱益陰，則血自生旺而有子矣。須佐以歸、地、芍、杜、蓯蓉等藥。

白斂　嵩入脾、肝。味辛苦甘，性平，無毒。散肝脾溼熱內結，解毒，敷癰腫疽瘡，發背瘰癧，面上疱瘡，金瘡撲損，腸風痔漏，刀箭瘡。止痛生肌，斂瘡方多用之，搽凍耳，解狼毒毒。治目赤，小兒驚癇，溫瘧，女子陰中腫痛，帶下赤白，淋濁失精，又爲內科之用。胃氣虛弱，癰疽已潰者均忌。蔓赤枝有五葉，根如卵而長，三五枚一窠，皮烏肉白。反烏頭。色赤爲赤斂，功用皆同。

紫菀 尚入肺，辛苦而温，色赤無毒。瀉肺血[①]熱。然雖入至高之臟，仍具下降之性，治欬逆上氣，欬唾膿血，喘急息賁，虛勞咳嗽，驚悸，吐血諸血，胸中寒熱結氣。去蠱毒、痿躄、尸疰、百邪鬼魅。能開喉痺，取惡涎，又能通利小腸，以治溺澀便血及小兒驚癇。益肺氣，安五臟，調中，補五勞體虛不足，下氣化痰，止渴，潤肌膚，添骨髓。李士材比爲金玉君子，非多用、獨用不能速效。然辛散性滑，止屬暫用之品。若陰虛肺熱者，又不宜專用、多用，須與地黃、麥冬共之。蓋疏泄居多，培養力少，與桑白皮、杏仁同爲一類。但桑白皮、杏仁則瀉肺經氣分，此則專瀉肺經血分也。肺虛乾咳禁用，乾咳類多血虛，不可再泄。根作節、紫色、潤軟者良。白者名女菀，入氣分；此入血分。去頭鬚，蜜水浸焙。款冬爲使。惡天雄、瞿麥、藁本、遠志。畏茵陳。人多亂以車前、旋覆代，不可不辨。

蘆根 尚入肺、胃，兼入心。味甘氣寒，無毒。清肺降火，兼瀉胃中熱嘔，治客熱消渴，傷寒煩熱。利肺氣，療喉痺，消癰腫，止小便數，甚至不能忍者。男女吐血、衄血、嘔血、咯血、下血，並燒存性，温湯服一錢匕。蘆笋能解魚、蟹、河豚毒，反胃嘔吐，由於寒者勿服。取逆水肥厚在土內者甘美，若露出水面者損人。去鬚節。肺爲水之上源，脾氣散精，上歸於肺，通調水道，下輸膀胱，腎爲水臟而主二便，三經有熱，則小便迫數難忍，以火性急速故也。蘆中空，入心肺，清上焦熱，則氣化行而小便自復，其常道矣。

貫眾 尚入肝、胃。味苦微寒，無毒。瀉熱殺蟲，辟時行不正之氣。除頭風，腹中邪熱氣。破癥瘕，斑痘毒，漆毒，骨哽。殺三蟲，去寸白蟲，止金瘡。治下血，崩中帶下，產後血氣脹痛。解豬病。俗名管仲。人多置之水缸，使不染時行不正之氣，力能解毒。止鼻血，爲末，水服

---

① 血，原作"瀉"，據《本草求真》卷六改。

一錢，有效。解鯉魚骨哽，煎濃汁飲即下。根似狗脊而大，汁能制三黃，化五金，伏鐘乳，結砂制汞，解毒軟堅。

青箱子　崑入肝。味苦微寒，無毒。瀉肝經風熱。莖葉專名青箱，與雞冠花微異；子與草決明功同。莖葉治邪氣、皮膚中熱、風瘙身癢、惡瘡疥蟲、痔蝕、下部䘌瘡，止金瘡血，殺三蟲。療溫癘，擣汁服。子治口脣色青、五臟邪氣、肝臟熱毒衝眼、赤障青盲翳腫、惡瘡疥瘡，益腦髓，鎮肝，明耳目，堅筋骨，去風寒溼痺。但瞳子散大者勿服，以其能助陽火故也。

竹茹　崑入肺、胃。味甘而淡，氣微寒而滑，無毒。清肺凉胃，解煩除嘔。開胃土之鬱，清肺金之燥，凉血除熱，治上焦煩熱，止肺痿唾血鼻衄①，吐血崩中，嘔啘噎膈，溫氣寒熱，傷寒勞復，婦人胎動，小兒熱癇。治產後嘔逆，內虛煩熱短氣。頭痛悶亂不解，用竹皮大丸或甘淡竹茹湯。刮去青皮，用第二層。

淡竹葉　崑入胃、心。味甘辛而淡，氣寒無毒。清胃凉心，止渴消痰，除上焦風邪煩熱。治咳逆上氣，喘促嘔噦，吐血喉痺，熱狂煩悶，溫痰迷悶，中風失音不語，壯熱頭痛頭風，胸中痰熱，壓丹石毒，止驚悸，妊婦頭旋倒地，小兒驚癇天吊，逐鬼㾬惡氣，煩熱，殺小蟲，凉心經，益元氣，除熱緩脾。杲曰：除新久②風邪之煩熱，止喘逆氣盛之上衝，總屬清利之品。齒中出血，煎濃汁漱，並洗脫肛不收。凡竹須生長甫及一年者，爲嫩而有力。

天竺黃　崑入心。味甘氣寒，無毒。瀉心熱。治中風痰墜，卒失音不語，去諸風熱，利竅豁痰，鎮心明目，滋養五臟，治小兒驚風天吊，客忤癎疾。係天竺國竹精氣結成。其粉形如竹節，功用略同竹瀝，皆能逐痰利竅，但此性較爲和緩，而無寒滑之患。然久服亦能寒中。今多骨灰、蛤粉雜入，宜辨之。

---

① 衄，原作“血”，據《本草綱目》卷三十七改。
② 久，原作“入”，據《本草綱目》卷三十七及《本草求真》卷六改。

秦皮　尚入肝、膽、腎。味苦氣微寒，色青性濇，無毒。功尚入肝除熱，入腎濇氣。治風寒濕①痺，洗洗寒氣，除熱，去目中久熱，兩目赤腫疼痛，風淚不止，目中青翳白膜，男子少精，腸癖下痢，婦人帶崩，小兒癇驚，身熱，作湯浴。煎水澄清，洗赤目極效。洗蛇咬，同藥煮湯，並研末傅之。治赤眼腫痛，合黃連等分頻點，並秦皮一味煎湯以洗，甚效。久服頭不白，輕身，皮膚光澤，肥大有子。但氣寒傷胃，總不宜於胃虛少食之人耳。出西土，皮有白點，漬水碧色，書紙不脱者真。細辛、大戟爲使。惡吳茱萸。

川練子　尚入心胞，兼入小腸、膀胱。味苦氣寒，微毒。解鬱熱狂燥，疝瘕蟲毒。即苦練子，又名金鈴子。能導小腸、膀胱之熱，因引心包相火下行，通利小便，爲疝氣要藥。治溫疾傷寒，狂燥熱厥，止上下部腹痛，療瘡疥，殺三蟲，並疝瘕熱被寒束，症見囊腫莖強，掣引作痛等證。然人止知其能治疝，而不知其能逐熱解狂，如中大熱狂，失心燥悶，作湯浴，不入湯使。脾胃虛寒者大忌。疝屬熱者，必見囊腫莖強，其痛必從下而上，用川練以爲嚮導，則熱可除。如疝並非屬熱，其痛自上而下，痛引入腹，且有厥逆吐涎，非用辛溫不能見效，若以川練同入則誤矣。然古方偏有同投者，亦因其內有錯雜之邪，而即錯雜以治之也。殺蟲專用此，以酒煎投服，即時吐出。治癧，煎湯洗之。川產良，酒蒸，待皮軟刮去皮，取肉去核。凡使核不使肉，使肉不使核。如使核，搥碎。茴香爲使。雄根赤，無子，大毒；雌白有子，微毒。

蒙花　尚入肝。味甘微寒，無毒。功尚入肝潤燥，除熱養營。消目中赤脉，青盲膚翳，赤腫多眵淚，怕日羞明，及小兒痘瘡餘毒，疳氣攻眼。蓋肝開竅於目，目得血而能視，得此清熱養陰，則肝血足而諸症自愈。然味薄於氣，佐以養血之藥，則更有力焉。產蜀中。樹高丈餘，葉冬不凋，其花繁密蒙茸，故以蒙名。揀淨，酒浸一宿，候乾蜜拌，蒸曬三次。

---

① 濕，原作“溫”，據《本草綱目》卷三十五改。

柿蒂　崑入肺、胃。味苦氣平。潤肺寧嗽濇腸。開胃濇腸，消痰止渴，潤聲喉。生柿甘冷潤腸，止咳嗽，清肺理焦煩；乾柿甘寒而濇，濇腸止洩，潤肺寧嗽，消宿血，治肺痿熱咳咯血，反胃，腸風下血痔漏。柿蒂止呃逆，與丁香同用，一辛熱一苦平，得寒熱兼濟之妙。柿霜乃其津液，生津化痰，清上焦心肺之熱爲尤佳，能治咽喉口舌瘡痛作嗽。然必元氣未離，始可投服，若虛煩喘嗽及冷痢滑洩者均忌。不宜與蟹同食，令人腹痛作瀉。

梨　崑入肺、胃，兼入心。味甘微酸，氣寒無毒。瀉肺胃熱結，凉心，利大小腸。治客熱，中風不語，傷寒發熱，除賊風，止心煩氣喘熱狂，清喉降火，止嗽消痰。作漿，吐風痰，解渴潤燥，醒酒，解瘡毒及丹石熱氣。切片貼湯火傷，止痛不爛。卒中風不語者，生搗汁頻服。薑拌①蜜製，消痰止嗽。胸中痞塞熱結者，宜多食焉。便祕狂煩驚邪，咽乾喉痛，中風因熱反胃不食，癰疽、目障皆治。然必元氣素實，大便素堅方宜，否則多致寒中菱困。金瘡及乳婦血虛者尤忌，恐血得寒益凝，且冷利之物多咮，尤傷脾胃。

西瓜　崑入心胞、胃。味甘性寒。解心胞、胃熱，止消渴。消煩解暑熱，療喉痺，寬中下氣，治血痢，解酒毒。含汁，治口瘡。治太陽陽明熱病大渴，又引心胞之熱下入小腸、膀胱而出，有天生白虎湯之譽。治目病，以皮切片曬乾，日日服之大效。多食傷脾助溼，若脾胃素虛，恣服轉渴，必致膈滯上湧，或瀉、或腫、或脹，在所不免。《衛生歌》云：瓜桃生冷易少食，免致秋來成瘧疾。

銅青　崑入肝、膽。味苦酸濇，氣平微毒。瀉肝膽積熱，除目翳。即銅綠②是也。内科吐風痰之劑，外科止金瘡之血，女科理血氣之痛，眼科除風熱之疼，去膚赤及鼻瘜肉。醋釃喉中，吐風痰。爲散，能療喉痺牙疳。醋調揩腋下，治狐臭。薑汁調，點爛弦風眼，去痂瘡惡瘡，殺

① 拌，原作"泮"，據思賢書局刻本改。
② 綠，原作"碌"，據《本草綱目》卷八改。

蟲，所治皆厥陰之病。錦囊用上上黃連三錢，杏仁八粒，去皮生用，生甘草六分，膽礬一分，銅青三分，大元棗一枚，水煎乘熱擦眼，甚效。即吐痰，亦須視人之虛實強弱而察其脉，乃可投之。蓋多服則損血。以醋製銅刮用。

海石　岜入肺、腎。味鹹氣寒，無毒。軟堅，消老痰結核，散上焦積熱，破下焦積塊。一名浮石，係水沫結成，浮於水上，故以浮名。色白體輕，入肺清其上源，止嗽止渴，治上焦痰熱，目翳痘癀，積塊瘿瘤，通淋消疝，下氣，療瘡腫，殺野獸毒。但實則宜投，虛則宜慎，多服損人血氣。水沫日久結成海中者，味鹹更良。

空青　岜入肝。甘酸大寒。瀉肝積熱，除內外目翳，爲治目神藥。療目赤痛，去膚翳，止淚出，治青盲耳聾，明目，利小水，通關竅，養精神，治頭風，益肝氣，鎮肝。瞳人破者，得再見物。中風口喎不正，以豆許含嚥，甚效。此感銅精氣而結，故岜入肝明目。蓋人得水氣之清者爲肝血，其精英則爲膽汁，肝開竅於目，血者五臟之英，注之爲神，膽汁充則目明，減則目昏。銅亦青陽之氣所生，其氣之清者爲碌，猶肝血也。其精英爲空青之漿，猶膽汁也。治目神藥，亦以類相感焉。鑽孔取漿，點多年青盲內障翳膜。其殼磨翳，甚效。書云：不怕人間多瞎眼，只愁世上無空青。但其中水久則乾，必須驗內有青碌如珠者即是，無即不確。凡人多怒則火起於肝，水虛則火起於腎，得此寒以除熱則火自斂。《寶濟錄》治黑翳覆瞳，用空青、礜石煅各一兩，貝子四枚，研細，日點效。

石膏　岜入胃腑，兼入脾、肺。甘辛而淡，體重而降，無毒，其性大寒。功岜入胃，清熱解肌，發汗開鬱。治陽明頭痛，發熱惡寒，日晡潮熱，口乾舌焦唇燥，中暑微熱，牙痛，神昏譫語，氣逆驚喘，腹脹溺閉，腸胃結氣，中暑自汗，胃熱發斑，除肺熱，散陰邪，止消渴煩逆，緩脾益氣。治傷寒頭痛如烈，壯熱皮如火燥。和蔥煎茶，去頭痛。按此是胃腑藥，邪在胃腑，肺受火制，用此辛寒清肺，故有白虎之名，肺主西方故也。但西方有肅殺而無生長，如不得已而用，中病即止，切勿過食以損生氣。況有貌似熱症，裡實陰寒，而見斑黃狂燥、日晡潮熱、便祕等症，服之更須斟酌。汪昂曰：按陰盛格陽、陽盛格陰二症，至爲難辨。蓋陰盛極而格陽於外，外熱而內寒；陽盛極而格陰於外，外冷而內熱。經所謂重陰必陽，重陽必陰，重寒則熱，重熱則寒也。當於小便分之，便清者外雖燥熱而中實寒，便赤者外雖厥冷而內實熱也。再看口中之燥潤，及舌胎之淺深，胎黃黑者爲熱，宜白虎湯。亦有胎黑屬寒者，舌無芒刺，口有津液，急宜溫之，誤投寒劑則殆矣。又按熱在胃腑，症見斑疹，然必色赤如錦紋者爲斑，隱隱見紅點者爲疹，斑重而疹輕，斑疹亦有陰陽，陽症宜石膏。又有內傷陰症見斑疹者，微紅而稀少，此胃氣極虛，逼其無根之火遊行於外，當補益氣血，使中有主則氣不外游、血不外散，若作熱治，生死反掌，醫者最宜審慎。

青鹽 峾入腎，兼入心。味鹹氣寒，無毒。除腎經血分實熱。治目痛，心腹痛，助水臟，益精氣，除五臟癥結，心腹積聚，蠱毒疥癬，吐血溺血，齒舌出血，牙齦熱痛，堅骨固齒，明目烏鬚，功勝食鹽。解芫青、斑蝥①毒。小便不通，用戎鹽彈丸大一枚，茯苓半劬，白术二兩，煎服。出西羌。不假煎煉，方稜明瑩色青者良。

食鹽 峾入心、腎。味鹹氣寒。補心潤腎，軟堅除熱。治目赤癰腫，血熱心虛，骨病齒痛，痰飲喘逆，結核積聚，腹痛霍亂，又能涌吐醒酒，解毒殺蟲，洗目去風。空心揩齒吐水洗目，夜見小字。病因心起，喜笑不休，用鹽煅赤，沸飲即止。橫生逆產，用鹽摩產婦腹，並塗兒足底，仍急爪搔之，即便縮人，乃正產。浙西將軍病每夕蚯蚓鳴於體，一僧用此方洗之而安，以蚓畏鹽也。痰嗽哮症，血病消渴及水腫，俱大忌。過食滲胃中津液，故渴。

朴硝 峾入腸、胃，兼入腎。味苦鹹辛，大寒無毒。消臟腑熱邪固結。治天行熱疾，頭痛，寒熱邪氣，逐五②臟積聚，結固留癖，血閉熱

---

① 斑蝥，原作“斑蝥”，據思賢書局刻本改。

② 五，原作“六”，據思賢書局刻本改。

脹，停痰痞滿，胃中食飲熱結，推陳致新，化諸種丹石。煉餌服之，輕身神仙[1]。腹脹疫癘，黄疸淋閉，瘰癧，目赤障瞖，通經墮胎，消癰腫排膿，潤毛髮。即皮硝生於鹵地，刮取，初次煎成爲朴，其性急；由朴再煎爲芒，其性差緩最陰，能柔五金，化七十二石爲水，況人臟腑積聚乎？然必熱邪深固，閉結不解，用此苦鹹以爲削伐，則藥與病符，方不見碍。若使病非實熱，及或熱結不堅，妄用承氣、朴硝等以爲消削，必至傷人性命。硝利小便而墮胎，然傷寒妊娠可下者，用此兼大黄引之，直入大腹潤燥、耎堅、瀉熱，而母子俱安。

玄明粉　崇入腸、胃。味辛甘鹹，性冷無毒。瀉腸胃實熱。治心熱煩燥，五臟宿滯癥結，明目，退膈上虛熱，消腫毒，去胃中實熱，蕩腸中宿垢。係芒硝再煎而成，其色瑩白，功用等於芒硝，皆有軟堅推陳致新之力。然煨過多次，其性稍緩，不似芒硝其力迅銳，服之恐有傷血之虞。若佐甘草同投，則膈上熱痰、胃中實熱、腸中宿熱皆治。忌苦參。惟三焦腸胃實熱積滯，少年氣壯者，量與服之。若脾胃虛寒無實熱及陰虛火動者，均爲大戒。

寒水石　崇入胃、腎。味辛而鹹，氣寒無毒。解火熱，利水道。治身熱，腹中積聚邪氣，皮中如火燒，時氣熱盛，五臟伏熱，胃中熱，煩滿水腫，止渴涼血降火，止牙疼，堅牙明目，壓丹石毒。解傷寒勞復。然此止可暫治有餘之邪，及敷湯火[2]傷，若虛人熱浮，其切忌焉。又名凝水石、白水石，生於鹵地，因鹽津滲入土中，年久結聚，清瑩有棱而成也。瑩白含之即化者真，否即是僞，但真者絶少。《易簡方》湯火傷，用寒水石燒研敷。《經驗方》小兒丹毒，皮膚熱赤，用寒水石半兩，白土一分，爲末，醋調塗。

雪水　崇入胃。味甘性冷，氣稟太陰。解熱除燥。治傷寒陽毒，天行時氣瘟疫，並盛夏暑熱内淫，燥熱殆甚，大人丹石發動，小兒熱痛狂

---

① 服之，輕身神仙，原無。

② 火，此下原有“水”字，據思賢書局刻本刪。

啼，酒後暴熱。洗目，退赤。傷寒火喝，宜用此煎藥，抹痱亦良。解燒酒諸毒。治熱症，可用塊置於兩乳之間。宋徽宗食冰致病，楊介仍用冰煎藥，深得以冰解冰之義。

孩兒茶　崀入心、肺。味苦微濇，性凉無毒。功崀清上膈之熱，化痰生津，收濇止血，定痛生肌。除心肺熱，塗金瘡。口瘡、喉痹、咽痛，同蓬砂合末吹之。治時行瘟瘴，煩燥口渴，並一切吐血、衄血、便血、尿血、血痢及婦人淋崩，經血不止，陰疳痔瘻，紅腫熱瘡。出南番，係細茶末入竹筒，埋土中，日久取出，搗汁熬成。塊小潤澤者上，大而枯者次之，真偽難辨，氣質莫考，用宜慎之。

熊膽　崀入心、肝，兼入脾、大腸。味苦性寒，無毒。功崀凉心平肝。治時氣熱盛，變爲黃疸，暑月久痢，心痛，疰忤，目赤翳障，諸疳，耳鼻瘡，惡瘡痔漏，殺蟲，及小兒風痰壅塞，瘈瘲驚癇。治心中涎，以竹瀝化兩豆許，服之甚良。性善辟塵，若於水面投少許，則塵豁然而開。取少許研滴水中，掛如線，直至水底不散者真。止可作丸，勿煎湯服。實熱則宜，虛家當戒。

鱧魚膽　崀入心、脾。味甘性寒，無毒。即烏魚，名七星魚，又名七烏鯉。祛風下水，療五痔，治溼痹，利大小腸，治妊娠有水氣。凡膽皆苦，惟此獨甘，泄心脾熱，治十二種水氣，垂死，用肉與冬瓜、葱白煮服。煮湯浴兒，可稀痘，特須除夕浴之。喉痹將死者，點入少許即愈，病深者水調灌之。臘月收取，陰乾。

石決明　崀入肝。味鹹氣寒，無毒。入肝除熱，爲磨翳消障之品。治目障翳痛，青盲，肝肺風熱，骨蒸勞極，通五淋，愈瘡疽。但須與養藥同入，方能取效。久服令人寒中。研細水飛，點目能消外障。痘後眼翳，可同穀精草等分，細研末，猪肝蘸食即退。一名千里光，得水中陰氣以生。形如蚌而扁，七孔、九孔者良。鹽水煮一伏時或麪裹煨熟，研粉極細，水飛。惡旋覆。

珍珠　崀入心、肝，兼入脾、胃。味甘微鹹，氣寒無毒。除心肝熱邪及脾腎溼熱。鎮心，點目去膚翳障膜。安魂魄，止遺精白濁，墜痰拔

毒，收口生肌，治驚熱痘疔，下死胎胞衣。綿裹塞耳，治聾。除面黚，
合知母療煩熱消渴。塗面，令人潤澤好顏色。塗手足，去皮膚逆臚。若
病不由火熱者，忌之。即蚌所生，稟太陰精氣而成，功用多入陰經，光
明堅硬，大小無定，要以新完未經攢破者爲上。耳聾本屬腎虛有熱，耳
爲腎竅，甘寒所以主之。治疔腫癰毒，長肉生肌，尤臻奇效。但體堅硬，
取新潔未經攢綴者，乳浸三日，研粉極細如飛麪，方堪服食，否則傷人
臟腑，外摻肌肉作痛。

金汁 尚入胃。味苦氣寒。大解胃腑熱毒。一名糞清，主治同人中
黃。用楮皮綿紙上鋪黃土，淋糞濾汁，入新甕，碗覆，埋土中一年，清
若泉水，全無穢氣，勝於人中黃，年久彌佳。又取糞入罈，埋於土中三
年，取出瑩清如水。得土氣最厚，故能入胃，大解熱毒。凡淫熱時行，
毒勢衝迫，勢危莫制者，用此灌之，下咽稍減，以氣味相投，故直入其
巢而破毒。澆花最良。

秋石 尚入腎。味鹹氣溫。補腎水，潤三焦。滋陰潤臟，退骨蒸，
軟堅塊，治虛癆冷疾，消痰咳，通溺利便，濇精固氣，爲滋陰降火之聖
藥。爲精火兩衰而用，安五臟，養丹田，返本還元，明目清心，延年益
壽。但氣薄火衰水泛亦忌。秋時取童便，每缸用石膏七錢，桑條攪，澄
傾清液，如此三次，乃入秋露水，攪澄，故名秋石。如此數次，俟其滓
穢净，鹹味減，然後以重紙鋪灰上晒乾，刮去在下重濁，取輕清者爲秋
石。再將秋石研入罐，鐵盞蓋定，鹽泥固濟，升打，升起盞上者名秋水，
味淡而香，乃秋石之精英也。

瀉　火

黃芩 尚入心、脾、肺，兼入肝、大腸、膀胱。味苦性寒，無毒。
清上中二焦實火，除脾家淫熱。瀉肺火上逆，肺中淫熱，凉心解渴，去
關節煩悶，寒熱往來，天行時疾，風熱淫熱頭痛，火欬肺痿，胸高氣喘，
喉痺喉腥，目中腫赤，瘀血壅盛，上部積血，諸失血，胃中熱，熱毒骨

蒸，腸胃不利，小腹絞痛，奔豚腸癖，安胎，養陰退陽，治黃疸，破五淋，疔瘡排膿，療乳癰發背，惡瘡火瘍，女子血閉，淋露下血，小兒腹痛。苦寒傷胃，虛寒者戒之。胎前若非實熱而服，陰損胎元矣。酒炒則膈熱可除，而肝膽火熄；生用則實熱堪投，而腹痛自愈。但肺虛腹痛、屬寒者忌。柴胡退熱，乃苦以發之，散火之標也。黃芩退熱，乃寒能勝熱，折火之本也。東垣治肺熱，身如火燎，煩燥引飲而晝勝者，宜一味黃芩湯，以瀉肺經氣分之火。中虛者爲枯芩，即片芩，瀉肺火，清肌表之熱。內實者名條芩，即子芩。瀉大腸火，上行酒炒；瀉肝膽火，豬膽汁炒。山藥、龍骨爲使。畏丹皮、丹砂。黃明者良。痢爲腸癖，凡痢有寒有熱。痢屬熱則形氣堅強，脉必滑實有力，身則畏熱喜冷，不欲衣被，渴則恣好冷水，愈凉愈快，隨飲隨消，小便熱赤濇痛不堪，下痢純紅，痛則腹[1]硬拒按，並或頭痛身熱，筋骨痠痛，此實症也。痢屬寒則形體薄弱，顏色青白，脉雖緊數而無力無神，脉即真絃而中虛似實，血則微紅不鮮，或雜有紫紅、紫白、屋漏形下物，或淺黃色淡，不甚穢臭，痛則不實不堅，或喜揉按，或喜煖熨，或胸腹如箕而不欲食，或胃脘作嘔而多吞酸，或數至圊欲出不出，或口雖渴而不欲飲，即飲亦不欲咽，此虛症也。肺虛不宜者，以苦寒傷脾胃，損其母也。

黃連　尚入心，兼入腸、胃、脾。大苦大寒，無毒。大瀉心火實熱。治熱氣，目痛眥傷淚出，明目鎮肝，凉血燥溼，開鬱解渴除煩，消心瘀，止盜汗。治鬱熱在中，煩燥惡心，兀兀欲吐，心下痞滿，心病逆盛，心積伏梁。去心竅惡血，解服藥過劑煩悶，嘈雜吞酸吐酸，腹痛心痛，定驚。解酒毒及巴豆、輕粉毒，殺蚘。止腸癖，除口[2]乾，治癰疽瘡瘍，與婦人陰蝕，小兒疳積，並吐血衂血。調胃，厚腸，益膽，療口瘡。虛寒爲病大忌。出宣州者粗肥，出四川者瘦小，毛多刺多，狀類鷹爪，連珠者良。去毛，薑汁炒。黃芩、龍骨爲使。惡菊花、元參、殭蠶、白蘚

---

① 腹，原作"鞕"，據《本草求真》卷六改。
② 口，原作"日"，據思賢書局刻本改。

皮，畏款冬花、牛膝，忌豬肉，殺烏頭、巴豆毒。元素曰：黃連其用有六，瀉心臟火，一也；去中焦溼熱，二也；諸瘡必用，三也；去風溼，四也；赤眼暴發，五也；止中部見血，六也。震亨曰：下痢胃口熱噤口者，用黃連人參煎湯，終日呷之，如吐再强飲，但得一呷下咽便好。元素曰：古方以黃連爲治痢之最，蓋治痢惟宜辛苦寒藥，辛能發散開通鬱結，苦能燥溼，寒能勝熱，使氣宣平而已。諸苦寒藥多泄，惟黃連、黃柏性冷而燥，能降火去溼而止瀉痢，故治痢以之爲君。杲曰：凡眼暴發赤腫，痛不可忍者，宜黃連、當歸以酒浸點之；宿食不消，心下痞滿者，須用黃連、枳實。時珍曰：黃連治目及痢爲要藥。古方治痢，香連丸用黃連、木香，薑連散用乾薑、黃連，變通散用黃連、茱萸，薑黃散用黃連、生薑。治消渴用酒蒸黃連，治伏暑用酒煮黃連，治下血用黃連、大蒜，治肝火用黃連、茱萸，治口瘡用黃連、細辛，皆是一冷一熱，陰陽互用，無偏勝之害。

胡黃連 尚入臟腑、骨髓。苦平無毒。理腰腎，補肝膽，明目，治骨蒸勞熱，三消，去心熱，五心煩熱，傷寒咳嗽，温瘧，瀉痢，五痔；婦人胎蒸，消果子積，爲小兒疳熱良藥。氣味亦同黃連，性尚下達，大瀉臟腑骨髓淫火熱邪。同豬胰，療楊梅惡瘡；同乾薑，治小兒果積；同雞肝，治小兒疳眼；同烏梅，治小兒血痢。脾胃虛寒者切忌。心黑外黃，折之塵出如煙者真。出波斯國，近時秦隴、南海亦有。畏惡同黃連。經曰：心移熱於肺爲膈消，渴而多飲，爲上消肺熱症也。又曰：二陽結而爲消，多食善饑，爲中消胃熱症也。渴而小便數有膏，爲下消腎熱症也。經言：痔因飽食，經脉橫解，腸澼爲痔。又言：督脉生病見痔漏。按：痔有牝痔、牡痔、脉痔、腸痔、血痔之分，皆溼熱下流傷於血分，無所施洩，則逼肛門而爲痔。

知母 尚入肺，兼入腎。辛苦寒滑，無毒。治肺中久伏熱邪，以清化源，又佐黃柏以治膀胱熱邪，瀉下焦有餘之火，因而上清肺金，入肺腎二經氣分。消痰止嗽，治傷寒煩熱，久瘧骨蒸，熱厥頭痛，喉中腥臭，肢體浮腫，心煩躁悶，消渴熱中，陽明火熱，產後蓐勞，安胎止子煩，安心止驚悸，除熱勞傳尸疰痛，下水通小腸，滋腎水，平命門相火，辟射工、溪毒。黃柏雖除膀胱溼熱，但肺金不肅則化源無滋，故必得知母之辛苦，沈中有浮，降中有升，既能下佐黃柏以泄腎水，復能上行以潤心肺，俾氣清肺肅而溼熱得解。是以昔云黃柏無知母，猶水母①之無蝦也，誠以見其金水同源，子母一義，不可或離之義。性最沈寒，本無生氣，清火則可，補陰則謬。久服傷胃滑腸，令人作瀉。第其陰柔巽順，似乎有德，猶之小人在朝，國家元氣受其剝削，而有陰移而莫之覺者，是宜見之真而辨之早也。讀此可爲妄用知母、黃柏一箴。得酒良，上行酒浸，下行鹽水拌。忌鐵。震亨曰：小便不通，有熱有溼，有氣結於下，宜清宜燥宜升，又有隔二隔三之治。如肺不燥但膀胱熱，宜瀉膀胱，此正治；如因肺熱不能生水，則清肺，此隔二之治；如因脾溼不運而津不上升，故肺不能生水，則燥胃健脾，此隔三之治。瀉膀胱，黃柏、知母之類；清肺，車前、茯苓之類；燥脾，二术之類。

青黛 峕入肝。味鹹性寒，無毒。大瀉肝經實火，及散肝經火鬱。係藍靛浮沫，攪澄，掠出取乾而成。治天行頭痛發熱，瀉肝散五臟鬱火，解煩熱，消食積，止吐血、咯血、痢血。除小兒風熱驚癇，疳毒丹熱，殺蟲。磨傅癰瘡、蛇犬等毒，金瘡出血，同大黃末傅之尤良。如聖餅子治咯血，用青黛同杏仁研置柿餅中煨食。皆取苦寒之性，以散風鬱燥結之義。即云功與藍等，而止血拔毒之功、治膈化蠱之力，更有勝也。藍葉與莖，即名大青，大瀉肝膽實火，以祛心胃熱毒，故於時疾陽毒、發斑喉痺等症最利。斑由裏實表虛而得，故斑得以透肌。斑如疹子者其熱輕，斑如錦紋者其熱重，斑如紫黑者其熱極重而胃爛也。舌胎赤斑頭痛，有犀角大青湯。一婦患臍腹二陰徧生溼瘡，熱痒而痛，出黃汗，二便澀，用鰻鱺、松脂、黃丹之類塗之，熱痛愈甚，其婦嗜酒，喜食魚蝦發風之物，乃用馬齒莧四兩，研爛，入青黛一兩和塗，熱痛皆去，仍用八正散而愈。此中下焦蓄蘊風熱毒氣，若不出，當作腸風內痔，婦不能禁酒，

---

① 母，原無，據思賢書局刻本及《本草求真》卷六補。

果仍發痔。

　　龍膽草　岢入肝、膽，兼入膀胱、腎。大苦大寒，無毒。沈陰下降，大瀉肝膽火邪，兼膀胱腎經，除下焦溼熱，功同防己。除胃中伏熱，時氣溫熱，骨間寒熱，驚癇邪氣，蠱膈天行瘟疫，去目中黃及睛赤腫脹，瘀內高起，痛不可忍，療咽喉痛，風熱盜汗，口乾熱狂，熱痢疸黃，寒溼腳氣，去腸中小蟲，殺蠱毒，治小兒壯熱骨蒸，客忤疳氣，癰腫瘡疥，明目止煩。苦寒至極，大損胃氣，無實火者忌。甘草水浸，暴用。小豆、貫眾爲使①。惡地黃。酒浸，亦能外行上行。汪昂曰：目疾初起宜發散，忌涼藥。經云：火在上者，因而越之。腳氣因足傷於寒溼而成，但腫而不痛者爲溼腳氣，宜清熱利溼搜風；拘攣枯細、痛而不腫者爲乾腳氣，宜養血潤燥舒筋。

　　玄參　岢入腎。苦鹹微寒，無毒。入腎補水，瀉無根浮游之火上攻咽喉。主暴中風傷寒，身熱支滿，狂邪忽忽不知人，熱風頭痛，傷寒陽毒發斑，懊憹煩渴，溫瘧，喉痺咽痛，瘰癧結核，癰疽鼠瘻，骨蒸傳屍，下水止煩，滋陰降火。然此只可暫用以熄火，非若地黃溫腎壯水，以制陽光，故元參非真能滋陰，亦以火折而陰不受熬煎，自能滋也。若脾虛泄瀉者切忌。蒸過焙用。勿犯鐵器。惡黃耆、山茱、薑、棗。反藜蘆。腎脉貫肝膈，入肺中，循喉嚨，系舌本，凡腎水虛損、相火上炎者，多有喉痺咽腫、咳嗽吐血等症。

　　射干　岢入心、肝、脾。辛苦微寒，有小毒。瀉火解毒，散血消痰。治喉痺咽痛爲要藥。消結核疝瘕，治欬逆上氣，腹中邪逆，胸滿氣喘，去胃中癰瘡，療老血在心脾間，痰涎積於肺脾肝內，降實火，利大腸，通經閉，治便毒瘰母等症。惟實火者宜之，虛則大戒。泔水浸一日，箽竹葉煮半日。

　　天冬　岢入肺，兼入心、腎。甘苦大寒。清金降火，益水之上源，下通足少陰腎。潤燥滋陰，保定肺氣，治欬逆喘促，肺痿生癰吐膿，除

---

　　① 使，原無，據文義補。

熱，中風，主心病，嗌乾心痛，渴而欲飲，痿躄嗜臥，足下熱而痛，殺蟲，治濕疥及一切有火諸症。陽事不起，宜常服之。但性寒而滑利，若脾胃虛寒，及無①熱而洩泄惡食者忌。取肥大明亮者良。去心皮，酒蒸用。地黃、貝母爲使。惡鯉魚。熬膏尤良。肺癰本於五臟蘊火，及胃中積熱上蒸②，與外感風寒、內傷營血熱結而成。痿則本於津液枯槁③，不能上輸於肺，及風熱傷衛，而致氣竭力疲。癰則爲陽實，痿則爲陰虛。癰則邪傷於營，故唾有血而無沫，而便多下膿垢；痿則邪傷於衛，故唾有沫而無血，而便多下濁沫。癰則口中辟辟作燥而渴，痿則口④中不燥而步武，喘鳴冲擊連聲而痰始應。癰則胸中隱隱作痛，痿則胸中不痛而氣餒不振。癰則脉數而實，痿則脉數而虛。癰則宜表宜下，痿則宜滋宜潤。治法因於內者，從內酌治；因於外者，從外酌解。因於虛者，養血補氣保肺；因於實⑤者，瀉熱豁痰，開提升散。

丹皮 峕入心、腎、肝。辛苦微寒，無毒。瀉腎經血分實火實熱，治無汗骨蒸，並治心腎肝三經血中伏火。和血涼血而生血，破積血，止衄血吐血，主治寒熱，中風瘛瘲，驚癇，除癥堅，瘀血留舍，時氣頭痛，煩熱五勞，勞氣頭腰痛，風禁癲疾，散諸痛，療癰瘡，退無汗之骨蒸，治女子經脉不通，血瀝腰痛，下胞胎及産後一切冷熱血氣。時珍曰：伏火爲陰火。即相火熾盛，則血必枯、必燥、必滯，與火上浮因爲吐爲衄。汪昂曰：血屬陰，本靜，因相火所逼，故越出上竅。世人峕以黃柏治相火，而不知丹皮之功更勝。蓋黃柏苦寒而燥，初傷胃，久則敗陽，苦燥徒存，補陰絶少。丹皮赤色象離，能瀉陰中之火，使火退而陰生，所以入腎而佐滋補之用，較黃柏不啻霄壤矣。元素曰：丹皮治無汗之骨蒸，地骨皮治有汗之骨蒸。神志不足者屬心與腎，仲景腎氣丸用丹皮，治神

---

① 無，原無，據《本草求真》卷六補。
② 蒸，原作"而"，據《本草求真》卷六改。
③ 槁，原作"稿"，據思賢書局刻本改。
④ 口，原作"日"，據《本草求真》卷六改。
⑤ 實，原作"淫"，據《本草求真》卷六改。

志不足也。《内經》曰：水之精爲志，故腎藏志，火之精爲神，故心藏神。但補性少，泄性多。凡胃氣虛寒，血崩經行過期不净者，並禁。胎前亦宜酌用。赤者利血，白者兼補氣。單瓣花紅者入藥，肉厚者佳。酒拌蒸用。忌蒜、胡荽、伏砒。畏貝母、菟絲、大黄。瘛則筋急而縮，瘲則筋緩而伸，或伸或縮，手如曳鋸，謂之瘛瘲，即俗所謂瘛搦。驚則外有所觸，心無所主；癇則卒然昏仆，身軟吐痰，時發時止。五癆：一曰志癆，二曰心癆，三曰思癆，四曰憂癆，五曰疫癆。

黄蘗　崇入腎，兼入膀胱。味苦性寒微辛。沈陰下降，瀉膀胱相火，除溼清熱，補下焦虛。治心痛鼻衄，頭瘡口瘡，骨蒸勞熱，目赤耳鳴，消渴便閉，諸痿癱①瘓，水瀉熱痢，黄疸水腫，痔血腸風，諸瘡痛癢，殺蟲安蚘，男子陰痿，及傅莖上瘡，治下血如雞鴨肝片，女子漏下赤白，陰傷②蝕瘡，傅小兒頭瘡。診其尺果洪大，按之有力。可炒黑暫用，使其溼熱順流，陰火潛消，則陰不受熬煎，乃能得長，非黄柏真能滋陰也。得知母，滋陰降火；得蒼术，除溼清熱，爲治痿要藥；得細辛，瀉膀胱火，治口舌生瘡。川産肉厚色深者良。生用降實火，蜜炙則庶不甚傷胃，炒黑能止崩帶，酒製治上，蜜製治中，鹽製治下。惡乾漆。得知母良。必屬實火方宜，若虛火誤服，則恐有寒中之變。奈今人不問虛實，竟以爲去熱治癆之妙藥，而不知陰寒之性，損人氣，减人食，消亡命門真元之火，阻喪脾胃運行之職。元氣既虛，又用苦寒，遏絕生機，爲患莫測。自古人同知母用於六味丸中，名知柏地黄丸。又知、柏各一兩，酒洗焙乾，入桂，名滋腎丸，謂其可滋真陰，此説一出，天下翕然宗之，至今牢不可破。詎知黄柏性禀至陰，味苦性寒，只入腎瀉火，入膀胱瀉熱，且行嚴冬肅殺之令，安能補陰？不可不知。時珍曰：東垣、丹溪皆以黄柏爲滋陰降火要藥，上古所未言也。蓋氣爲陽，血爲陰，邪火煎熬，則陰血漸涸，故陰虛火動之病須之。然必少壯氣盛能食者，用之方宜。癱

---

① 癱，原作"癱"，據《本草綱目》卷三十五改。
② 傷，原作"陽"，據《本草綱目》卷三十五改。

痰本有氣虛、血虛、脾虛、腎虛、溼痰、死血之別，但因熱傷血，血不養筋，而致奜短而拘；因溼則傷筋，筋不束骨而致弛長而痿，宜用蒼术、黃柏，名二妙散以治。震亨曰：火有二，君火者，人火也，心火也，可以溼伏，可以水滅，可以直折，黃連之屬可以制之；相火者，天火也，龍雷之火也，陰火也，不可以水溼折之，當從其性而伏之，惟黃柏之屬可以降之。汪昂曰：按火有虛火、實火、燥火、溼火、相火、鬱火之異，虛火宜補，實火宜瀉，燥火宜滋潤，鬱火宜升發。溼火由溼鬱爲熱，多病胕腫，經所謂諸腹脹大，皆屬於熱，諸病胕腫，皆屬於火是也，宜利溼清熱而兼補脾，相火寄於肝腎，乃龍雷之火，非苦寒所能勝，宜滋腎養血，壯水之主，以制陽光。又按：諸病之中，火症爲多，有本經自病者，如忿怒生肝火、焦思生心火之類是也。有子母相尅者，如心火尅肺金、肝火尅脾土之類是也。有臟腑相移者，如肺火咳嗽，久則移熱於大腸而泄瀉；心火煩焦，久則移熱於小腸而爲淋閉之類是也。又有別經相移者，有數經合病者，當從其重者而治之。

桑白皮 尚入肺。辛甘性寒，無毒。善入肺中氣分，瀉火利水，除痰泄氣。治肺熱喘滿，唾血熱渴，水腫臚脹，虛勞客熱，頭痛。消痰止渴，開胃下食，療腹滿水腫，霍亂吐瀉，利二便，散瘀血，下氣行水，殺腹臟蟲。煮汁飲，利五臟；入散用，下一切風氣水氣。研汁，治小兒天吊驚癇客忤，及傅鵞口瘡，大驗。爲線，可縫金瘡。時珍曰：桑白皮長於利小水，乃實則瀉其子也，故肺中有水氣及肺火有餘者宜之。《十劑》云：燥可去溼，桑白皮、赤小豆之類是也。此燥字就溼去重除之後而言，勿泥燥熱之燥看。羅謙甫曰：是泄肺中火邪，非瀉肺氣也。火與元氣不兩立，火去則氣得安矣。但性寒而裂，肺虛火衰水涸，風寒作嗽者，爲切忌焉。刮去皮取白，或生用，或恐瀉氣則蜜炙用。續斷、桂心爲使。忌鐵。桑枝能通關節，行津液，袪風利水，治偏體風癢乾燥，水氣腳氣，久服終身不患偏風，療口乾及癰疽後渴，用嫩條細切一升，熬香煎飲，亦無禁忌。扎把燃火，則能除風去痺，故煎藥熬膏良。桑椹甘酸而溫，色黑入腎而補水，利五臟、關節痛，安魂鎮神，聰耳明目，除熱養陰，生津止渴，烏鬚黑髮，利水消腫，解酒，不可多食，恐致衄。日①乾爲末，蜜丸良。取極熟者濾汁熬膏，入蜜煉稠，點湯和酒立妙，入燒酒經年愈佳。四月飲桑椹酒，能理百種風。桑耳散血除瘀，破癥攻瘕。桑葉清肺瀉胃，涼血燥溼去風，長髮明目，代茶止消渴，末服止盜汗。宋醫錢乙治肺氣熱盛，咳嗽而後喘，面腫身熱，瀉白散用桑白皮炒一兩，地骨皮焙一兩，粉甘草炒半兩，每服一二錢，入粳米百粒，水煎，食後溫服。桑白皮、地骨皮皆能瀉火從小便去，甘草瀉火而緩中，粳米清肺而養血，此乃泄肺諸方之準繩也。時珍曰：煎藥用桑者，取其能利關節、除風寒溼痹諸痛也，觀《靈樞經》治寒痹內熱，用桂酒法，以桑炭炙布巾，熨痹處。又癰疽發背不起發，或瘀肉不腐潰，及陰瘡瘰癧，流注臁瘡，頑瘡惡瘡，久不愈者，用桑木炙法，未潰則拔毒止痛，已潰則補接陽氣，亦取桑通關節、去風寒、火性暢達、出鬱毒之意。其法以乾桑木劈成細片，紮作小把，燃火吹熄，炙患處②，每吹炙片時，以瘀肉腐動爲度，內服補托藥，誠良方也。《聖濟錄》治吐血不止，晚桑葉焙研，涼茶服三錢，只一服止，後用補肝肺藥。《千金方》治頭髮不長，用桑葉、麻葉煮泔水抹之，七次可長數尺。《集簡》治風眼下淚，用臘月不落之桑葉煎湯，日日溫洗，或入芒硝。扶桑丸除風溼，烏鬚明目，用黑芝麻同桑葉等分爲丸。經霜桑③葉研末，米飲服，止盜汗。

山梔子 峀入心、肺。味苦大寒，輕飄象肺，色赤入心。瀉心肺熱邪，使之屈曲下行，從小便而出。解三焦鬱火，平熱厥頭痛，面赤目赤，口噤心痛音瘂，止吐血衄血，崩淋血痢，損傷瘀血，心煩懊憹不眠，解五黃五淋，亡血津枯消渴，除時疾熱，去熱毒風，紫癜白癜，皰皰瘡瘍，殺蟅蟲毒、風瘙。上治心肺火，下泄肝腎膀胱火，清胃脘血，療大小腸大熱，消臍下血滯。惟其氣浮，故仲景用以吐上焦痰滯；惟其味苦，故

---

① 日，原作“口”，據《本草綱目》卷三十六改。

② 處，原無，據《本草綱目》卷三十六補。

③ 桑，原無，據《本草綱目》卷三十六補。

丹溪用以降内鬱熱邪。然損胃伐脾，氣虛者忌之，心腹痛不因火者尤爲大戒。若非實熱，概用恐有損食瀉洩之虞。生用瀉火治上爲宜，炒黑止血治下爲宜，薑汁炒止煩嘔。内熱用仁，表熱用皮。心痛因熱，固當用此，但丹溪謂心痛久則鬱而成熱，特就大勢論耳，若使痛喜手按，及痛喜飲熱湯，其痛雖久，豈可作熱治乎？仍當以臟之陰陽及今所見之兼症兼脉，以分病之是寒是熱，藥之宜温宜凉，不可拘泥。梔子止熱鬱之血耳，若經寒而血不歸，則不可妄用。《本草匯》曰：治實火之血，順氣爲先，氣行則血自歸經；治虛火之血，養正爲先，氣壯則自能攝血。奈今醫士，不論寒熱虛實，但見血病即作熱治，妄用梔、連、芩、柏，殊爲可惜。治衄血不止，用山梔子燒灰吹之，屢效。治小便不通，用梔子仁十四箇，獨蒜頭一箇，食①鹽少許，搗貼臍及囊，良久即通。治喫飯直出，用梔子二十四箇，微炒去皮，水煎服。治下痢癖紅血，用梔子燒灰，水服一錢匙。煩則屬氣，燥則屬血，故梔豉湯吐虛煩客熱，瓜蒂散吐痰食宿食。

地骨皮　崑入肺、腎。味甘氣寒。降肺中伏火，除肝腎虛熱，凉血凉骨。治吐血尿血，咳嗽，五内煩熱，腎熱消渴，外治肌熱虛汗，上除頭風痛，中平胸脇痛，下利②大小腸，療在表無定之風邪，傳尸有汗之骨蒸。即枸杞根也。與丹皮同治骨蒸，但丹皮治無汗骨蒸，此治有汗骨蒸，若有汗而用丹皮辛散，必致奪汗無血。細剉，拌麪煮熟，吞之，去腎家風，益精氣。煎湯嗽口，止齒血，治骨糟風。葉名天精草，苦甘而良，清上焦心肺客熱，代茶止消渴。今人但知芩、連治上焦火，知、柏治下焦火，而不知地骨皮之甘淡微寒，深得補陰退熱之義。時珍常以青蒿佐此退熱，屢有殊功。李東垣曰：地爲陰，骨爲裡，皮爲表，服此既治内熱，而於表裡浮游之邪，無不皆愈，此爲表裡上下通治，而於下尤

---

① 食，原作“凔”，據《本草求真》卷六改。
② 利，原作“痢”，據思賢書局刻本改。

切。但脾①胃虛寒及腸滑中寒者，均忌。甘草水浸用。潮熱是由內薰蒸而達於表，朱二允曰：能退內潮，人所知也，能退外潮，人實不知。病或因風寒散而未盡，作潮往來，非柴、葛所能治，用地骨走表又走裡之藥，消其浮游之邪，未有不愈者，特表而出之。頭痛係外感之風則宜散邪，係內生之風則宜清熱，蓋熱退而風自熄也。

枇杷葉　崇入肺。味苦氣平。清肺和胃降氣，爲降火消痰止嗽之要劑。治肺氣熱咳，嘔逆口渴，卒咹，嘔噦不止，婦人產後口渴，療肺風瘡及胸面上瘡，解暑毒，療腳氣。緣嗽多由胃氣不和、肺氣不順，以致火氣痰塞，因而咳嗽不已。丹溪云：氣有餘便是火。火起則痰生，服此則肺金清肅，而氣不得上逆而順矣，氣順則痰與火皆順，蓋痰氣火同爲一類，由是嘔者、逆者、咳者、渴者悉愈。昔人用此，合款冬、紫菀、杏仁、桑皮、木通等分，大黃減半，蜜丸，以治肺熱火嗽，身如火焚，每食後夜臥含化，甚效。取葉乾重三錢者爲氣足，拭净毛，免射肺作咳。治胃病，薑水塗炙黃；治肺病，蜜水塗炙黃。但虛寒嘔吐，及風寒咳嗽者忌之。

茶茗　崇入胃、腎。味甘氣寒。消胃、腎火。又入肺清痰利水，入心清熱解毒。下氣消食，去痰熱，除煩渴，清頭目，醒昏睡，解酒食油膩燔炙之毒，利大小便，止頭痛，愈瘻瘡，寒胃消脂。合醋治泄痢，甚效。與生薑治赤白痢。同川芎、葱白煎飲，治頭痛。味甘而細者良。但酒後飲茶，引入膀胱腎經，患瘕疝水腫。空心飲茶，直入腎削火，復於脾胃生寒，陽臟服之無礙，陰臟不宜。但熱服則宜，冷服聚痰，多服損神少睡，久服傷精瘦人。茶之產處甚多，性亦不一。名陽羨者，爲真巖茶，能降火清頭目；經冬過臘名臘茶，能佐劉寄奴以治便血甚速。松蘿生徽州，崇化食；日鑄生浙江，崇清火；建茶生閩，崇解瘴；苦丁生六合，崇止痢；普洱生滇南，消食解瘴止痢；蒙山世所罕有，真僞難辨，總屬導痰消滯之品。

———————————

① 脾，原作“皮”，據《本草求真》卷六改。

犀角　尚入胃，兼入心。苦酸鹹大寒。清胃中大熱，凉心瀉肝。祛風利痰，辟邪解毒，治狂言妄語，熱煩癰腫，驚煩目赤。磨汁治吐血、衂血、下血、蓄血，傷寒時疫，發斑發黃，痘瘡稠密，内熱黑陷，消癰化膿，解山瘴、溪毒，殺鈎吻、鴆羽、蚖毒。胃爲水穀之海，口鼻爲陽明之竅，凡毒邪必先由口鼻以至胃腑。五臟六腑皆稟氣於胃，風邪熱毒必先干之，飲食藥物亦先入胃。犀角苦寒，角尖精力盡聚，使入陽明以清諸熱百毒，則熱邪既去，心經自明，而如上諸症亦愈。用犀作筋，遇飲食有毒則生白沫，攪之無白沫者則無毒。大寒之性，非大熱者不敢輕用。妊娠服之，能消胎氣。烏而光潤者良，角尖尤勝。現成器物，多被蒸煮，不堪入藥。鎊成以熱掌摸之，香者真。入湯劑磨汁，入丸剉細，紙裹納懷中待熱，搗之立碎。升麻爲使。忌鹽。

羚羊角　尚入肝，兼入心、肺。苦鹹大寒，無毒。尚瀉肝火，兼清心肺。平肝舒筋，定風安魂，散血下氣，辟惡解毒，治傷寒時氣，寒熱煩滿，氣逆食噎不通，熱在肌膚，淫風注毒伏在骨間，狂越僻謬，夢魘[1]驚駭，瘀滯惡血，血痢腫毒，疝氣瘰癧惡瘡，及中惡毒風，卒死昏亂不識人。散產後惡血，衝心煩悶，燒末，酒服之。本火畜而性獨屬木，故入肝經甚捷，同氣相求也。治目暗障翳，及小兒驚癇，婦人子癇，大人中風[2]搐搦，筋脉攣急，歷節掣痛。相火寄於肝膽，在氣爲怒，病則煩憒氣逆，噎塞不通，寒熱及傷寒伏熱，惟羚羊角能降之。羚之性靈，而筋骨之精在角，故又能辟惡而解諸毒。碎佛牙而燒煙，走蛇虺也。性寒能伐生生之氣，無大熱者勿用。多兩角，惟一角者更勝。剉研極細，或磨汁用。

人中白　尚入膀胱、肝。味寒氣平，無毒。瀉肝、膀胱火邪，使之盡從小便而出。即溺白垢之物，刮取在新瓦上煅研用。治肺痿、心膈熱、羸瘦、傳尸癆熱，消渴，降火，消瘀血，治咽喉牙疳口瘡，痘瘡倒陷，

---

① 魘，原作“壓”，據《本草綱目》卷五十一改。
② 風，原作“氣”，據《本草綱目》卷五十一改。

鼻衄諸竅出血，肌膚汗血，腳氣成漏，疳䘌，湯火灼瘡。燒研，主惡瘡。陽虛無火，食不消，腸不實者忌之。以蒙館童子便桶，及山中老僧溺器刮下者尤佳，新瓦煅過。李士常苦鼻衄，僅存喘息，醫用人中白散，即時血止。又魯棠鼻衄如傾，白衣變紅，頭空空然，醫用此治之即止，並不再作。

童便 峕入膀胱，兼入肺、胃、肝、心。味鹹氣寒，無毒。能引肺火下行，從膀胱出，乃其舊路，降火滋陰甚速。爲除癆熱骨蒸，咳嗽吐血，婦人產後血衄，暈絕悶絕之聖藥。治寒熱頭痛，久嗽上氣，失音，勞渴煩燥，痎瘧中暍，鬼氣痎病，吐衄，損傷瘀血，皮膚皴裂，蛇犬咬，火燒，癥積滿腹，絞腸痧痛，產後敗血入肺，火熱如燎，胞衣不下，殺蟲解毒。嘗見覆車被傷七人，仆地呻吟，俱令灌此，皆得無恙。凡一切傷損，不問壯弱及有無瘀血，俱宜服此。若脅脹或作痛，或發熱煩燥口渴，惟服此一味，勝於他藥。他藥雖效，恐有瘀血，反致誤人。童便不動臟腑，不傷氣血，萬無一失，軍中多用此，屢試有效。禁忌同人中白。取十二歲以前童子，不食葷腥，去頭尾，取中間一段清徹如水者用。當熱飲，如冷則和熱湯服，蓋熱則真氣尚存，其行自速，冷則惟有鹹寒之性。或入薑行痰，或入韭汁散瘀。冬月用湯溫之。童男者尤良。

下　氣

荊三稜 峕入肝。味苦氣平。大破肝經血分，破血中之氣。治氣脹，破積氣，通肝經積血，消瘡腫堅硬，食停膈痛，老癖癥瘕，積聚結塊，婦人血脉不調，心腹痛，通月水，產後腹痛血暈，下乳汁，墮胎，利氣止痛，功近香附而力峻，同血藥則通血，同氣藥則治氣。按化積必藉氣運，若專用尅伐則氣愈不運，積安得去？須輔以健脾①補氣藥爲要。出荊地。色黃體重，若鯽魚而小者良。今世所用皆草三稜，醋浸炒，或麪裹煨。

---

① 脾，原作"皮"，據文義改。

旋覆花　崇入肺、大腸。性辛溫，味苦鹹，微毒。下肺氣，消痰結。一名金沸草。性主下降，除頭目風，心脾伏飲，脅下脹滿，胸上痰結，唾如膠漆，風氣溼痺，皮間死肉，目中眵䁾，大腹水腫，行痰水，治噫氣，消堅軟痞，利大腸，通血脉，定驚悸。筋斷，搗汁滴傷處，以滓敷上，半月即愈。時珍曰：凡藤蔓多象人之筋，故治筋病多用，旋覆花藤細如筋，可啖①，故能續筋敷傷。仲景治傷寒汗下後，心下痞堅，噫氣不除，有旋覆花代赭石湯。噫氣即噯氣也。經曰：五氣所病，心爲噫。又曰寒氣客於胃，厥逆從下散上，復出於胃，故爲噫。噫氣多屬氣虛，三焦失職，清無所歸，濁無所降，然亦有痰、有火、有食。仲景立此以治傷寒汗下後胃虛，内用人參、甘草以扶正，薑、棗以和中，旋覆花旋轉陰中阻格之陽升而上達，赭石使戀陽留滯之陰降而下行，然後參、甘、大棗可收補虛之功，生薑、半夏可奏開痞之效。陰虛勞嗽，風熱燥欬皆忌，若誤用之，其嗽必甚。且走散之藥，冷痢大腸虛寒者切忌。花類金錢菊。去皮、蒂、蕊、殼蒸用，入湯劑須用絹包煎，恐其毛入肺作嗽。

杏仁　崇入肺。辛苦甘溫潤利，有小毒。散肺氣分風寒，下氣除喘，解肌潤燥，宣滯行痰。治時行頭痛，去頭面諸風氣瘡疱，喘嗽上氣，喘促雷鳴，喉痺，驚癇，心下煩熱急滿痛，上焦風燥，胸膈氣逆，腹痺不通，大腸氣祕，溫病腳氣，蠱毒瘡疥，狗毒、麪毒、錫毒、金瘡，殺蟲消腫。入天門冬煎，潤心肺。和酪作湯，潤聲氣。東垣論杏仁與紫菀，均屬宣肺除鬱開溺，但紫菀主泄肺中之血，杏仁主下肺中之氣。與桃仁俱治便祕，而杏仁治其脉浮氣喘，便秘於晝而見；桃仁治其脉沈狂發，便祕於夜而見。馮楚晚論杏仁、栝蔞均屬除痰，而杏仁從膝裏中發散以祛，故表虛者最忌；栝蔞從腸胃中清利以除，故裏虛者切忌。用杏仁以治便祕，須用陳皮以佐，則氣始通。脉浮者屬氣，用杏仁、陳皮；脉沈者屬血，用桃仁、陳皮。肺與大腸爲表裡，賁門在胃口之上主往來，魄門即肛門，主收納，爲氣之通道，故並用陳皮佐之。至久服令人鬚眉髮

---

① 啖，原作"咬"，據《本草求真》卷七改。

落，亦是耗氣之故。陰虛喘嗽，及亡血與表虛者，均未可妄投。去皮尖，炒研，發散連皮尖研。雙仁者殺人。得火良。惡黃耆、黃芩、葛根。《醫餘》云：索麪、豆粉近杏仁則爛，是杏仁能消其積也。狗咬傷瘡，嚼爛杏仁以塗即愈，是能解狗毒也。諸瘡腫痛，用杏仁去皮，研攄取膏，入輕粉、麻油調搽神效，是能治瘡瘍毒也。目中瞖遮，但瞳子不破，用杏仁三升去皮，麪裹作三包，糠火煨熟，去麪研爛，壓去油，每一錢入銅碌一錢，研匀點之，是能治目瞖也。

枳殼 㪟入肺、胃及大腸。苦酸微寒，無毒。功㪟下氣行痰，開胸利肺開胃，破胸膈以上之氣而使之下行。治反胃霍亂，風痺淋痺，食積欬嗽，背膊悶倦，胸膈痰滯，心腹結氣，兩脇脹虛，關膈壅塞，癥結痃癖，水腫泄痢，裡急後重，腸風淋閉痔腫，散結消脹除痞，止風痛。炙熱①，熨痔腫。但損胸中至高之氣，雖可束胎瘦胎，然必氣實可投，若虛而用之，則不免有虛虛之禍。且大損真元，彼脹滿因於邪實者可用，若因土虛不能制水、肺虛不能行氣而誤用之，則禍不旋踵。如氣弱脾虛，以致停食痞滿，法當補中益氣，則食自化，痞自消。若再用此破氣，是抱薪救火矣。王好古曰：枳實佐以參、术、乾薑則益氣，佐以硝、黃、牽牛則破氣。故《本經》先言益氣復言消痞。昔湖陽公主難產，方士進瘦胎飲，用枳殼四兩、甘草二兩爲末②。五月後日服一錢。潔古改以枳、术，名束胎丸。寇宗奭謂瘦胎、束胎二藥，予甚不然。蓋孕婦全賴血氣以養胎，血氣充實，胎乃易生。彼公主奉養太過，氣實有餘，故可服之，若概施則誤矣。時珍曰：八九月胎氣盛壅，用枳殼、蘇梗以順氣，蓋胎前無滯，則產後無虛。若氣弱者則忌。陳者良。麪炒用。

枳實 㪟入脾、胃。苦酸微寒，無毒。散胸膈以下實氣。較殼雖小，然性酷，下氣最迅，有推墻倒壁之功，不似枳殼體大氣散，而僅爲利肺開胸寬膈之味。解傷寒結胸，上氣喘咳，胸脇痰癖，心下急痞痛逆氣，

---

① 熱，原作"熟"，據《本草綱目》卷三十六改。

② 爲末，原無，據《本草綱目》卷三十六補。

脇風痛，胃中溼熱，大①風在皮膚中，如麻豆苦癢，逐停水，消脹滿，破積堅，止溏泄，腎內傷冷，陰痿而有氣，加而用之。枳實與枳殼主治略同，但枳實利胸膈力猛，枳殼寬腸胃力緩。氣在胸中則用枳殼，氣在胸下則用枳實。雖古有云枳殼治氣，枳實治血，然氣行則血自通，究皆利氣之品，而非通血之劑。同白术則可調脾，同大黃則可推蕩。若氣虛痞滿而用枳實、枳殼，則與抱薪救火者無異矣。時珍曰：自飛門至魄門，皆肺主之一氣而已，蓋三焦貴相通也，而臟腑最喜清利，故又云益氣。

蕎麥 峕入腸、胃。味甘性寒。降氣寬腸，消積去穢。消熱腫風痛，除白帶白濁，脾利泄洩，以沙糖水調炒麪二錢服。敷痘瘡潰爛，湯火灼傷，去氣盛溼熱，實腸胃，益氣力，續精神。痢疾及絞腸痧腹痛，炒焦熱水衝服。小兒丹毒赤腫、熱瘡，醋調塗極妙。蓋味甘入腸，性寒泄熱，氣動而降，能使五臟滓滯皆能鍊化。俗言一年沈積在腸胃者，即去也。但脾胃虛寒者勿食，食則令人頭眩。作麪和豬、羊肉食，則鬚眉脫落。又不可合黃魚食，皆性動降之故。燒灰淋汁，即鹻，同化石灰，能去靨肉。

平　　瀉

沙參 峕入肺。甘苦而淡，性微寒無毒。體輕入肺，清熱泄火。補肺陰，養肝氣，宣五臟風氣，治久嗽肺痿，頭痛胸痺，心腹痛，驚氣煩熱，皮間邪熱，皮肌浮風，常欲眠，疝氣下墜，療惡瘡疥癬身癢，排膿，消癰腫。寒客肺中作嗽者勿服。至言補肺養肝及益脾腎，皆是從子母受累推究而出，服此肺不受刑，子母相安，即肝亦不受累，諸臟並見安和，非真能補陰也。熱在於肺，能清肺熱則陰不受累。故書言人參補五臟之陽，沙參補五臟之陰。凡書所載藥性補瀉，類多如斯，不獨沙參爲然。似人參而體鬆，白實長大者良。生沙地者長大，生黃土者瘦小。惡防已。反藜蘆。

---

① 大，原作"火"，據《本草綱目》卷三十六改。

薏苡仁　峁入肺、脾、胃。味甘而淡，性微寒，屬土色白，無毒，乃陽明藥也。上清肺熱，下理脾溼，升少降多。治肺痿肺癰、咳吐膿血涕唾、上氣、風熱、筋急拘攣，除筋骨中邪氣不仁，療水腫溼痺、疝氣、泄痢熱淋、墮胎，利小便，止消渴，殺蚘蟲，破腫毒，去乾溼腳氣，大驗。健脾益胃，補肺清熱，勝溼袪風。但此性力和緩，用之須倍他藥。若津枯便祕、陰寒轉筋及有孕婦女，不宜妄用。殺蚘，取根同糯米煮熟，或鹽湯煮過用。筋爲厥陰所主，而亦藉陽明胃土以爲長養，蓋陽明胃土，內無溼熱以淫，則上不薰蒸於肺，以致肺熱葉焦，則宗筋亦潤，宗筋潤則筋束而機關利。凡痿①厥多因肺熱葉焦，而機關不利，故治痿②則獨取於陽明。薏苡清熱除溼，實爲治痿要藥。震亨曰：寒則筋急，熱則筋縮。急因於堅強，縮因於短促。若受溼則弛，弛則引長。然寒與溼未嘗③不挾熱。三者皆因於溼，然外溼非內溼啓之不成病。故溼多因酒，而魚肉繼之，甘滑、陳久、燒炙並辛香，皆致溼之因也。筋急寒熱皆有，因熱者固當用薏苡清熱除溼，因寒者又當散寒除溼，不宜用此清熱之劑。

麥冬　峁入心、肺。味甘微苦微寒，甘多寒少。潤肺清心瀉熱。有類天冬，但彼所主在肺，此則在肺而並在心。消痰行水，生津止嗽，解熱除煩，療時疾熱狂頭痛，熱毒大水，面目肢節浮腫，治肺痿吐膿，止嘔吐，同人葠則能復脈生津，名生脈散。清肺中伏火，補心氣不足，療身重目黃，心下支滿，心腹結氣，虛勞客熱，暑傷元氣，脈絕短氣，口乾燥渴。強陰益精，消穀調中，止血妄行及經水枯，乳汁不下，腸中傷飽，羸瘦短氣，定肺保神，安魂定魄。久服輕身明目。和車前、地黃丸服，去溼痺，變白，夜視有光。斷穀爲要藥。但性寒而潤，虛寒泄瀉者勿用。肥白而大者佳。去心，入滋補藥酒潤，或拌米炒黃。地黃、車前爲使。惡款冬、苦參、青箱、木耳。忌鯽魚。熬膏良。蓋肺朝百脈，脈

---

① 痿，原作“萎”，據《本草求真》卷七改。
② 痿，原作“萎”，據《本草求真》卷七改。
③ 嘗，原作“常”，據《本草求真》卷七改。

屬心，心燥則肺金失養而脉絕，心清則氣即充而脉復。麥冬氣稟清肅，能於心中除煩，由於肺清則水得生而心不煩，譬如人當盛暑，則燔灼不寧，若值秋風一至，則炎熱頓解，而無燥鬱不堪之候。東垣曰：人參甘寒，瀉火熱而益元氣；麥冬苦寒，滋燥金而清水源；五味酸溫，瀉丙火而補庚金，益五臟之氣。治嗽須分內傷外感，如外感則聲盛而濁，先緩後急，日夜無度，痰涎稠粘而喘急；內傷聲怯而槁，先急後緩，或早甚，或暮甚，清痰少氣而喘乏。外感則其發必暴，或爲寒熱，或爲氣逆，或爲鼻塞聲重頭痛，輕者脉亦和緩，重者脉見弦洪；內傷其發有漸，或素有勞積虛損，日漸以甚，其症或爲寒熱潮熱①，或爲形容瘦減，或兩顴常赤，或氣短喉乾，其脉輕亦微數，重必細數弦緊。痿證有五，按經言肺熱葉焦，皮毛虛弱急薄以着，則症見足弱不能以行；心熱火炎下厥，則症見筋縱不能任地；肝熱口苦血乾，則症成拘攣筋痿；脾熱胃乾而渴，肌肉不仁，則症發爲肉痿；腎熱腰脊不舉，骨枯髓減，則症發爲骨痿。獨肺熱葉焦，高源化絕，則諸臟不得仰肺灌漑，故痿獨推於肺，而治痿又責重於陽明。

百部　尚入肺。甘苦微溫，無毒。潤肺除寒，殺蟲止嗽。治咳嗽上氣，火炙酒漬飲之。除一切蟲毒，及傳屍骨蒸，寒嗽、暴嗽、久嗽，疳積疥癬，殺蚘、蟯、蠅、虱及樹木蛀蟲，觸煙即死。去寸白蟲，蠱螫咬毒。但傷胃滑腸，脾胃虛人，須與補氣藥並行。根多隊成，故以百名。取肥實者，竹刀劈去心皮，酒浸焙用。

百合　尚入心、肺。味甘淡，性平微寒，無毒。清心肺餘熱。治百合病，止嗽，定膽，益氣補中，斂氣養心，安神定魄。除浮腫臚脹，痞滿寒熱，通身疼痛，癲邪狂叫驚悸，喉痺心痛，心下急滿，腹脹，百邪鬼魅，涕淚不收，腳氣熱欬，產後血狂運，乳癰脇癰，發背諸瘡腫，善通二便。心急黃，宜蜜蒸食之。但中寒下陷者忌之，初嗽者不宜遽用。花白者入藥。百合之甘斂，勝於五味之酸收，蓋久嗽之人，肺氣必虛，

① 熱，原作“溼”，據《本草求真》卷七改。

虛則宜斂。涕淚係肝肺①之邪，有寒有熱，不可概作熱。經曰：肺爲涕，肝爲淚，心爲汗，脾爲涎，腎爲唾。

石斛　尚入脾、腎。甘淡微鹹，性平微寒，無毒。入脾除虛熱，入腎澀元氣。治發熱自汗，傷中，除痺下氣，逐皮②膚邪熱痱氣，補五臟虛勞羸瘦，安神定驚，強陰益精，久服厚腸胃，健筋骨，強腰膝，補腎益力，療骨痿風痺、腰腳軟弱、囊溼精少、小便餘瀝、癰疽排膿內塞。長於清胃除熱，惟胃虛有虛熱者宜之，若虛而無火者，不得混用。但形瘦味淡，非先入藥久熬，其汁莫出。且治虛熱，補性雖有，亦在量病輕重施用。取光潤如金釵，股短中實者良。長而虛者味苦，名木斛，服之損人。去頭根，酒浸用。惡巴豆。畏殭蠶。細剉，水浸熬膏更良。

鈎藤　尚入心、肝。味甘微苦，氣平微寒，無毒。清心熱，祛肝風，爲心肝經要藥。治頭旋目眩，舒筋，下氣寬中，小兒驚癇瘛瘲，眼翻抽掣，客忤胎風，發斑疹，內釣，腹痛，婦人赤白帶下。主肝風相火之病，使風靜火熄，則諸證自平。祛肝風而不燥，庶幾中和，故小兒科珍之。但性稍寒，無火者勿服。然惟小兒風熱初起，病未見甚者，用之得宜。若使風火至極，勢難③驟遏，則此疏泄輕平之品，何能驟期見效？是又當投以重劑，則藥始與病當，而無病重藥輕之弊矣。取藤細多鈎者良。鈎猶有力，但久煎則無力。凡籐類皆象筋，故抽掣病由筋而生者，必多用之。按筋急而縮爲瘛，筋緩而弛爲瘲，伸縮不已爲瘛瘲，俗謂之搐搦是也。

白茅根　尚入心，兼入脾、胃。味甘性寒，無毒。瀉火消瘀，涼血止噦，除伏熱，利水道。治勞傷虛羸、肺熱喘急、內熱煩渴、傷寒噦逆、黃疸水腫、止吐衄諸血、瘀血血閉寒熱，利小便，下五淋，除客熱，補中益氣，堅筋，療婦人月經不勻，通血脉，止淋瀝崩中。鍼能潰膿，花

---

① 肺，原作"膽"，據《本草求真》卷七改。
② 皮，原作"脾"，據《本草綱目》卷二十改。
③ 難，原作"雖"，據《本草求真》卷七改。

能止血。凡苦寒之藥，多傷氣敗胃，惟此味甘性純，專理血病。凡吐血瘀淋崩閉，並以上諸症，審係因熱因火而成者，服之則熱除而血即理，火退而氣與水亦俱消矣。吐血由於心肝火旺，逼而上行，與衄血由於肺火所致，皆當用此水煎溫服；或爲末，米泔水調服。若吐血由於虛寒者，則非所宜。且能潰癰疽及瘤毒諸瘡，或用根搗敷，或煮汁調敷，或酒煮均可。此藥甘不泥膈，寒不傷中，爲治虛羸客熱犯中州之要劑。時珍曰：此良藥也。人多忽之。茅以白者爲良。針尤益小兒。

　　青蒿　崇入肝、膽，兼入腎、三焦。味苦微辛，氣寒無毒。清肝、腎、三焦陰火伏留骨節。治骨蒸勞瘦，瘧疾寒熱，風毒熱黃，蓐勞虛熱，虛煩盜汗，久瘧久痢，瘑瘡痂癩惡瘡，殺蝨，鬼氣屍疰，明目，清暑辟穢，補中益氣，駐顏色，長毛髮，令黑不老，兼去蒜髮，殺風毒。心痛熱黃，生搗汁服，並貼之。燒灰隔紙淋汁，和石灰煎，治惡瘡瘜肉黶斑。生搗敷金瘡，止血止痛良。凡苦寒藥多與胃家不利，唯青蒿芬芳襲脾，宜於血虛有熱之人，以其不犯冲和之氣爾。然寒而泄洩者，仍當避之。童便浸用，熬膏良。使子勿使葉，使根勿使莖。伏內庚日采蒿懸門庭，可辟邪，故能治鬼蛀。

　　萱草　崇入心、脾。味甘氣微涼，無毒。清心利水除煩。去溼除熱，消食止渴，治小便赤澀，身體煩熱，開胸寬膈，除酒疸，安五臟，令人心平氣和，無有憂鬱，因是命名。久服輕身明目。時珍曰：萱草即今東人採其花晒乾而貨之，名黃花菜。又曰：萱屬水，性下走陰分，一名宜男草。苗如葱葉，烹之可以適口。又云即鹿葱。但氣味輕淡，服之功難遽臻，不似猛烈者，入口即見有效。

　　山楂　崇入脾、胃，甘酸微溫，無毒。化飲食，消肉積，化痰破氣，伐胃戕脾。治痰飲痞滿，癥瘕積聚，吞酸，滯血痛脹，化血塊氣塊，活血，療腰痛、小腸疝氣，發小兒瘡疹。婦人產後兒枕痛，惡露不盡，煎汁入砂糖服之，立效。煮汁洗漆瘡，多瘥。煮汁服，止水痢①，淋頭洗

---

① 痢，原作“利”，據《本草綱目》卷三十改。

身，治瘡癢。按楂最能消化肉食，與麥芽消穀食者不同，凡煮老鷄硬肉，投此數枚則易爛，其消肉積之功可推。且人多食則嘈煩易饑。服參太過，但用山楂即解，豈非戕脾伐生氣之驗歟！兒枕痛能止，痘瘡不起能發，猶見通瘀運化之速。時珍曰：凡脾弱食物不化，胸腹酸刺①脹悶者，於每食後嚼二三枚，絕佳。但不可多，恐反尅伐也。若云健脾，亦因脾有食積，用此消磨。俾食行而痰消，氣破而滯化，止屬消導之品，故實而用此輕平消導則健。倘虛而用此，保無伐生生之氣乎？大者良。

粳米 甘入脾、胃，兼入心、肝。補中，壯筋骨，益腸胃，溫中益氣，止煩止渴止洩，和胃氣，長肌肉，通血脉，和五臟，好顏色。常食乾粳飯，令人不噎。煮汁，主心痛，止渴，斷熱毒下痢。合芡實作粥食，益精強志，聰耳明目。北粳良，南粳溫；赤粳熱，白粳涼，晚白粳寒；新粳熱，陳粳涼。新米作食動風，陳者下氣，病人尤宜。諸方用此佐助，蓋恐藥性苦寒，得此甘緩同入，俾胃氣不致頓損，而熱與煩亦得與之俱安矣。此雖常食之物，服之不覺有益，而一投入藥中，則其力甚巨，未可等爲泛常而忽視也。

米醋 甘入肝。味酸苦氣溫，無毒。斂血氣，散瘀，消癰腫，下氣消食。除癥，療心腹諸痛，黃疸黃汗，破結氣，心中酸水痰飲。治婦人心痛血氣，並產後及傷損金瘡出血昏運，殺一切魚、肉、菜毒，理諸藥，消毒。同青木香磨服，則止卒心痛及心腹血氣諸痛。以火淬醋入鼻，則治產後血量。治口瘡，浸黃蘗含之。塗腫痛，用大黃末調之。治疬癧，和生大黃煎服甚良。多食傷筋軟齒，損胃減顏色。時珍曰：脾病毋多食酸，酸傷脾，肉膶脣揭。

陰陽水 甘入腸、胃。即沸湯半杯，合井冷水半杯而合用之也。調中消②食，治陰陽不和，吐瀉並作霍亂不寧，病屬倉卒，寒熱難分，陰陽莫測，惟急用此投治，庶使陰陽調和而症得愈。若心腹絞痛，止有吐

---

① 刺，原作“利”，據《本草綱目》卷三十改。

② 消，原作“傷”，據《本草綱目》卷五改。

瀉之勢，而無吐瀉之實者，是爲乾霍亂，即絞腸痧，則又另有法在，非此水所能治。心腹絞痛，不得吐瀉，此名乾霍①亂；吐瀉有物，名溼霍②亂。蓋病在上則吐，在下則瀉，邪在中則吐瀉並作。若偏劑別出，須當詳審，未可妄投。

鱉甲 尚入肝。味鹹氣平，無毒。瀉肝分積熱，除勞嗽骨蒸。治心腹癥結，宿食癥塊堅積，去痞疾息肉，溫瘧老瘧瘧母，寒熱往來，血瘕腰痛，陰毒腹痛，脅下撲損血瘀，痔核惡肉，婦人經阻產難，經脉不通，漏下五色，產後陰脱，療陰蝕墮胎，消陰瘡腸癰瘡腫，小兒驚癇，斑痘煩喘，補陰補氣。肝虛無熱者忌。色綠九肋，重七兩者爲上，醋炙。若治勞，童便炙，更可熬膏。鱉肉涼血補陰，亦治瘧痢，然冷而難消，脾虛者大忌。惡礬石。忌莧菜、鷄子。究之皆除熱伐肝之品，非真滋肝藥也。

溫　血

鷄蘇 尚入腸、胃。味辛微溫，無毒。溫利下焦血分瘀滯。即龍腦薄荷也。生於水旁，又名水蘇，係野生之物。功有類於蘇薄，但蘇薄性稍涼主升，多於氣分疏散；水蘇性稍溫主降，多於血分溫利。清肺下氣，理血辟惡消穀，治頭風目眩、血瘀血熱、肺痿血痢、吐衄崩淋、喉腥口臭、腳腫邪熱等病。釀酒清酒及酒煮汁常服，治頭風目眩及產後中風。惡血不止，服之彌妙。作生菜食，除胃間酸水。但辛烈之物走散真氣，虛者宜慎，表疏汗出者亦忌。方莖中虛，似蘇葉而微長，齒密面皺，氣甚辛烈。

澤蘭 尚入肝、脾。苦甘辛微溫，無毒。入脾行水，入肝治血。治

---

① 霍，原作“藿”，據思賢書局刻本改。
② 霍，原作“藿”，據思賢書局刻本改。

頭風目痛，面黃浮腫，通九竅，利關節，破宿血[①]，調月經，消癥瘕，散水腫，治產後百病，腹痛勞瘦，血淋腰痛，吐血衄血，癰毒，撲損金瘡。與蘭草一類二種，俱生下溼地[②]，紫莖素枝，赤節綠葉，葉對節生有細齒，但以莖圓節長、葉有歧爲蘭草，莖微方節短、葉有毛爲澤蘭。蘭草走氣分，利水除痰，殺蠱辟惡，爲消渴良藥；澤蘭走血分，消水腫，塗癰毒，破瘀除癥，爲婦人要藥。蘭澤草，採置髮中，除垢；浸油塗髮，去風垢，令香潤。此脾肝藥也，脾喜芳香，肝宜辛散，脾氣舒則三焦通利而正氣和，肝鬱散則營衛流行而病邪解。但性雖和緩，終是破血之品，無瘀者勿用。

大小薊　崩入肝。甘溫無毒。皆能破血退熱，治吐衄腸癰。但小薊力微，不如大薊力迅之消癰腫。大薊止吐血衄血，女子赤白沃，安胎。搗根絞汁服半升，主崩中血下，立瘥。葉治腸癰，腹臟瘀血，作運撲損，生研，或酒或童便任服。又惡瘡疥癬，同鹽研罨之。小薊養精保血，破宿血，生新血，暴下血、血崩、金瘡出血、嘔血等症，絞取汁溫服。作煎和糖，合金瘡，解蜘蛛、蛇、蝎毒。治熱毒風，並胸膈煩悶，開胃下食，退熱，補虛損。苗，去煩熱，生研汁服。大小薊相似，花如髻。大薊莖高而葉皺，小薊莖低而葉不皺。皆用根。若脾胃虛寒、飲食不思、泄瀉不止者，切勿妄服。

紫砂糖　崩入肝。味苦性溫。導血通滯，緩肝和中，消痰治嗽。治心腹熱脹，口乾渴，解酒毒及煙草毒。臘月瓶封窖糞坑中，患天行狂熱者，絞汁服，甚良。味甘主緩、主壅，故痰溼過服，則恐至戀膈脹滿。蔗漿煎至紫黑色，其性較白糖更溫，多食生胃火，助溼熱，損齒生蟲。白砂糖入氣，補脾潤肺，主治略同，久食損齒生蟲，助熱反致熱壅上膈。中滿者勿服。與鯽魚同食成疳蟲；與筍同食不消成癥，身重不能行；與葵同食生流癖。

---

① 宿血，原作"宿食"，據《本草綱目》卷十四改。

② 地，原無，據《本草綱目》卷十四補。

穀精草　嵩入肝，兼入胃。味辛微苦，氣溫無毒。入肝散結，通血和目。功能明目退翳，兼治頭風喉痺，頭痛目盲，齒風牙痛，諸瘡疥癢。本穀餘氣結成，得天地中和之氣，辛能散結，溫能通達，治血熱澀淚，雀盲至晚不見，並痯疾傷目、痘後星障，皆效，且退翳明目，功力駕於白菊，而去翳明目，尤爲專劑。時珍曰：穀精體輕性浮，能上行陽明分野。凡治目中諸病，加而用之，甚良。明目退翳，實在菊花之上。按望月沙係免食此草而成，望月沙尚能治眼，則知此更眼家要藥。取嫩秧花如白星者良。

王不留行　嵩入肝、胃。味辛甘平，氣溫無毒。入肝行血不留，止心煩鼻衄，祛遊風、風毒、風疹，去風痺，通經內塞，金瘡，止血定痛，婦人血經不勻，難產，下乳，利小便，拔竹刺，治惡瘡發背，癰疽瘻乳。與瞿麥同，則知疏泄至極。能走血分，通血脉，乃陽明衝任之藥。性走而不守，謂雖有王命不能留其行，故名。古書云穿山甲、王不留。婦人服之，乳常流，亦其行血之力也。又云：止血定痛，能治金瘡，似與行血之意相悖，詎知血瘀不行，得此則行；血出不止，得此則止。非故止也，得其氣味以爲通達，則血不從瘡口長流，而自散各經，以致其血自止，其痛自定，豈必以止爲止哉？古人表著治功，多如此立談，待後人思議詳審。失血後與崩漏家及孕婦並忌。花如鈴鐸，實如燈籠子，殼五稜。取苗、子蒸，漿水浸用。

天仙藤　嵩入肝、脾。味苦氣溫，無毒。活血利水。一云即青木香藤。疏氣活血，治風勞心腹痛，妊娠水腫。同麻黃治傷寒發汗，同大黃墮胎。苦主疏泄，溫得通活，故能活血通道，而使水無不利、風無不除、血無不活、痛與腫自無不愈也。治子腫，用天仙藤、香附子、陳皮、甘草、烏藥等分爲末，用木瓜、生薑、蘇葉煎湯服，爲天仙藤散。始自兩足，漸至喘悶，似水，足趾出水，謂之子氣。葉似葛，圓而小，有白毛。根有鬚，四時不彫者是。

骨碎補　嵩入腎，兼入心。味苦而溫，無毒。破瘀逐血補骨。功嵩入腎堅骨，入心破血。治腎虛久瀉、耳鳴，骨中毒氣，氣血疼痛，五勞六極，手足不收，上熱下冷，跌撲損傷，骨痛牙痛，血出。至命名之意，以骨碎能補骨耳。雖與補骨脂相似，然總不如補骨脂性崗固腎通心，而無破瘀逐血之治也。腎虛泄瀉、耳鳴，研末，夾豬腎煨，空心食。蓋腎司開闔之權，久泄多責於腎。牙痛，炒黑爲末，擦牙。折傷，粥和末，裹傷處。根似薑而扁長，銅刀刮去黃赤毛，細切，蜜拌蒸，曬用。勿與風燥藥同用。

桂心 崗入心。味甘苦辛，性熱無毒。溫血分寒，除冷止痛。取中心者爲桂心，專溫營分之裡藥，治九種心痛，腹內冷氣痛不可忍，風僻失音，陽虛失血，欬逆結氣，一切風痺風氣，骨節攣縮，鼻中息肉，喉痺噎膈，腳痺不仁。通九竅，利關節，續筋骨，益肌肉，宣氣血，補虛寒及五勞七傷，止下痢，破血，通利月閉，胞衣不下，破痃癖癥瘕，內托癰疽痘瘡，消瘀血，能引血化汗化膿，殺三蟲，解蛇蝮毒，殺草木毒。所治專主心腹之裡，非若肉桂，未去外層皮肉，其治專在通經達絡，以除風寒溼痺，而僅在軀殼之外也。九種心痛：一蟲、二疰、三風、四悸、五食、六飲、七冷、八熱、九去來痛。後人又祖其義，而更爲別之有九，曰飲、曰食、曰血、曰氣、曰冷、曰熱、曰悸、曰蟲、曰蛀，皆明邪乘手少陰之絡而成。

乳香 崗入心，兼入脾、胃、腎。一名薰陸香。苦溫辛香，無毒。活血舒筋行氣。治耳聾，中風口噤不語，止霍亂，衝惡中邪氣，心腹痛疰氣，生肌止痛，不眠，補腎，定諸經之痛。止大腸洩癖，療折傷，治諸瘡令內消，癰疽諸毒，託裡護心，且用入瘡口，能使毒氣外出，不致內攻，亦治癲狂。癰疽已潰勿服，膿多勿敷。出諸番，圓大如指頭，明透者良。性黏難研，水飛過，用鉢坐熱水中，以燈心同研則易細。凡血因氣逆，則血凝而不通，以致心腹絞痛；毒①因氣滯，則血聚而不散，以致痛楚異常。乳香入心，復能入腎溫補，使氣與血互相通活，俾血不令氣阻，氣亦不令血碍，實爲行氣活血之品。非如沒藥氣味苦平，功崗

---

① 毒，原作"瘴"，據思賢書局刻本改。

破血散瘀，止有推陳之力，而無致新之妙。凡人筋不伸者，敷藥宜加乳香，以其性能伸也。治口瘡，燒煙以薰。治癲狂，用霧仙、辰砂、乳香、棗仁，酒下，恣飲沈醉，聽睡，或加人參内入，名寧志膏。

　　酒　峕入脾、胃，走表。甘辛苦淡，大熱有毒。宣行藥勢。通血脉，養脾氣，苦者能降，辛者能散，甘者和中而緩，厚者尤熱而毒，淡者利小便，用爲向導，可以通一身之表，引藥至極高之分。熱飲傷肺，温飲和中，少飲則和血行氣，壯神禦寒，辟邪逐穢，和胃怡神壯色，且霧露嵐瘴，風寒暑溼，得此皆可暫辟。若恣飲不節，則損胃爍精，動火生痰，發怒助慾，致生溼熱諸病。至於夜飲，尤屬不宜，蓋夜氣主收斂，氣密①則固，若用酒宣發，醉飲就枕，熱壅三焦，傷心損目，亂其神明，勞其脾胃，停溼動火，致病多端。

　　韭菜　峕入肝、腎、腸、胃。味辛微酸，氣温無毒。活血補陽通滯。治吐血衄血，唾血尿血，温中下氣，補虛益陽，調和臟腑，令人能食，充肺氣，除心腹痼冷，腹中冷痛，止洩膿血。搗汁服，治胸痺骨痛不可觸者，又解藥毒，療狂狗咬人數發者，亦塗諸蛇虺、蠍蠆、惡蟲毒，又治肥白人中風失音，及胸痺刺痛如錐，即吐出胸中惡血，甚驗。將汁澄清，和童便飲之，能消散胃脘瘀血，甚效。又主上氣喘息欲絶，解肉脯毒，止消渴盜汗，熏產婦血運，洗腸痔脫肛。滯氣客於腸胃，則血因氣而益阻；胃氣不通於五臟，則腰臍冷而痎癖生。肝主疏泄，腎主閉藏，肝腎虛則啟閉非時。經曰：足厥陰病則爲遺尿，及爲白淫。服此氣行血散，肝補腎固而病自愈，凡血瘀氣滯等症，俱能立效。治犬蛇傷，用此搗爛如泥，加鹽少許，作厚箍頻換則安；被刑杖及打折血凝，薄敷運動即散；久病下痢不止，同鯽魚煮食即止。但火甚陰虛用之最忌。忌蜜牛肉。韭子治功略同，但治遺精白濁更甚。蒸暴炒研用。《素問》曰：足厥陰病則遺尿，思想無窮，入房太甚，發爲筋痿，及爲白淫。男隨溲而下，女子綿綿而下。韭子之治遺精漏泄，小便頻數，女人帶下，能入厥陰，

---

① 密，原作"蜜"，據思賢書局刻本改。

補下焦肝及命門之不足。命門者，藏精之府，故同治也。蟲牙，《救急易方》用瓦片煨紅，安韭子數粒，清油數點，待煙起以筒吸引至痛處，良久，以溫水嗽吐，有小蟲出爲效。未盡再薰。震亨曰：心痛有食熱物及怒鬱，致死血留於胃口作痛者，宜韭汁、桔梗加入藥中，開提血氣。有腎氣上攻以致心痛者，宜用韭汁和五苓散爲丸，空心茴香湯下。蓋韭性急，能散胃口氣血滯也。反胃，宜用韭汁二盃，入薑汁、牛乳各一盃，細細溫服。蓋韭汁消血，薑汁下氣消痰和胃，牛乳能解熱潤燥補虛也。《單方總錄》曰：食不得入，是有火；食久反出，是無火。李士材又謂此不必拘，但察脉大有力，嘔吐酸臭，當作熱治；脉小無力，嘔吐清水，當作寒醫。色之黃白而枯者爲虛寒，紅赤而澤者爲實熱。能合色脉，庶乎無誤。

墨 峃入肝、腎。味辛氣溫。止血生肌宣滯。治血熱過下，瘟疫鼻衄，產後血暈崩脫。金瘡及飛絲塵芒入目，濃磨點之。止血，則以苦酒汁送投。消諸癰腫，則以豬肝汁、釅醋調。胞衣不下，則以酒磨服。眼有絲纏，則以墨磨雞血速點。客忤中腹，則磨地漿汁吞。松煙墨方可入藥，惟遠煙細者佳，粗者不可用。

百草霜 峃入肝，兼入腎。味辛氣溫，無毒。活血止血殺蟲。即釜底煤煙也。所主與伏龍肝相似。治傷寒陽毒發狂，黃疸瘧痢，噎膈，咽喉口舌諸瘡，婦人崩中帶下，胎前產後諸病，消化積滯，止上下諸血。凡血見黑即止，蟲毒惡氣，得辛溫則散。吐血血暈，或酒水醋，細研溫服。亦塗金瘡，止血生肌。白禿諸瘡，亦須用此，皆取火化從治之義。

兔屎 峃入肝。一名望月砂。味辛性平，微冷無毒。除熱結毒積及目中浮翳。治癆瘵五疳，疳瘡痔漏，蟲食痘瘡，殺蟲解毒。若陰氣上乘，目翳不清，未可用也。蓋其餌穀精草，故能明目。妊婦忌服，恐生缺脣，尤恐有倒逆之慮。

海螵蛸 峃入肝，兼入腎。味鹹氣微溫，無毒。入肝腎血分，通血脉，除寒濕，治血枯。此即烏賊魚骨也。止吐血衄血，目翳淚出，聤耳出膿，腸風崩漏，澀久虛瀉痢，腹痛環臍，丈夫陰中腫痛，又止瘡多膿汁不燥，婦人赤白漏下經汁，血閉，陰蝕腫痛，寒熱癥瘕，無子，血瘕血枯病，傷[1]肝唾血下血，治瘧消瘦。研末，傅小兒疳瘡，痘瘡臭爛，大人陰瘡，湯火傷，跌傷出血。聤耳底有膿及耳聾，同麝爲末，吹耳。治赤白目[2]翳，同冰片少許點之。止鼻衄，同槐花末吹。治喉痹，同銀硃吹鼻。治蝎螫疼痛，同白礬末吹鼻。小兒重舌鵝口，同雞子黃塗。小兒臍瘡出血膿，同乾胭脂爲末，油調。塗舌腫血出如泉，同蒲黃等分爲末，傅之。皆是宣通血分之滯，無他術也。取骨魚鹵浸，炙黃用。惡附子、白芨、白斂。能淡鹽。腹中有墨，書字逾年乃滅。時珍曰：按《素問》云，有病胸脇支滿者，妨於食，病至則先聞腥臊臭，出清液，先唾血，四肢清，目眩，時時前後血，病名曰血枯。得之年少時，有所大脫血，或醉入房中，氣竭肝傷，故月事衰少不來，治之以四烏鰂魚一蘆茹爲末，丸以雀卵大，如小豆，每服五丸，飲以鮑魚汁，所以利腸中及肝傷也。觀此，則其入厥陰血分無疑矣。經閉有二症，有餘者血滯，不足者肝傷。烏鰂所主者，肝傷血閉不足之症，正與《素問》相合。

凉　血

生地黃　嵩入心、肝、腎，兼入小腸。味甘苦性寒，無毒。凉血解熱，瀉火消瘀。入心腎，瀉丙火，清燥金，治心腹急痛，齒痛唾血，心痛，掌中熱痛，脾氣痿蹶嗜臥，足下熱而痛，吐血咯血，衄血畜血，溺血，崩中帶下，傷中胞漏，胎動下血，破惡血，去瘀通經，療熱毒痢疾，腸胃如焚，傷寒瘟疫痘症，諸大熱大渴引飲，折跌絕筋，利大小便，殺蟲。必燥結有實火者，方可用。若血因寒滯，用此則寒益甚。肥大者良。酒製，免傷胃。忌鐵。錢仲陽導赤散，與木通同用，能瀉丙丁之火。血出於鼻，是由清道；血出於口，是由濁道；血出於咳，是由於肺；血見

---

① 傷，原作"屬"，據《本草綱目》卷四十四改。

② 目，原無，據《本草求真》卷七補。

於嘔，是由於肝；血見於吐，是由於胃；血由痰涎而帶，是出於脾；血見於咯，是出於心；血見於唾，是出於腎；血由耳出，其名曰衄；血由鼻出，其名曰衄；血由肌膚而出，其名曰血汗；血由口鼻俱出，其名曰大衄。皆當詳其虛實以治。

紅花 峕入肝，兼入心胞。辛苦甘温，無毒。色紅入血，爲通瘀活血要劑。潤燥消腫，止痛通經，治喉痹不通，痘瘡血滯，産後血運口噤，腹内惡血不净，胎死腹中，經閉便難，肌膚疼痛。胭脂係紅花染出，解痘毒，敷痘疔，並治小兒聤耳。用紅花三錢半，枯礬五錢，爲末，以綿杖纏净吹之。時珍曰：紅花汁與血同類，故能行男子血脉，女子經水，但少則生血，多則行血，過多則行血不止，恐致危斃。經閉有血枯、血滯之分，此惟血滯者宜之。血下而清者，營虛有熱；血下而濁者，熱與溼蒸。血色鮮者屬火發，血色黑者屬血燥極。血與瀉物並下者屬有積，或因脉絡受傷；血從尿出者屬陰虛火動，或因房勞過度，營血妄行。血色黑黯，面色枯白，尺脉沈遲者，屬下元虛寒，陽虛陰走；嘔吐而見血色紫凝者，屬熱甚銷鑠，故見稠濁。熱甚水化，故血見黑紫。血從汗出者屬火。喜傷心，喜則氣散，故血隨氣以行。血在糞前者爲近血，其血由於大腸；血在糞後者爲遠血，其血由於肺胃，由氣虛腸薄，故血滲而下出也。血自口鼻上出，爲陽盛陰衰，有升無降。

紫草 峕入心胞、肝。甘鹹氣寒，無毒。色紫質滑，入心胞、肝，凉血解毒。治心腹邪氣，通九竅，利二便，療五疸①，消水腫，痟癖惡瘡，斑疹瘡毒盛，和血利大腸。合膏，塗小兒瘡及面皯。《活幼書》云：紫草性寒，小兒脾胃實者可用，脾胃虛者反能作瀉。凡便滑者忌服。古方用茸以發痘瘡，取其初得陽氣，以類觸類，今人不達此理，一概用之，誤矣。

旱蓮草 峕入肝、腎。味甘而辛，性平色黑，無毒。爲止血凉血要劑。又名鱧腸草、金陵草。益腎陰，烏髭髮。如鍼灸瘡發紅、血不止者，

---

① 疸，原作“疳”，據《本草綱目》卷十六及《本草求真》卷七改。

傅之立已。止血排膿，通小腸，傅諸瘡並鹽癧。血痢，熬膏用即止。膏點鼻中，添腦。汁塗鬚眉髮，生速而繁，並變白爲黑。療火瘡發紅，即退。擦齒牙，動搖即固。合冬青子名二至丸，能補肝腎。但性陰寒，雖凉血，不益脾胃。須同薑汁、椒服，方免腹痛作瀉。似蓮房，斷之有汁，須臾而黑。熬膏良。

　　側柏葉　崶入肺、肝。苦濇微寒，性清而燥，無毒。最清血分溼熱，止吐血衄血痢血，崩中赤白，腸風尿血，去風溼諸痹，歷節風痛，生肌殺蟲。傅湯火傷，止痛滅瘢。其止血凉血者，蓋仗金氣以制木，借炒黑以止血也。但塗湯火傷損，灸罨凍瘡。取汁塗頭，潤鬚髮染髭。取根上發枝數莖，蒙茸茂密，名佛手柏者真。酒浸，或炒或生用。桂、牡礪爲使。惡菊花。宜酒。汪昂曰：肢節大痛，晝静夜劇，名白①虎歷節風，亦風溼所致，治宜用此。

　　辰砂　崶入心。味甘微寒，體陽性陰，無毒。清心熱，鎮驚安神。潤心肺，養精神，安魂魄，鎮心定驚，瀉心經邪熱，治驚癇，殺精魅邪惡鬼，清肝明目，袪風止渴，解毒，定癲狂，止牙疼，下死胎，解胎毒痘毒，驅邪瘧，除中惡腹痛，毒氣疥瘻諸瘡，塗瘡痂息肉。杲曰：丹砂純陰，納浮游之火而安神明，凡心熱者，非此不能除。同滑石、甘草則清暑，同遠志、龍骨則養心氣，同丹參則養心血，同地黃、枸杞則養腎，同厚樸、川椒則養脾，同南星、川烏之類則袪風。且以人參、茯神濃煎汁，調入丹砂，則治離魂病。凡人自覺本形兩分，並行並臥，不辨真假者，離魂病也。夜多惡夢，戴辰砂如箭簇者，涉旬②即驗。又以丹砂末一錢，和生鷄子黃三枚，攪勻頓服，則妊娠胎動即安，胎死即出。慎勿經火及一切烹鍊，則毒等於砒礵。況此純陽重滯，即未烹鍊，久服呆悶，以其虛靈之氣被其鎮墜也。明如箭簇者良。惡磁石，畏鹽水，忌一切血。

　　赤芍　崶入肝。味酸微寒，無毒。瀉肝血熱。主寒熱，治目赤，脇

----

① 白，原作"曰"，據《本草求真》卷七改。

② 涉旬，原作"浹洵"，據《本草綱目》卷九及《本草求真》卷七改。

痛血虛，腹痛下痢，腹痛堅積，血痺瘕疝。血聚外腎爲疝，腹内爲瘕。經閉，腸風，癰腫，散惡血，利小便，安脾肺，收胃氣，止洩痢。與白芍主治畧同，但白補而斂，赤瀉而散。白則斂陰益脾，能於土中瀉木；赤則散邪行血，能於血中活滯。至云產後忌用，亦須審其脉症及臟偏勝若何，不可拘。如臟屬陽，脉症俱實，雖產後亦所不忌；若臟屬陰，脉症俱虛，即產前不得妄施。凡治病總以通曉脉症虛實爲要。惡芒硝、石斛。畏鱉甲、小薊。反藜蘆。

地榆 峕入肝、腸、胃。苦酸微寒，性沈而濇，無毒。清下焦血熱血崩，俾熱悉從下解，爲解熱止血要藥。止吐血鼻衄崩中，腸風血痢，治膽氣不足，明目，消酒除渴，止汗止痛，除惡肉，療金瘡，止[1]膿血，諸瘻惡瘡熱瘡，婦人乳產痓[2]痛，月經不止。止水瀉、冷熱痢、疳痢極效。氣血虛寒及初起者禁用。作膏可貼金瘡。搗汁可塗虎、犬、蛇蟲傷，飲之亦可。汁釀酒，治風痺，補腦。似柳根，外黑裏紅，取上截，炒黑用。梢反行血，得髮良。惡麥冬。腸風下血，清而色鮮，四射如濺，乃風性使然，《素問》所謂久風入中，則爲腸風殞泄是也。若肛門射血如線，或點滴不已者，乃五痔之血耳。

卷柏 峕入肝。味辛無毒。生用性平，破血通經，治癥瘕淋結；炙用性溫，止血，治腸風脫肛。治頭中風眩，五臟邪氣，止欬逆，療痿躄，除面皯，暖水臟，女子陰中寒熱痛，治尸疰鬼疰腹痛，百邪鬼魅啼泣。強陰益精，令人好容顏。性與側柏懸殊，側柏仗金氣以制木，借炒黑以止血，治各不同。鹽水煮[3]半日，井水煮半日，焙用。生石上，卷攣如雞足，故以卷名。俗呼萬年松。

銀柴胡 峕入腎，兼入胃。味甘微寒，無毒。入胃除虛熱，入腎涼血。治虛勞肌熱，骨蒸勞瘧，熱從髓出，小兒五疳羸熱。功等石斛，皆

---

① 止，原無，據《本草綱目》卷十二補。

② 痓，原作"痔"，據《本草綱目》卷十二改。

③ 煮，原作"炒"，據《本草綱目》卷二十一及《本草求真》卷七改。

入胃而除虛熱，但彼兼入腎，濟元氣，強筋骨；此則入腎，涼血爲異。肝癆必用此爲主，虛癆方中亦用，此治上下諸血。且與北胡大異，蓋北胡能升少陽清氣上行，升清發表，必有外邪；方用此則氣味下達入腎涼血，與彼迥不相符。若用北胡以治虛勞，則陰火愈升愈起，將咳嗽發熱愈無寧日，可不辨而混用乎？出銀州者良。根長尺餘，微白，故以銀胡號之。

蒲公英　崇入胃、肝。味甘性平，微寒無毒。清胃熱，涼肝血。化熱毒，解食毒，散滯氣，消腫核，專治疔毒乳癰，亦爲通淋妙品。擦牙，染鬚髮，壯筋骨。白汁，塗惡刺、狐尿刺瘡，即愈。緣乳頭屬肝，乳房屬胃，乳癰[1]乳巖多因熱盛血滯，用此直[2]入胃、肝二經，故婦人乳癰水腫，煮汁飲及外敷立消。用忍冬同煎，入酒少許服尤良。內消須同夏枯、貝母、連翹、白芷等藥同用。又能入腎涼陰，故於鬚髮可染。獨莖一花者是，有椏者非。莖斷有白汁。凡螳螂諸蟲游諸物上，必遺精汁，乾久則有毒。人手觸之成疾，名狐尿刺，慘痛不眠，百療難效，取汁厚塗即愈。《千金》極言其功。

凌霄花　崇入肝。味甘而酸，氣寒無毒。瀉肝血熱。即紫葳花，肝經血分藥也。凡人蟲伏血中，而見腸結血閉，風癢，崩帶癥瘕，一切由血瘀血熱而成者，治當用此，肺癰多用此爲君。妊娠內有瘀積，用此去瘀而胎自安。若瘀血既無，妄用必生他故，故又云孕婦忌服。然此究爲女科血熱必用之藥，但當相症施治。藤生，花開五瓣，黃赤有點，不可近鼻，聞必傷腦。治酒齇，用凌霄花爲末，和蜜陀僧唾調敷。此專主瀉熱，熱去則血自活。

槐角　崇入胃、大腸，兼入肝。味苦酸鹹，大寒無毒。除熱，散結，清火。除五內邪熱，止涎唾，補絕傷[3]，火瘡，目淚不止，頭腦心胸間

---

① 癰，原作"邕"，據《本草求真》卷七改。

② 直，原作"宜"，據《本草求真》卷七改。

③ 傷，原無，據《本草綱目》卷三十五補。

熱，口齒風襲，固齒烏髭，去風眩煩悶，痔瘻腸風，陰瘡溼癢，潤肝燥，
涼大腸，婦人乳癰，子臟急痛，墮胎。槐花苦涼，功用相同。去單子及
五子者，銅鎚搥細，牛乳拌蒸。槐花味苦獨甚，其涼大腸血分更甚，凡
大小便血及目赤腫痛、舌衄並用。舌衄，炒研摻之。但性純陰，虛寒者
宜戒，即虛熱而非實火，亦勿妄投。陳者良。十月上巳採槐角，漬牛膽
中，乾百日，食後吞一枚。明目補腦，髮白還黑，腸風痔血，尤宜服之。
肛邊發露肉珠，狀如鼠乳，時出膿血，曰牡痔；肛邊腫痛，生瘡突出，
腫至五六日，自潰出膿血者，曰牝痔；肛邊生瘡，顆顆發癧，癢而復痛，
更衣即出清血者，名曰脉痔；腸內結核，痛而有血，寒熱往來，登厠脱
肛者曰腸痔；因便而血隨出者曰血痔。又曰：糞前有血，名外痔；糞後
有血，名內痔；穀道弩肉，名舉痔；頭上有孔，名痔漏；瘡內有蟲，名
蟲痔。大法用槐角、地榆、生地涼血，芩、連、梔、柏清熱，防風、秦
艽祛風溼，芎、歸、人參和血生血，枳殼寬腸，升麻升提。治腸風畧同，
不宜專用涼藥，須兼補劑收功。

　　無名異　崳入肝。味甘而鹹，微寒無毒。解熱和血，收溼氣。即俗
名乾子是也。治金瘡折傷內傷，消癰疽腫毒，止痛，生肌肉，合金瘡。
凡癰腫，以醋摩傅之。人於受杖時，每服三五錢，則杖不甚痛，亦不甚
傷。用醋摩塗腫處，即消。究皆外治之品。生川廣，小黑石子也，一包
數百枚。

　　猪尾血　崳入肝，兼入心、脾。涼血活血。和龍腦香治痘瘡倒靨。
即猪尾尖剖出者。蓋猪通身皆滯，食飽即臥，其活止在一尾，而尖尤至
活。使瘀血一活，則通身之血俱活。況以至陰之物，而治至陰之血，則
熱自得陰化而悉解。吳費[①]建中著有《救偏瑣言》，治痘，凡逢毒盛而見
乾紅晦滯，紫豔乾燥之象，輕則用以桃仁、地丁、紅花、赤芍，重則用
以猪尾尖血，取一盞、二盞入藥同投，兼佐冰片開洩腠理，通達內外，
誠發千古未發之奇祕也。

---

① 費，原作"黃"，據《本草求真》卷七改。

兔肉　崇入肝，兼入大腸。性寒。涼血，解熱毒，利大腸。兔肝，瀉肝熱，故能明目。久食絕人血脈，損元氣陽事，令人痿黃。妊婦尤爲大忌，不獨令子生出即形缺脣已也。今人不察，動以爲虛勞聖藥，以致陽氣日虛，陰氣日竭，其害不可勝言。

青魚膽　崇入肝、膽。味苦氣寒。涼肝血，開目翳，功專點目去障，治鯁。目睛生汁注眼，能於黑夜視物，以其好啖螺蜆，蓋螺蜆能明目也。又主塗痔瘡，擦火瘡，吹喉痹，功與熊膽相同。臘月收，陰乾。色青入肝，開竅於目，以膽入膽故也。

夜明砂　崇入肝。味辛性寒。入肝活血明目，爲治目盲障翳之聖藥。一名天鼠屎，即蝙蝠屎也。因食蚊蟲而化，蚊善食人血，砂皆蚊眼，故即以食血者活①血。治驚疳瘰魅，乾血氣痛腹痛，消積，下死胎，塗瘰癧癰腫。加石決明、豬肝煎，名決明夜靈散，治雞盲眼。一同鱉甲燒煙，能辟蚊。淘淨焙用。惡白微、白斂。

血餘　崇入肝、心，兼入腎。味苦微溫。涼血逐瘀。療驚癇，理咳嗽，固崩帶，止血暈、血痢血淋、舌血鼻衄及轉胞不通，塗瘡疥，入膏敷毒。若胃虛用之，多致吐瀉。皂莢洗，煅用。《素問》曰：腎之華在髮。注云：腎主髓，腦者髓之海，髮者腦之華，腦減則髮落。蓋水出高源，故腎華在髮，髮者血之餘也。精之榮以鬚，氣之榮以眉，血之榮以髮。《類苑》云：髮屬心，稟②火氣而上生；鬚屬腎，稟③水氣而下生；眉屬肝，稟木氣而側生。故男子腎氣外行，故有鬚，女子、宦官則無也。生人髮掛果樹上，烏鳥不敢來食其實。又人逃走，取其髮於線車上，却轉之，則迷亂不知所適。此皆神化莫測。

---

① 活，原作"治"，據《本草求真》卷七改。
② 稟，原作"氣"，據《本草綱目》卷五十二改。
③ 稟，原作"氣"，據《本草綱目》卷五十二改。

本草匯纂卷三

下　血

紫參　嵩入肝，兼入胃、膀胱。味苦而辛，氣寒無毒。功嵩破血逐瘀。治寒熱邪氣，心腹積聚堅脹，衃血汗出，狂瘧瘟瘧，唾血，腸中聚血，腸胃大熱，止渴益精，消瘀，通九竅，治婦人血閉不通，血痢、赤白痢，利大小便，療癰腫諸瘡，金瘡，破血，生肌止痛。仲景治下痢腹痛，而用紫參湯以除，亦取散其積血之意。但市人罕識其真，用以紫菀爲代，雖其寒熱不同，而其疎利則一。反藜蘆。又名牡蒙。《聖惠方》治吐血不止，用紫參、人參、阿膠炒，等分爲末，烏梅湯服一錢。一方去人參，加甘草，以糯米湯服。

三七　嵩入肝、胃，兼入心、大腸。甘、微苦、温，無毒。入肝血分，化血爲水。止血散血定痛，治吐血衄血，血痢血崩，目赤癰腫，經水不止，產後惡血不下，跌撲損傷，血出不止者，嚼爛塗，或爲末摻之。爲金瘡、杖瘡要藥，並虎蛟蛇傷。蓋血瘀則痛，敷散則血止。三七能於血分活滯，故能止血定痛。試法：取入豬血中，血旋化爲水者真。能損新血，無瘀者勿用。時珍曰：能合金瘡，如漆黏物。又云：受杖時，先服一二錢，則血不衝心，杖後尤宜服之。產廣西。略似白芨，其長者如老乾地黄，有節，味微甘，頗似人葠。

茜草　嵩入心胞、肝。味酸鹹寒，色赤無毒。入心胞肝血分，行血止血。治寒溼風痺，黄疸，六極傷心肺，吐血，止鼻洪，骨節風痛，瀉血尿血，月經不止，帶下，撲損瘀血，活血通經，痔瘻瘡癘，排膿。酒煎服。總皆除瘀去血之品。功用略似紫草，但紫草只入肝涼血，使血自爲通活；此則能入肝與心胞，使血必爲走泄也。但血虛發熱及無瘀者，均忌用。根可染絳。忌鐵。

鬱金　峃入心，兼入肺。辛苦微甘，氣寒無毒。其性輕揚，入心散瘀通滯，其氣先上行而微下達。凉心熱，散肝鬱，破血積惡血，血淋尿血，治血氣心腹痛，失心癲狂，下氣，女人宿血氣心痛，産後敗血衝心，冷氣結聚，温醋磨傅之。亦治馬脹及痘毒入心，陽毒，生肌定痛。震亨曰：鬱金屬火與土，其性輕揚上行，治吐血衄血，唾血血腥，及經脉逆行，並宜鬱金末加韭汁、薑汁、童便同服，其血自清。痰中帶血①者，加竹瀝；又鼻血上行者，鬱金、韭汁加四物湯服之。如敗血衝心，加以薑汁、童便；去心瘋癲，明礬爲丸，硃砂爲衣；與受蠱毒，加以升麻之類。《經驗方》治失心癲狂，用真鬱金七兩，明礬三兩，爲末，薄糊丸，白湯下。又婦人癲狂十年，至人授此方，初服心胸間有物脱去，神氣洒然，再服而甦。此驚憂痰血絡聚心竅所致。鬱金入心去惡血，明礬化頑痰故也。《范石湖文②集》云：嶺南有挑生之害。於飲食中行厭勝法，魚肉能反生於人腹中，致死每陰投其家。初中覺胸腹痛，次日刺人，十日則反生在腹中。胸膈痛，即用升麻或膽礬吐之；若膈下痛，以米湯調鬱金末二錢服，即瀉出惡物。或合鬱金、升麻服之，不吐則下。若惡血、惡痰、惡瘀、惡淋、惡痔在於下部而難消者，俟其辛氣既散，苦氣下行，即能爲疎泄，而無濡滯難留之獘。此葯本屬入心散瘀，因瘀去而金得泄，能開肺金之鬱，故命名鬱金。如真陰虧虚火亢，吐血不關肺肝氣逆者，不宜用也。出川廣。圓如蟬肚，外黄内赤，色鮮微香，折之光明脆徹，苦中帶甘者乃真。市多以薑黄僞充。

莪术　峃入肝。辛苦氣温，無毒。大破肝經氣分之血。治心腹痛，霍亂冷氣，吐酸水，中惡疰忤鬼氣，解毒，開胃消食，酒研服。通肝經聚血，通月經，消瘀血，止撲損痛下血及内損惡血，破奔豚疝癖，以酒醋摩服。蓋人血氣安和，則氣與血通，血與氣附，一有所偏，非氣盛而

---

① 血，原作“出”，據《本草綱目》卷十四及《本草求真》卷七改。

② 文，原無，據《本草綱目》卷十四補。

血碍，即血壅而氣滯。三棱氣味苦平，既於肝經血分逐氣；莪术氣味辛溫，復於肝經氣分逐血。故凡氣因血滯而見積痛不解，吐酸奔豚，痞癖①癥瘕等症者，須當用此調治。俾氣自血順，而不致閉結不解矣。但蓬术雖屬磨積之味，若虛人服之，則積未去而真已竭，須得葠、术補助爲妙。大者爲廣术，根如生薑。莪术根下似卵不齊，堅硬難搗，炭火煨透，乘熱搗之，或醋磨、酒磨，或煮熟用。按之應手爲癥，是因傷食所得；假物成形爲瘕，是因傷血所得；見於肌膚，可見爲痞，是因傷氣所得；結於隱癖，不見爲癖，是因積聚所得。五積：肝積曰肥氣，在左脇下，形如覆杯，有頭有足，如龜鱉狀。心積曰伏梁，起於臍上，大如手臂，上至心下。脾積曰痞氣，在胃腕，覆如大盤。肺積曰息奔，在右脇下，覆如大杯。腎積曰奔豚，發於少腹，上至心下，如豚奔走之象，或上或下，亦無定時。經曰：大積大聚，毒可犯也，衰其大半而止，過者死。故去積須以甘溫調養。又曰：壯者氣行則已，怯者則着而成病。潔古云：壯人無積，惟虛人則有之，故養正則邪自除。血積宜用桃仁、山甲、乾漆、大黃、䗪蟲、蓬术、瓦壟子；痰積宜用半夏、南星、白术、枳實、礞石、硝石、風化硝、白芥子、海石、蛤粉；水積宜用大戟、甘遂、葶花、芫花；酒積宜用乾葛、神麯、荳蔲、黃連、乾薑、甘草、牽牛；茶積宜用薑黃、茱萸、椒、薑；癖積宜用三棱、莪术、巴霜、大黃；肉積宜用山楂、阿魏、硝石；蟲積宜用雄黃、錫灰、梹榔、雷丸、蕪夷、使君子、鶴虱；瘕積宜用桃仁、鱉甲、草果。

薑黃 峕入脾，兼入肝。味辛而苦，氣溫色黃，無毒。理血中之氣，破血下氣，治手臂風寒溼痺痛，心腹結聚疰忤，除風消腫，性更烈於鬱金。除血積氣脹，癥瘕血塊，撲損瘀血，止暴風痛冷氣，下食，通月經，療產後敗血攻心。功用頗類鬱金、三棱、莪术、延胡索，但鬱金入心，專瀉心包之血；莪术入肝，治氣中之血；三棱入肝，治血中之氣；延胡索則於心肝血分行氣，氣分行血；此則入脾，既治氣中之血，復理血中

---

① 癖，原作"癥"，據《本草求真》卷七改。

之氣。陳藏器曰：此藥辛少苦多，性過鬱金，破血立通，下氣最速。若血虛腹痛臂痛，而非瘀血凝滯者，用之病反增劇。蜀川產者，色黃質嫩，有鬚，折之中空有眼，切之分爲兩片者，爲片薑黃。廣生者，質粗形如乾薑，僅可染色，不可入藥，有損無益。時珍曰：古方五痹湯用片子薑黃，治風寒濕氣手臂痛。戴元禮云：片子薑黃能入手臂治痛，其兼理血中之氣可知。《和濟方》治小兒胎寒腹痛，啼哭吐乳，大便色青，狀若驚搐，出冷汗，薑黃一錢，沒藥一錢，乳香二錢，爲末，蜜丸芡實子大。每服一丸，鈎藤湯下。《經驗方》心痛難忍，用薑黃一兩，肉桂三兩，爲末，醋湯服一錢，立效。凡用總宜片子薑黃，廣產者勿誤用。

蒲黃 峀入肝。味甘氣平，無毒。治分生熟，生用性滑行血，炒用性濇止血。用生則宣瘀通滯，涼血和血，止心腹諸痛，膀胱寒熱，療積塊，跌撲傷損，風腫癮瘡，游風腫毒，排膿，溺閉不解，通經絡，下乳汁。用熟焦黑，則止吐血鼻衄，下血腸風，瀉血痢血尿血，妊婦下血墜胎，血運血癥，兒枕氣痛，帶下，月候不勻，止泄精。然證屬外因，固可建奇功，若內傷不足之吐衄，則非此能治。時珍曰：一婦舌脹滿口，以蒲黃頻摻，及曉乃愈。宋度宗舌腫滿口，御醫用蒲黃、乾薑末等分，搽之立愈。觀此，則蒲黃之涼血可知矣。蓋舌爲心苗，心包相火乃其臣使，得乾薑爲陰陽相濟也。失笑散用此，同五靈脂治血氣滯痛。但無瘀者勿用。香蒲花上黃粉，名蒲黃。根，去熱燥，心下邪氣，口中爛臭，堅齒明目。

丹參 峀入心胞絡，兼入肝。味苦色赤，性平而降。入心胞絡，破血瘀，安神志。治頭痛目赤，寒熱積聚，百邪鬼魅，腹痛氣作，聲音鳴吼，腸鳴幽幽如走水，除風邪留熱，心腹痛疾結氣，邪氣骨節疼痛，四肢不遂，腰脊強，冷熱癆，風痹足軟腳痹。破宿血，生新血，安生胎，墮死胎，除煩養神定志，調經脉活血，通心胞絡，並除崩帶，癥瘕疝痛，瘡疥癬瘻，腫毒丹毒，排膿生肌止痛。總由瘀去則病除，非真能生新安胎，養神定志也。妊娠大便不實者切忌。雖能生血，究長於行血，若無瘀者須斟酌用之。畏鹽水，忌醋，反藜蘆。時珍曰：五參配五色五臟，故人參入脾曰黃參，沙參入肺曰白參，玄參入腎曰黑參，牝蒙入肝曰紫參，丹參入心曰赤參，其苦參則右腎命門葯也。乃人或捨紫參而稱苦參，其亦未達此義。按《婦人明理論》云：四物湯治婦病，不問胎前產後，經水多少，皆可通用。惟一味丹參散與之相同，蓋丹參生血安胎，止帶調經，其功大類當歸、地黃、芎窮、芍葯故也。《普濟》用五參丸治面上酒刺，用紫、丹、人、沙、苦五葠各一兩，胡桃仁杵和爲丸，茶下。

益母草 崑入心胞、肝。辛苦微寒，無毒。一名茺蔚。功能入肝、心胞絡，消水行血，去瘀生新，調經解毒，爲胎前產後要劑。治風解熱，順氣活血，養肝益心，安魂定魄，止渴潤肺，療血逆大熱，頭痛心煩，血風血痛，血淋血閉，血崩帶下，胎漏產難，產後血脹血暈，疔腫乳癰等症。外此，番沙腹痛嘔吐，用此濃煎恣飲，亦取能散惡血。若其病非惡血，則非所宜。但氣味辛散滑利，全無補益，勿因其有益母之名而濫用之，瞳神散大者尤忌。子主治略同，但行中有補，非若草之徒以消水行血爲事也。雖曰行中有補，究是滑利之品，非血滯血熱者勿與，瞳神散大亦忌。忌鐵。子微炒用。時珍曰：益母根、莖、花、葉、實，並皆入葯。若治肝經風熱，明目益精調經，則用子；若治腫毒瘡瘍，消水行血，婦人胎產諸病，宜並用爲良。蓋根、莖、花、葉專於行血，而子則行中有補也。帶下者，因病生於帶脉，蓋橫於腰間也。下白則爲白帶，屬氣虛，宜補中益氣；下赤則爲赤帶，屬血虛，宜養血滋陰兼調氣。

劉寄奴 崑入肝。味苦微溫，無毒。破瘀通經，除癥下脹，及止金瘡血，止大小便血，湯火傷毒。治心腹痛，下血破血，止霍亂水瀉。小兒尿血，新者研末服，愈。血在人身本貴通活，若滯而不行，則癥瘕脹滿愈甚；行而不止，則血亦滯而不收，必使血出益甚。寄奴總爲破血之品，故能使滯者破而即通，亦使通者破而即收也。但性多走泄，不可過服久服，令人吐利。一莖直上，葉尖長糙澀，花白蕊黃，如小菊花。莖、葉、花、子皆可用。

蘇木　尚入心、胃。甘鹹辛平，微凉無毒。入三陰血分，行血去瘀，宣表裏之風。治霍亂嘔逆，虛癆血癖氣壅滯，婦人血氣心腹痛，月候不調，產後血運，脹滿欲死，癰腫撲損，排膿止痛。男女中風口噤不語，及經絡不通，產後惡露不安，並宜細研乳頭香末方寸匕，以酒煎蘇方木調服，立吐惡物，即瘥。產後敗血上冲，加乳香酒服，此實證也。若挾虛氣喘，面黑欲死，乃敗血乘虛入肺也，用蘇木二兩，水二碗，煮一碗，入人葠末一兩服。隨時加減，神效不可言。倘或產後去血太多，氣隨血去，脉微神倦，口鼻氣冷，胸腹無滯而運者，宜單用大劑獨葠湯以固其脫。但性疎泄，產後惡露已净，大便不實及無瘀滯者均忌。出蘇方國。忌鐵。

没葯　尚入心，兼入肝。苦平兼辛，無毒。入十二經，宣血破瘀，散結止痛。治目赤翳暈膚赤，心膽虛，肝血不足，墮胎，及產後心腹血氣痛，破癥瘕宿血，損傷瘀血，金瘡杖瘡，諸惡瘡痔漏，消腫定痛生肌。若諸痛不由血瘀而由血虛，產後惡露去多，腹中虛痛，癰疽已潰，法當咸禁。出諸番。色赤類琥珀者良。用缽坐熱水中，以燈心同研則易細。

郁李仁　尚入脾，兼入大腸、膀胱。性平，味辛苦酸甘，無毒。入脾下氣行水，破血潤燥。治水腫癃急，面目四肢浮腫，大腸氣滯，燥澀不通，大腹水腫，腸中結氣，關格不通。用酒炒能入膽，治悸並目張不眠，止五臟膀胱急痛，宣腰胯冷膿，消宿食，利小便。破癖氣，下四肢水，酒服四十九粒。研和龍腦香，點赤眼。然此止屬治標救急之劑。津液不足者，慎勿輕投，且多食尤令人津液虧損，燥結愈甚。湯浸，去皮尖，蜜浸研如膏。《錢乙傳》：乳婦因悸而病，既已目張不得瞑。乙令煮郁李酒飲，醉即愈。原因目系內連肝膽，恐則氣結，膽橫不下。郁李去結，隨酒入膽，結出膽下則目能瞑矣。此蓋得肯綮之妙者也。

乾漆　尚入肝、脾。味辛氣溫，毒烈。功專行血殺蟲，削年深堅結之積滯，破日久凝結之瘀血。療咳嗽，消痞結，續筋骨絶傷，除腰痛，治傳尸癆，除風，女子疝瘕，經脉不通，利小腸，去蚘蟲。丹溪云：漆性急而飛補①，用之中節，積滯去後，補性內行，人不知也。血見乾漆即化爲水，其能損新血可知。虛人及慣生漆瘡者戒之，勿爲丹溪飛補之説所誤。如無積血者亦忌，以其大傷營血，損胃氣耳。炒令煙盡爲度，或燒存性。半夏爲使，畏川椒、紫蘇、雞子、螃蟹。若患漆瘡，以生蟹汁、紫蘇解之。漆得蟹而成水，物性相制也。凡畏漆瘡者，嚼蜀椒塗口鼻則可免。

血竭② 嵩入肝。味甘而鹹，性平，有小毒。色赤入心、肝、血分，散瘀生新，專除血痛。治心腹卒痛，折跌金瘡血出，瘡口不合，止痛生肌，療婦人血氣痛，小兒瘈瘲。破積血，去五臟邪氣攪刺，內傷血聚，並宜同酒調服。乳香、沒葯雖主血病，而亦兼入氣分；此則專入血分，但性急迫，引膿甚利，不可多服。凡血病無積瘀者忌之。係南番樹木之液，猶人之膏脂，磨之透指甲，燒之有赤汁涌出，久而灰不變本色者真。嚼之不爛如蠟爲上。假者是海母血，味大鹹，有腥氣。須另研作粉，篩過，若同眾葯搗，則化作塵飛。

桃仁 嵩入心胞、肝。辛苦甘平，無毒。入心胞肝，破血通瘀。止欬逆上氣，消心下堅硬，心腹痛，除卒暴擊血，骨蒸，肝瘧寒熱，鬼疰疼痛，瘀血血閉，癥瘕邪氣，血結血燥，通潤大便，破畜血，產後血病，通月水，殺三蟲，療跌撲損傷積血，皮膚③瘙癢，發熱如狂，爲畜血必需之葯。每夜嚼一枚，和蜜塗手、面良。若非血瘀而誤用之，必大傷陰氣。且氣薄味厚，沈而下降，瀉多補少，散而不收，用之不當，及過用多用，使血下不止，損傷真陰，不可不慎。行血，連皮、尖生用；潤燥，去皮、尖炒用。俱研碎，或燒存性用。雙仁者有毒，不可用。香附爲使。詵曰：能發丹石毒，生者尤損人。瑞曰：桃與鱉同食，患心腹痛，服术人亦忌之。成無己曰：肝者血之源，血聚則肝氣燥。肝

---

① 補，原無，據《本草綱目》卷三十五補。

② 竭，原作“蝎”，據思賢書局刻本改。

③ 膚，原作“胃”，據文義改。

苦急，急食甘以緩之。桃仁緩肝散血，故仲景抵當湯用之，治傷寒八九日，內有蓄血，發熱爲狂，小腹滿痛，小便自利者，此湯主之。又有當汗失汗，熱毒深入，吐血及血結胸，煩躁譫語者，亦以此湯主之。張璐云：大抵氣血喜溫而惡寒，寒則泣不能流，溫則消而出之，此軒岐秘旨。但世醫一見血症，每以寒涼滋陰爲務，其始非不應手，取效一時，乃屢發屢折，而既病之虛陽愈衰，必致嘔逆喘乏，奪食泄瀉。尚以葯力未逮，猛進苦寒，有陰不濟陽而上溢者，尚爲戈戟，況陽不統陰而亡脫者，尤爲鴆砒。蓋因陽葯性暴，稍有不順，下咽立見其害，不若陰柔之性，至死不知其誤，而免旁人之譏謗也。噫！醫之弊，僅可爲知者道，難爲俗人言耳。

蓮藕　峕入心、脾。味甘濇，性平，生寒熟溫，無毒。入心脾血分，消瘀除熱。生用甘寒，涼血散瘀，止渴除煩，治霍亂後虛渴，病後乾渴熱渴。熟用甘溫，補心益胃，止洩止怒，大能開胃，補五臟，實下焦，久服令人心懽。同蜜食，令人腹臟肥，不生諸蟲，亦可休糧。生搗汁，罨金瘡折傷，止暴痛，解射罔毒、酒毒、蟹毒。澄粉服食，安神益胃，輕身延年。但世多以豆、麥僞充，真者絕少。盛怒血淋，以髮灰二錢，藕汁調服。折裂凍瘡，熱搗塗患處。孟詵曰：產後忌生涼，獨藕不忌，謂其能散瘀血也。藕節味濇，同生地汁、童便服之，善止一切血症。煮忌鐵器。噤口痢服之，能使結糞自下，胃氣自開，亦以熱除血解爲治。然噤口冷痢則忌服。主折傷，續筋骨，破積聚，排膿，治產後血邪，止驚悸，以酒磨服。

自然銅　峕入骨。味辛氣平，無毒。散瘀血，破氣，接骨止痛。合乳香、沒葯、䗪蟲、五銖古錢、麻皮灰、血蝎、狗頭骨作丸，以當歸、地黃、續斷、牛膝、丹皮、紅花煎濃湯送下，以治跌撲損傷最效。但中病即已，過服恐泄真氣。銅非煅不可用，然火毒、金毒相煽，復挾香葯熱毒內攻，雖有接骨神功，頗多燥烈之弊，大宜慎用。産銅坑中，火煅醋淬七次，細研，甘草水飛用。

古文錢　峕入肝、腎。味辛氣平，有毒。破瘀開結散滯。治目赤腫痛瞖障，數日不能開，用生薑一塊，洗净去皮，以古青錢刮汁點之，初甚苦，熱淚簌面。然終無損傷，且一點遂愈。治跌撲損傷，火煅醋淬四十九次，能入受傷凝滯之所，而消其瘀血。婦人生産橫逆，心腹痛，月隔①五淋，燒赤以醋淬用。止心腹痛，和薏苡根煮服；治五淋，以大青錢煮汁服。

花蕊石 崆入肝。性溫味酸而濇，氣平無毒。通瘀止血。崆入肝經血分，能化瘀血爲水，止金瘡出血，刮末傅之即合，仍不作膿。治一切失血傷損，内漏目瞖，療婦人血運惡血，下死胎，下胞衣。但此原屬刧藥，下血止後，須以獨參湯救補則得之矣。若過服則大傷陰血，恐於肌肉有損，不可不謹。産硫黄山中。以罐固濟，頂火煅過，出火毒，研細水飛，曬乾用。近世以合硫黄同煅研末，敷金瘡其效如神。人有倉卒金刃，不及煅治者，刮末敷之亦效。時珍曰：花蕊石酸濇，功專止血，能化血②爲水，酸以收之也。東垣謂胞衣不出，濇劑可下，赤石脂亦下胞胎，義同。

皂礬 崆入脾，兼入肝。酸濇性凉，無毒。化痰燥溼，解毒殺蟲。酸涌凉散濇收，散風眼，蟲牙口瘡喉痺，消積滯，除脹滿，黄腫瘧痢，惡瘡，疥癬。釀鯽魚燒灰同服，療腸風下血，利小便。功等白礬，但力稍緩。然燒赤則入血分，伐肝木，燥脾溼，去積垢，其效甚速。治喉痺，取酸涌化痰之力，同米醋研食之，咽汁立瘥。且諸治之外，又善消積滯，凡腹中堅積，諸藥不能化者，紅礬同健脾消食藥爲丸，投之輒消。但胃弱人不宜多用，服此者終身忌蕎麥，犯之立斃。深青瑩净者良。煅赤名絳礬。畏醋。按《張三豐仙傳》云：治脾土衰弱，肝木氣盛，木來尅土，心腹中滿，或黄腫水土色，宜伐木丸。方用蒼术二觔，米泔水浸，同黄酒麯麴四兩，炒赤色，皂礬一觔，醋拌曬乾，火煅爲末，醋糊丸。每服三四十丸，好酒、米湯下，日三服。時珍常以此加平胃散，治賤役中腹

---

① 隔，原作"膈"，據思賢書局刻本改。

② 血，原無，據《本草綱目》卷十補。

滿，果驗。《金匱》治女癆、黑癉。硝石礬[1]石丸，專取皂礬[2]破瘀。

五靈脂 崇入心、肝。氣腥臭難聞，味甘性溫，無毒。入肝行血，破瘀止痛。即北地寒號蟲鳥屎也。狀如凝脂，故名。能入血凝臭穢之處而療其病。治心腹冷氣，療傷冷積，心腹、脅肋、少腹諸痛，目翳作痛，往來不定，疝痛，血痢腸風，身體血痺刺痛，肝瘧發寒熱，反胃消渴，及痰涎挾血成窠，血貫瞳子，血凝齒痛，重舌，女子血閉，胎前產後血氣諸痛，小兒驚風五疳，五癇癲疾，殺蟲，解藥毒及蛇、蠍、蜈蚣傷，爲血分行氣必需之藥。凡血崩經水過多，赤帶不止，宜半炒半生用，酒調服，能行血止血，治血氣刺痛。但此氣味俱厚，辛羶不堪，故僅可治有餘之滯，若血虛無瘀者，服之大損真氣，且腥更使人動吐，所當避也。酒飛，去砂石，曬乾入藥。行血宜生，止血宜炒。惡人參。市多雜以砂石貨之。然色黑氣甚燥惡，總以糖心潤澤者真。宗奭曰：目中翳障，往來不定，乃血病也。肝受血則能視，目病不治血，爲背理也。用五靈脂而愈。有人被蛇毒傷，良久昏憒，憎以五靈脂一兩，雄黃半兩，酒調二錢灌之，遂甦。仍以滓敷咬處，少頃，復灌二錢，其苦皆去。李仲南云：五靈脂治崩中，非止血之藥，乃去風之劑。風，動物也，衝任經虛，致風傷襲營血，以至崩中暴下，與荊、防治崩義同。方悟古人識見，深遠如此。但未及肝血虛滯，亦自生風之義耳。按衝爲血海，任爲胞胎，任脉通，衝脉盛，則月事以時下，無崩漏之患，且易生子。

瓦楞子 崇入肝。味鹹而甘，性平無毒。瀉肝經血分積塊。即蚶子殼。消血塊，化痰積，治血氣冷氣，爲婦人血塊癥瘕、男子痰癖積聚要藥。連肉燒存性研，傅小兒走馬牙疳有效。與鱉甲、䗪蟲同類，皆能消癥除積，但䗪蟲其性甚迅，此與鱉甲其性稍緩耳。煆紅醋淬三次用。積者陰氣也，五臟所生，其始發有常處，其痛不離其部，上下有所終始，左右有所窮處，謂之積。聚者陽氣也，六腑所成，其始發無根本，上下

---

① 礬，原作"磨"，據《中國醫學大成續集》及《本草求真》卷七改。
② 礬，原作"磨"，據文義改。

無所留止，其痛無常處，謂之聚。積聚之症，非止根於偶爾食積不化，可用以化氣消導之劑。經言卒然飽食則脹滿，起居不節，用力過度則絡脈傷，傷於陽絡則血外溢，血外溢則衄血；傷於陰絡則血內溢，血內溢則後血；傷於腸胃之絡則血溢於腸外，腸外有寒汁沫與血相搏，則並合凝聚不得散，而積成矣。且胃之大絡，名曰虛里，貫膈絡肺，出於左乳下，其動應衣，是即陽明宗氣所出之道。凡人飲食不節，漸以留滯，而致瘕積成於右脅膈膜之外者，即此候也。

班蝥 峕入下部。味辛氣寒，有毒。破惡血惡毒，其性下走而不上，專走下竅，直至精溺之處，蝕下敗物，痛不可當，且入胎則墮，其毒可知。外用蝕死肌，敷疥癬鼠瘻惡瘡。內治破石淋，拔瘰癧疔腫，下猘犬傷、惡毒、蠱毒、輕粉毒，取其以毒攻毒，然惟實者可用。楊登甫曰：瘰癧之毒莫不有根，大抵治以班蝥、地龍膽爲主，制度如法，能令其根從小便出，如粉片、血塊、爛肉，次以木通、滑石、燈心輩導之。下犬毒之初，先於患人頭上拔去血髮二三莖，以班蝥七枚，去翅、足，炙黃，用蟾蜍搗汁服之，瘡口於無風處搨去惡血，小便洗净，髮炙敷之，服後小便當有瘀毒泄去，三四日當有狗肉三四十枚爲盡。如數少，再服七枚。若愈後，忌聞鍾聲，復發則不可治矣。去頭、足，糯米炒熟，生用則吐瀉。人亦有用米取氣不取質者。畏巴豆、丹參。惡甘草、芫花。

水蛭 峕入肝。味鹹與苦，氣平有毒。通利水道，破血墮胎。治惡血積聚，赤白游瘮，丹腫腫毒初生。女子月閉，欲成血癆，逐惡血瘀血，破血瘕積聚，無子，利水道，墮胎，並癰疽惡瘡，折傷墜跌蓄血。染鬚極效。即馬黃蜞也。雖煆之存性，然見水復能化生，嚙人臟腑。如犯之者，用黃泥作丸吞之，必入泥而出，或以牛、羊熱血同豬脂飲之，亦下。但破瘀之藥甚多，何須用此？炒枯黃，或先熬黑，過七日置水不活者方用。畏石灰、食鹽。

䗪蟲 峕入肝。微苦微鹹，氣寒有毒。破血墮胎。治喉痹結塞，逐瘀血，破血積，通血脈，利九竅，除賊血在胸腹五臟，攻血偏行經絡，墮胎只在須臾，療血蓄身黃脉結，腹痛如狂，女子月水不通，並癥瘕，寒熱瘧母，堅痞積塊。蓋此物善嚙牛、馬、豬血，因其性取用，故以治血結諸病。但性屬惡毒，若非氣足之人，實有蓄血者，勿輕與。去翅、足，炒用。惡麻黃。

䗪蟲　峕入肝。味苦鹹，性寒有毒。凉血破積，軟堅接骨。治心腹寒熱洗洗，血積癥瘕，破堅，下血閉，月水不通，行産後血積，折傷瘀血，重舌木舌，小兒腹痛夜啼。即屬地鱉，又名土鱉。生土中，善攻隙穴。以刀斷之，中有汁如漿，鬪按即連，復能行走，故能治跌撲損傷，續筋接骨，真奇物也。古方治跌撲損傷，多合自然銅、龍骨、血蝎、乳香、没药、五銖錢、黃荊子、麻皮灰、狗頭骨以治。通乳脉，用一枚擂，水半合①，濾服，勿令知之。虛人有瘀，斟酌用之。陰乾，臨時研入。畏皂莢、菖蒲。凡人陰血貫於周身，雖賴陽和，亦忌燥烈。若熱氣内鬱，則陰陽阻隔②而經絡不通，因而寒熱頓生，得此鹹寒入血軟堅，則凡血聚積塊癥瘕，靡不悉除，而血脉調和，營衛暢達，月事時至，又安有血枯血閉，而不見其生育者乎?

螃蟹　峕入胃、肝。味鹹，最屬陰寒，有小毒。除血熱血滯，化血爲水。弘景曰：以黑犬血灌蟹，三日燒之，能集鼠於庭。同銀硃燒烟，則使臭蟲即斃。蟹近於漆，則化漆爲水。筋骨損斷，去殼同黃搗爛，微炒，納入瘡中，筋即連也。治胸中邪氣熱結，喎僻面腫，蓄血發黃。解結散血，愈漆瘡，消食。搗膏塗疥癬，搗汁滴耳聾。婦人乳癰硬腫，及産後肚痛血不下者，以酒食之。小兒解顱不合，同白芨末搗塗，以合爲度。但性寒傷中，敗胃動風，若血因寒滯，及腹中疼痛喜熱惡寒者切忌。孕婦食之，令兒橫生，其爪尤甚，能墮胎。與柿同食，令人瀉泄及發癥瘕。宗奭曰：此物極動風，有風疾人切不可食。中蟹毒者，搗藕節，熱酒調服。

① 合，原作"含"，據《本草綱目》卷四十一改。
② 隔，原作"膈"，據思賢書局刻本改。

殺　蟲

天名精　崗入肺、胃。味甘辛寒，無毒。破血生肌，去痺，除胸中結熱，止煩渴，逐水吐痰，止瘧止鼻衄，治瘀血血瘕欲死，下血止血，乳蛾喉痺，砂淋血淋，利小便，解毒，小兒牙關緊閉，急漫驚風，殺三蟲，除諸毒腫，疗疥瘻痔金瘡。揩身癢癮疹，立已。服汁吐瘧痰，嗽汁止齒痛。搗敷蛇蟲螫毒。根名杜牛膝，功用相同，色白如短牛膝，煎湯洗痔，渣塞患處良。地黃爲使。

鶴虱　崗入肝。氣味辛平。入肝除痰，殺蟲[1]。治蚘齩腹痛，殺五臟蟲，止瘧，傅惡瘡。凡一身痰凝氣滯，得此苦以疎泄，則痰氣頓解，而蟲自無安身之地矣。蟲心痛，以淡醋和半匕服，立瘥。除蚘蟯蟲，爲散，以肥肉臛汁服方寸匕，亦入丸散用。蟲痛則面白脣紅，時作時止。即天名精子，最粘人衣。有狐氣，炒熟則香。但葯肆每以葫蘆、蘿蔔子代充，不可不辨。《千金方》曰：人腹生蟲，大率有九。一曰伏蟲，長四分，爲羣蟲之主；二曰蚘蟲，長一尺，生發多則貫心而殺人；三曰白蟲，即寸蟲，長一寸，子孫相生，其母轉大，長至四五丈，亦能殺人；四曰肉[2]蟲，狀如爛杏，令人煩滿；五曰肺蟲，狀如蠶，令人咳嗽；六曰胃蟲，狀如蝦蟆，令人嘔吐，胃逆喜噦；七曰弱蟲，又名膈中，狀如瓜瓣，令人多唾；八曰赤蟲，狀如生肉，令人長鳴；九曰蟯蟲，形極微細，有如菜蟲，居於廣腸之間，多則爲痔，劇則爲癩，因人瘡痍，即生癰疽癬瘻、痾疥齲蟲等症。

雷丸　崗入胃，兼入大腸。味苦而鹹，性寒，有小毒。除熱，消積，殺蟲。入胃除熱消積，治淫熱內鬱，癲癇狂走，逐邪氣毒氣，皮中熱結，汗出惡風，蟲毒，寸白蟲自出，殺三蟲。作摩膏，除小兒百病，利丈夫，

---

① 蟲，原作"蠱"，據思賢書局刻本改。
② 肉，原作"内"，據《千金要方》卷十八改。

不利女子。腹大氣脹，蠱作人聲者，服之即能有效。但殺蟲之外無他長，久服令人陰痿。若無蠱積者，不得妄用。竹之餘氣，得癖癧而生，故名。大小如栗，皮黑肉白者良，若肉紫黑者殺人。竹刀刮去黑皮，甘草水浸一宿，酒拌蒸或炮用。厚樸、芫花爲使。惡葛根。蠱在肝，令人恐怖，眼中赤壅；蠱在心，令人心煩發躁；在脾使人勞熱，四肢腫急；在肺使人咳嗽氣喘。

蘆薈　崑入肝，兼入脾、心。大苦大寒，無毒。功專殺蟲除疳，凉肝明目，鎮心除煩。除熱風煩悶，胸膈間熱氣，小兒驚癇疳積，殺三蟲及痔病瘡瘻，解巴豆毒。研末，傅䘌齒甚妙，治溼癬出黄汁。治蟲，用蘆薈、使君子等分爲末，米飲下。單用殺疳蚘，吹鼻殺腦疳及除鼻瘻。然苦雖能殺蟲，寒雖能療熱，而氣甚穢惡，僅可施之藜藿人。若脾胃虛者，入口便大吐逆，遂致奪食瀉泄，因而羸瘦怯弱者多矣。出波斯國木脂也，如黑錫，味苦色綠者真。劉禹錫《傳信方》云：予少年曾患癬，初在頸項間，後延上左耳，遂成溼瘡浸淫。用諸藥徒令蜇蠚，其瘡轉甚。偶遇楚州賣藥人，教用蘆薈一兩，炙甘草半兩，研末，先以温漿水洗癬，拭净傅之，立乾便瘥。真奇方也。氣血得香則順，得臭則逆，慎之。

阿魏　崑入脾、胃。味辛氣平，且極臭烈，無毒。入脾胃，消痞除穢，殺諸小蟲。去臭氣，下惡氣，破癥積，除邪鬼蠱毒，風邪鬼疰，心腹中冷，傳尸冷氣，霍亂心腹痛，腎氣瘟瘴，治瘧辟瘟，消肉積及一切覃、菜毒，解自死牛、羊、馬肉毒。治久瘧，用真阿魏、丹砂糊丸，人參湯下。但人血氣聞香則順，遇臭則逆，故胃虛氣弱之人，雖有痞積，但當先養胃氣，胃强則堅積自磨而消矣，切勿用此臭烈，更傷胃氣。出西蕃波斯國中，阿虞木脂熬成。至難辨真僞，但取少許，安置銅器一宿，沾處白如銀汞者真。昔人以真者最難得，故云黄芩無假，阿魏無真。又劉禹錫詩云：阿魏無真卻有真，臭而止臭乃爲珍。用缽細研，熱酒器上熰過入藥。

大楓子　崑入肝、脾。味辛性熱，有毒。取油，殺瘡癬疥癩，楊梅諸瘡。有殺蟲刼毒之功，止可外敷，不可内服。粗工治大風病，佐以大楓油，殊不知此物性熱，雖有燥痰之功，而究易傷血，往往有病將愈而先失明者，不可不慎。凡血燥之病，宜苦寒以勝，縱瘡疥有宜辛熱，而血既受損，病必益劇。即效期刼致，亦戒多服。須除油爲妙。出南蕃。子中有仁，白色。久則油黄，不用。

　　榧實　尚入肺。甘濇微苦，體潤而滑，性平無毒。潤肺，殺蟲，化水。治咳嗽，明目，消穀，健筋骨，助陽道，行營衛，輕身，令人能食。多食一二升，亦不發病。治腹中邪氣，白濁，療五痔，去三蟲蠱毒，鬼疰惡毒，寸白蟲。丹溪曰：此肺家果也。炒食味即香酥甘美，但多食則恐引火入肺，大腸受傷，或致滑腸，然惟五痔人宜之。好食茶葉面黄，每日食榧子七枚，以愈爲度。治寸白蟲，日食榧子七枚，滿七日，蟲化爲水。昔東坡詩云：驅除三彭蟲，愈我心腹疾。義正是矣。忌鵝肉。反菉豆，能殺人。

　　石榴皮　尚入胃、肝，兼入大小腸。止下痢漏精，治筋骨風，腰腳不遂，行步攣急疼痛，澀腸。取汁點目，止淚下。煎服，下蚘虫，殺蟲。止下血脱肛，崩①中帶下。浸水汁黑如墨，烏鬚方緑雲油中用之。但多戀膈成痰，痢疾未盡者，服之太早反爲害也。酸石榴治瀉痢，崩中帶下，過食損肺壞齒。榴花千葉者，治心熱吐血。又研末吹鼻，止衄血立效，亦敷金瘡出血。

　　水銀　走而不守。性稟至陰，辛寒有毒。殺諸蟲，治瘡疥。治惡瘡痂疥，疹瘻痂癢白禿，皮膚中蝨，除蟣虱，解金銀銅錫毒，能銷五金，鎔化還復爲丹。墮胎絶孕。得鹽、礬爲輕粉；加硫黄爲銀硃；用煬成罐，同硫黄打火昇煉，則爲靈砂；同皂礬則爲升降靈丹。凡藥之飛騰靈變，無有過是，故以之殺諸蟲，除疥瘡也。以傅男子陰器，則必消痿無氣。入耳能蝕人腦至盡，頭瘡切不可用。性滑重，直入肉，令百節攣縮。外敷尚防毒入，若内服則害不待言。得棗肉入唾同研則散，得鉛則凝，得硫黄則

---

①　崩，原作"奔"，據思賢書局刻本改。

結，得川椒則收，水銀失在地者，以花椒、茶末收之。畏磁石、砒霜。

銀硃 外治。性躁味辛，有毒。殺蟲治瘡。破積滯，刧痰涎，散結胸，療疥癬惡瘡，殺蟲及虱。其性躁烈，能爛齦攣筋。時珍曰：功過與輕粉同。且同蟹殼燒之，則臭蟲絶迹。和棗肉薰之，則瘡疥頓枯。但用以服食，古人切戒，謂其性悍烈，良非所宜。係水銀同煅煉成硃。外治亦取以毒攻毒之意也。

輕粉 峝入筋骨。辛冷而燥，有毒。殺蟲治瘡，刧痰消積。通大腸，除水腫蠱脹，瘰癧，疥癬蟲及鼻上酒皶，風瘡瘙癢，敷①小兒疳瘭。烈毒之性，走而不守，今人用治楊梅瘡毒，雖能刧風痰溼熱從齦而出，暫得寬解，然毒氣竄入筋骨，血液耗損，久久發爲結毒，遂成廢人。仍須用水銀昇煉，入三白丹引拔毒之藥，同氣搜逐瘋風。醉仙丹、通天再造散，用以搜剔毒邪，仍從齒縫出，再以錢氏利驚丸、白餅子並用，則痰積從大便而出。黃連、土茯苓、陳醬，可制其毒。畏磁石、黃連。忌一切血。升煉輕粉法：水銀一兩，白礬二兩，食鹽一兩，同研不見星，鋪鐵器內，以小烏盆覆之。篩竈灰，鹽水和，封固盆口。以炭打二炷香取開，則粉升於盆上矣。其白如雪，輕盈可愛。又法：水銀一兩，皂礬七錢，白鹽五錢，同上升法，一兩汞可升粉八錢。綠礬原與水銀難合，而何偏製成粉？蓋水銀金之魂魄，綠礬銕之精華，二氣同根，是以煉成。但無鹽則色不白。太真玉紅膏，輕粉、滑石、杏仁等分，爲末，蒸過，入腦、麝少許，鷄子清調勻，洗面畢傅之，旬日色如紅玉。

穀蟲 峝入腸、胃。味苦性寒。消食積。治熱病譫妄，毒痢作吐，小兒疳積疳瘡，腹大脚弱，翳膜遮睛。出於糞中，故仍取入腹消積，俾不傷正氣。其法漂净炙黃，爲末調服。用蝦蟆數十隻，打死置於罈內，取穀蟲入內食盡，然後淘去穢惡，取穀蟲焙乾。鼻齒疳瘡，取此有尾者燒灰一錢，同褐衣灰和勻，頻吹最效。治鍼箭入肉中及取蟲牙，用白馬腦上肉二斤，待生蛆，與烏骨白鷄食之，取糞陰乾，每一錢入硇砂一錢，

---

① 敷，原作“轉”，據思賢書局刻本改。

研勻，用少許擦痛處，片時即落。皆取穢以入穢，遇骨與肉鑽入之意，無他義也。

發　　毒

蓖麻子　峉入經絡諸竅。甘辛有熱。性味頗類巴豆，既有收引拔毒之能，復有開竅通利之力。搗膏以貼手臂腫痛，一夜即效。用此同羊脂、麝香煎作摩膏，日摩數次。子宮脫下，用此研膏以塗頂心即入，或搗仁貼丹田亦可。胞衣不出，用此研膏以塗腳心即下。中風口眼喎斜，偏左貼右手心，偏右貼左手心，即正。至於口噤鼻塞耳聾，喉痺眼脹，用煙油薰即開。水癥浮腫，以水研服二枚，即吐惡沫，再加至三枚，三日一服，即瘥。雖壯人亦止可五粒。針刺入肉，竹木骨硬，用仁搗敷患處即拔。瘰癧惡瘡，用仁外敷立愈。時珍曰：鵜鶘油能引藥氣入內，蓖麻油能引毒氣出外。凡此皆屬外用以奏奇功，但熱毒氣味頗類巴豆。不可內服。鹽水煮，去皮，研取油用。忌鐵。

芙蓉花　峉入肺，兼入肝。味辛氣平，質滑涎粘，無毒。功專清肺涼血，散熱解毒，止痛消腫排膿，爲外科癰疽藥也。凡清涼膏、清露散、鐵箍散，即是此物。凡一切癰疽腫毒，無論花、葉及根，皆可搗研爲末，調蜜塗四圍，留中患處，乾則頻換。初起者即覺清涼，痛止腫消；已成者即膿出；已潰者即易斂，或加赤小豆、蒼耳子同入爲末，屢有殊功。然必毒輕不重，方可取用，若大毒陰毒，其勢莫遏，則非輕平小劑所能治，此又不可不知也。

楓香　峉入肝、脾。味辛苦，氣平，無毒。性最疎通，透毒外出。治吐血、衄血、咯血，齒痛，癮疹風癢浮腫，一切癰疽瘡疥，金瘡，解毒止痛生肌。係楓膏脂所成，結而爲香，故曰楓香，又名白膠香。外科取用甚多，金瘡研末敷之即效，筋斷即續。齒類腫痛，燒灰揩牙甚佳，永無牙疾。咳嗽膿血，同藥服之即愈。皆取透發病氣之意。時珍曰：楓香、松脂皆能亂乳香，但其色白微黃，功亦相近。以薑水煮十二沸，入冷水中，揉扯數十次，曬乾用。

象牙　尚入肌肉。味甘性寒，無毒。能拔毒外脫。主治邪魅精物，驚悸風癇，熱氣骨蒸，及諸惡瘡內有毒未拔者並宜，生屑入藥，立效。蓋象性剛猛，牙則善脫，故能以脫引脫耳。癰腫不解，用牙磨水服之，並剉末蜜調，塗之即效。諸鐵箭簇及竹木刺雜物入肉，刮牙屑和水敷之，立出。治癇病，刮牙屑，研末炒黃，飲服。諸物刺咽中，磨水服之亦出，舊梳尤佳。諸骨鯁入喉，刮下薄片頻服即吐，不吐再服，以吐出爲度。象皮味鹹氣溫，專治金瘡不合，用皮煅灰存性敷之，亦可熬膏入散。

蟾酥　尚入胃。味辛氣溫，有毒。能拔一切風火熱毒之邪，使之外出。治疔瘡發背，陰瘡陰蝕，疽癰惡瘡，使邪盡從汗發，不留內入而熱自解。酥同牛酥，或吳茱萸苗汁調，摩腰眼、陰囊，治腰腎冷，並助陰氣。又療蟲牙，治齒縫出血及牙痛，以紙紝少許，按之立止。但性有毒，總皆外科奪命之功，然多用則恐爛人肌肉。即或入丸，亦止可三四釐，多則毒人。作丸亦宜雜他藥，如牛黃、明礬、乳香、沒藥之內，勿單服也。即書載拔諸毒，只宜用酥一錢，白麪二錢，硃砂少許作錠。諒病輕重酌與，不可盡服。治背發無名等毒，取酥三五分，廣膠水化，米醋入銚火化，乘熱手刷不已，以散爲度。刻玉取蟾酥肋塗之，軟如刻蠟。蟾酥氣味辛寒，凡癥瘕積塊，風犬咬傷，小兒疳積，瘟疫發班，瘡疽發背，用之與酥略同。以其辛能發散，寒能逐熱，外敷固見神功。若內服則宜除去頭、足及腹內腸垢用。風狗咬傷，取蟾蜍後足搗汁生食，先於患人頂心上拔去血髮三四莖，於小便內見沫，其毒即解。發背初腫未成者，用活蟾蜍繫瘡上，半日蟾必昏潰，置水中救其命，再易一個，三易則毒散矣。如勢重，則剖蟾蜍合瘡上，不久必臭不可聞，再易二三次即愈，慎勿輕爲微物。酥以油草紙裹眉裂之，酥出紙上，陰乾用。蟾蜍焙乾，去皮、爪，酒浸用。

人牙　尚入腎。味鹹性溫。入腎，推毒外出。功尚治痘倒靨，或出不快，及見黑陷，多因毒氣深入，故須用此內發，並和酒、麝達之，痘自紅活。蓋刼劑也。若伏毒在心，昏冒不省人事，及氣虛色白，痒塌不能作膿，熱痱紫泡之症，止宜解毒補虛。苟誤用此，則鬱悶聲啞，反成不救，可不慎哉？煅退火毒，研細，水飛用。

解　毒

景天　尚入心。苦酸而寒，有小毒。瀉熱解毒。一名慎火草。治熱狂頭痛，赤眼寒熱，大熱火瘡，身熱煩，邪惡氣，風痹風疹瘙癢，療金瘡止血，除諸蠱毒痂疕，女人帶下。煎水浴小兒，去煩熱驚。純陰之品，獨入離宮，專清熱毒，療諸火丹及一切遊風。搗敷毒傷蛇咬。但中寒人服之大有害，惟外塗不妨耳。

蚤休　尚入肝、膽。味苦微寒，有毒。功專解毒，去瘧疾寒熱，驚癇，搖頭弄舌，熱氣在腹中，胎風手足搐，能泄癥瘕，療癲疾，癰瘡陰[①]蝕，下三蟲[②]，去蛇毒。一名重樓金線。歌云：七葉一枝花，深山是我家。癰疽如遇此，一似手拈拏。但苦寒不宜多用。

馬鞭草　尚入肝、腎。味苦微寒。破血，消脹，殺蟲。治氣血癥瘕，久瘧，婦人血氣肚脹，月候不調，通月經，療發背癰疽，下部䘌瘡陰腫，楊梅結毒，金瘡，行血活血，殺蟲破堅積。搗爛煎取汁，熬如飴，每空心酒服一錢匕。但其性專以驅逐爲長，若瘡證久而虛者，須斟酌用之。莖方，葉似益母，穗如車前。取用苗葉。

露蜂房　尚入肝、胃。味甘氣平，有毒。功專攻毒。治驚癇瘛瘲，寒熱邪氣，癲疾，鬼精蠱毒，腸痔，敷重舌。療蜂毒、毒腫，附骨癰疽，根在臟腑，塗瘰癧成瘻。止風牙虫痛，煎水漱之。洗狐尿刺瘡，又洗乳癰、蜂疔、惡瘡。其用以毒攻毒。取露天樹上者佳。癰疽潰後禁之。洗瘡煎用；治癰腫，醋調塗。

牛蒡子　尚入肺。辛苦冷滑，無毒。除風，瀉熱，散結。一名鼠粘

---

① 陰，原作"除"，據《本草綱目》張紹棠本改。

② 蟲，原作"蠱"，據《本草綱目》卷十七改。

子，又名惡實。宣肺氣，清咽喉，理痰嗽①，治痘證，消斑疹，明目補中，去皮膚風，利腰膝凝滯之氣，利二便，通十二經，散瘡瘍癰腫，面目浮腫及一切臭毒痧閉。研末浸酒，每日服二三盞，除諸風，去丹石毒，利腰膝。食前熟挼三枚吞之，散諸結節筋骨煩熱毒。吞一枚，出癰疽頭。凡人毒結，多緣外感風寒，營氣不從，逆於肉裡，故生如上諸症。牛蒡既能降氣下行，復能散風除熱，洵爲表裡兩解之劑。但性滑冷利，惟血熱便閉者宜之，否則禁用。痘證虛寒泄瀉及脾虛泄瀉均忌。實如葡萄而褐色，酒拌蒸，待有霜，拭去用。根和豬脂搗，貼瘡腫及反花瘡。

金銀花　尚入肺。味甘性微寒，無毒。清肺熱，解癰毒。又名忍冬。除痢祛風，養血止渴，治寒熱身腫，腹脹滿，能止氣下澼，療疥癬，楊梅惡瘡，癰疽痔漏，爲外科治毒通行要劑，洵清熱解毒之上品，力主通利。能治五腫屍疰。又治飛屍、遁屍、風屍、沈屍、屍注，鬼擊及一切風溼氣。久服輕身，延年益壽。熱毒血痢水痢，濃煎服。稟春氣以生，性極中和，故無禁忌。其藤葉名忍冬，以經冬不凋也。乾者不及生者力速。釀酒代茶、熬膏竝妙，須多用乃效。忍冬酒治一切癰疽，陋貧者遇藥材難得，即用忍冬藤生取一把，以葉入砂盆研爛，入生餅子酒少許，稀稠得所，塗四圍，中留一口洩氣。其藤只用五兩重之木鎚搥碎，不可犯鐵。再用大生甘草節一兩，入沙鍋內，以水二碗，文武火浸煎至一碗，入無灰好酒一大碗，再煎十數沸，去渣，分三服，一日一夜喫盡。病勢重者，一日二劑。服至大小腸通利，則藥力大到。花與葉同功，花尤妙。

山荳根　尚入心，兼入肺、大腸。苦寒無毒。功專瀉心保肺，降陰經火逆，解咽喉腫痛第一要藥。消腫止痛，治喉癰喉風，齦腫齒痛，含之嚥汁。喘滿熱咳，腹痛下痢，五痔諸瘡，敷禿瘡、蛇、狗、蜘蛛傷，療人馬急黃，解諸藥毒。緣少陰之脉上循咽喉，咽喉雖處肺上，而肺逼近於心，故凡咽喉腫痛，多因心火挾相火交熾，以致逼迫不寧耳。治當用此以降上逆之邪，俾火自上達下，而心氣因而以寧。且能

---

① 嗽，原作“漱”，據思賢書局刻本改。

祛大腸風熱，肺與大腸相表裏，肺氣清則大腸風熱亦解。又解藥毒，殺小蟲，并腹脹喘滿，熱厥心痛，火不上逆則心腹皆安。並療人馬急黃，磨汁以飲，蓋熱去則血行也。五痔諸瘡，服之悉平。總賴苦以泄熱，寒以勝熱耳。但大苦大寒，脾胃所惡，食少而泄者，切勿沾脣。苗蔓如豆，經冬不凋。

薺苨 尚入肺、脾。體虛無心，味甘性寒，無毒。和中明目，利肺氣，止咳，消渴，強中。然力專主解毒，以毒性急迫，甘以和之故也。解百藥毒，殺蠱毒，治蛇蟲①咬。壓丹石發動，療瘡毒疔腫。即甜桔梗也。《肘後方》云：一藥而解眾毒者，惟薺苨汁濃②飲一升，或煮爛嚼之，亦可作散服。此藥在諸藥中，毒皆自解也。虎中藥箭，食清泥而解；野諸中藥箭，豗薺苨而食。觀此洵爲解毒之最。孫思邈治強中病，莖長興盛，不交精出，消渴之後，發爲癰疽，有薺苨丸、豬腎薺苨湯二方，亦皆取其清熱解毒之功。似桔梗而味甘不苦，市多以亂人參，不可不察。薺苨丸：用薺苨、大豆、茯神、磁石、栝蔞根、熟地黃、地骨皮、元參、石斛、鹿茸一兩，人參、沈香各半兩，爲末。以豬肚洗淨煮爛，杵和爲丸，空心鹽湯下。豬腎薺苨湯：用豬腎一具，薺苨、石膏各三兩，人參、茯苓、磁石、知母、葛根、黃芩、栝蔞根、甘草各二兩，黑大豆一升，水一斗半，先煮豬腎、大豆取汁一斗，去滓，下藥再煮三升，分三服。後人名爲石子薺苨湯。似人參而體虛無心，味甘又有僞作黨參者，宜詳辨之。

白頭翁 尚入腸、胃。味苦性寒，無毒。瀉腸胃熱毒。治溫瘧寒熱及一切風氣，明目，療鼻衄，齒痛，骨痛，熱毒血痢，腹痛，百節骨痛，暖腰膝，逐血，消贅疣，項下瘤癧，癥瘕積聚，療金瘡，血痔偏墜。何書用此以治痢便膿血，經云：腎欲堅，急食苦以堅之。痢則下焦虛損，故以純苦之劑以堅，如仲景治挾熱下痢，用白頭翁、黃連、黃柏、秦皮，

---

① 蟲，原作「蠱」，據《本草綱目》卷十二改。
② 濃，原作「膿」，據思賢書局刻本改。

名白頭翁湯。邪結陽明，服此清熱解毒，則腎不燥擾而骨固；齒屬腎也，胃不受邪而齒安；齦屬陽明也，毒不上浸而齘止。若熱不內結，則疝與瘕皆却。小兒頭禿得除，亦皆清熱解毒之力。近根有白茸，頭上有白毛者方真。得酒良。

漏蘆　崇入胃、肺，兼入大小腸。味苦而鹹，氣寒無毒。解胃腑熱毒，並通乳汁。去風赤眼，皮膚熱毒，惡瘡疽痔，溼痺，止遺溺洩精，尿血腸風，通婦人經脉，解小兒壯熱，癲疝瘰癧，金瘡撲損，續筋骨，止血排膿，補血長肉，清熱解毒，俾邪盡從便出而愈。但諸症非由熱毒而起，及氣虛瘡瘍不起，與孕婦有病者均忌。出閩中，莖如油麻，枯黑似漆者真。甘草拌蒸。連翹爲使。

山慈姑　崇入胃。味苦微辛，氣寒微毒。瀉熱，消結，解毒。治瘰癧結核，瘡瘻癰疽，無名疔腫，癮疹惡瘡，蛇虺、狂犬傷，攻毒破皮，解諸毒，皆用醋磨汁外敷。因可解散，內服亦可調治。並剝人面皮，除䵟䵟。但性寒涼，不可過服。根與慈葱、小蒜相類。去毛殼用。《普濟方》治粉澤面䵟，用山慈姑夜塗旦洗。

菉荳　崇入腸、胃。味甘氣寒。清腸胃熱毒，通行十二經，清熱解毒。能厚腸胃，潤皮膚，去浮風，和五臟，益元氣，安精神，治頭風頭痛，除吐逆，寒熱熱中，泄痢卒澼，利小便，消腫脹，清痘毒，解一切菿草、牛馬、金石、砒霜等毒。煮食消腫下氣，壓熱解毒。煮汁則止消渴。生研絞汁服，治丹毒煩熱、風瘮、菿石發動、熱氣奔豚。磨粉合以乳香、丹砂，則能護心，使毒不入。護心膏用此。粉撲痘潰尤妙。築枕夜臥，則能明目疏風。杖瘡疼痛，用鷄子白調敷即愈。皮尤涼於菉荳，洗目並飲，退翳明目如神。與榧子同食殺人。有誦《觀音經》者，出行折足，哀叫菩薩。夢僧授一方，菉荳粉新銚炒紫色，井水調，厚敷紙貼，杉木札定，其效如神。

蚯蚓　崇入脾，兼入經絡。味鹹性寒，無毒。蚓原土德而星應軫水，清熱利水。治頭風齒痛，風熱赤眼，木舌喉痺，鼻瘜聤耳，中風瘑疾，蠱毒，殺三蟲及長蟲，除伏屍鬼疰，傷寒伏熱，温病大熱狂言，飲汁皆瘥。療小兒熱病，癲癇急慢①驚風，血熱痘瘡，斑多紫黑，癥瘕，大腹黃疸，損傷乘危，療瘰潰爛流串，腎風脚氣，歷節風痛，腎臟風注卵腫，脫肛。解射罔、蜘蛛毒及蚰蜒入耳。炒爲末，主蛇傷毒。葱化爲汁，療耳聾。又塗丹毒，傅漆瘡。蓋此物伏處，鑽土飲泉，是其本性，故伏熱、停瘀、蓄水，觸着即消，能使盡從小便而出。時珍曰：其性寒而下行，故能解諸熱病下行，且利小便，治足疾而通經絡也。凡跌撲受傷，血瘀經絡，亦宜用此消化。但審認不確，妄爲投用，良非所宜。取老而白頭者良。搗汁井水調下，入葯或曬乾爲末，或微炙，或燒灰，或葱與鹽化爲水，各隨本方用。宗奭曰：腎臟風下注病，不可闕也。頌曰：腳氣葯必須此物爲使，然亦有毒。有人因腳病用此，果得奇效，病愈猶常服，至廿餘日，燥渴但欲飲水不已，遂至頓委。大抵攻病用毒葯，中病即當止也。汪昂云：中其毒者，鹽水解之。張將軍病蚯蚓咬毒，每夕蚓鳴於體，濃煎鹽水，洗身數過而愈。泥敷小兒陰囊熱腫、腮腫。

蝸牛 甭入經絡、大腸、胃。味鹹性寒，有小毒。瀉經絡、腸胃風邪熱毒。即帶殼大蜒蚰也。生下溼地，陰雨即出，性稟至陰，止鼻衄，通耳聾，消喉痺，除賊風，定驚癇，治口眼喎斜，筋脈攣拘，療諸風熱腫毒，脫肛痔瘡，腫痛癭疝，發背疔腫，及小兒臍風撮口。制蜈蚣、蝎蠆毒，研爛塗之。頌曰：入嬰孩葯最勝，總取其鹹寒，解諸熱之②性耳。取形圓大，緣桑木者佳。無殼名蜒蚰。

人中黃 甭入腸胃。味甘性寒。瀉腸胃實熱。治天行熱狂熱疾，熱毒溼毒，大解五臟實熱，陽毒熱狂，痘瘡血熱，黑陷不起。飯和作丸，清痰，消食積，降陰火。是用甘草末入竹於竹筒，塞孔，冬月置糞缸內，經春取出，懸③掛風處，陰乾取用。入胃解毒，以味甘故也。解五臟實熱，以氣寒故也。又治溫疫諸毒斑狂，及發痘瘡黑陷不起，以其臭與不

---

① 慢，原作“漫”，據思賢書局刻本改。

② 之，原無，據《本草求真》卷八補。

③ 懸，原作“點”，據《本草求真》卷八改。

正相類，故能以毒攻毒也。倘遇急難得，可取坑垢以代。但非實熱極盛者均忌。

毒　　物

鳳仙子　崀入腎。味微苦氣温，小毒。攻堅破硬拔毒。治産難，積塊噎膈，下骨哽，透骨通竅。其性急猛異常，又名急性子，即俗呼金鳳花子也。能於骨穴堅硬處所，極力搜治，是以勝金丹，用治狂癲，取其急領砒毒吐泄。同砒霜點牙，即落。同獨蒜搗汁，塗痞塊即消，加麝香、阿魏尤捷。投子以煮硬肉，即爛。但此物不生①蠱蠧，蜂蝶不近，且多食則戟人喉。若無毒用之，當細審量。噎食不下，用鳳仙花子酒浸三宿，曬乾爲末，酒丸菉荳大。每服八粒，温酒下，不可多用。即急性子也。

巴豆　崀入腸、胃。辛而大熱，大毒。生猛熟緩，可升可降，能行能止，開竅宣滯，去臟腑沈寒，通大便寒結，爲斬關奪命之將。破痰癖血瘕，氣痞食積，生冷硬物所傷，大腹，十種水腫②，瀉痢驚癇，口喎耳聾，牙痛喉痺，除蠱毒鬼疰邪物，殺蟲魚，治痿痺，落胎爛胎。既云能降能行，又云能升能止，何也？蓋因沈寒痼冷，積聚於臟，深入不毛，故欲去不能，不去不得，若非辛熱迅利斬關直入，掃除陰霾，推陳致新，亦安能蕩滌如斯哉！是即書所謂能降能行者耳。至有久病溏泄，服升提濇藥而泄反甚，脉滑而沈，是明腸胃久傷，冷積凝氣所致，法當用以熱下，則寒去利止，而脉始得上升，是即所謂能升能止也。夫醫理玄③遠，變化靡盡，在人引伸觸類，毋爲書執，則用葯不歧。即如大黄，亦屬開關通便之品，然惟腑病多熱者最宜，若臟病多寒而用大黄通利，不亦自

---

① 不生，原作“生不”，據《本草綱目》卷十七乙轉。

② 腫，原作“種”，據思賢書局刻本改。

③ 玄，原作“元”，據《本草求真》卷八改。

相悖謬乎？故曰誤用有推牆倒壁之虞，善用有勘亂調中之妙。元素曰：世治酒病膈氣，而以巴豆辛熱通開腸胃鬱熱，不知鬱熱雖開，血液隨亡，其陰損傷，必致寒結胸膈。小兒疳積，用之不死亦危。奈何庸人畏大黃而不畏巴豆，以其性熱劑小耳。試以少許擦皮膚，須臾發泡，況下腸能無潰灼熏爛之患乎？即有急症，不得已而用之，宜壓去其油，取霜，少許入藥。或用殼、用仁、用油，生用、炒用、醋煮、燒存性用。研去油，名巴霜。芫花爲使。畏大黃、黃連、涼水。中其毒者，以此解之，或黑豆汁、菉荳汁亦佳。得火良。時珍曰：一婦年六十餘，溏泄五載，犯生冷、油膩、肉食即作痛。服升濇藥泄反甚，脉沈而滑，此乃脾胃久傷、積冷凝滯，法當以熱下之。用蠟匱巴豆丸五十粒，服一二日，不利而愈。自是每用治痢泄，愈者倿近百人。仲景治傷寒傳裏多熱者，多用大黃。東垣治五積屬臟者，多用巴豆，與大黃同服，反不瀉人。汪昂曰：纏喉急痹，緩治則死，用解毒丸。雄黃一兩，鬱金一錢，巴豆十四粒，去皮油，爲丸。每服五分，津咽下。雄黃破結氣，鬱金破惡氣，巴豆下稠涎，然係厲劑，不可輕用；或用紙撚醮巴豆油，燃火刺喉；或搗巴豆綿裏，隨左右納鼻中，吐出惡涎紫血即寬。時珍曰：巴豆緊小者爲雌，有棱兩頭尖者是雄，雄則更峻耳。用之得宜，皆有功力。但不去膜則傷胃，不去心則作嘔。

砒石　尚入腸、胃。辛苦而酸，大熱大毒。尚能燥痰，可作吐藥，療痰在胸膈，除哮截瘧。外用蝕敗肉，殺蟲枯痔。出於信州，故名信石。即錫之苗，故錫亦云有毒。色白有黃暈者，名金腳砒。生者名砒石，煉過者曰砒霜，其色紅性尤烈。煉砒霜時，人立上風十餘丈，其下風所近草木皆死。毒鼠鼠死，猫犬食亦死，人服至一錢者立斃。烟火家用少許，則爆聲更大，其性急烈可知。若酒服及燒酒服，則腸胃腐①爛，頃刻殺人，雖菉荳、冷水亦無解矣。奈何以必死之藥，治不死

---

① 腐，原作"腑"，據《本草求真》卷八改。

之病。惟膈痰牢固，爲哮爲瘰，果因寒結，萬不得已，始借此酸苦①涌泄吐之，然須斟酌，偶用可耳。時珍曰：凡痰瘧及齁喘用此真有刼病立起之效，但須冷水吞之，不可以飲食同投，靜臥一日或一夜，亦不作吐；若稍以物引發，即作吐也。一婦病心痛，數年不愈，一醫用人言②半分，茶葉一分，白湯調下，吐瘀血一塊而愈。殺蟲及惡瘡，用砒石、銅綠等分爲末，攤紙上貼之，其效如神。枯痔外敷。畏醋、菉豆、冷水、羊血。

　　硇砂　岢入腸、胃。味苦鹹與辛，性大熱。五金八石，俱能消磨，故能消肉食不化。消食破瘀，去目翳弩肉，治噎膈癥瘕，積痢骨哽，食肉飽脹，除痣靨疣贅，去惡肉，生好肌，除冷病，大益陽事。係鹵液所結而成，秉陰毒之氣，含陽毒之精，《本草》言能化人心爲血，硬肉難化，入砂即爛，故治噎膈、癥瘕、肉積有殊功。其性猛烈，殆不堪言，況人脆腸薄胃，其堪用此消導乎？第或藥與病對，有非峻迫投治不能奏效，如穀食不消，則必用以麴糱；魚鱉不消，則必用以橘葉、紫蘇、生薑；菜果不消，則必用以丁香、桂心；水飲不消，則必用以牽牛、芫花；至於肉食不消，又安能舍此阿魏、硇砂而不用乎？第當詳其虛實，審其輕重緩急，以求藥與病當耳。如其審症不明，妄爲投治，禍猶反掌，不可不慎。出西羌，如牙硝光净者良。用水飛過，醋煮乾如霜，刮下用之。忌羊血。時珍曰：硇砂大熱有毒之物，噎膈反胃，積塊肉瘕之病，用之則有神功。蓋此疾皆起於七情飲食所致，痰氣鬱結，遂成有形，妨碍道路，吐食痛脹，非此消化，豈能去之？潔古云：食而有積，攻之尚不可過，況虛而有積者乎？但謂壯實之人，其在初時果有大積，攻之自便；若屬虛人，縱有大積，或用攻補兼施，其宜多攻少補，宜多補少攻，是在臨證斟酌耳。如其置虛不問，徒以實治，即屬偏見，貽害不可勝言。

---

　　① 苦，原作“寒”，據《本草求真》卷八改。
　　② 人言，原作“人信”，據《本草綱目》卷十改。即砒石。

續　　增

南天燭　尚入肺，兼入肝、腎。子酸甘平，無毒。強筋骨，益氣力，固精，駐顔。枝葉酸濇，功用相同，尤止泄除睡，久服輕身，長年變白却老，令人不饑。一名南燭，一名草木之王。時珍曰：吳楚深山中甚多，葉如苦棟而小，七月開小白花，結子成簇，生青，九月熟則紅紫色，内有細子，其味甘酸，人家多植庭除間。按古今詩云：即楊桐也。葉似冬青而小，臨水生者尤茂，凌冬不凋，今江東州郡亦有之。株高三五尺，寒食採其葉，漬水染飯，色青而光，能資陽氣，謂之青精飯。此木最難長，初生三四年，狀若崧葉之屬，亦頗似卮子，二三十年乃成大株，故曰木而似草也。

冬蟲夏草　尚入肺、腎。味甘性平，保肺益腎，止血化痰，止勞嗽。產雲貫冬在土中身彊，如老蠶有毛能動，至夏則毛出土上，連身俱化爲草，若不取，至冬復化爲蟲。

附録：日食菜物

糯米　味甘性平。功尚緩中，雖兼補中益氣，止虛寒泄瀉，縮小便，收自汗，亦祇因性黏[①]不利，留滯在中，上壅不下之故，非如參、芪性主溫補，仍兼通活也。況服之使人多睡，身軟無力，四肢不收，發風昏昏，更發痘瘡。且猫食之則腳屈難行，馬食之則足重難移，姙婦雜肉食之，令子不利。一切病人與小兒，及中滿腹脹者皆忌之。本屬陰物，陰即寒象，特釀酒熬餳則熱，餳即白糖之未扯者，色紫黑，能潤肺和脾，化痰止嗽。張仲景建中湯用之，取甘以補脾緩中。然多食則發湿熱，動痰火，損齒。凡糯米總不宜多食。

---

① 黏，原作"糯"，據《本草求真》卷九改。

粟米　味鹹氣微寒。主益腎氣，去脾胃中熱，益氣。此腎之穀也，治虛熱消渴，止泄利，滲利小便，泄腎邪，降胃火，治反胃吐食及霍亂轉筋，陰縮入腹。鼻衄不止者，煮水飲，陳者良。但不宜多食過食，恐致滯氣。與鴈食，則足重難飛。與杏仁同食，則吐瀉不止。粟泔汁，洗諸瘡瘍良。

稷米　味甘氣平。緩脾潤肺，主益氣，補不足。稷與黍一類二種，糯者爲黍，不糯者爲稷。黍可釀酒，稷可作飯，猶稻之有粳與糯也。而稷又有蘆稷、黍①稷之分。蘆稷則形高於蘆，實亦香美，性復中和，益氣和中，宣脾利胃，煎湯治霍亂吐瀉如神，燒酒治腹中沈疴啾唧。若黍稷則形狀如粟，但粟穗則叢聚攢簇，黍稷則疎散成枝，味甘性寒，作飯疎爽，香美可愛，服之可以清熱凉血，解暑止渴，治癰疽背發瘟疫等證。孫真人云：稷，脾之穀也，脾病者宜食之。合羊肉煮粥食，能補中益氣，肥身體，並解丹石、苦瓠毒。癰疽發背，熬黑塗之。但多食則冷氣內發。

梁米　色黃，味甘性平。益氣和中，止洩，助精神。治客風頑痺，霍亂下痢，身煩熱。若小兒腦熱鼻無涕，以生磨水調貼顖門。赤丹小瘡如火炙，研末蜜水調塗。白梁、青梁性皆微涼，白主除熱益氣，青主胃痺熱中消渴，止洩，利小便，益氣補中，輕身延年。

黍米　味甘性溫。益氣補中。治咳嗽失音，霍亂吐瀉，心腹疼痛，澀腸胃。生搗汁服，治鱉瘕；煮粥飲，治男子陰易；嚼汁擦小兒鵝口；用鷄卵清調敷湯火傷。孫真人曰：肺之穀也，肺病者宜食之，但多食則生煩熱，緩筋骨。

大麥　味甘性平微寒。主渴除熱，益氣調中，補虛養血，久服悅顏色，令人白。除脹滿，舒胸膈，滑腸下氣，凉血，止下利，治纏喉風，食不能下。用此麨作稀糊合嚥，以助胃氣而下。丹溪曰：大麥初熟，人多炒食，則生火熱之病；若煮粥食則有益也。

穀芽　味甘苦性溫，無毒。消食與麥芽同功，苦溫中則以穀芽爲上。

---

① 黍，原作“麥”，據下文及《本草求真》卷九改。

味甘氣和，具生化之性，爲消食健脾、開胃和中要藥。

小麥 氣微寒，味甘無毒。此心之穀也，能養心除煩熱，利小便，止躁渴咽乾，養肝氣，止漏血唾血。仲景曰：婦人臟躁證，悲傷欲哭，壯若神靈，用大棗湯。以大棗十枚，小麥一升，甘草一兩，每服一兩。亦補脾氣也。《聖惠方》用小麥飯治煩熱，少睡多渴。青蒿散用小麥百粒，治小兒骨蒸肌熱，婦人勞熱。

浮麥 即水淘浮起者。味鹹性涼。能止虛汗盜汗，勞熱骨蒸。汗爲心液，麥爲心穀，浮者無肉，故能涼心。

麥麩 醋拌蒸，能散血止痛，熨腰腳折傷，風溼痺痛，寒溼腳氣。炒熱以布包，互換之，至汗出爲度最良。蓋麥之涼全在皮，故麥去皮即熱。凡瘡瘍痘瘡，潰爛不能著席者，用麥麩裝褥臥，性涼而軟，誠妙法也。

麵 味甘氣溫，微毒。補虛養氣，助五臟，厚腸胃。並敷癰腫損傷，散血止痛，止衄血吐血。食宜略同醋入，以其升發脾胃之氣，得醋則稍歛。然能壅氣作渴，助溼發熱，脾虛有溼熱者，服之最忌。

紅麴 味甘性溫。色赤入榮，破血活血和血，燥胃消食。治溼熱內淫，赤白下痢，跌打損傷，心腹作痛，胎前産後惡露不净，小兒吐逆，不喜食乳，山瘋瘴氣，血阻痺痛。時珍曰：人之水穀入胃，中焦溼熱熏蒸，游溢精氣，化爲榮血，此造化自然之妙也。紅麴以白米飯雜麴母，溼熱蒸窨，即變爲真紅，此人窺造化之巧者也。故治脾胃榮血，得同氣相求之義也。

綠豆粉 清胃止熱瀉，治痘瘡潰爛，用乾粉撲。有市民素誦《觀音經》甚誠，偶出行折一足，哀叫菩薩，夢僧授一方，綠豆粉新銚炒紫色，井水調，厚敷杉木皮紮定，其效如神。凡癰疽惡瘡，用綠豆粉一兩，乳香五錢，燈芯同研和勻，以甘草濃煎湯下一錢。若毒氣攻心，有嘔逆之證，大宜服此。蓋綠豆壓熱下氣，消腫解毒，乳香消諸癰腫毒，服至一兩，則毒不致内攻也。磨粉，合以乳香、丹砂，則能護心使毒不入，護心膏用此。築枕夜臥，則能明目疏風。杖瘡疼痛，用鷄子清調敷即愈。

與榧子同食殺人。

黃豆　味甘性平，炒食則熱。生則疎泄，熟則壅滯。通大腸，寬中下氣，行水道，消水脹腫毒。誤食毒物，須生搗研汁，水吐之。諸菌①毒，濃煎汁飲。內癰及臭毒腹毒腹痛，並與生黃豆嚼，甜而不生惡心者是，即上部結有癰膿，及中臭毒發痧之真候。痘後餘毒發癰，炒黑研末，以清油搽之。痘後風癬，以豆殼煎湯洗。痘後生瘡，以豆②燒黑研末，香油調塗。腫瘍背瘡等症③，以豆生浸細磨，和滓炒熱以敷，或炒黑爲末，以香油塗之。但多食則生痰動咳，壅氣上衝。患黃水疥瘡者不宜食。又忌同豬肉食。

豆腐　味甘而鹹，氣寒微毒。胃火衝擊，內熱鬱蒸，症見消渴脹滿，並休息久痢，用白豆腐煎食。赤眼腫痛，內服消風熱藥，外用鹽收豆腐片，每夜貼之，酸漿者勿用。杖瘡青腫，用豆腐切片貼之，頻易。又或用燒酒煮腐以貼，色紅即易。燒酒醉死④，心頭熱者，用熱豆腐切片通身以貼，冷即頻易。然多食則發腎氣、瘡疥頭風。惟杏仁可解多食中毒者，萊菔湯亦可解。豆皮能除斑痘瞖曚⑤。豆芽發疥動氣。

豆醬油　味鹹性冷。解腎熱邪及諸食物毒氣。小麥醬殺藥力，不如豆醬。凡蛇、蟲、蜂、薑、犬咬、湯火、砒霜、蟲毒，皆當用此以解。手指掣痛，用醬清和蜜，溫熱浸之。癧瘍風駁，用醬清和石硫黃細末，日日揩之。大便不通，用醬汁灌入孔中。飛蟲入耳，用醬滴灌耳中即出。中輕粉毒，用三年陳醬，化水以漱。身上乾燥，用豆醬入藥以塗。妊娠下血，則用豆醬二升，去汁取豆，炒研服方寸匕。尿血，則用豆醬煎乾生地二兩爲末，每服一錢，米湯以下。但小兒過服，則恐生痰動氣。妊娠合雀肉以食，則令兒面黑，所當避也。取陳久者佳。

---

① 菌，原作“困”，據思賢書局刻本改。
② 豆，原作“痘”，據思賢書局刻本改。
③ 症，原作“痘”，據思賢書局刻本改。
④ 死，此下原有“者”字，據《本草綱目》卷二十五刪。
⑤ 曚，原作“朦”，據《本草求真》卷九改。

白豆　氣平味甘。一名飯豆。爲肺腎之穀，導滯調中，益五臟，煖腸胃，助血脉，肺虛喘促，能下氣，更能補脾益氣。

黑豆　味甘性平，色黑體潤。此腎之穀也，入腎祛風散熱，利水下氣，活血解毒，明目鎮心，澤肌補骨，止渴生津。去水則治身面浮腫，水痢不止，痘瘡溼爛；下氣則治脚氣攻心，胸脇卒痛；解熱則治熱毒攻眼，乳巖發熱；活血則治便血赤痢，折傷墮墜；解毒則治風癩瘡疥，丹毒蛇蠱；益腎則治腰膝疼痛，妊娠腰痛，胎動不安，産後中風危篤等症。下産後餘血，熬令烟盡，以酒淋服。又能解毒，同甘草則解百藥毒。稀痘方以此煮食。治痘瘡火毒發狂，同人中黃煮水飲，立平。生則性平，炒食極熱，煮食甚寒。作豉極冷，造醬及生黃卷則平。牛食之温，馬食之冷。但性壅多服，令人身重。忌厚樸，犯之則動氣。畏五參、龍膽草、豬肉。得前胡、杏仁、牡蠣、石蜜、諸膽汁良。

蠶豆　味甘性温。疎和脾胃。多服壅氣。治誤吞鐵針，積善堂方：一女子誤吞針入腹，諸醫不能治。有人教令煮蠶豆和韭菜食之，針自大便同出。誤吞金銀物者，用之皆效。可驗其性疎利，已見一班。若中氣素餒之人，稍服即作脹。

豌豆　味甘氣平，無毒。調榮衛，補中氣，利腸胃溼熱。凡人病因溼熱而見脹滿消渴，溺閉寒熱，熱中吐逆泄澼者，服此最宜。治氣虛病脹，同羊肉煮食，亦能奏功。治小兒痘中有疔，或紫黑而大，或黑壞而臭，或中有黑線者，證十死八九，惟四聖丹一方最妙，用豌[①]豆四十九粒，燒存性，頭髮灰三分，真珍珠十四粒，研爲末，油臙脂同杵成膏，先以針挑破痘疔，咂出惡血，以少許點之，即時變紅活色。出胡地，大如杏仁者良。

豇豆　味甘而鹹，性平無毒。安胃養腎，開胃理中，生精補髓，和五臟，益元氣。此腎之穀也，補腎氣虛損，入鹽少許，食之甚效。治吐逆泄痢，小便頻數，溺有餘瀝，生津止渴。飲汁解草莽毒。時珍曰：豇

---

① 豌，原作“碗”，據文義改。

豆可菜、可果、可穀，益氣補中，爲豆中之上品。但功多補腎，惟水腫
忌補腎氣，餘則諸疾無禁。

白菜 味甘，性微涼。和中，通利大小腸，解酒渴，除胸中煩悶，
消食，治瘴清熱。古名菘。治小兒赤遊風，以菘菜搗敷即止。治飛絲入
目，以白菜搗爛，帕包滴汁二三點，入目即出。治漆毒生瘡，用白菘菜
搗爛，塗之即退。但氣虛胃冷人不宜食。仲景言藥中有甘草，若食菘則
病纏綿不愈。有足疾者不宜食，夏季尤不宜多食，多食則皮膚搔癢，以
生薑解之。

黑薑 辛苦大熱。除胃冷而守中，去臟腑沈寒痼[①]冷，去惡生新，
凡血症可用此二三分以爲嚮導，取水能制火之義也。

煨薑 用生薑懼其散，用乾薑懼其燥，惟此略不燥散，凡和中止嘔，
及與大棗並用，取其行脾胃之津液而和營衛，最爲平妥。老薑洗淨，用
溼粗草紙包炭火內煨，令草紙純焦，並薑外皮微焦，中心深黃色則透矣。
切片用。

莧菜 甘冷利。白莧，補氣除熱，通九竅。赤莧，主赤痢，射工、
沙虱。紫莧，殺蟲毒，治氣痢。六莧並利大小腸，治初痢、滑胎。忌與
鱉同食。子祛肝風客熱，明目，治青盲及眼見黑花。

馬齒莧 酸寒無毒。散血消腫，利腸滑胎，解毒通淋，治產後虛汗，
祛風殺蟲，療小兒丹毒，女人赤白帶下，破痃癖，止消渴。飲汁治反胃，
諸淋金瘡流血，破血癖癥瘕，緊唇面皰，解馬汗、射工毒，塗之瘥。治
腳氣陰腫。煮粥止痢及疳痢。治癰瘡，殺諸蟲，搗汁生服，當利下惡物，
去白蟲。和梳垢，封丁腫。又燒灰，和陳醋滓先灸後封之，即根出。亦
忌與鱉同食。子明目，治青盲，及目中出淚或出膿。葉如馬齒，有大小
二種，小者入藥。

芥菜 氣味性烈。通肺開胃，順氣豁痰，通竅治咳嗽，利胸膈，聰
耳明目。但有瘡瘍、痔疾、便血者勿食。同兔肉食成惡邪病，同鯽魚食

---

① 痼，原作"錮"，據文義改。

發水腫，多食反動氣與風，生食發丹石。鹽、菜無忌。河間云：辛走氣，氣病無多食辛，食則肉胝而脣蹇。凡食辛而淚墮者，蓋淚爲肝液，以金尅木也。

芹菜　性平味甘，兼有辛苦。清風熱，活血脉，利口齒，袪頭風，治身熱煩渴，開鼻齆壅塞。此有水旱二種，惟有毛者佳。須察其辛多於苦，則能除寒澀及女子赤沃；苦多於辛，則能治熱澀及癃腫。但芹在水，須防有蟲在葉間，視之不見，令人爲患面青手青，腹滿如姙，痛不可忍，作蛟龍痛，須服骨①餳二三勺，吐出便瘥。且春夏之交，多有蜥蜴、虺蛇在此處遺精。其根白盈尺者，曰馬靳。溼熱之氣最盛，食之發瘡疥。和醋食之損齒，有鱉瘕人更不可食。

菠菜　味甘性冷且滑。通利腸胃熱毒，清胃熱，開胸膈，潤燥止渴，解酒除煩，痔漏之人，尤爲相宜。但凡蔬菜皆能疎利腸胃，而此則冷滑尤甚，多食則令人腳弱腰痛，與鱓魚同食，則發霍亂。北人宜食，南人不宜，而泄瀉者尤不可食。

同蒿　味甘氣辛，性平兼燥。消痰利水，安脾和胃，養心安心氣，於素稟火衰者最宜。冬食爽口快心，滑利腸垢，春深則不宜食。然相火內熾，證見諸般燥候，食之令人氣滿，頭昏目眩，心煩舌强，且多食亦動風氣。

油菜　味辛氣溫。一名薹薹。行血破氣，治產後一切氣痛血痛，並諸遊風丹，熱腫瘡痔等症，用之皆宜。遊風丹，取葉搗敷，隨手即消，其驗如神，亦可搗汁服。小兒驚風，貼其頂顖，引氣上出，婦人難產亦用。歌云：黃金花結粟米實，細研酒下十五粒。靈丹功效妙如神，難產之時能救急。血痢腸風，產後血風及癥結乳癰，皆宜搗汁以服。風熱腫脹，腰腳腫痛，皆宜搗葉汁以塗。但泄瀉及舊患腳氣者不宜食，有痼疾及狐臭人，食之反劇。子打油，善治癰疽，及塗痔漏中蟲。薰肉生蟲，以此油塗即滅。

---

① 硬，原作"鞭"，據《本草綱目》卷二十六改。

胡蘿蔔　甘辛微溫，無毒。下氣補中，利胸膈腸胃滯氣，安五臟，令人健食，有益無損。元時始自胡地來，氣味微似萊菔，故名。有黃赤二種。子似蒔蘿可和食科。

竹筍　甘微寒，無毒。消渴，利水道，不可久食。利膈下氣，化熱消痰爽胃。竹能損氣，古人以筍爲刮腸篦。常見俗醫治痘，往往勸飲筍尖湯，不知痘瘡不宜。大腸滑利，陰受其害者，不知其若干人矣。小兒尤不宜食，最難化，乾筍尤甚。

芋　辛平滑，有小毒。宜與薑同煮，寬腸胃，充肌膚，滑口。冷啖療煩熱，止渴。産婦食之破血，飲汁止血。破宿血，去死肌。和魚煮食，則下氣，調中補虛。多食難尅化，滯氣困脾，並動宿冷。梗，擦蜂螫良。和鯽魚、鱧魚作臛良。久食，治人虛勞無力。

土芋　味甘辛性寒，有小毒。煮熟食甘美不肌，厚腸胃，止熱嗽。生研水服，解諸藥毒，當吐出惡物止。

水蕨　甘苦寒，無毒。去暴熱，利水道。腹中痞積，淡煮日食，一二日即下惡物。忌雜食一月餘乃佳。作蔬味甘滑，亦可醋食。澄粉甚滑美。

魚鰴草　味辛微寒，有小毒。散熱毒癰腫，瘡痔脫肛，斷痞疾，解硇毒，敷惡瘡白禿。俱用淡竹筒內煨搗。

茄子　甘寒而利，無毒。主治寒熱，五臟勞。治溫疾傳尸勞氣。醋摩，傅腫毒。老裂者燒灰，治乳裂。大腸易動者忌之。性寒利，女人多食則傷子宮。時珍曰：段成式《酉陽雜俎》言茄厚腸胃，動氣發疾。蓋不知茄之性滑，不厚腸胃也。散血寬腸，動風發病。茄根散血消腫，煮汁漬凍瘡最良。

葫蘆　甘平滑，無毒。治腹脹黃腫，消渴惡瘡，鼻口中肉爛痛，利水道。消熱，服丹石人宜之。除煩，治心熱，利小腸，潤心肺，治石淋。甘冷多食，令人吐利。但患腳氣虛脹冷氣者忌之。《名醫錄》云：浙人食匏瓜，多吐瀉，謂之發暴。蓋此物以暑氣[1]壅成，成故也。惟與香菜同

---

[1]　氣：原無，據思賢書局刻本補。

食則可免。《禦藥院方》云：此子治齒齗或腫或露，齒搖疼痛，用八兩同牛膝四兩，每服五錢，煎水含嗽，日三四次。亞腰壺盧連子燒存性，或酒下，或白湯下，消腹脹黃腫。葉甘平無毒，爲茹耐饑。蔓、鬚、花預解小兒胎毒。亦名瓠瓜。苦壺盧治水腫。

冬瓜　性寒味甘，無毒。瀉熱益脾，利二便，消水腫，止消渴，散熱毒癰腫。益氣耐老，除心胸滿，去頭面熱。切片摩痱子，甚良。壓丹石毒。子補肝明目。治男子白濁，女子白帶，除煩滿不樂，可作面脂。去皮膚風及黑皯，潤肌膚，令人悅澤好顔色。皮燒存性，研末，酒調熱服，治跌撲損傷，極劾。葉殺蜂，療蜂疔。又焙研，傅多年惡瘡。藤燒灰，出繡黯，并可淬銅、鐵，伏砒石；煎湯，洗黑皯并瘡疥脫肛。搗汁服，解木耳毒。但性走而急，久病及陰虛者忌之。九月勿食，令人反胃，須被霜，食之乃佳。煮食煉五臟，爲其下氣故也。

南瓜　甘寒，無毒。補中益氣。但傷脾敗胃，多食發腳氣、黃疸。不可同羊肉食，令人氣壅。

越瓜　甘寒，無毒。利腸胃，止煩渴。一名菜瓜。利小便，去煩熱，解酒毒，宣洩熱氣。燒灰，傅口吻瘡及陰莖熱瘡。和飯作鮓，久食益腸胃。生食多冷中動氣，令人心痛，臍下癥結，發諸瘡。又令人虛弱不能行，不益小兒。天行病後不可食。不可與牛乳酪及鮓同食。又暗人耳目。用醬、豉、糖、醋浸藏皆宜，亦可作葅。

胡瓜　甘寒，有小毒。一名黃瓜。清熱解渴，利水道。治小兒熱痢及出汗，療水病肚脹，咽喉腫痛，杖瘡燉腫，火眼赤痛，湯火傷灼。葉苦平，有小毒。除小兒閃癖，一歲用一葉，生按攪汁服，得吐下良。根搗傅狐刺毒腫。多食助寒熱，多瘧病，積瘀熱，發疰氣，令人虛熱上逆少氣，損陰血，發瘡疥腳氣，虛腫百病。天行病後尤戒食。滑中生疳蟲，不可多用醋。小兒切忌。

絲瓜　甘平，無毒。煮食，除熱利腸。老者燒存性服，去風化痰，涼血解毒殺蟲，通經絡，行血脉，下乳汁，治大小便下血，痔漏崩中，黃積，疝痛卵腫，血氣作痛，癰疽瘡腫，齒䘌，痘疹胎毒。暖胃補陽，固氣和胎。痘瘡不快，用枯者燒存性，入硃砂研末，蜜水調服，甚妙。兼治風熱腮腫，肺熱面瘡，玉莖瘡潰，坐板瘡疥，天泡溼瘡，手足凍瘡，痔漏脫肛，酒痔酒痢，腰痛喉閉，化痰止嗽，風蟲風氣牙痛。除小兒浮腫，水蠱腹脹。葉治癬瘡，頻挼摻之。擣傅頭瘡，湯火傷，刀瘡，魚臍丁瘡。根治齒䘌腦漏及腰痛不止。一名天絲瓜，亦有天羅布瓜、蠻瓜、魚鰦各名。

茭白　味甘冷滑。利五臟，去煩熱，除目黃，解酒毒，利二便，治酒皶面赤，白癩癧瘍，風熱目赤。根名菰根，冷利甚於蘆根。實名彫胡米，歲饑可以當糧。但滑利而冷，甚不益人。

苦瓜　氣味苦寒，無毒。除邪熱，解勞乏，清心明目。子味苦甘，無毒。能益氣壯陽。

石花菜　甘鹹大寒滑。去上焦浮熱，發下部虛寒。狀如珊瑚，有紅白二色，枝上有細齒。一種稍粗而似雞爪，謂之雞腳菜，菜味更佳。

龍鬚菜　甘寒無毒，微鹹。清熱，消癭，利小便。

木耳　甘平，有小毒。益氣不饑，輕身強志，利五臟，宣腸胃，治五痔及一切血症。治眼流冷淚，血注腳瘡，崩中漏下，新久洩痢，血痢下血，一切牙痛。生古槐、桑樹者良，柘樹者次之。地耳甘寒，明目；石耳甘平，明目益精。但生樹上，多動風氣，發痼疾，令人脅下急，損經絡背膊，悶人。中其毒者，擣冬瓜蔓汁解之。赤色及仰生者，不可食。

香蕈　甘平，無毒。益氣不饑，破血治風。松蕈治溲濁不禁，食之能有効。生桐、柳、枳椇，色紫者名香蕈，色白者名肉蕈，皆因溼氣薰蒸而成。生深山爛楓木上，小於菌而薄，黃黑色，味甚香美，最爲佳品。

蘑菰蕈　甘寒，無毒。益腸胃，化痰理氣。出山東、淮北諸處。埋桑、楮木於土中，澆以米泔，待菰生采之。長二三寸，本小末大，白色柔軟，其中空虛，狀如未開玉簪花。俗名雞腿蘑菰，謂其味如雞也。一種狀如羊肚，有蜂窠眼者，名羊肚菜。土菌甘寒，有毒。燒灰，敷瘡疥。動氣發病，不可多食。

栗子　鹹溫，無毒。益氣，厚腸胃，補腎氣，令人耐饑。生食，治腰腳不遂。療筋骨斷碎，腫痛①瘀血，生嚼塗之有效。一毬三顆，其中扁者爲栗楔，治筋骨風痛，活血尤效。每日生食七枚，破冷痃癖。又生嚼，罯惡刺，出箭頭，傅瘰癧腫毒痛。小兒疳瘡口瘡，衄血不止。療金刀斧傷，熊、虎爪傷及馬咬成瘡，馬汗入肉。栗内薄皮日荴，擣散和蜜塗面，令光急去皺文。燒存性，研末吹咽中，下骨鯁。殼治反胃消渴，止瀉血、鼻血不止。外刺煮汁，洗火丹毒腫。樹皮煮汁，洗沙蝨、溪毒。根治偏腎氣，酒煎服之。天師栗治久食已風攣。栗之大者爲板栗，中心扁子爲栗楔，稍小者爲山栗，山栗之圓爲末尖者爲錐栗，圓小如橡子者爲莘栗，小如指頂者爲茅栗。石栗圓如彈子，皮厚而味如胡桃，出蘄州。作粉食，勝於菱芡，但以飼孩兒，令齒不生。小兒不可多食，生則難化，熟則滯氣，膈②食生蟲，往往致病。

柹子 甘寒澀，無毒。潤肺止咳嗽，清胃理焦煩。濇腸止洩而消宿血。治肺痿熱咳，咯血反胃，腸風下血痔漏。柹霜乃其津液，生津化痰，清上焦心肺之熱爲尤佳，治咽喉口舌瘡。通耳鼻氣，治腸胃不足，解酒毒，壓胃間熱，止口乾。續經脉氣，補虛勞不足，消腹中宿血，濇中厚腸，健脾胃氣。療痘瘡入目，敷臁脛爛瘡。解桐油毒。烏柹味甘性溫，即火薰乾者。殺蟲，療金瘡火瘡③。生肉止痛。除狗齧瘡，斷下痢。服藥口苦及嘔逆者，食少許即止。柹餅及餻與小兒食，治秋痢。柹蒂治咳逆不止。皮晒焙研末，米飲服，止下血。湯火瘡，燒灰，油調傅。俗作柿子，按柿音肺。冷痢滑洩者忌之。忌與蟹同食，令人腹痛作瀉。

香櫞 辛苦酸溫。入肺、脾二經，理上焦之氣而止④嘔，進中州之食而健脾，除心頭痰水，治痰氣咳嗽，心下氣痛。性雖中和，單用多用亦損正氣，須與參、术竝行，乃有相成之益爾。陳久者良。根、葉功用略同。

---

① 痛，原作"毒"，據《本草綱目》卷二十九改。
② 膈，原作"隔"，據《本草綱目》卷二十九改。
③ 瘡，原無，據《本草綱目》卷二十九補。
④ 止，原作"上"，據思賢書局刻本改。

楊梅　味酸甘温，無毒。鹽藏食，去痰止嘔，消食下氣，生津，和利五臟，能滌腸胃，除煩憒[1]惡氣。燒灰服，斷下痢甚驗。多食令人發熱衂血，損齒及筋。忌生葱，同食能發瘡致痰。杭州、蘇州最美。青時酸，紅後變紫，味如蜜。鹽藏、蜜漬、糖收、火酒浸，俱佳。

橄欖　味酸甘温，無毒。清肺開胃，下氣除煩，生津解酒，利咽喉，解河豚諸毒及魚骨哽。核磨汁，急流水調服，亦解河豚毒。療初生胎毒，唇裂生瘡，牙齒風疳，下部疳瘡。味澀而甘，醉飽宜之。然性熱，多食能致上壅。過白露摘食，庶不病痁。

海松子　味甘而香，小温無毒。潤肺開胃，散水氣，治肺燥咳嗽。除骨節風，頭眩，去死肌，變白，潤五臟。逐風痺寒氣，虛羸少氣，補不足，澤皮膚。治小兒寒嗽。同栢子仁治大便虛秘。便溏精滑者勿與，有溼痰者亦禁。多食發熱毒。

落花生　辛甘而香。潤肺補脾，和平可貴。出閩廣，藤生，花落地而結實，故名。炒用。

甘蔗　甘平濇，無毒。和中助脾，除熱潤燥，消痰止渴，解酒毒，利二便，治嘔噦，噎膈反胃，大便結燥。滓燒存性，研末，烏柏油調，塗小兒頭瘡白禿。燒烟勿令人入目，能使暗明。胃寒嘔吐，中滿滑瀉勿食。

菱角　甘平無毒。安中止渴，補五臟，不饑輕身。蒸暴餌之，斷穀長生。解丹石毒。解暑及傷寒積熱，止消渴，解酒毒、射罔毒。擣爛澄粉食，補中延年。芰花及烏菱殼，入染鬚髮方。生食性冷利。多食傷人臟腑，損陽氣，痿莖。生蟯蟲，水族中此物最不治病。若過食腹脹者，可暖薑酒服之即消。有兩角、三角、四角之殊，三角、四角者爲芰，兩角者爲菱。一名芰實。

荸薺　味甘微寒滑，無毒。治消渴痺熱，温中益氣。下丹石，消風毒，除胸中實熱氣。作粉食，明耳目，消黃疸，開胃下食，厚腸胃，不

---

① 憒，原作"潰"，據《本草綱目》卷三十改。

饑，能解毒，服金石人宜之。除五種膈氣，消宿食。治誤吞銅物，及血痢、下血、血崩，辟蠱毒。性極涼，瀉泄有冷氣，人不可多食，致腹脹氣滿。小兒食多臍下結痛，孕婦尤忌。

慈姑 苦甘微寒，無毒。治百毒，産後血悶，攻心欲死，産難胞衣不出，擣汁服一升。又下石淋。葉治惡瘡腫，小兒遊瘤丹毒，擣爛塗之即消。療蛇蟲咬，擣爛封之。調蚌粉，塗瘡痱。多食乾嘔發虛熱，及腸風痔漏，腳氣癱風，損齒失顔色，皮肉乾燥。

鵝 甘平，無毒。補中益氣，利五臟，解五臟熱，服丹石人宜之。煮汁止消渴。尾肉爲膠，能塗手足皴裂，納耳中，治聾及聤耳。血鹹平，微毒，中射工毒者飲之，並塗其身，立愈。膽解熱毒，及痔瘡初起，頻塗抹之自消。卵與肉性同。涎治咽喉穀賊。毛治射工、水毒及小兒驚癇。燒灰酒服，治噎疾。掌上黃皮燒研，搽腳趾縫溼爛，油調塗凍瘡。屎絞汁服，治小兒鵝口瘡。蒼鵝屎，傅蟲蛇咬毒。鵝口瘡自內生出可治，自外生出不可治，用食草白鵝下清糞濾汁，入沙糖少許搽之，或用雄鵝糞眠倒者燒灰，入麝香少許搽並劾。但肉性冷，多食令人霍亂，發痼疾。

斑鳩 甘平，無毒。明目，多食益氣，助陰陽，令人不噎。久病虛損人食之，補氣。血熱飲，解蠱良。屎治聤耳出膿疼痛，及耳中性耵聹，同夜明沙末等分，吹之。性慤孝而拙於爲巢。

鷹 甘平，無毒。治風攣拘急偏枯，血氣不通利。久服益氣不饑，輕身耐老。長毛髮鬚眉，殺諸石藥毒。療耳聾，和豆黃作丸，補勞瘦肥白人。塗癱腫耳瘡。又治結熱胸痞嘔吐及風麻痹。久食助[1]氣壯筋骨，利臟腑。骨燒灰，和米泔沐頭長髮。毛治喉下白毛及小兒癇。自落翎毛，小兒佩之辟驚癇。屎治炙瘡腫痛，和人精塗之。

雉 味酸微寒，無毒。補中益氣力，止洩痢，除蟻瘻。治脾虛下痢，産後下痢，消渴飲水，心腹脹滿。腦塗凍瘡。尾燒灰，和麻油傅天火丹毒。屎治久瘧不止。久食及食非其時，則生蟲有毒。唯九、十、冬月稍

---

① 助，原作"動"，據《本草求真》卷九改。

有補，餘月則發五痔諸瘡疥。不與胡桃同食，發頭風眩運及心痛。與菌蕈、木耳同食，發五痔，立下血。同蕎麥食，生肥蟲。卵同葱食，生寸白蟲。自死爪甲不伸①者殺人。即野雞。

馬　味辛苦冷，有毒。除熱下氣，長筋骨，強腰脊，壯健強志，輕身不饑。作脯，治寒熱痿痺及傷中。煮汁，洗頭瘡白秃，並豌痘瘡毒。鬐膏甘平，有小毒。生髮，除面黵，手足皸粗。入脂澤用，療偏風口喎僻。乳甘冷，無毒。止渴治熱，作酪性溫，飲之消肉。心治喜忘。肺治寒熱，莖痿。肝有大毒，炙研，每食前熱酒服一錢，治心腹滯悶，四肢疼痛，月水不通。白馬陰莖甘寒平，無毒。治傷中，絕脉陰不起，強志益氣，長肌肉，肥健生子，助丈夫陰氣及小兒驚癇。駒胞衣治婦人天癸不通，煅存性爲末，入麝香少許，空腹②新汲水下三錢，不過三服即通。眼平，無毒，治驚癇、腹滿、瘧疾。小兒魃病，與母帶之。夜眼治卒死尸厥，齲齒痛。牙齒甘平，有小毒。治小兒癇，水磨服。燒灰唾和，塗癰疽丁腫，出根効。骨有毒，燒灰和醋，傅小兒頭瘡及身上瘡，耳瘡陰瘡，瘰疬有漿如火灼。敷乳頭飲兒，止夜啼。止③邪瘧辟瘟疫氣。頭骨甘微寒，有小毒。主治喜眠，令人不睡，或作枕亦良。燒灰，治齒痛，傅頭、耳瘡④，療馬汗氣，廉瘡潰爛。脛骨煅存性，降陰火，中氣不足者用之，可代黃芩、黃連。懸蹄治驚邪瘈瘲，乳難，辟惡氣鬼毒，蠱疰不祥。止蚖內漏，齲齒。赤馬者治婦人赤崩，白馬者治白崩。主癲癇、齒痛。療腸癰，下瘀血，帶下，殺蟲。又燒灰入鹽少許，摻走馬疳蝕，甚良。赤馬皮催生，良。並治小兒赤秃。骹有毒，治小兒驚癇，女子崩中赤白。燒灰服止血，塗惡瘡。尾治小兒客忤，腹內蛇癥。腦有毒，斷酒，臘月者溫酒服之。血有大毒，入人肉中必死。汗有大毒，患瘡人觸之即加劇。白馬溺辛微寒，有毒。治消渴，破癥堅積聚，男子伏梁積疝，

① 伸，原作"中"，據《本草綱目》卷四十八改。
② 腹，原作"服"，據《本草綱目》卷五十改。
③ 止，原作"並"，據《本草綱目》卷五十改。
④ 瘡，原無，據《本草綱目》卷五十補。

婦人瘕積，銅器承飲之。洗頭瘡白禿，漬惡刺瘡口，日十次，愈乃止。熱飲治反胃，殺蟲，反肉瘢息肉，食髮成瘕，伏梁心積，婦人乳腫，小兒赤疵，蟲牙疼痛，利骨取牙，狐尿刺瘡，瘕塊心痛。白馬屎微溫，無毒。止渴，止吐血、下血、鼻衄，金瘡出血，婦人崩中。絞汁服，治產後諸血氣，傷寒時疾當吐下者，及時行病起，合陰陽垂死者。又治杖瘡，打損傷瘡，中風作痛，炒熱，包熨五十遍，極効。卒中惡死，酒服。產後寒熱悶脹，燒灰水服。療久痢赤白。馬咬瘡，馬汗入瘡，及剥死馬骨刺傷人，毒攻欲死者，和豬脂塗之。屎中粟療金瘡，小兒寒熱客忤不能食，除小兒脇痛及剥馬中毒。馬絆繩煎水，洗小兒癇。燒灰，摻鼻中生瘡。馬自死者不可食，能殺人。白馬黑頭不可食，食則令人癲。馬鞍下肉色黑，及白馬青蹄，或生角，或無夜眼，均不可食。患痢生疥，並妊婦乳母忌食。同倉米、蒼耳食，必得惡病，十有九死；同薑食生氣嗽；同豬肉食成霍亂。食馬肉毒發心悶者，飲清酒則解，飲濁酒則反加。食馬肉中毒者，飲蘆菔汁，或食杏仁可解。

驢　甘涼，無毒。解心煩，止風狂，釀酒治一切風。主憂愁不樂，能安心氣，同五味煮食，或以汁作粥食。補血益氣，治遠年勞損，煮汁空心飲，療痔引蟲。野驢肉同功。頭肉煮汁，服二三升，治多年消渴即瘥。又漬麴醞酒服，去大風動搖不伏者。亦洗頭風風屑。同薑齏煮汁日服，治黃疸百藥不治者，及中風頭眩。脂敷惡瘡疥癬及風腫。和酒服三升，治狂癲，不能語，不識人。和烏梅爲丸，治多年瘧，未發時二十丸。生脂和生椒搗熟，綿裹塞耳，治積年聾疾；又和酒服，治卒欬嗽。和鹽，塗身體手足風腫。髓治耳聾。血鹹涼，無毒。利大小腸，潤結燥，下熱氣。乳甘冷利，無毒。治小兒熱急黃，及驚邪赤痢，癇疾客忤，天弔風疾。療大熱，止消渴及心痛連腰臍者。蜘蛛咬瘡，器盛浸之。蚰蜒及飛蟲入耳，滴之當化成水。頻熱飲，治氣鬱，解小兒熱毒，不生痘疹。浸黃連取汁，點風熱赤眼。陰莖甘溫，無毒，強陰壯筋。駒衣斷酒，煆研，酒服方寸匕。皮煎膠食之，治一切風毒骨節痛，呻吟不止，和酒服更良。膠食，主鼻洪吐血，腸風血痢，崩中帶下。其生皮，覆瘧疾人良。兼治牛皮風癬。毛治骨頭中一切風病，用一斤炒黃，投一斗酒中，漬三日，空心細飲①，令醉，暖臥取汗，明日更飲如前。忌陳倉米、麪。骨煮湯，浴歷節風。頭骨燒灰和油，塗小兒顖解。懸蹄燒灰，傅癰疽，散膿水及腎風下注，天柱毒瘡，飲酒穿腸，鬼瘧不止。溺辛寒，有小毒。浸蜘蛛咬瘡，狂狗咬傷，癬癧惡瘡，並多飲取瘥。風蟲牙痛，頻含漱。療卒心氣痛，經水不止，疔瘡，中風，小兒眉瘡。燒灰吹鼻，止衄；油調，塗惡瘡淫癬。耳垢，刮取塗蠍螫。尾軸垢，治新久瘧無定期者，以水洗汁，和麪如彈丸二枚，作燒餅，未發前食一枚，發食一枚，効。驢槽，治小兒拗哭不止，令三姓婦人抱兒臥之，移時即止，勿令人知。食驢肉飲荊芥茶殺人，妊婦食之難産。同鳧茈，令人筋急。病死者有毒。

騾 辛苦溫，有小毒。性頑劣，肉不益人，孕婦食之難産。蹄治難産，燒灰，入麝香少許，酒服一錢。屎治打損諸瘡，破傷中風腫痛，炒焦裹熨之，冷即易。

狗寶 味甘鹹平，有小毒。尚攻翻胃，善理疔疽及噎食，癰疽瘡瘍。噎食病用狗寶爲末，每服一分，以威靈仙二兩、鹽三錢，搗如泥，將水一鍾攪匀，去滓調服。赤疔瘡用狗寶八分、蟾酥二錢、龍腦二錢、麝香一錢，爲末，好酒和丸麻子大，每服三丸，以生葱三寸同嚼細，用熱葱酒送下，暖臥，汗出爲度。後服流氣追毒藥，貼拔毒膏，取愈。生癩狗腹中，狀如白石，帶青色，其理層疊，亦難得之物。

熊 甘微寒，無毒。治風痹不仁筋急，五臟腹中積聚，寒熱羸瘦，頭瘍②白禿面上䵟𪒟。久服强志不饑，輕身長年。療飲食嘔吐，補虛損，殺勞蟲，酒鍊服之。長髮令黑，悅澤人面及面上䵟𪒟。掌，食之可禦風寒，益氣力。

鹿 味甘溫，無毒。補中，益氣力，强五臟。生者療中風口僻，割片薄之。補虛瘦弱，調血脉，養血生容，治産後風虛邪僻。凡藥餌之人，

---

① 飲，此下原有"食"字，據《本草綱目》卷五十刪。
② 瘍，原作"傷"，據《本草綱目》卷五十一改。

久食鹿肉，服藥必不得力，爲其食解毒之草制諸藥也。九月已後，正月已前，堪食。他月不可食，發冷痛。白臆者、豹文者，並不可食。鹿肉脯，炙之不動，及見水而動，或曝之不燥者，並殺人。不可同雉肉、蒲白、鮑魚、蝦食，發惡瘡。

　　鳧　即野鴨也。甘凉，無毒。補中益氣，平胃消食，除十二蟲。身上有諸小熱瘡，年久不愈者，但多食之即瘥。治熱毒風及惡瘡癤，殺腹臟一切蟲，消水。血治解挑生蟲毒，飲探吐。不可合胡桃、木耳、豆豉食。九月以後，立春以前，即中食大益病人。

　　鯉魚　甘平，無毒。下水氣，利小便。煮食，治欬逆上氣，黄疸，水腫脚滿，下氣止渴及懷妊身腫，並胎氣不安。作鱠，温補，去冷氣，痃癖氣塊，橫關伏梁，結在心腹，欬嗽喘促。燒末，能發汗，定氣喘，下乳汁，消腫[1]米飲調服，治暴痢。用童便浸煨，止反胃及惡風入腹。消一切腫毒，積年骨疽，小兒木舌。鮮殺蟲，及聤耳有蟲。膽治目熱赤痛，青盲，明目。久服强悍，益志氣。點眼，治赤腫翳痛。塗小兒熱腫。點雀目，燥痛即明。滴耳治聾。療小兒咽腫，大人陰痿，睛上生暈，赤眼腫痛。脂治小兒驚忤諸癇。腦髓治諸癇，煮粥食，治暴聾。和膽等分，頻點目眥，治青盲。血治小兒火瘡，丹腫瘡毒，塗之立差。腸治小兒肌瘡，並痔瘻有蟲，切斷炙熟，帛裹坐之，俱以蟲盡爲度。目治刺瘡，傷風、傷水作腫，燒灰傅之。齒治石淋。骨治女子赤白帶及陰瘡，魚鯁不出。皮治癮疹。魚鯁不出者六七日，燒灰水服，日二次，即愈。鱗治産婦滯血腹痛，燒灰酒服，亦治血氣，吐血，崩中漏下，帶下，痔瘻，魚鯁。子合猪肝食，害人。鯉脊上兩筋及黑血有毒，生溪澗中者毒在腦。凡炙鯉魚，不可使煙入目，損目光，三日内必驗。天行病後、下痢及宿癥，俱不可食。服天門冬、硃砂人不可食。忌同犬肉、葵菜食。

　　鮂魚　甘平，無毒。補虛勞。蒸下油，以瓶盛埋土中，取塗湯火傷，劾。初夏時有，餘月則無，故名。形秀而扁，微似魴而長，白色如銀，

---

　　[1] 腫，原無，據《本草綱目》卷四十四補。

肉中多細刺如毛，其子甚細膩。大者不過二尺，腹下有三角硬鱗如甲，自甚惜之。故漁人以絲網沈水數寸取之，一絲罣鱗，即不復動，護其鱗也。但纜出水即死，最易餒敗。不宜烹煮，唯以笋、莧、芹、荻之屬，連鱗蒸食乃佳。疳癇疾人忌食。

鱣魚 味甘大溫，無毒。補中益血及虛損婦人，産後惡露淋瀝，血氣不調，羸瘦。療癤唇止血，除腹中冷氣腸鳴，溼痹氣。補五臟，逐十二風邪，患溼風、惡氣人，作鱠空腹飽食，暖臥取汗出如膠，從腰腳中出，候汗乾，暖五枝湯浴之，避風。三五日一次，甚妙。專貼一切冷漏、痔瘻、臁瘡引蟲。血塗癬及瘻，療口眼喎斜，入麝香少許，右喎塗左，左喎塗右，正即洗去。治耳痛，滴數點入耳。鼻衄，滴數點入鼻。疹後生翳，點少許入目。赤疵，同蒜汁、墨汁頻塗之，又塗赤遊風。頭燒服，止痢，主消渴，去冷氣及痞癥，食不消。百蟲入耳，燒研，綿裹塞之，立出。皮治婦人乳核硬疼，燒灰，空心溫酒服。黑者有毒。時行病後忌食。多食動風氣，令人霍亂，發諸瘡。大者有毒殺人。不可合犬肉、犬血食之。

鰌魚 甘平，無毒。暖中益氣，醒酒，解消渴。同米粉煮羹食，調中收痔。揩牙烏髭，治陽事不起及牛、狗羸瘦。不可同白犬血食。世俗名泥鰍。

海參 甘溫。補腎益精，壯陽療痿，清潤五臟，益氣養血。治吐血下血，平肝火及咳嗽煩熱。滑利大腸，通便閉。遼海産者良。有刺者名刺參，無刺者名光參。脾胃不和，不宜食。

蟶 甘溫，無毒。補虛，主冷痢，煮食之。去胸中邪熱，飯後食之，與丹石人相宜。治婦人産後虛損。天行病後不可食。

魚翅 甘平，無毒。活血養氣，舒筋，養肝經血及陰血。治崩血不止及血虛血冷。寬中健胃。即海內柔魚、鮑魚、銀魚之翅。柔魚俗呼成油魚。鮑魚産於海，銀魚産於湖。古名鱠殘魚。

淡菜 甘溫，無毒。補五臟，益陽事，理腰腳氣，消宿食，除腹中冷氣痃癖及瘻氣。治虛勞傷憊，精血衰少及吐血，久痢腸鳴，腰痛疝瘕，産後瘦瘠。療産後血結，腹內冷痛並癥瘕，潤毛髮，治崩中帶下。燒食令飽。其外多食發丹石，令人腸結，並脫髮。

江珧柱 甘鹹微溫。下氣調中，利五臟，療消渴，消腹中宿食，令人能食易饑。産四明奉化者佳。

河豚 甘溫，無毒。補虛，去溼氣，理腰腳，去痔疾，殺蟲，伏硇砂。肝及子有大毒。治疥癬蟲瘡，用子同蜈蚣燒研，香油調，搽之。

黃顙魚 甘平，微毒。能醒酒，袪風。煮食，消水腫，利小便。燒灰，治瘰癧久潰不收歛，及諸惡瘡。療水氣浮腫及癧瘡。涎作生津丸，治消渴。頰骨治喉痹腫痛，燒研，茶服三錢。

鮑魚 辛臭溫，無毒。治墜墮骸，躄跌折，瘀血、血痹在四肢不散者，女子崩中血不止。煮汁，治女子血枯病傷肝，利腸。同麻仁、葱、豉煮羹，通乳汁。治妊娠感寒、腹痛。頭治眯目。燒灰，療疔腫瘟氣。但妊婦食之，令子多疾。

青魚 味甘性平。入肝通氣，入脾利水，治溼熱下注，腳氣疼腫，及溼熱上蒸，眼目不明。療腳氣，必同韭白食，始有溫和之力。眼睛汁，點目能夜視。服术人忌之，服石人相反。

白魚 味甘氣平。入肺利水，開胃下氣。治淋用白魚同滑石，取其長以治水。但性滑利，同棗食則脾腎受泄，必致腰痛，且過食則脾胃不溫，必致飽脹不快。唯有炙食，及或醃、或糟乃可。

鯿魚 一名魴魚。詩云必河之魴是也。氣味甘溫，無毒。補肺氣，利五臟，調胃，去胃風，助脾，令人多食。疳痢人勿食。

鰲魚 一名石首魚，一名黃花魚。乾則爲鰲。甘平無毒。開胃益氣。炙食，能消瓜成水，治暴下痢及卒腹脹，消宿食。

臟腑主治葯品

補肝氣 杜仲，山茱萸，鷄肉，續斷。

補肝血 荔枝，阿膠，桑寄生，何首烏，狗脊，麋茸，獺肝，紫河車，菟絲，人乳。

疏肝氣　木香，香附，柴胡，芎藭。

平肝氣　金銀薄，青皮，鉄粉，密陀僧，雲母石，珍珠，龍骨，龍齒。

破肝氣　三稜，枳實。

斂肝氣　龍骨，酸棗仁，炒白芍，龍齒，烏梅，木瓜。

散肝風　荊芥，鈎藤，蛇退，蒺藜，蟬退，浮萍，王不留行，全蝎，桂枝，白花蛇，石南籐，蜈蚣，川烏附，樟腦。

散肝風溼　桑寄生，羌活，側附子，狗脊，松脂，蒼耳子，豨薟草，威靈仙，茵蔯，海桐皮，秦芃，五加皮。

散肝風熱　木賊，蕤仁，水片，決明子，爐甘石，青箱子。

散肝風氣　芎藭，麝香，薄荷，蘇合香。

散肝風痰　南星，皂角，烏尖附，白芥子，天麻。

散肝風寒痰　蔓荊子，殭蠶，山甲。

散肝血　穀精草，石灰。

祛肝寒　肉桂，桂心，吳茱萸，艾葉，大茴香，小茴香。

滲肝溼　茯苓，土茯苓，天仙籐。

瀉肝溼　龍膽草，連翹，珍珠，皂礬，白斂。

瀉肝痰滯　前胡，鶴蝨，磁石。

溫肝血　白虫蠟，肉桂，續斷，芎藭，香附，荊芥，伏龍肝，延胡索，爐甘石，蒼耳子，海螵蛸，酒，百草霜，砂糖，兔屎，王不留行，澤蘭，韭菜，墨，劉寄奴，大小薊，天仙籐，海狗腎，蒺藜，鹿茸，鹿角，艾葉。

涼肝血　生地黃，代赭石，蒲公英，青魚膽，紅花，地榆，白芍，槐角，槐花，側柏葉，卷柏，無名異，凌霄花，豬尾血，紫草，夜明沙，兔肉，旱蓮草，茅根，蜈蚣，山甲，琥珀，芙蓉花，赤芍，醋，熊膽。

破肝血　莪术，紫貝，五靈脂，紫參，益母草，蒲黃，血蝎，蓮藕，古文錢，皂礬，歸尾，鱉甲，貫眾，茜草，桃仁。

散肝血　乾漆，三漆，䗪虫，䗪虫，螃蟹，瓦楞子，水蛭，花蕊石。

止肝血 炙卷柏，伏龍肝，墨，炒艾葉，炒蒲黃，花蕋石，青黛，百草霜，炒側柏，石灰，劉寄奴，王不留行。

散肝熱 決明子，野菊花，夏枯草，木賊。

瀉肝熱 代赭石，石南葉，琥珀，車前子，牛黃，前胡，秦皮，空青，銅青，蒙花，石決明，珍珠，凌霄花，生棗仁，蘆薈。

瀉肝熱痰 磁石，前胡，牛黃。

吐肝熱痰 膽礬。

瀉肝火 鈎籐，熊膽，女貞子，羚羊角，青黛，熊膽草，人中白，黃芩，大青，青蒿草。

散肝毒 蜈蚣，蛇退，野菊花，王不留行。

解肝毒 土茯苓，蒲公英，芙蓉花，皂礬，連翹，醋，藍子。

拔肝毒 青黛，輕粉。

補心氣 龍眼肉。

補心血 當歸，柏子仁，食鹽，龜板。

通心氣 菖蒲，遠志，桑螵蛸，薰香，安息香，雄黃，胡荽。

却心寒 桂心。

散心溼熱 香薷。

散心痰溼 半夏，菖蒲。

滲心溼 茯神，燈心，萱草。

瀉心熱 代赭石，木通，瞿麥，牛黃，天竺黃，連翹，西瓜，黃連，山梔子，辰砂，百合，鬱金，蓮鬚，貝母，鈎籐，珍珠，土貝母，川練子。

瀉心溼熱 木通，黃連，連翹，梔子，珍珠，苦練子，瞿麥。

溫心血 延胡索，安息香，骨碎補，桂心，乳香。

涼心血 犀角，射干，童便，血餘，紅花，辰砂，紫草，熊膽，生地黃。

破心血 丹參，沒藥，鬱金，桃仁，茜草，蘇木，益母草，蓮藕。

解心毒 射干，貝母，連翹，山荳根，黃連。

瀉心火 燈草，竹葉，熊膽，羚羊角，山荳根，童便，麥冬，萱草，生地，梔子，犀角，木通，黃連。

鎮心怯 禹餘糧，鉄粉，代赭石，珍珠，辰砂。

瀉心熱痰 牛黃，貝母。

補脾氣 白术。

緩脾氣 炙甘草，合歡皮。

健脾 白术，白蔲，砂仁，肉荳蔲，蓮子。

溫脾 龍眼，大棗，荔枝，犬肉，牛肉，飴糖，熟蜜。

潤脾 山藥，黃精，羊肉，人乳，豬肉。

醒脾氣 木香，甘松，藿香，菖蒲，大蒜，紅荳蔲，胡荽。

寬脾氣 烏藥，藿香，神麯。

升脾氣 蒼术。

消脾氣 山查，橘皮，郁李，神麯，薑黃。

破脾氣 枳實，郁李。

歛脾氣 木瓜。

散脾溼 蒼术，松脂，蒼耳子，防風，厚朴，排草。

散脾溼痰 半夏，橘皮，神麯，石菖蒲。

吐脾溼熱痰 白礬，皂礬。

燥脾溼 白术，蛇床子，密陀僧，松脂，石灰，橘皮，蕉黃，伏龍肝，蒼术，紅荳蔲，川椒，鯉魚。

燥脾溼痰 烏尖附，附子，乾薑。

滲脾溼 茯苓，芡實，澤蘭，扁豆，山藥，浮萍，鴨肉，鯽魚。

清脾溼痰 白蘚皮，薏苡仁，木瓜，蚯蚓，紫貝，皂礬，白礬，商陸，郁李。

清脾熱 石斛，白芍，竹葉。

瀉脾火 石斛，白芍。

降脾痰 白礬，皂礬，射干，密陀僧。

消脾積 砂仁，木香，使君子，山查，神麯，阿魏，橘皮。

殺脾蟲　松脂，使君子，蕪荑，雄黃，扁蓄，紫貝，蚯蚓，皂礬，白礬，阿魏，烏梅，百草霜，蒼耳子，密陀僧，石灰。

溫脾血　白蟲蠟，伏龍肝，百草霜，天仙籐。

涼脾血　射干。

破脾血　郁李仁，紫貝，薑黃，蓮藕，皂礬，蚯蚓。

止脾血　百草霜，石灰。

解脾毒　蚯蚓，射干，白礬。

補肺氣　人參，黃耆。

溫肺　燕窩，飴糖，甘菊，胡桃肉。

潤肺　萎蕤，人乳，阿膠，胡麻，熟蜜，榧實。

升肺氣　桔梗。

通肺氣　薰香，安息香。

泄肺氣　丁香，冬花，牽牛，白前，橘皮，紫菀。

降肺氣　馬兜鈴，青木香，旋覆花，括蔞，花粉，葶藶，蘇子，枇杷葉，杏仁，萊菔子，補骨脂。

破肺氣　枳殼。

斂肺氣　粟殼，木瓜，烏梅，訶子，五味，蛤蜊粉。

散肺寒　桔梗，麻黃，紫蘇，青葱，杏仁，白荳蔻，生薑，薰香，馬兜羚，白石英，紫石英，紅荳蔻，川椒，欸冬花，百部，丁香。

宣肺風　甘菊，皂角。

宣肺風溼　萎蕤，五棓子，百草煎，白前。

宣肺風熱　辛夷，牛子。

燥肺溼　川椒。

滲肺溼　茯苓，桑白皮，薑皮。

瀉肺溼熱　牽牛，黃芩，石葦，車前子，通草，薏苡仁，葶藶。

散肺暑溼　紫蘇。

瀉肺熱　馬兜鈴，青木香，五棓子，百草煎，通草，車前子，貝母，牽牛，石葦，牛子，金銀花，山梔子，白薇，知母，沙參，薏苡仁，百部，百合，黄芩，芙蓉花，柿霜，柿乾，土貝母，竹茹，梨，蛤蜊粉。

瀉肺火　黄芩，括蔞，花粉，竹茹，桑白皮，羚羊角，地骨皮，枇杷，沙參，麥冬，生地，天冬，栀子。

凉肺血　生地，紫菀。

澀肺血　白芨。

散肺毒　野菊花。

解肺毒　金銀花，芙蓉花，牛子，貝母，黄芩。

降肺痰　括蔞，花粉，貝母，生白菓，旋覆花，杏仁，土貝母，訶子。

滋腎　冬青子，燕窩，桑寄生，枸杞，龜板，龜膠，胡麻，冬葵子，榆白皮，黑鉛，桑螵蛸，楮實，磁石，食鹽，阿膠，火麻，生地黄。

温腎　蓯蓉，鎖陽，巴戟天，續斷，菟絲，熟地黄，覆盆子，狗脊，鹿膠，紫河車，犬肉，獺肝，靈砂，海狗腎，山茱萸，葡萄，白蒺藜，海螵蛸，川椒，胡桃肉，麋茸。

燥腎　附子，肉桂，鹿茸，沈香，陽起石，仙茅，胡巴，淫羊藿，蛇床子，硫黄，遠志，石鐘乳，蛤蚧，鰕，雄蠶蛾，阿芙蓉，川椒，胡椒，益智，補骨脂，丁香。

固腎　胡桃肉，菟絲子，覆盆子，補骨脂，蓮鬚，金櫻子，山茱萸，五味子，葡萄，阿芙蓉，没石子，龍骨，牡蠣，沉香，靈砂，秦皮，石斛，桑螵蛸，芡實，訶子，石鐘乳。

散腎寒　細辛，附子。

燥腎寒　肉桂，陽起石，仙茅，胡巴，補骨脂，川椒，艾葉，胡椒。

寬降腎氣　沉香降，補骨脂降，黑鉛降，硫黄降，靈砂①，荔枝核寬，烏藥寬。

引腎氣　川牛膝，五味子。

祛腎風溼熱　白花蛇，石南籐，川烏附，獨活，桑寄生，蛇床子，

---

① 靈砂，原作“霍砂”，據思賢書局刻本及《本草求真》主治卷上改。

巴戟天，冰片，淫羊藿，五加皮，天雄，蔓荆子，細辛。

滲腎淫 茯苓，桑螵蛸，土茯苓，海螵蛸，鯉魚。

瀉腎淫 防己，木瓜，苦參，海蛤，文蛤，琥珀，寒水石。

伐腎邪 海藻，海帶，昆布，茯苓。

軟腎堅 海狗腎，牡蠣，海藻，海帶，昆布，食鹽，青鹽，蛤蜊粉，海石，白梅。

瀉腎熱 琥珀，防己，青鹽，秋石，寒水石，龍膽草，食鹽，童便，地骨皮。

瀉腎火 玄參，黃蘗，茶茗，丹皮，胡黃連，青蒿草。

煖腎血 陽起石，續斷，韭菜，骨碎補，海狗腎，墨，鹿茸。

涼腎血 童便，地骨皮，血餘，銀柴胡，蒲公英，生牛膝，旱蓮草，赤石脂。

破腎血 自然銅，古文錢。

止腎血 墨，黑薑，炒黑艾，炙卷柏，炒栀子，象皮灰。

消腎痰 海石。

補腎火 附子，肉桂，鹿茸，沉香，陽起石，仙茅，胡巴，淫羊藿，蛇床子，硫黃，遠志，石鐘乳，蛤蚧，鰕，雄蠶蛾，阿芙蓉，川椒，胡椒，益智，補骨脂，丁香。

補脾火 白术，白蔻，縮砂密，肉荳蔻，使君子，蓮子。

補胃火 大棗，韭菜，肉荳蔻，草荳蔻，草菓，白豆蔻，縮砂密，丁香，檀香，益智，山奈，良薑，炮薑，使君子，神麯，川椒，胡椒，大蒜，蓽撥。

補肺火 人參，黃耆，飴糖。

補大腸火 韭菜。

補心火 龍眼肉，桂心，菖蒲，遠志，薰香，安息香，胡荽，雄黃。

補小腸火 小茴，橘核。

補肝火 杜仲，山茱萸，鷄肉，續斷。

瀉腎火 玄參，黃栢，茶茗，丹皮，胡黃連，青蒿草。

瀉脾火 大黃，白芍。

瀉胃火 茶茗，茅根，石膏。

瀉肺火 黃芩，括蔞，花粉，竹茹，天冬，桑白皮，羚羊角，地骨皮，枇杷葉，沙參，麥冬，生地，梔子。

瀉心火 燈草，竹葉，熊膽，羚羊角，山荳根，童便，麥冬，萱草，生地，梔子，犀角，木通，黃連。

瀉肝火 鈎籐，熊膽，女貞子，羚羊角，青黛，龍膽草，人中白，黃芩，大青，青蒿草。

瀉膽火 龍膽草，青黛，大青。

瀉膀胱火 人中白，童便。

瀉三焦火 青蒿草，梔子。

散火 柴胡，升麻，葛根，薄荷，香附，羌活，白芷，水萍。

煖火 甘草，麥冬，萎蕤，合歡皮。

滋火 地黃，山茱萸，枸杞。

引火 肉桂，附子，五味子。

歛火 白芍，烏梅。

用汗解熱 麻黃①，柴胡，葛根，荊芥，升麻，薄荷，羌活，防風。

用吐解熱 瓜蒂，萊菔子，藜蘆，食鹽，梔子，豆豉。

用下解熱 大黃，芒硝。

瀉上火 連翹，梔子，黃連，黃芩，生地，知母。

瀉中火 龍膽草，青黛，白芍，石斛，石膏。

瀉下火 黃柏，知母，丹皮，青蒿草。

補上虛 人參，黃耆，桂心，當歸，龍眼肉。

補中虛 白术，炙草，淮山藥，首烏，山茱萸，阿膠。

補下虛 附子，肉桂，硫黃，沉香，補骨脂，地黃，枸杞，菟絲子。

散膽熱 柴胡。

---

① 麻黃，原作"硫黃"，據《本草求真》主治卷上改。

散膽風熱　木賊。

瀉膽熱　空青，綠青，銅青，熊膽，青魚膽，膽礬，前胡。

瀉膽熱痰　前胡。

瀉膽火　龍膽草，青黛，大青。

温膽　棗仁，半夏。

鎮膽　龍骨。

養胃　陳倉米，大棗，人乳。

温胃　韭菜，爐甘石。

固胃氣　蓮子，訶子，赤石脂，禹餘糧，肉荳蔻，粟殼，龍骨，粳米。

斂胃氣　木瓜。

升胃氣　乾葛，升麻，檀香，白附。

通胃氣　烟草，通草，大蒜，雄黃。

寬胃氣　藿香，神麴，蕎麥。

破胃氣　枳實，山甲，蕎麥，續隨子。

消胃積　砂仁，使君子，山楂，神麴，麥芽，蕎麥，雷丸，穀虫，阿魏，朴硝，硇砂，丁香，沙糖。

殺胃蟲　使君子，乾漆，五棓子，百草煎，阿魏，雷丸，穀虫，厚朴。

祛胃風溼　白芷，秦艽，防風。

散胃風痰　白附。

散胃溼熱痰　香薷溼熱，半夏溼痰。

燥胃寒痰溼　肉荳蔻，草荳蔻，白荳蔻，砂仁，草菓，丁香，檀香，益智，山奈，良薑，炮薑，使君子，神麴，川椒，胡椒，大蒜，蓽撥，紅豆蔻。

滲胃溼　石鐘乳，冬葵子，榆白皮，神麴，土茯苓，茅根，陳皮，鴨肉，鯉魚，萆薢。

瀉胃溼熱　扁蓄，白蘚，木瓜，苦參，茵陳，刺蝟皮，白薇，寒水石，續隨子，蕘花。

散胃熱 乾葛，升麻。

瀉胃熱 雪水，柿蒂，大黃，竹茹，竹葉，玄明粉，漏蘆，白頭翁，人中黃，金汁，梨，西瓜，珍珠，白薇，蘆根，犀角，蒲公英，粳米，石膏，柿乾，柿霜，雷丸，朴硝，菉荳，刺蝟皮，貫眾。

凉胃血 地榆，槐角，槐花。

破胃血 蘇木，三七，乾漆。

吐胃痰毒 胡桐淚。

解胃毒 土茯苓，漏蘆，白頭翁，金汁，綠豆，蝸牛，蒲公英，人中黃，茶茗，茅根，石膏。

收澀 蓮子，訶子，赤石脂，禹餘糧，肉荳蔻，粟殼，烏梅，龍骨，粳米。

温補 韭菜。

潤燥 胡麻，冬葵子，榆白皮，枸杞，花生，蓯蓉，油當歸，鎖羊，蜂蜜。

袪腸風 皂角。

開腸寒結 硫黃，巴霜，大蒜，葱白，川椒，半夏。

開腸熱結 大黃，朴硝，食鹽，豬膽汁。

瀉腸熱 白頭翁，人中黃，生地，朴硝，大黃，黃芩，綠豆，蝸牛，玄明粉。

除腸溼 石鐘乳。

除腸溼熱 白蘚皮，苦參，刺蝟皮，防己，黃連，玄明粉。

升腸氣 升麻，乾葛。

寬腸氣 蕎麥。

消腸積 蕎麥氣，雷丸熱，穀虫食，硇砂食，厚朴溼。

殺腸蠱 雷丸，穀虫，硇砂，厚朴，烏梅。

凉腸血 石脂，地榆，槐角，槐花，刺蝟皮。

破腸血 乾漆。

解大腸毒 白頭翁，蝸牛，綠豆。

寬小腸氣 小茴，橘核，荔枝核。

滲小腸溼 冬葵子，榆白皮。

瀉小腸溼熱 海金沙，赤小豆，木通，生地，赤苓，黃芩，川練子，防己。

補膀胱氣 肉桂。

散膀胱氣 荔枝核。

瀉膀胱熱 豬苓，澤瀉，地膚子，茵陳，黃柏，黃芩，龍膽草，川練子。

瀉膀胱溼熱 豬苓，澤瀉，地膚子，黃柏，田螺，川練子，滑石。

祛膀胱風 藁本，羌活，防風。

表膀胱寒 麻黃。

瀉膀胱火 人中白，童便。

祛風 荊芥肝，鈎籐肝，蛇退肝，蒺藜肝，蟬退肝，浮萍肝，全蝎肝，王不留行肝，虎骨肝，蜈蚣肝，白花蛇肝、腎，川烏附肝、腎，石南籐肝、腎，甘菊肺、腎，藁本膀胱，桂枝衛。

祛風溼 海桐皮肝，豨薟草肝，蒼耳子肝、脾，松脂肝、脾，桑寄生肝、腎，狗脊肝、腎，巴戟天腎，獨活腎，側附子腎，蛇床子腎，萎蕤肺，白芷胃，萆薢胃，百草煎肺、胃，五棓子肺、胃，秦艽肝、胃，防風膀胱、胃，羌活膀胱、肝，茵芋關節，威靈仙十二經。

祛風熱 辛夷肺，牛蒡子肺，木賊肝、膽，決明子肝，蕤仁，冰片骨髓，爐甘石肝、脾。

祛風寒 杏仁肺，淫羊藿腎。

祛風氣 芎藭肝，麝香關竅。

祛風痰 南星肝，天麻肝，白前肺，白附子胃，皂角肝、肺、大腸，白芥子。

祛風熱溼 蕪荑肝，蝸牛經絡、腸、胃。

祛風熱氣 薄荷肝。

祛風寒溼　細辛_腎，天雄_腎，五加皮_{肝、腎}，殭蠶_{肝、肺、胃}，蠶沙_{肝、肺、胃}，蔓荊子_{筋骨、頭、面}。

通關諸藥　皂角，山甲，蜈蚣，白花蛇，茵芋，蘇合香，樟腦，細辛，草麻子，麝香，冰片，全蝎，川烏附。

散寒　桔梗_肺，紫蘇_肺，葱白_肺，紫石英_肺，白豆蔻_肺，馬兜齡_肺，黨參_肺，白石英_肺，紅豆蔻_肺，冬花_肺，百部_肺，麻黃_{膀胱}，蓽撥_{胸腹}，良薑_胃，薰香_{肺、心}，乾薑_{脾、胃}。

散寒風　杏仁_肺，淫羊藿_腎，荷葉_膽。

散寒風溼　五加皮_{肝、腎}，天雄_腎，細辛_腎，蔓荊子_{筋骨、血脉}，殭蠶_{肝、肺、胃}，蠶沙_{肝、肺、胃}。

散寒痰　生薑_肺。

逐血寒　肉桂_{肝、腎}，桂心_心。

逐寒　陽起石_腎，胡巴_腎，仙茅_腎，補骨脂_腎，川椒_腎，巴豆_腎，吳茱萸_肝，大茴香_肝，小茴香_肝，艾葉_{脾、肝、腎}，草菓_胃，白檀香_胃，益智_胃，丁香_{肺、胃、腎}，大蒜_{諸竅}，草豆蔻_{胃口上}。

逐寒痰　胡椒_{胃、腎}，附子_腎，砒石_{腸、胃}。

散暑溼　紫蘇_肺，厚朴_{胸腹}，大蒜_{諸竅}，蒼术_脾，扁豆_脾。

散暑溼熱　木瓜_脾，香薷_{肺、胃、心}。

散暑熱　雪水_胃，石膏_胃，滑石_{中下}，西瓜_{心包、胃}。

補氣治暑　人參，黃耆，白术。

清熱治暑　黃柏，黃芩，黃連。

利溼熱除暑　豬苓，澤瀉。

祛寒治暑　乾薑，附子。

消滯治暑　草菓，砂仁。

升胃氣治暑　乾葛，升麻。

養津治暑　烏梅，甘草。

養血治暑　赤芍，生地，阿膠。

散溼　蒼术_脾，厚朴_{胸腹}，排草_肌。

散溼風　豨薟草肝，海桐皮肝，松脂肝、脾，蒼耳子肝①、脾，桑寄生肝、腎，狗脊肝、腎，巴戟腎，獨活腎，側附子腎，蛇床子腎，萎蕤肺，白芷胃，萆薢胃，百草煎肺、胃，五棓子肺、胃，秦艽肝、胃，防風膀胱、胃，羌活膀胱、肝，茵芋關節，威靈仙十二經。

散溼風寒　細辛腎，天雄腎，五加皮肝、腎，殭蠶肝、肺、胃，蠶沙肝、肺、腎，蔓荆子骨、頭、面。

散溼熱風　蕪荑肝。

散溼熱　香薷肺、胃、心。

散溼痰　半夏脾、胃、膽、心。

燥溼　白术脾，石灰脾，草豆蔻脾，伏龍肝肝、脾，橘皮肺、脾，川椒肺、胃，紅豆蔻胃，草豆蔻胃。

燥溼風　蛇床子腎。

燥溼熱　密陀僧脾。

滲溼　茯神心，萱草心，山藥脾，浮萍脾，扁豆脾，澤蘭脾，鱠魚脾，芡實脾，鴨肉脾，海螵蛸腎，桑螵蛸腎，椒目腎，桑白皮肺，薑皮肺，石鐘乳腸、胃，冬葵子腸、胃，榆白皮腸、胃，神麴腸、胃，土茯苓肝、腎，肉桂膀胱，天仙藤肝，鯉魚胃、腎，通草肺、胃。

瀉溼熱　白礬脾，蚯蚓脾，苦參腸、胃，茵陳腸、胃，刺蝟皮腸、胃，扁蓄腸、胃，木瓜脾、胃，筋骨，石燕脾、胃、肝、小腸，瞿麥心，燈草心，黃連心，白蘚皮脾、胃、腸，黑牽牛肺，黃芩肺，石葦肺，車前子肺，海蛤腎，文蛤腎，琥珀腎，豬苓膀胱，澤瀉膀胱，龍膽草肝，赤苓小腸，赤小豆小腸，白薇肺、胃，寒水石胃、腎，薏苡仁脾、肺，白歛肝、脾，白礬肝、脾，連翹心、肝，珍珠心、肝，木通小腸、心，滑石中下，苦練子心胞、小腸、膀胱。

伐水　海藻腎，海帶腎，昆布腎，郁李脾，商陸脾，葶藶肺，田螺膀胱，紫貝肝、脾，甘遂經隧，大戟臟腑，芫花裏外，蓖麻子經絡，螻蛄諸水，續隨子胃腑溼滯。

---

① 肝，原作"脾"，據文義改。

通燥　胡麻，冬葵子，榆白皮，蓯蓉肉，鎖陽，熟蜜。

通寒燥　硫黃，巴豆，大蒜，葱白，半夏。

通熱燥　大黃，豬膽汁，食鹽。

軟堅　海狗腎腎，牡蠣腎，海帶腎，昆布腎，食鹽腎，青鹽腎，蛤蜊粉腎，海石腎，白梅腎，芒硝腸、胃，䗪虫肝，紫貝肝、脾，鳳仙子骨穴硬處。

散火　麻黃，桂枝，升麻，乾葛，柴胡，香薷。

滋火　地黃，枸杞，淮山，首烏，阿膠，菟絲子。

補火　人參，黃耆，白术，附子，肉桂，乾薑。

緩火　甘草，合歡皮，人乳，黃精，麥冬，萎蕤。

瀉火　黃柏，黃芩，黃連，石膏，知母，膽草。

引火　五味，補骨脂，附子，肉桂，熟地黃，牛膝。

收火　人參，黃耆，白芍，龍骨，棗仁，牡蠣。

散熱　決明子肝，夏枯草肝，柴胡膽，乾葛胃，升麻胃，秦艽腸、胃，野菊花肝、肺，淡豆豉隔上，香薷肺、胃、心。

散風熱　辛夷肺，蕤仁肝，決明子肝，薄荷肝、肺①，青箱子肝。

散溼熱　蕪荑皮膚、骨筋。

散熱痰　海石腎。

散血熱　石灰骨筋、皮膚，穀精草肝。

吐痰　木鱉熱毒，括蔞肺、隔熱，膽礬肺、隔風熱。

瀉脾熱　石斛，白芍。

瀉胃熱　雪水，柿蒂，大黃大腸、胃，竹茹胃、肺，竹葉，玄明粉大腸、胃，漏蘆，白頭翁大腸、胃，人中黃大腸、胃，金汁，梨胃、肺，西瓜胃、心，珍珠胃、肝、心，蘆根，犀角，蒲公英，粳米，石膏，柿乾胃、肺，柿霜胃、肺，雷丸，朴硝大腸、胃，綠豆胃、大腸，刺蝟皮，貫眾。

瀉肺熱　馬兜鈴，青木香，百草霜，通草，車前子肺、肝，貝母肺、

---

① 肝、肺，原無，據思賢書局刻本補。

心，牽牛，石韋，牛子，金銀花，山梔子肺、心，白微，知母，沙參，薏苡仁，百部，百合肺、心，黃芩大腸、肺，芙蓉花，柿霜肺、胃，柿乾肺、胃，土貝母肺、心，竹茹肺、胃，梨肺、胃，蛤蜊粉，大行山黨參。

瀉大腸熱　白頭翁大腸、胃，人中黃大腸、胃，生地，朴硝大腸、胃，大黃大腸、胃，黃芩大腸、肺、膀胱，綠豆大腸、胃，蝸牛，玄明粉大腸、胃。

瀉心熱　代赭石，木通，瞿麥，牛黃心、肝，天竺黃，連翹，山梔子心、肺，西瓜心、胃，黃連，辰砂，百合心、肺，鬱金，蓮鬚，貝母心、肺，鈎籐，珍珠心、肝、胃，土貝母心、肺，川練子心胞、膀胱、心。

瀉心胞熱　川練子心胞、膀胱、心。

瀉肝熱　代赭石，石南葉，琥珀肝、腎，車前子肝、肺，牛黃肝、心，前胡肝、膽，秦皮，空青膽、肝，銅青肝、膽、金部，蒙花，石決明，珍珠肝、心、胃，凌霄花，生棗仁，蘆薈。

瀉膽熱　空青肝、膽，綠青石部，銅青膽、肝、金部，熊膽，青魚膽，膽礬，前胡。

瀉腎熱　琥珀腎、肝、膀胱，防己，青鹽，秋石，寒水石，龍膽草膽、肝，食鹽，童便，地骨皮。

瀉膀胱熱　猪苓，澤瀉，地膚子，茵陳，黃柏，黃芩，龍膽草膀胱、腎、肝，川練子心胞、膀胱。

瀉脾溼熱　白蘚皮脾、胃、大腸，薏苡仁脾、肺，木瓜脾、胃、腎，蚯蚓，紫貝，皂礬肝、脾，白礬，商陸，郁李仁。

瀉胃溼熱　扁蓄，白蘚皮大腸、胃、脾，木瓜胃、脾、腎，苦參胃、腎、大腸，茵陳，刺蝟皮大腸、胃，白微，寒水石胃、腎，續隨子，蕘花。

瀉肺溼熱　黑牽牛，黃芩小腸，石韋，車前子，通草，薏苡仁肺、脾，葶藶。

瀉大腸溼熱　防己大、小腸，白蘚皮大腸、胃，苦參大腸、腎、胃，刺蝟皮大腸、胃，黃連大腸、心，玄明粉。

瀉心溼熱　木通小腸、心，黃連大腸、心，連翹心、肝，栀子，珍珠心、肝，瞿麥，苦練子心胞、膀胱、心、小腸。

瀉心胞溼熱　苦練子心胞、膀胱、心、小腸。

瀉小腸溼熱　海金沙，赤小豆，木通小腸、心，生地，赤茯苓，黃芩小腸、心，防己大小腸、腎，川練子心、小腸、心胞、膀胱。

瀉肝溼熱　龍膽草膽、肝、膀胱，連翹肝、心，珍珠肝、心，皂礬肝、脾。

瀉膽溼熱　龍膽草膽、肝、膀胱。

瀉腎溼熱　防己大小腸、腎，木瓜腎、脾、胃，苦參大腸、腎、胃，海蛤，文蛤，琥珀，寒水石腎、胃，海藻，海帶，昆布，茯苓。

瀉膀胱溼熱　豬苓，澤瀉，地膚子，黃柏，田螺，川練子心胞絡、心、小腸。

瀉脾血熱　郁李仁，射干肝、心，紫貝肝、脾，薑黃，藕脾、心、肝，皂礬肝、脾，蚯蚓。

瀉胃血熱　地榆大腸、胃、肝，槐角大腸、胃、肝，槐花大腸、胃、肝，蘇木胃、心，三七胃、肝，乾漆胃、肝、大腸。

瀉肺血熱　生地黃肺、心，紫菀。

瀉大腸血熱　石脂大腸、胃、肝，槐角大腸、胃、肝，地榆大腸、胃、肝，刺蝟皮，乾漆。

瀉心血熱　犀角，射干心、脾，童便心、腎，血餘心、腎，紅花心、肝，辰砂，紫草心胞、心、肝，生地黃心、肺，熊膽，丹參，沒藥，鬱金心胞、心，桃仁心胞、心、肝，茜草心胞、心、肝，蘇木心、胃，益母草心胞、心、肝，藕心、脾、肝。

瀉心胞血熱　紫草心胞、心、肝，鬱金心胞、心，茜草心胞、心、肝，益母草心胞、心、肝，桃仁心胞、心、肝。

瀉肝血熱　白芍，代赭石，蒲公英肝、腎，青魚膽，紅花肝、心，地榆大腸、肝、胃，槐角大腸、肝、胃，槐花大腸、肝、胃，側柏葉，卷柏，無名異，凌霄花，豬尾血，紫草肝、心胞、心，夜明沙，兔肉，旱蓮草肝、腎，茅根，蜈蚣，山甲，琥珀，芙蓉花，赤芍，醋，熊膽，莪术，紫貝肝、脾，靈脂，紫參，益母草肝、心胞、心，蒲黃，血竭，藕肝、心、脾，古文錢肝、腎，皂礬肝、脾，歸尾，鱉甲，貫眾，茜草肝、心胞、心，桃仁肝、心胞、心，乾漆_{大腸、肝、胃}，三七_{肝、胃}，䗪蟲，䗪蟲，螃蟹，瓦楞子，水蛭，花蕊石。

瀉腎血熱　童便_{腎、心}，地骨皮，血餘，銀柴胡，蒲公英_{腎、肝}，生牛膝，旱蓮草_{腎、肝}，赤石脂_{大腸、腎}，自然銅，古文錢_{腎、肝}，青鹽。

瀉腎熱痰　海石。

瀉肺熱痰　訶子，括蔞，花粉，白菓，杏仁，旋覆花。

瀉脾熱痰　密陀僧，白礬。

瀉肝膈熱痰　礞石。

瀉胸膈熱痰　蓬砂。

瀉心肝熱痰　牛黃，射干。

瀉心肺熱痰　貝母，土貝母。

瀉皮裏膜外熱痰　竹瀝。

瀉肝膽熱痰　前胡。

瀉肝脾熱痰　皂礬。

表痰宜散　生薑_{肺寒}，胡椒_{胃寒}，半夏_{脾、胃、膽溼}，神麴_{脾、胃溼}，天南星_{肝、脾、肺風}，皂角_{肝、肺、大腸風}，白芥子_{肺風}，殭蠶_{肝風}，白附子_{胃風}，牙皂_{肝、肺、大腸風}，烏尖附_{腎風}，石菖蒲_{心溼}，天麻_{肝風}，橘皮_{脾、胃溼}，白前_{肺風}。

膈痰宜吐　木鱉_{外治熱毒}，生萊菔_{肺、脾氣}，瓜蒂_{脾、肺、胃熱結}，藜蘆_{肺、胃風}，常山_{心下積食}，膽礬_{肝、膽、肺、脾}，白礬_{脾溼熱}，蜀漆_{心下積食}，食鹽_{心腎引水}，烏尖附_{腎風}，砒石_{腸胃寒}，青木香_{肺熱毒}，桔梗蘆_{肺風}，胡桐淚_{胃熱結}，皂礬_{肝、脾溼熱}，人參蘆_{肺虛}，梔子_{心、肺熱}。

實痰宜降　括蔞實_肺，花粉_肺，磁石_腎，牛黃_{心、肝}，貝母_肺，竹瀝_{經絡}，白礬_脾，生白菓_肺，蓬砂_肝，前胡_{肝、膽}，兒茶_{心、肺}，射干_{心、脾}，旋覆花_{大腸、肺}，杏仁_肺，海石_{肺、腎氣}，沉香_{腎氣}，土貝母_{心、肺}，鶴虱_肝，訶子_{大腸、肺}，密陀僧_脾，蒙石_肝。

寒痰宜燥① 乾薑胃，附子命。

氣虛宜補 人參肺，黃耆肺，白术脾，杜仲脾，山茱萸肝、腎，雞肉肝，續斷肝、腎，龍眼心、脾，附子腎，肉桂肝、腎，鹿茸腎，沉香腎，陽起石②，仙茅腎，胡巴腎，硫黃腎，遠志腎，石鐘乳腎、胃、大腸，蛤蚧腎、肺，益智心、脾、腎，補骨脂腎，丁香肺、胃、腎。

氣陷宜升 桔梗肺，蒼术脾，乾葛胃，升麻脾、胃，柴胡肝，檀香肺、胃、脾，白附胃，白黨參肺，薄荷肝，荷葉膽。

氣塞宜通 薰香肺，安息香心、肝，烟草肺、胃，大蒜肺、胃、諸竅，雄黃胃、肺，木香脾、肝，附子腎，芎藭肝，甘松脾，木瓜脾、肺、肝，菖蒲心，胡荽心、肺，麝香諸竅，生薑胃、肺，紅豆蔻脾，酒肝血，蘇合香諸竅。

氣窄宜寬 烏藥胃、腎，藿香脾、胃、肺，檳榔腸、胃，大腹皮腸、胃，神麯脾、胃，橘核小腸，蕎麥腸、胃，荔枝核膀胱、腎，小茴肝、胃，艾葉肝、脾，吳茰肝。

氣實宜泄 丁香肺、胃、腎，冬花肺，白牽牛肺，白前肺，山查脾、胃，廣皮脾、肺，郁李仁脾，青皮肝，女菀肺，鶴虱肝，薑黃脾，玄胡索心、肝。

氣升宜降 馬兜鈴肺，青木香肺，旋覆花肺、腸，括蔞實肺，花粉肺，葶藶肺，續隨子胃，蕎麥腸、胃，蘇子肺，黑鉛腎，杏仁肺，炒萊菔肺、脾，枇杷葉肺，沉香腎，補骨脂腎。

氣堅宜破 枳殼肺，枳實脾、胃，三稜肝，山甲肝、肺、胃。

氣散宜歛 栗殼大腸、肺，木瓜脾、肺、肝，烏梅肺、腸、肝，龍骨肝、腎、大腸，棗仁膽、肝，炒芍藥肝、脾，蛤蜊粉腎。

氣脫宜固 胡桃肉腎，菟絲子肝、腎，覆盆子腎，補骨脂腎，蓮鬚心、腎，五味子肺、腎，山茱萸肝、腎，金櫻子脾、肝、腎，葡萄腎，阿芙蓉腎，沒石子腎，龍骨肝、腎、大腸，牡蠣腎，沉香腎，靈砂腎，秦皮肝、膽、腎，石斛脾、胃，茨實脾、腎，訶子大腸、肺，桑螵蛸肝、腎、膀胱，石鐘乳大

---

① 寒痰宜燥，原無，據《本草求真》主治卷下補。

② 陽起石，原作"陽石起"，據思賢書局刻本乙轉。

腸、胃。

氣惡宜辟 良薑胃寒，生薑肺寒，蛇退肝毒，蜈蚣肝毒，樟腦關竅邪，甘松脾溼臭，山奈胃溼臭，排草脾臭，大蒜脾、胃暑，虎骨肝毒，胡荽心、脾臭，薰香肺臭，雄黃胃、肝邪，酒肝血諸惡，蒼朮脾溼，蘇合香諸竅邪，草菓胃瘴，烟草肺、胃瘴，檳榔腸、胃瘴，貫眾肝、胃瘴。

氣浮宜鎮 磁石腎，鐵粉肝，金銀薄肝，禹餘糧大腸，密陀僧脾，代赭石肝，雲母石脾，珍珠心、肝，辰砂心，龍骨肝、腎、大腸，龍齒肝、腎、大腸。

氣急宜緩 甘草脾，合歡皮心、脾。

血寒宜溫 白蟲蠟肝、脾，肉桂肝、腎，陽起石腎，續斷肝、腎，荊芥肝，芎藭肝，香附肝、膽，伏龍肝肝、脾，玄胡索心、肝，安息香心、肝，爐甘石胃，蒼耳子肝、脾，桂心心，海螵蛸肝，乳香心，酒肝、脾、胃、肺，百草霜肝、腎，沙糖肝，兔屎肝，王不留行肝、胃，韭菜肝、腸、腎、胃，天仙籐肝、脾，骨碎補腎，澤蘭肝、脾，墨肝、腎，劉寄奴肝，大小薊肝，雞蘇腸、胃，海狗腎肝、腎，鹿茸腎，鹿角腎、督，蒺藜肝、腎，赤石脂大腸。

血熱宜涼 白芍肝，代赭石心、肝，犀角胃，射干心、脾、肝，童便膀胱，地骨皮肺、腎，血餘肝、心，銀柴胡腎，蒲公英胃、肝，青魚膽肝、膽，紅花心胞、肝，地榆肝、腎、腸、胃，生牛膝肝、腎，槐角大腸、胃、肝，槐花肝、胃，辰砂心，側柏葉肺、肝，卷柏肝，無名異肝，凌霄花肝，猪尾血肝，紫草心胞、肝，夜明砂肝，兔肉肝，旱蓮草脾、腎，茅根胃、肝，蜈蚣肝，琥珀心、肝，刺蝟皮腸、胃，生地腎，芙蓉花肺，赤芍藥肝，鯉魚鱗脾，醋肝，熊膽心、肝。

血凝宜散 石灰肝、脾，穀精草肝。

血積宜破 丹參心胞，山甲肝、肺、胃，郁李仁脾，莪朮肝，紫貝脾、肝，沒藥心，鬱金心，桃仁心胞、肝，五靈脂心、肝，茜草心胞、肝，紫菀肺，紫參肝，蘇木心、胃，薑黃脾，蒲黃肝，益母草心胞、肝，血蝎肝，生藕心、脾，自然銅骨，古文錢肝、腎，皂礬脾、肝，蚯蚓經絡、脾，歸尾肝，鱉甲肝，貫眾肝、胃。

血死宜敗　斑蝥下部，乾漆肝、脾，三七肝，水蛭肝，䗪蟲肝，廬蟲肝，螃蠏肝，瓦楞子肝，花蕊石肝。

血出宜止　卷柏肝，伏龍肝[①]肝、脾，墨肝、腎，黑薑腎，炒黑艾肝、腎，炒蒲黃肝、腎，栀子心、肺，石脂大腸，白芨肺，花蕊石肝，青黛肝，百草霜肝、腎，劉寄奴肝，石灰肝、脾，象皮灰肌肉，王不留行肝、胃，炒側柏肝、肺、腎。

消寒積　烏頭，乾薑，肉桂，吳茱萸，巴霜。

消熱積　朴硝，黃連，大黃。

消氣積　木香，沉香，厚朴，玄胡索[②]，蕎麥，枳實，陳皮，枳殼，青皮，牽牛。

消蟲積　鶴虱，胡粉，阿魏，苦練根，川椒，雷丸，檳榔，使君子，雄黃，榧實，烏梅。

消痰積　茯苓，半夏，礞石，磁石，海石，白芥子。

消血積　桃仁，乾漆，䗪蟲，水蛭，瓦壟子，花蕊石。

消水積　大戟，芫花，商陸，甘遂。

消食積　山楂脾、胃、肉，麥芽胃、穀，神麴脾、胃風寒氣，穀蟲腸、胃食。

消虛積　人參，白术，黃耆，炙甘草。

殺蟲蠱藥附　黃連心溼熱，苦參腎溼熱，扁蓄脾溼熱，白丑牛肺溼熱，白礬脾溼熱，蕪荑脾風溼熱，大黃脾、胃熱，朴硝腸、胃熱，青黛肝熱鬱，藍子肝熱，苦練根小腸、膀胱熱鬱，苦練子心胞、小腸、膀胱熱鬱，貫眾肝、胃熱毒，雷丸胃熱積，蘆薈肝衝熱積，蚯蚓脾熱積，青箱子肝風熱，蒼耳子肝、脾風溼，松脂肝、脾風熱，密陀僧脾溼，川椒脾、肺、腎寒溼，椒目腎寒溼，乾薑胃寒，附子命寒，硫黃命寒，巴豆寒，雄黃脾、肺、肝惡氣，蘇合香諸竅惡氣，阿魏脾、胃臭惡，樟腦諸竅惡氣，蛇蛻肝惡毒，犀角胃蟲毒，山槿皮肝風癬，海桐

---

① 伏龍肝，原作"伏龍膽"，據思賢書局刻本改。
② 玄胡索，原作"玄明索"，據思賢書局刻本改。

皮肝風癬，水銀外疥，輕粉筋骨疥，鉛粉腎疥，黃丹血疥，大楓子肝、脾疥，石膏皮膚、骨内血淫熱，山茵陳膀胱、胃、口瘡，五棓子肺、胃疥，百草煎肺、胃疥，紫貝肝、脾瘕，桃仁肝瘕，乾漆肝、胃瘕，皂礬肝、胃瘕，百草霜肝瘕，厚朴腸、胃淫瘴，檳榔肝淫瘴，穀蟲腸胃滯，鶴虱肝痰滯，使君子脾、胃積滯，榧實肺燥，烏梅肺、脾、大腸酸收，百部肺清熱，甘蜜脾、肺、引蟲，藜蘆肺、胃上涌，相思子上涌，芫花脾、肺水積，胡桐淚胃、齒蟲，莨菪齒蟲，韭子肝、腎、齒痛，蟾酥肌肉、齒蟲，覆盆葉陰蝕蟲，獺肝肝癆瘵，敗鼓心癆瘵，桃符板大腸、癆瘵，鸛骨癆瘵，死人枕肝癆瘵，虎糞骨肝癆瘵。

風痛 羌活，防風，桂枝，山甲，白花蛇，烏蛇，白附子，石南籐，川烏附，天雄，獨活。

寒痛 麻黃，細辛，附子，乾薑，良薑，蓽撥，吳茱萸，大茴，小茴，川椒，肉桂，艾葉。

淫痛 蒼术，半夏，南星，豬苓，澤瀉，木通，車前，薏苡。

熱痛 石膏，梔子，知母，大黃，黃芩，朴硝。

火痛 黃芩，黃柏，黃連，天冬，麥冬，沙參，玄參，白芍。

氣痛 厚朴，枳殼，檳榔，烏藥，陳皮，青皮，香附，木香。

血痛 薑黃，乳香，沒藥，玄胡索，五靈脂，益母草，桃仁，紅花，三七，䗪蟲，水蛭，槐花。

滯痛 木香，神麴，山楂，麥芽。

蟲痛 川椒，烏梅，榧實，雷丸，苦練根，苦參。

虛痛 人參氣，白术氣，黃耆氣，當歸血，地黃精，山藥精，附片火。

火渴 大黃，黃柏，黃芩，黃連，石膏，知母。

熱渴 大黃，朴硝，花粉，石膏，知母。

寒渴 麻黃外寒，桂枝外風，升麻外寒，乾葛外寒，乾薑内寒，附子内寒，丁香内寒，肉桂内寒。

滯渴 香附，川朴，枳殼，木香。

虛渴 人參，白术，黃耆，當歸，山藥，熟地，附子，肉桂。

珍善文庫

脉訣匯纂

脉訣匯纂叙

脉理淵深，本難窺測，學者悦心研慮尤必鋭意揣摩，温故知新方能探其闌奥。初遵夫尋舉按三端，繼審夫浮中沈九候四。言訣之精微，須加熟玩，念八法之奥義，務細推詳。逐部研求，逐條尋繹。先明本脉後辨病脉，與證相宜則吉相，反則凶。所貴有力有神者，總以和緩得胃氣爲上。如經云：意思欣欣，悠悠揚揚，不疾不徐，難以名狀是也。夫察脉審因，原以佐望聞之不逮，故古人以望聞問切譬人身四肢，缺一不可，今世則非獨望聞不講，即問亦不知何經。迄切則僅撮數字，大要侈口欺人，清夜自思，果俱瞭然否？特恐模糊投治，必致輕者轉重，重者轉深，予用是滋懼，數十年來殫精探索，取各大家書纂成一帙，俾業醫者循序漸進，庶臨證得其指南，而標本陰陽寒熱虛實確乎？可憑自能。因證施治，所向奏功立起沈疴，免致病者久受其困，是一濟世之一端云。

　　同治二年癸亥仲秋，湖北孝感屠道和變臣氏識於星沙寄廬

叙①

　　孝感屠君燮臣既將各名家本草彙輯成帙，簡括詳明，復取諸家脉訣摘其精粹，藥性分類主治揭其大綱，又編輯古今各良方，令閱者瞭然、用者簡易。顏曰醫學六種，其慇慇利世之心洵爲肫懇。愚昔赴禮闈試暫晤。屠君論交猶淺近，幸舊雨重逢，昕夕論文交稱莫逆始深悉。屠君爲人存心則務厚，交友則推誠，性仁慈，勤施濟，故其臨政處皆卓著循聲。今觀所纂醫書亦可想見其拳拳愛民之懷有加無已。夫望聞問切爲治病之提綱，今世每略於望聞而切又弗能精詳。祇憑一問更於藥性未能淵博，誤人多多矣。兹編特纂各條精要，俾人詳細研求，庶業醫者浸可日期。夫上達而延醫者亦不至偶誤於粗工。愚故嘉其好善之誠，因援筆而樂爲之叙。

　　　　同治二年仲秋月小酉，弟朱澤楠拜叙於長沙省之探杏山房

---

① 原無，據文章内容補。

脉訣匯纂卷上①

新著脉法心要②

按：脉爲血脉，一身筋骨，皆於是宗；一身疾痛，皆於是徵。考諸先哲遺論，固多精義獨標，旨歸若揭，以爲後世章程，然有牽引時令，巧借生死刻應，敷衍滿幅；與夫就脉就症，分斷考求，毫無變換，似非臨症要語。是篇掇精聚華，僭爲鄙句，既以去乎膚廓，復更化裁盡變，推行盡通，洵醫中之活潑，脉法之喫緊，至要處也。用是另爲篇帙，聊贅數言，以弁其首。又按：篇中所論脉要，前半止就脉象部位，閑閑叙入，各就要處指明。至後始將診脉大要層層剝進，不令診法稍有遺義。如《中庸》所論極致之功，反求其本，以至聲色後泯而後已。讀者慎毋取其脉象部位，而置後幅變活要義於不審也。晦菴朱子曰：古人察脉非一道，今世惟守寸關尺之法。所謂關者多不明，叔和俗傳《脉訣》，詞最鄙淺，非叔和本書。乃能真指高骨爲關。然世之高醫，以其書鷹，遂委去而羞言之。雲間錢溥曰：晉太醫令王叔和著《脉經》，其言可守而不可變。及托叔和脉訣，而醫經之理甚微，蓋叔和爲世所信重，故假其名而得行耳。然醫之道日淺，未必不由此而誤之也。張璐《胗宗三昧》云：王氏《脉經》、全氏《太素》多習經語，溷厠雜毒於中。偶展一卷，不無金屑入眼之憾。至於紫虛四胗、丹溪、嬰寧樞要、瀕湖脉學、士材正眼

---

① 卷上，原爲"卷一""卷上"混用。

② 新著脉法心要：本篇節選自清朝黃宮繡所編撰的《脉理求真》。《脉理求真》共三卷，詳述脉診部位、脉象的主病，并論證各家學說，其中卷一爲"新著脉法心要"。黃宮繡（1731—1818）字錦芳，清代著名醫學家，乾隆時代宮廷御醫。

等靡不稱譽一時，要皆刻舟求劍、按圖索驥之説，而非胗要切語矣。脉之道①，貴乎活潑。脉，按《内經》謂之經隧，後人謂之經脉，林之翰指爲肌肉空鬆之處，包藏營氣，而爲晝夜運行不息之道路，所以載脉者也。若拘泥不通，病難以測。姑②以部位論之，如左寸心部也，其候在心與膻中；右寸肺部也，其候在肺與胸中；左關肝部也，其候在肝膽；右關脾部也，其候在脾胃；左尺腎部也，其候在腎與膀胱、小腸；右尺三焦部也，其候在腎與三焦、命門、大腸。寸上爲魚際，尺下爲尺澤，故察兩寸而知頭面、咽喉、口齒、頭痛、肩背之疾。察關而知脇肋腹背之疾，察尺而知腰腹、陰道、腳膝之疾。此皆就上以候上、中以候中、下以候下之謂也。《内經》曰："尺内兩旁，則季脇也。尺外以候腎③，尺裏以候腹。中附上，左外以候肝，内以候膈；右外以候胃，内以候脾。上附上，右外以候肺，内以候胸中；左外以候心，内以候膻中；前以候前，後以候後。上竟上者，胸喉中事也；下竟下者，少腹腰脛膝中事也。"張景嶽曰："小腸、大腸皆下部之府，自當應於兩尺。而二腸又運於胃，氣本一貫。"故《内經》亦不言其定處，而但曰大腸、小腸皆屬於胃，是又於胃氣中察二腸之氣。自叔和以心與小腸合於左寸，肺與大腸合於右寸，其謬甚矣。繡按論脉經絡貫接，則大小腸自當診於兩寸；論脉上下位置，則大小腸診尺之説，借爲詆毀以表獨得，不惟理與《内經》相違，且更生其上下倒置之弊矣。然五臟六腑，其脉靡不悉統於肺。肺雖五臟之一，而實爲氣之大會，故於右關之前一分號爲氣口，候之以占終身焉。吳草廬曰："脉行始於肺，終於肝，而復會於肺。肺爲氣所出之門户，故名曰氣口，而爲氣之大會以占終身。"且諸氣不能自致於肺，又必藉胃中水穀以爲輸將，以爲灌溉。故胃又爲先天之氣化，後天之本源，而爲諸氣之統司焉。每見陰虛血耗之人，日服六味四物而不得陰長之力，其故實基此耳。豈盡於六部是求，而不歸於氣口胃氣是胗乎。提出胃氣爲胗脉之要。胃氣者，穀氣也，穀氣減少即爲胃氣將絶，血何從生。今人好用四物，而不顧瞻穀食多寡，以阻生血之源者，

---

① 脉之道，《脉理求真》爲"持脉之道"。

② 姑，原作"始"，據《脉理求真》改。

③ 腎，原無，據《素問·脉要精微論》《脉理求真》補。

比比皆是。《經脉別論》云："食氣①入胃，經氣歸於肺，肺朝百脉。氣歸於權衡，權衡以平，氣口成寸，以決生死。"《營衛生會》云："人食氣於穀，穀入胃以傳於肺。五臟六腑皆以受氣，其清者爲營，濁者爲衛。營行脉中，衛行脉外。"命門相火，雖寄在右，腎水雖寄在左，然腎同居七節，一陰一陽，精氣②皆主閉蟄封藏，令各得司，豈腎獨歸於左，而不於右可胗乎。至於三部並取而爲九候，則在表在裏在中，又各見於六部之浮中沈。是蓋外以候外，裏以候裏，中以候中。豈盡寸陽尺陰，所能統其表裏者乎！頭痛在上，本應寸見。而少陽、陽明頭痛，則又在於兩關。邪傳足少陽膽經，頭痛在左關；邪傳足陽明胃經，頭痛在右關。太陽膀胱頭痛則又在於左尺，是痛在於上者，又不可以上拘矣。淋遺在下，本應尺求，而氣虛不攝。則病偏在右寸，神衰不固。則病偏在左寸。是淋遺在下者又不可以下拘矣。中氣虛而吐瀉作，則吐似在於寸，瀉亦應在於尺；如何偏於關求以固脾胃。二氣混而中道塞，則治應在兩關；如何偏宜升清以從陽，苦降以求陰。則病在於上中下者，又不可以盡所見之部拘之矣。部位之難拘如此。六部之浮，皆可以候心肺；六部之沈，皆可以候兩腎；六部之中，皆可以候肝脾。且兩腎之脉，有時偏以浮見寸見；心肺之脉，有時偏以沈見尺見；肝脾之脉；有時偏以浮沈見尺寸見。王宗正曰："胗脉當從心肺俱浮，肝腎俱沈，脾在中州之説。若王叔和獨守寸關尺部位以測病，甚非。"

再以脉象論之，如肝脉宜弦，弦屬木臟，然必和滑而緩，則弦乃生；若使中外堅搏強急之極，則弦其必死矣。心脉宜洪，洪屬本③臟，然必虛滑流利，則洪乃生；若使洪大至極，甚至四倍以上，則洪其必死矣。脾脉宜緩，緩屬土臟，然必軟滑不禁，則緩乃平，若使緩而濇滯，及或細軟無力，與乍數乍疏，則緩其必死矣。肺脉④宜浮，浮即肺候，然必脉弱而滑，是爲正脉；若使虛如鷄羽，加以關尺細數，喘嗽失血，則浮

---

① 氣，原作"穀"，據《素問·脉要精微論》《脉理求真》改。

② 氣，原無，據《脉理求真》補。

③ 本，原作"火"，據《脉理求真》改。

④ 肺脉，原作"脉肺"，據文義改。

其見斃矣。腎脉沈實，實即腎候，然必沈濡而滑，方爲正脉；若使弦細而勁，如循刀刃，按之搏指，則實其莫救矣。説臟脉只好如斯，不可搬演過甚，以致要處反署。景嶽曰："凡肝脉但弦，腎脉但石，各爲真臟者，以無胃氣也。"蓋元氣之來，脉來和緩；邪氣之至，脉來勁急。必得脉如阿阿，軟若陽春柳，方爲脾氣胃脉氣象耳。胃氣脉象，不過如是，更須察其穀食是否減少，是否消化。若穀食日少，速當於此審治，不得於此混進濡滯等藥。夫胃氣中和，旺於四季，其在於春，脉宜微弦而和。説時令脉，只好如斯，多則便涉支蔓矣。獨怪世人專以時令生尅，强記滿腹；其脉如何形象，如何變換，如何真假，全不體會。夏宜微洪而和，秋宜微浮而和，冬宜微實而和。使於四季而不見有和緩之氣，則爲真臟脉見，而爲不治之症矣。胃脉宜審如此，故六脉皆可察胃有無，豈必在於右關之胃，而始定其吉凶哉。掃盡時令生尅膚辭，獨標和緩、微弦、微洪等語，以名胃脉，真得診家要訣。繡按《四診抉微》《脉訣歸正》諸書所論時令脉體，多以生死刻應敷衍，理雖不易，然非切脉確論。

洪與虛雖屬皆浮，而有有力、無力之分；沈與伏雖應重按，而有著筋、著骨之異，數以六至爲名，緊則六至不及，疾則六至更過，弦則左右雙彈，狀如切緊繩也。遲以三至爲名，緩則仍有四至而徐徐不迫。實與牢本兼弦與長，而實則浮中沈俱有，牢則止於沈候見矣。洪與實皆爲有力，然洪則重按少衰，實則按之益强矣。革與牢皆大而弦，而革以浮見，牢以沈見矣。濡與弱微，皆細而軟，然濡以浮見，弱以沈見，而微則以浮沈俱見矣。細與微，皆屬無力，而細則指下分明，微則模糊不清。短與動，皆無頭尾，而短爲陰脉，其來遲滯；動爲陽脉，其來滑數矣。促結濇代，皆有一止，而促則數時一止，結則緩時一止。濇則往來遲滯似歇，代則止有定數矣。脉形比類，又屬如斯。比類既明，則諸疑脉可辨。

以脉大綱小目而論：凡脉有言形體，曰洪、曰散、曰弦、曰革、曰肥、曰橫，是即大脉之屬也。有言形體，曰細、曰微、曰弱、曰瘦、曰縈縈如蜘蛛，是即小脉之屬也。有言至數，曰疾、曰急、曰動、曰促、曰緊、曰搏、曰躁、曰喘、曰奔越無倫者，是即數脉之屬也。有言至數，曰緩、曰代、曰結、曰脱、曰少氣、曰不前、曰止、曰歇、曰如瀉漆之絶者，是即遲脉之屬也。有言往來之象，曰利、曰營、曰啄、曰翕、曰章、曰連珠、曰替替然，是即滑脉之目也。有言往來之象，曰緊、曰滯、曰行遲、曰脉不應指、曰參伍不齊、曰難而且散、曰如雨輪沙、曰輕刀刮竹，是即澀脉之目也。有言部位之則，曰高、曰慄、曰涌、曰端直、曰條達、曰土魚爲溢，是皆長脉之目矣。有言部位之則，曰抑、曰卑、曰不及指、曰入尺爲覆，是皆短脉之目矣。有言舉按之則，曰苪、曰毛、曰泛、曰盛、曰肉上行、曰時一浮、曰如水漂木、曰如循榆莢、曰瞥瞥如羹上肥，是皆浮脉之目矣。有言舉按之則，曰伏、曰潛、曰堅、曰過、曰減、曰陷、曰獨沈、曰時一沈、曰如綿裏砂、曰如石投水，是皆沈脉之目矣。且綱之大者，曰大、曰數、曰長、曰浮，陽之屬也。綱之小者，曰遲、曰澀、曰短、曰沈，陰之屬也盧子出。脉之綱目如斯。綱目既明，則脉自有所歸。

脉 法 心 參

　　前者四言脉訣，皆言脉象，然而脉有精理，更當深求。兹曰心參，寧余之得乎亦有應乎手者，亦有得乎心而不能喻諸口者。若能於此研窮，期於了了明通，方不愧爲司命耳。

　　《脉訣》，高陽生托王叔和之名者也。自僞訣訛傳，脉法久晦，雖闢之者代有其人，奈習之者恬不知改，余欲起而正之，固知微塵無足嶽之能，滴露乏添江之力。然天下萬世，豈無明眼？雖信余言，或不及信僞訣，而信僞訣，何如其信《内經》耶？今以《内經·脉法》爲圖，以數言正其疵誤。但細心閲之，則鳧頸蛇足，自當立辨。

　　叔和本名醫，所著《脉訣》當必體會《内經》，獨具隻眼。奈流離兵火，久已失傳。而高陽乃託名欺世，致將部位倒置，遑論其他，誠千古之罪人也。若非羣賢繼起，歷闢其非，則貽誤天下後世不淺矣。今特綜各名家精言奧義以匯正之，並繪圖於左。

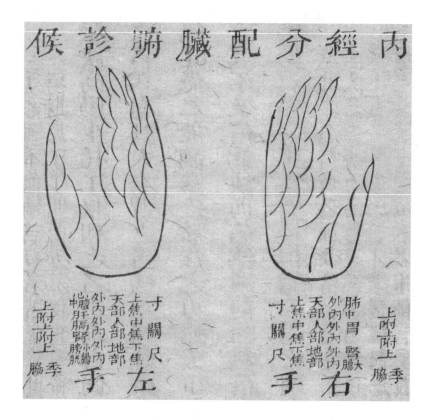

尺內兩旁則季脇也，尺外以候腎；尺裏以候腹。中附上。左外以候肝，內以候膈；右外以候胃，內以候脾。上附上。右外以候肺，內以候胸中；左外以候心，內以候膻中。

此《內經》之三部候法也。腑不及膽者，寄於肝也；不及大小腸、膀胱者，統於腹①中也。至僞訣以大小腸配於寸上，以三焦列於左尺，以命門列於右尺，及乎厥陰膻中，竟置而不言，不可不爲辨，使後學有確然可遵之法也。

夫寸主上焦以候胸中，關主中焦以候膈中，尺主下焦以候腹中，此

---

① 腹，原作"腎"，據《醫宗必讀·脉法心參》改。

人身之定位，古今之通論也。大小腸皆在下焦腹中，僞訣越中焦而候之寸上，有是理乎？滑伯仁見及此，以左尺主小腸膀胱前陰之病，右尺主大腸後陰之病，可稱千古隻眼。以上辨大小腸配於寸上之非。

《難經》及叔和、啓玄皆以三焦有名無形，已爲誤矣。陳無擇創言三焦有形如脂膜，更屬不經。《靈樞》曰："密理厚皮者三焦厚，粗理薄皮者三焦薄。"又曰："勇士者三焦理橫，怯士者三焦理縱。"又曰："上焦出於胃上口，並咽以上，貫膈而布胸中；中焦亦並胃中，出上焦之後，沁糟粕，蒸津液，化精微而爲血；下焦者，別迴腸注於膀胱而滲入焉。水穀者，居於胃中，成糟粕下大腸而成下焦。"又曰："上焦如霧，中焦如漚，下焦如瀆。"既曰無形，何以有厚薄？何以有縱有橫？何以如霧如漚如瀆？何以有氣血之別耶？且又曰："三焦出氣以温肌肉，充皮膚。"固已明指肌肉之內、臟腑之外爲三焦也。《脉訣》不知其統主一身，妄列於右尺，何不思之甚哉？此明身中臟腑空處爲三焦，而《難經》有名無形，《脉訣》列於右尺，陳無擇妄謂有形如脂膜，皆以經文正之。

手厥陰一經，從無定論，《金匱真言篇》曰肝、心、脾、肺、腎，五臟爲陰；膽、胃、大腸、小腸、三焦、膀胱，六腑爲陽，此止十一經耳。則手厥陰之一經果何在乎？《靈蘭祕典篇》曰："心者，君主之官，神明出焉。肺者，相傅之官，治節出焉。肝者，將軍之官，謀慮出焉。膽者，中正之官，決斷出焉。膻中者，臣使之官，喜樂出焉。脾胃者，倉廩之官，五味出焉。大腸者，傳導之官，變化出焉。小腸者，受盛之官，化物出焉。腎者，作强之官，伎巧出焉。三焦者，決瀆之官，水道出焉。膀胱者，州都之官，津液臟焉，氣化則能出矣。"觀其以膻中足十二經之數，然則配手厥陰經者，實膻中也。及《靈樞》敘經脉又有胞絡而無膻中，然經曰動則喜笑不休，正與喜樂出焉之句相合。夫喜笑者，心火所司，則知膻中與心應，即胞絡之別名也。《靈樞·邪客篇》曰："心者，五臟六腑之大主，其臟堅固，邪弗能容，容之則心傷，心傷則神去，神去則死矣。故諸邪之在心者，皆在心之胞絡。"由是察之，胞絡即爲膻中，斷無可疑。膻中以配心臟，自有確據。以上明膻中即爲胞絡矣。

心、肝、脾、肺俱各一候，惟腎一臟而分兩尺之候者，惟腎有兩枚，形如豇豆，分列於腰脊之左右也。則謂以兩尺候腎，深合經旨。《難經》《脉訣》乃以左尺候腎水，右尺候命門相火，誤矣。考《明堂》《銅人》等經，命門一穴，在腎脉第十四椎下陷中，兩腎之間。腎雖水臟而相火寓焉，蓋一陽處二陰之間，所以成乎坎也。獨不思脉之應於指下者，爲有經絡循經朝於寸口。詳考《內經》，並無命門之經絡也。既無經絡，何以應診而可列之右尺乎？但當以左腎爲水，右腎爲火，不可以左爲腎、右爲命門也。此明不可以右腎爲命門。

四言脉訣

脉爲血脉，百骸皆通。大會之地，寸口朝宗。脉者血脉也。血脉之中，氣道行焉，五臟六腑以及奇經，各有經脉，氣血流行，周而復始，循環無端。百骸之間，莫不貫通，而總會之處，則在寸口。夫寸左右手六部皆肺之經脉也，何以各經之脉，皆於此取乎？肺如華蓋，居於至高，而諸臟腑皆處其下，各經之氣無不上薰於肺，故曰肺朝百脉，而寸口爲脉之大會也。

診人之脉，令仰其掌，掌後高骨，是名關部[①]。凡診脉者，令病人仰手，醫者覆手診之，掌後有高骨隆起，是即關部也。先將中指取定關部方下，前後二指於尺寸之上也。病人長則下指宜疏，病人短則下指宜密。

關前爲陽，關後爲陰。陽寸陰尺，先後推尋。從魚際至高骨却有一寸，因名曰寸；從尺澤至高骨有一尺，因名曰尺。界乎尺寸之間因名曰關。關前寸爲陽，關後尺爲陰。寸候上焦，關候中焦，尺候下焦。經曰："身半以上同天之陽，身半以下同地之陰也。"先後者，謂先候寸部，次候關部，又次候尺部也。推者推其理，尋者尋其象，各察其得何脉也。

胞絡與心，左寸之應。惟膽與肝，左關所認。膀胱及腎，左尺爲定。胸中及肺，右寸昭彰。胃與脾脉，屬在右關。大腸並腎，右尺班班。此遵

---

① 關部，《醫宗必讀·新著四言脉訣》《脉理求真·新增四言脉要》均作"關上"。可參。

《内經》《脉法》，分配臟腑於兩手也。《内經》診法及胞絡配心，胸中配大腸列於右尺。小腸附於膀胱、三焦，不應列於右尺。詳見於《脉法心參》，胞絡與心脉皆在左手寸上，膽脉與肝脉皆在左手關上，膀胱及腎脉皆在左手尺上；胸中與肺脉皆在右手寸上，胃脉與脾脉皆在右手關上，大腸與腎脉皆在右手尺上。

男子之脉，左大爲順。女子之脉，右大爲順。男尺恒虛，女尺恒盛。左爲陽，故男子宜左脉大也；右爲陰，故女人宜右脉大也。寸爲陽，尺爲陰，故男子尺虛，象離中虛也；女人尺盛，象坎中滿也。

關前一分，人命之主。左爲人迎，右爲氣口。關前一分者，寸、關、尺各有三分，共得九分。今曰關前一分，仍在關上，但在前之一分耳。故左爲人迎，辨外因之風。以左關乃肝膽脉，肝爲風臟，故曰人迎緊盛傷於風。右爲氣口，辨内因之食以右關，乃脾胃脉。胃爲水穀之海，脾爲倉廩之官，故曰氣口緊盛傷於食。勿以外因兼求六氣，勿以内因兼求七情也。或以前一分爲寸上，豈有左寸之心可以辨風，右寸之肺可以辨食乎？

神門屬腎，而在關後。人無二脉，必死不救。《難經》曰："上部無脉，下部有脉，雖困無能爲害。"夫脉之有尺，猶樹之有根，枝葉雖枯槁，根本將自生。蓋兩尺屬腎水，水爲天一之元，人之元神在焉。故爲根本之脉而稱神門也。若無二脉，則根本絕，決無生理。

脉有七診，曰浮、中、沈、上、下、左、右，七法推尋。浮者，輕下指於皮毛之脉，探其腑脉也，表也。中者，畧重指於肌肉之間，候其胃氣也，半表半裏也。沈者重下指於筋骨之間，察其臟脉也，裏也。上者，即上竟上者，胸喉中事也，即於寸内前一分取之。下者，即下竟下者，少腹、腰股、膝脛、足中事也，即於尺内候一分取之。左右者，即左右手也。凡此七法，名爲七診。別有七診，謂獨大、獨小、獨寒、獨熱、獨疾、獨遲、獨陷下也。

又有九候，即浮中沈，三部各三，合而爲名。每候五十，方合於經。每部有浮中沈三候，合寸關尺三部算之，共得九候之數也。夫每候必五十動者，出自《難經》，合大衍之數也。乃僞訣四十五爲準，乖於經旨。必每候五十，凡九候共得四百五十，兩手合計九百，方與經旨相合也。

五臟不同，各有本脉。左寸之心，浮大而散。右寸之肺，浮濇而短。肝在左關，沈而弦長。腎在左尺，沈石而濡。右關屬脾，脉象和緩。右尺相火，與心同斷。此言五臟各有平脉也。必知平脉而後知病脉也。

若夫時令，亦有平脉。春弦夏洪，秋毛冬石。和緩不忒。此言四時各有平脉也。然即上文五臟之脉，大同小異也。春者，冬方肝木也，木始發榮，有幹無枝則近於勁，故曰弦，即弓弦。夏者，南方心火也，萬物暢茂，垂枝布葉，皆下曲如鉤，鉤即洪之別名，亦即上文之大也。秋者，西方肺金也，草木黃落，有枝無葉，則類於毛，即上文之浮濇也。冬者，北方腎水也，極寒之時，水凝如石，故名爲石。土旺於四季之末各十八日，脾土在中而兼五行也。和緩之義，詳見下文。

太過實强，病生於外。不及虛微，病生於內。外因風、寒、暑、溼、燥、火六氣之邪，脉必洪大、緊數、弦長、滑實而太過矣。內因喜、怒、憂、思、悲、驚、恐七情之傷，脉必虛、微、細、弱、短、濇、濡、芤而不及矣。

四時百病，胃氣爲本。胃爲水穀之海，資生之本也，故曰有胃氣則生，無胃氣則死。胃氣脉者，緩而和勻，不浮不沈，不大不小，不疾不徐，意思欣欣，悠悠揚揚，難以名狀者也。不拘四季，一切百病皆以胃脉爲本。

凡診病脉，平旦爲準。虛靜凝神，調息細審。經曰："常以平旦，陰氣未動，陽氣未散，飲食未進，經脉未盛，絡脉調勻，氣血未亂，乃可診有過之脉。"又曰："診脉有道，虛靜爲寶。"言無思無慮，以虛靜其心，惟凝神於指下也。調息者，醫家調勻自己之氣息。細審者，言精細審察，不可忽畧也。

一呼一吸，合爲一息。脉來四至，和平之則。五至無疴，閏以太息。三至爲遲，遲則爲冷；六至爲數，數即熱症。轉遲轉冷，轉數轉熱。醫者調勻氣息，一呼脉再至，一吸脉再至，呼吸定息，脉來四至，乃和平之準則也。然何以五至亦曰無疴乎？人之氣息時長時短，凡鼓三息，必有一息之長，鼓五息，又有一息之長，名爲太息。如曆家三歲一閏，五歲再閏也。言脉必以四至爲平，五至便爲太過，惟正當太息之時亦曰無疴，此息之長非脉之急也。若非太息，正合四至也。至如性急之人，五至爲平脉，不拘太息之例。蓋性急脉亦急也。若一息而脉僅三至，即爲遲慢而不及矣，遲主冷病。若一息而脉遂六至，即爲急數而太過矣，數主熱病。若二息僅得二至甚而一至，則轉遲而轉冷矣。若一息七至甚而八至九至，則轉數而轉熱矣。一至二至，八至九至，皆死脉也。

遲數既明，浮沈須別。浮沈遲數，辨內外因。外因於天，內因於人。天有陰陽，風雨晦明，人有喜、怒、憂、思、悲、恐、驚。浮脉法天，候表之疾，即外因也。沈脉法地，候裏之病，即內因也。外因者，天之六氣。風，風淫木疾。

寒，陰淫寒疾，暑，明淫暑疾，淫，雨淫淫疾。燥，晦淫燥疾。火，陽淫火疾是也。内因者，人之七情，喜傷心，怒傷肝，憂思傷脾，悲傷肺①，恐傷腎，驚傷心也。

浮表沈裏，遲寒數熱。浮數表熱，沈數裏熱。浮遲表寒，沈遲冷結。此以浮、沈、遲、數四脉提諸脉之綱也。脉象雖多，總不外此四脉。浮主表症，沈主裏症，遲爲寒，數爲熱。浮而且數，表有熱也。沈而且數，裏有熱也。浮而且遲，寒在表也。沈而且遲，寒在裏也。

浮脉法天，輕手可得，泛泛在上，如水漂木。有力洪大，來盛去悠，無力虚大，遲而且柔，虚極則散，涣漫不收。有邊無中，其名爲芤。浮小爲濡，綿浮水面。濡甚則微，不任尋按。更有革脉，芤弦合看。此以浮脉提綱，而取洪虚散芤濡微革七脉之兼乎浮者，統彚於下也。浮脉法天，輕清在上，故輕手即見，與内分相應，如木之漂於水面也。洪脉者，如洪水之洪，有波濤洶湧之象，浮而有力，來盛去衰，即大脉也，即鈎脉也。虚脉者，浮而無力，且大且遲也。散脉者，亦浮而無力，但按之如無，比於虚脉則更甚矣，若楊花飄散之象。芤脉者，芤草中空，狀加葱管，浮沈二候易見，故曰有邊，獨中候豁然難見，正如以指着葱，浮取得上面之葱皮，中取正在空處，沈按之又着下面之葱皮也。無中者，非中候絶無，但比之浮沈則無力也。若泥爲絶無，是無胃氣矣。舊説以前後爲兩邊，與芤葱之義不合。濡脉者，浮而小且軟也。微脉者，浮而極小極軟，比於濡脉則更甚矣，"欲絶非絶，似有若無"八字可爲微脉傳神。革者，浮而且弦且芤，浮多沈少，外急内虚，狀如皮革。仲景曰："弦則爲寒，芤則爲虚，虚寒相搏，此名曰革。"革脉、牢脉，皆大而弦。革則浮取而得，牢則沈候而見之也。舊説以牢革爲一脉者，非是也。

沈脉法地，如投水石。沈極爲伏，推筋着骨。有力爲牢，大而弦長。牢甚則實，愊愊而强。無力爲弱，柔小如綿。細直而軟，如蛛絲然。此以沈脉提綱，而取伏、牢、實、弱、細五脉之兼乎沈者，統彚於下也。沈脉法地，重濁在下，故重按乃得，與筋骨相應，如石之投墜於水底也。伏者，沈之極也，伏於下也。沈脉在筋骨之間，伏脉則推筋着骨，然後可見也。牢脉者，沈而有力，且大且弦且長也。實脉者，浮中沈三候皆有力，更甚於牢脉也。弱者，沈而極細軟也。細者，沈細而直且軟也。

遲脉屬陰，一息三至。緩脉和勻，春柳相似。遲細爲濇，往來極滯。

---

① 悲傷肺，原無。

結則來緩，止而復來。代亦來緩，止數不乖。此以遲脉提綱，而取緩、濇、結、代四脉之兼乎遲者，統彙於下也。遲脉者，往來遲漫，爲不及之象。緩者，一息四至，往來和勻，春風微吹柳梢，此確喻也，即胃氣脉也。濇者，遲滯不利，狀如輕刀刮竹。舊稱一止復來者，非也。結者，遲而時有一止也。代者，遲而中止，不能自還，且止有定數，如四時之有禪代，不愆其期也，故名曰代。

　　數脉屬陽，一息六至。往來流利，滑脉可識。有力爲緊，切繩極似。數時一止，其名爲促。數如豆粒，動脉無惑。此以數脉提綱，而取滑、緊、促、動四脉之兼乎數者，統彙於下也。數者，往來急數，爲太過之象。滑者，滑而不滯，如珠走盤也。緊者，緊急有力，左右彈手。切繩者，喻其緊，亦喻左右彈也。促者，數而時有一止，如疾行而蹶也。動者，形如豆粒，厥厥動搖，兩頭俱俯，中間高起，故短如豆粒。舊云上下無頭尾，則上不至寸爲陽絕，下不至尺爲陰絕，是死絕之脉，非動脉也。仲景云："陽動則汗出，陰動則發熱。"由是則寸尺皆有動脉，謂獨見於關者，誤矣。

　　別有三脉，短長與弦。不及本位，短脉可原。過於本位，長脉綿綿，長而端直，狀類弓弦。此短長與弦三脉，非浮沈遲數可括，故別列於此。短者，短縮之象。長者，相引之象。弦者，勁而端直之象。按戴同父曰："關不診短。"若短脉見於關上，是上不通，寸爲陽絕；下不通，尺爲陰絕矣。

　　兩脉一行[①]，各有主病。脉有相兼，還須細訂。前所載者，皆脉之形象。然有所主之病，有相兼之脉，更須細加考訂。此以下至女胎三月句，凡十有三節，各明其脉主某病，而相兼之脉盡在其中矣。

　　浮脉主表，腑病所居。有力爲風，無力血虛。浮遲表冷，浮數風熱，浮緊風寒，浮緩風濕。六腑屬陽，其應在表，故浮主腑病也。浮而有力，則知風邪所干。邪氣盛則實，有餘之象也。浮而無力，則知陰血虧損，正氣奪則虛，不足之象也。脉浮主表，脉遲主冷，浮遲兼見則爲表冷也。浮脉主風，數脉主熱，浮數兼見則爲風熱也。緊脉爲寒，浮緊兼見則爲風寒也。緩脉主濕，浮緩兼見則爲風濕也。

　　浮虛傷暑，浮芤失血，浮洪虛火，浮微勞極，浮濡陰虛，浮散虛劇，浮弦痰飲，浮滑痰熱。暑傷氣，氣虛則脉虛，故浮虛爲傷暑也。失血之脉必芤，如

----

① 兩脉一行：《醫宗必讀·新著四言脉訣》《脉理求真·新增四言脉要》作"一脉一形"。

吐血下血之類，芤脉自兼浮，非浮脉兼芤也。洪主火，洪而兼浮，知爲虛火。微爲氣血俱虛，故主勞極，此亦微脉自兼浮也。血屬陰，其應在下，濡脉按之而軟，故爲陰虛。散者，散亡之義，虛極所致，散即極也。弦者，風木之象，浮亦爲風，故爲痰飲，乃風痰也。滑主痰症，滑本陽脉而又兼浮，則炎上之象，故爲痰熱。

沈脉主裏，爲寒爲積。有力痰食，無力氣鬱。沈遲虛寒，沈數熱伏，沈緊冷痛，沈緩水畜。五臟屬陰，其應在裏，故沈主裏病也。沈者，陰象也；積者，臟病也，故爲寒積。沈而有力，有餘之象，必有形之物凝滯於内。沈而無力，不足之象，乃無形之物鬱結於中。沈、遲皆偏於陰，所以虛寒沈數主熱，故熱伏於裏也，緊主諸痛，亦主於寒，得之沈分，非冷痛乎？溼家得緩，沈位居裏，當水畜矣。

沈牢痼冷，沈實熱極，沈弱陰虧，沈細虛溼，沈弦飲痛，沈滑食滯，沈伏吐利，陰毒積聚。仲景曰：“寒則堅牢。”有牢固之義，故曰痼冷。牢脉自在沈分，非兼見也。實脉爲陽熱之極也，實則三候皆强，不獨在沈分也。按之無力爲弱脉，故曰陰虧。細爲不足，亦主溼侵，故曰虛溼。弦本主飲，亦主諸病。滑雖主痰，若在脾部而沈分見之爲食滯也。寸伏則吐，尺伏則利，在陰症傷寒則爲陰毒積聚。

遲脉主臟，陰冷相干，有力爲痛，無力虛寒。五臟爲陰，遲亦爲陰，是以主臟，乃陰冷相干也。遲而有力，則因寒而凝滯，是以爲痛。遲而無力，中空顯然，故當虛寒。

數脉主腑，主吐主狂，有力實熱，無力虛瘡。六腑爲陽，數亦爲陽，是以主腑。吐者，陽氣亢逆也，狂者，熱邪傳裏也。數而有力，實熱可必；數而無力，虛瘡可斷。

滑司痰飲，右關主食，尺爲畜血，寸必吐逆。滑爲痰脉，右關沈滑知有食停。兩尺見之，畜血可察。兩寸見之，吐逆難免矣。

濇脉少血，亦主寒溼，反胃結腸，自汗可測。尺中見濇，血少精傷也。關中見之，脾虛不能勝溼也。血液枯竭，上爲反胃，下爲結腸也。兩寸見濇，則爲自汗。蓋汗乃心之液，而肺主皮毛也。

弦脉主飲，木侮脾經。陽弦頭痛，陰弦腹疼。木旺者脉必弦，木旺必來侮土，土虛不能制溼，而痰飲之症生焉。陽弦者，寸也，寸主上焦，故當頭痛。陰弦者，尺也，尺主下焦，故當腹痛。

長則氣治，短則氣病，細則氣衰，大則病進。長乃肝之平脉，故曰氣治。經曰：“如循長竿末梢爲平，如循長竿爲病。”短雖肺之平脉，若非右寸及秋令見之即爲病矣。脉以和平爲貴，細者不及而氣衰，大者太過而病進也。

浮長風癇，沈短痞生，洪爲陰傷，緊主寒痛，緩大風虛，緩細溼痺，緩濇血傷，緩滑溼痰。浮風長火，風火相搏，則肝病而癇生。沈陰短虛，虛寒相合，則氣滯而痞生。洪即大脉，火之亢也。陽亢者，陰必傷。緊爲寒脉，浮分則表爲寒束而痛；沈分則裏爲寒滯而痛緩爲虛。而大爲風，緩大並至，故曰風虛。緩者，溼氣停滯；細者，虛氣不行而痺生焉。濇見即爲血傷，挾緩則轉傷也。滑見即爲溼痰，挾緩則愈溼矣。

濇小陰虛，弱小陽竭。陽微惡寒，陰微發熱。陽動汗出，爲痛爲驚。陰動則熱，崩中失血。虛寒相搏，其名爲革，男子失精，女人漏血。濇自主血虛，兼小而愈虛矣。弱脉自然小，此非兼脉。但弱脉見則陽氣虛竭矣。微者大虛之脉，故在陽分見則氣虛而惡寒，在陰分見則血虛而發熱。寸動名陽，汗出者，心肺之症。驚氣入心，氣滯則痛，亦心肺也。尺動名陰，熱者，腎水不足。崩中失血，皆腎經失閉蟄封藏之本也。仲景論革脉云：弦則爲寒，芤則爲虛，虛寒相搏，此名爲革，男子亡血失精，女人半産漏下。

陽盛則促，肺癰熱毒，陰盛則結，疝瘕積鬱。代則氣衰，或泄濃血。傷寒霍亂，跌打悶絕。瘡疽痛甚，女胎三月。數而有止爲促，豈非陽盛乎？肺癰熱毒皆火極所致者。遲而有止爲結，豈非陰盛乎？疝瘕積鬱皆陰氣凝滯也。至於代脉，真氣衰敗而後見也，泄濃血者，見之必死，惟傷寒心悸，或霍亂昏煩，或瘡疽痛極，或跌打損傷，或懷胎三月，此五者見之弗作死脉也。

脉之主病，有宜不宜，陰陽順逆，吉凶可推。病有陰陽，脉亦有陰陽，順應則吉，逆見即凶。此以下至其死可測者，凡二十七節，詳分某病見某脉吉、某病見某脉凶也。

中風之脉，卻喜浮遲，緊大急疾，其凶可知。中風者多虛脉，以浮遲爲順。若反堅急，決無生理。

傷寒熱病，脉喜浮洪，沈微濇小，證反必凶。汗後脉靜，身涼則安；汗後脉躁，熱甚必難。陽證見陰，命必危殆；陰證見陽，雖困無害。此皆言傷寒之順逆也。雖受寒邪，傳裏必熱，故曰熱病。病既屬熱，脉亦浮洪爲吉，若沈微濇小，是症與脉反，故凶。汗後邪解，便當脉靜身涼，若躁而熱，所謂汗後不爲汗衰，不可治矣。陽症而見沈濇細弱微遲之陰脉，則脉與症反，命必危殆。陰症而見浮大數動洪滑之陽脉，雖若反症，在他症忌之，獨傷寒爲邪氣將解之象，病雖困苦，無害於命也。

勞倦内傷，脾脉虛弱。汗出脉躁，死證①可察。勞倦傷脾，故脾脉虛弱爲順也。若汗出而脉反躁疾，則逆矣，安得不死。

瘧脉自弦，弦數者熱，弦遲者寒，代散則絶。瘧者，風暑之邪客於風水之府，木來乘土，脾失轉輸，不能運水穀之精微，遂多停痰留飲。弦應風木，又主痰飲，無痰不成瘧，故曰瘧脉自弦。數熱遲寒，自然之理。獨見代散二脉則命必絶矣。

洩瀉下痢，沈小滑弱；實大浮數，發熱則惡。瀉痢則虛，宜見沈小滑弱之脉，若反見實大浮數之脉，則身必發熱，而成惡候矣。

嘔吐反胃，浮滑者昌；弦數緊濇，結腸者亡。嘔吐反胃，脾虛有痰也，浮爲虛，滑爲痰，是其正象，可以受補，故曰昌也。若弦數緊濇而血液枯竭，遂致糞如差昧，必死不治矣。

霍亂之候，脉代勿訝；厥逆遲微，是則可嗟。霍亂之脉，洪大爲佳，若見代脉，因一時清濁淆亂，故脉不接續，非死脉也。微細而舌卷囊縮者，不可治耳。

嗽脉微浮，浮濡易治；沈伏而緊，死期將至。嗽乃肺疾，脉浮爲宜，兼見濡者，病將退矣。若沈伏與緊，則相反而病深矣，不死何待。

喘息擡肩，浮滑是順；沈濇肢寒，均爲逆證。喘症無非風與痰耳，脉以浮滑爲順，若反沈濇而四肢寒者，必死不治。

火熱之證，洪數爲宜，微弱無神，根本脫離。熱症而得洪數，乃正應也。若見微弱，脉症相反，根本脫離，藥餌不可施矣。

骨蒸發熱，脉數與虛；熱而濇小，必殞其軀。骨蒸者，腎水不足，壯火僭上，虛數二脉其正象也；若見濇小之脉，所謂發熱脉靜，不可救藥耳。

勞極諸虛，浮軟微弱；土敗雙弦，火炎則數。虛症宜見虛脉，若兩手脉弦，謂之雙弦。弦乃肝脉，右關見之是肝木乘脾，故曰土敗。火熱太過，脉必極數，甚而七至。勞症之六至以上便不可治。

失血諸證，脉必現芤，緩小可喜，數大堪憂。芤有中空之象，失血者宜爾也。緩小亦爲虛脉，順而可喜；若數且大，謂之邪勝，故可憂也。

畜血在中，牢大却宜，沈濇而微，速愈者希。畜血者，有形實症，牢大之脉，脉症相宜。倘沈濇而微，是挾虛矣，既不能自行其血，又難施峻猛之劑，安望其

----

① 證，原作"症"，據《醫宗必讀·新著四言脉訣》《脉理求真·新增四言脉要》改。

速愈耶？

三消之脉，數大者生；細微短濇，應手堪驚。渴而多飲爲上消，消穀善饑爲中消，渴而便數有膏爲下消。三消皆燥熱太過，惟見數大之脉爲吉耳。細微短濇，死不可救。

小便淋閉，鼻色必黄；實大可療，濇小知亡。鼻頭色黄必患小便難，六脉實大者，但用分理之劑必愈；若逢濇小，爲精血敗壞，死亡將及矣。

癲乃重陰，狂乃重陽，浮洪吉象，沈急凶殃。癲狂既分陰陽而脉皆取浮洪者，蓋浮洪者屬陽。在陽狂者，得之固與症相宜，即陰癲者，得之亦將從陰轉陽，自裏達表之象，故均爲吉兆。若沈而急，沈則入陰迫裏；急則强急不柔，是無胃氣之脉也。不論狂癲，凶殃立至。

癇宜虛緩，沈小急實；或但弦急，必死不失。癇本虛痰，脉來虛緩，自應然也。若沈小急實，或虛而弦急者，肝之真藏脉見矣，安望其生矣？

疝屬肝病，脉必弦急，牢急者生，弱急者死。疝爲肝病，弦急，肝脉之常也。況弦斂急直氣不鼓暢者，咸主痛脹。疝則未有不痛不脹者。故弦急而牢見積聚之有根，亦見原本之壯實。疝係陰寒之咎，牢主裏寒之脉，最爲相合。若急則邪盛，弱則正衰，必有性命之憂矣。

脹滿之脉，浮大洪實，細而沈微，岐黄無術。脹滿屬有餘之症，宜見有餘之脉，浮大洪實是矣。沈細而微，知元氣已衰，症實脉虛，無復他望矣。

心腹之痛，其類有九。細遲速愈，浮大延久。心腹痛而脉見細遲，是氣滅，舒徐厥邪欲退，理應從吉設，或浮大，重則邪氣方張，裏症而得表脉，大非所宜。輕亦爲中虛之症，不能收捷得之効也。

頭痛多弦，浮緊易治。如呈短澀，雖救何及？弦爲陰脉，乃陽虛不能張大，或致外邪所乘，況頭乃諸陽之府，而爲邪束於外，使陽氣遏鬱，故脉多近弦，或浮或緊，不出風寒初起者。散之則愈，若短則陽脱於上，濇則陰衰於下，至於手足厥寒，至節者與真心痛無異，必死不治。

腰痛沈弦，浮緊滑實。何者難療，兼大者失。足三陰脉從足入腹，脉來沈弦者，沈爲在裏，弦爲主痛，然何以又兼浮象乎？乃沈弦者，中有泛泛欲上之勢。因風厥陰所謂腰中如張弓弦者是也。故狀其風邪虛浮之性，非言在表之浮也。緊則兼寒滑，爲痰聚，實因閃挫本乎。外因雖困無害，如房室過度煩勞不節，以致精力耗竭，腰膂空虛。夫腰者，腎之府，力出於膂。而腰者，膂所系其爲痛也。轉側呻吟，屈伸不得，膝酸脛冷，腰寒面黑，行則傴僂不能久立，此腎藏虛衰之極。無可收斂，反見空鬆，故按之豁然而大，自不作靖咎。將誰執壯盛者，猶可挽迴，中年已後，最爲難治。

　　腳氣有四，遲數浮濡。脉空痛甚，何可久持？腳氣發於三陽者，輕發於三陰者，重以三陰，屬臟經絡居裏。若非臟氣大虛，邪不易及。陳無擇謂風寒暑溼四邪皆能成病，則遲數浮濡猶與證合。痛則日盛，而脉乃空虛，邪盛正衰，比之傷寒身涼，脉躁，勢則相反，而咸非吉兆。總以病脉背馳耳。

　　五臟爲積，六府爲聚。實强可生，沈細難愈。積也聚也，皆實證也。實脉强盛，邪正相搏，一以徵元本之壯實。從府從陽，故曰可生。其脉沈細者，陰脉也。一以徵邪氣之深入，故曰難愈。

　　中惡腹脹，緊細乃生。浮大維何，邪氣已深。人之正氣，自內達表，自胸腹而達四肢者，其常也。卒中外邪，則正氣不能達外而反退縮於中，則氣機歛，實而緊細之脉見矣，腹安得不脹？藥力一助，正氣必張，邪氣必散。緊者仍虛，細者仍充，而本來之面目可還也，故知其生。若脉浮大，則正先散，越散於外，則裏更虛。裏更虛則邪必深入，而欲爲之治，不亦難乎！

　　鬼祟之脉，左右不齊。乍大乍小，乍數乍遲。鬼祟犯人，左右二手脉象不一，忽大忽小，忽數忽遲，無一定之形也。

　　五疸實熱，脉必洪數。過極而亢，渴者爲惡。五疸實熱，溼與熱鬱，外不得通，內不得泄，翕蒸成黃，故曰實熱。脉來固應洪數，然洪數太過，則必發渴，黃爲表蒸，渴爲裏熱。表裏亢熱，陰何以堪？況疸爲溼熱，而汗溺不通，渴則加之，以飲愈增其病矣。

　　水病之狀，理必兼沈。浮大出厄，虛小可驚。水病有陰有陽，諸種不一，而沈則在在皆兼，即氣水風水之在表。而脉應浮者，亦必有沈沈欲下之勢。蓋沈下者，水之性也，此則專以狀言。如指浮者則以位言耳。水脉浮大，知水氣漸散，災厄將出之象。若脉虛小，則正衰邪存，誠可驚也。

　　癰疽之脉，浮數爲陽。遲則屬陰，藥宜酌量。癰疽未潰，洪大爲祥。若其已潰，仍舊則殃。其脉浮數者，以血泣而氣復從之。邪與正鬱，鬱則化熱，故數也。在表爲陽，故浮也。正爲邪搏則宣。外衛之力薄，故復惡寒。據脉症似與傷寒表症無異，但傷寒雖有痛，或在頭，或在身體，或在骨節，未有痛止於一處者。今痛止一處，而脉數此處必化熱爲膿，正癰疽所發之處也。即《傷寒論》辨脉法所謂諸脉浮數，當發熱而洒淅惡寒。若有痛處，飲食如常者，蓄積有膿是也。如此者，乃爲陽毒。若脉不數，身不熱，所患之處不疼，是邪客陰分，不能鼓發，多致內陷。然必兼有煩懊嘔逆，胸膈不安等症。否則不熱不疼，脉又不數，是一不病人也，何得謂之陰瘡而反重於陽症耶？方癰疽之未潰也，無論成膿與否，熱邪鬱蓄外，不疏通脉之鼓湧，洪大是其宜也。至於已潰，則熱泄邪解，而洪大之脉宜衰矣。潰而不衰一派，熱邪正從何復，誠爲大可懼者。與《素問》評熱病論所謂病温者汗出輒復熱，而脉躁疾不爲汗，衰病名陰陽交盡而陽飛越，雖治無益。

肺癰已成，寸數而實。肺痿之形，數而無力。肺癰色白，脉宜短濇。浮大相逢，氣損血失。腸癰實熱，滑數可必。沈細無根，其死可測。肺癰而寸口數實，膿已成矣。肺葉焦痿，火乘金也。是以數而無力，肺癰幾作則肺氣虛損。白者，西方本色，所謂一藏虛，即一藏之本色見也。短濇者，秋金之素體，若逢浮大，是謂火來乘金。尅我者爲賊邪，血氣敗壞之症也。腸癰，實也；沈細，虛也。症實脉虛，死期將至矣。

喉痺之脉，遲數爲常。纏喉走馬，微伏則難。十二經脉與經別多過於此，即不然亦在其前後左右。其脉多數，數則爲熱故耳。間遲脉者乃是外邪襲經，經氣不利，鬱滯於所過之處，故亦爲痺脉，來或遲亦與病合。若腫痛麻癢之纏喉，風須臾閉絕之。走馬疳二者，俱火中挾風，凶暴急烈，脉應浮大洪數而反見微伏，是正衰邪盛補瀉罔從，不亦危乎？

中毒之候，尺寸數緊。細微必危，旦夕將殞。數緊者，因毒氣盤鬱而搏擊也。一見細微知其正氣已虛，毒邪深入，其能久乎？

金瘡出血，脉多虛細。急實大數，垂亡休治。受創血去已多，脉空自宜沈細，而反見急數，陰欲盡矣，治之何用？

婦人之脉，以血爲本。血旺易胎，氣旺難孕。少陰動甚，謂之有子。尺脉滑利，姙娠可喜。滑疾不散，胎必三月。但疾不散，五月可別。左疾爲男，右疾爲女。女腹如箕，男腹如釜。此言女人胎前之脉也。女爲陰，陰主血，故女人以血爲本。本足而成胎亦易氣旺，則血反衰是爲本不足，未有理失常而能胎孕者也。少陰動甚者，心手少陰之脉動甚也。心主血，動甚則血旺，血旺易胎，故云有子。即《素問·平人氣象論》所謂婦人手少陰脉動甚者，妊子也。心臟主血，故胎結而動甚，乃往來流利之義，非厥厥如豆之動也。尺脉者，左右腎脉也。腎爲天一之水，主子宮以繫胞孕胎之根蒂也。滑利則不枯濇而且有替替含物之象，故喜其姙娠。即《素問·陰陽別論》所謂陰搏陽別謂之有子。蓋寸爲陽，尺爲陰，言尺陰之脉，搏指而動，與寸陽之脉迥然分別也。即此滑利之脉應指滑而不散，滑爲血液疾而不散，乃血液斂結之象，是爲有胎三月矣。若但疾而不散是從虛漸實，從柔漸剛，血液堅凝轉爲形體，故不滑耳，此姙娠五月之脉。其疾左勝於右，是爲男孕，以男屬陽。居左胎氣鍾於陽，故左勝右。勝於左是爲女孕，以女屬陰。居右胎氣鍾於陰，故右勝。勝者，甚不甚之謂，非左疾右不疾。須更視其腹如箕者爲女胎，如釜者爲男胎。蓋男女之孕於胞中，女則面母腹，男則面母背，雖各肖父母之形，亦陰陽相抱之理。女面腹，則足膝抵腹，下大上小，故如箕。男面背，則背脊抵腹，其形正圓，故如釜。按男女之別，叔和《脉經》曰左疾爲男，右疾爲女；又曰左手沈實爲男，右手浮大爲女；又曰尺脉左偏大爲男，右偏大爲女；又曰得太陰脉爲男，得太陽脉爲女，太陰脉沈，太陽脉浮。自後凡言姙脉者，總不出此。及滑伯仁則曰左手尺脉浮大爲男，右手沈實爲女。近代徐東皋則曰男女之別須審陰陽，右脉盛陰狀多俱主弄瓦，左尺盛陽狀多俱主弄璋。備察諸義，固已詳盡，然多彼此矛盾，難爲憑據。若其不易之理則在陰陽二字。以左右分陰陽，則左爲陽、右爲陰。以脉體分陰陽，則鼓搏沈實爲陽，虛浮沈澀爲陰。諸陽實者爲男，諸陰虛者爲女，乃爲一定之論。更當察孕婦之强弱、老少及平日之偏左偏右、尺寸之素强素弱，斯足以盡其法耳。叔和云遣姙娠南面行還復呼之，左迴首者是男，右迴首者是女；又云看上圊時，夫從後急呼之，左迴首者是男，右迴首者是女。婁全善云：蓋男受胎在左則左重，故迴首時慎護重處而就左也；女胎在右則右重，故迴首時慎護重處而就右也。推之於脉，其義亦然。亦猶經云：陰搏陽別謂之有子，言受胎處，臍腹之下則血氣護胎，而盛於下。故陰之尺脉鼓搏有力，而於陽之寸脉殊別也。丹溪以左大順男，右大順女。爲醫人之左右手，以此診男女之病原不診産婦，須知之。

欲産之脉，散而離經。新産之脉，小緩爲應。實大弦牢，其凶可明。
此言産中之脉也。其脉與十月懷孕平常見者忽異。假如平日之脉原浮，臨産之脉復沈，平日之脉遲，臨産則脉忽數。至如大小滑濇，臨産皆忽然而異，蓋十月胎氣安定，一旦欲落，氣血動蕩，胞胎迸裂，自與經常離異，而脉亦非平昔之狀貌矣。及其已産也，氣血兩虛，其脉宜緩，滑緩則舒徐，不因氣奪而急促，滑則流利，不因血去而濇枯，均吉兆也。若脉實大弦牢，非産後氣血俱虛者所宜。實爲邪實，大爲邪進，弦爲陰斂，而宣布不能，牢爲堅著，而瘀凝不解，是皆相逆之脉。設外有症，又豈能順乎？

小兒之脉，全憑虎口。風氣命關，三者細剖。虎口者，食指内側連大指作虎口形，故曰虎口。此處肌皮嫩薄，文色顯明，即肺手太陰經脉之盡處。諸脉大位之地也。雖無五部之分，而有三關之別。指初節曰風關，二節曰氣關，三節曰命關。男左女右側看之文色。見風關者，輕再進則上；氣關爲重再進則直透；命關爲最重甚，則主死由風邪而干正氣，正氣不能勝而迫及於命，漸進漸深之象也。

其色維何？色赤爲熱，在脉則數。色白爲寒，在脉則遲。色黃爲積，在脉則緩。色青黑痛，在脉沈弦。三歲以下小兒純陽之體，形質弱小，脉之周行駃而應指疾，故若大法則以七至爲平，其太過爲數爲熱，不及爲遲爲寒，此其大較矣。然而，脉至七八，來往速而數息難。醫者一時不能得病之情狀。在五臟之列於面，各有定部。如左腮屬肝，右腮屬肺，額上屬心，鼻屬脾，頰屬腎是已。諸邪見於三關，亦各有定色，如上所列，識本知源，錯綜體認存乎其人耳。

紫熱傷寒，青則驚風，白爲疳病，黃乃脾困，黑多赤痢，有紫相兼，口必加渴。虎口紋亂，氣不調和。紅黃隱隱，乃爲常候。無病之色，最爲可喜。至夫變態，由乎病甚。因而加變，黃盛作紅，紅盛作紫，紫盛作青，青盛作黑，黑而不雜，藥又何及？此以色合病也。

三歲以上，便可憑脉。獨以一指，按其三部。六至七至，乃爲常則。增則爲熱，減則爲寒。脉來浮數，乳癇風熱。虛濡驚風，緊實風癇。弦緊腹痛，弦急氣逆。牢實便祕，沈細爲冷。乍大乍小，知爲祟脉。或沈或滑，皆由宿食。脉亂身熱，汗出不食。食已即吐，必爲變蒸。浮則爲風，伏結物聚。單細疳勞，氣促脉伏。散亂無倫，此所最忌，百難必一。三歲已上，便可切脉斷症，但小兒正屬純陽，陽盛必數。故以六七至爲常也。小兒三部狹小，故以一指診之。

所有死證，雖治無成。眼上赤脉，下貫瞳神。赤脉屬心，瞳神屬腎，乃心火勝腎水。水乾則不生木，致腎肝皆絕也。

顖門腫起，兼及作坑顱頭者，精神之門户，關竅之橐籥。氣實則合，氣虛則開。諸陽會於首外，生風邪而乘諸陽，所以腫起風起於陽，陽極則散，散則絕，所以陷者死。鼻乾黑燥鼻者，肺之竅。肺燥則不能生腎水，故鼻乾黑燥則死，肚大青筋土被木尅，以致脾虛而欲絕，故腹脹現青筋者死。目多直視，覩不轉睛戴眼者，精不轉而返視，此是太陽已絕。指甲青黑肝之合，筋也，其榮爪也。爪甲乃肝之華，肝絕而不能榮，故色黑。忽作鴉聲人之言語出於肺，肺屬金，扣之則響。肺金既絕，故欲語而不成，聲但如鴉鳥之啞啞而已。虛舌出口舌者，心之苗，心氣已絕，故舌縱而不收。嚙齒咬人齒者，骨之餘也。腎藏精而主骨，腎氣已絕，齒多咬嚙。心爲陽，腎爲陰，陰陽相離，安得不死。魚口氣絕，啼不作聲魚口張而不合也，是謂脾絕氣急作喘哭，而無聲是謂肺絕。蛔蟲既出，必是死形蛔蟲生於胃，藉穀食以養。胃絕而穀食不食，蟲乃出也。按《素問·通評虛實論》，帝曰："乳子而病熱，脉懸小者何如？"岐伯曰："手足温則生，寒則死。"此統言小兒之内外症也。病熱脉懸小者，陽症陰脉本爲大禁，但小而緩者陽之微也，其愈則易，小而急者邪之甚也，爲可慮耳。脉雖小而手足温者，以四肢爲諸陽之本，陽猶在也，故生。若四肢寒冷則邪勝其正，元陽去矣，故死。

帝曰："乳子中風熱，喘鳴肩息者脉何如？"岐伯曰："喘鳴肩息者，脉實大也，緩則生，急則死。"此言小兒之外感也。風熱中於陽分爲喘鳴肩息者，脉當實大，但大而緩則正氣存，邪漸退，故生。實而急則真藏見，病日進，故死。經文二節之義，可見古人之診小兒者，未嘗不重在脉，即雖初脱胞胎亦自有脉可辨，何後世幼科，如《水鏡訣》及《全幼心鑑》等書，別有察三關之説。及徧考《内經》，並無其名。惟《靈樞·經脉篇》有察手魚際之脉者，若乎近之。乃概言診法非獨爲小兒也。然則三關之説，特後世之別名耳。夫三關又爲手陽明之浮絡，原不足以候臟腑之氣，且凡在小兒，無論病與不病，此脉皆紫白而兼乎青紅。雖時有濃淡之異，而四色常不相離，何以辨其紫爲風、紅爲寒、青爲驚、白爲疳？又何以辨其爲雷驚、人驚、水驚、獸驚之的確乎？此説自正，但余見富貴之家，兒女嬌弱，一見醫者，動輒喊哭，若將握手診視，勢必推阻百端，宛轉悲啼，汗流浹背。父母姑息惟恐因哭受傷，不覺從旁蹙額。況因近來止看虎口一法，相沿成俗，則病家反以診脉爲迂。總之，幼科大者，曰痘曰疹，雜證曰吐瀉驚疳之類，其發也。莫不先有昭然之形，證可據，不須布指切脉，而用藥未致懸殊，則虎口一説原可借用，正不以古今爲限也。因備録虎口之説，以通診法旁門云耳。**脉之指趣，吉凶先定。更有圓機，活潑自審。從證舍脉，從脉舍證。兩者畫然，藥無不應**脉之合證，是其常也。又有不當執者，更不可不知於傷寒，尤爲喫緊，如脉浮爲表，治宜汗之，是其常也。而亦有宜下者焉。仲景云"若脉浮大，心下硬，有熱；屬臟者，攻之，不令發汗"是也。脉沈爲裏，治宜下之，是其常也。而亦有宜汗者焉。少陰病始得之反發熱，而脉沈者麻黄附子細辛湯微汗之是也。脉促爲陽，當用葛根芩連清之矣。若脉促厥冷爲虛脱，非灸非温不可。此又非促爲陽盛之脉也。脉遲爲寒，當用乾薑附子温之矣。若陽明脉遲，不惡寒，身體濈濈汗出，則用大承氣。此又非遲爲陰寒之脉矣。四者皆從證不從脉也。世有切脉不問證者，其失可勝言哉！表證汗之，此其常也。仲景曰：病發熱頭痛，脉反沈，身體疼痛，當救其裏，用四逆湯，此從脉之沈也，裏證下之，此其常也。日晡發熱者屬陽明。脉虛浮者發汗，用桂枝湯，此從脉之。浮也，結胸證具，當以大小陷胸下之矣。脉浮大者，不可下，下之則死，是宜從脉而治其表也。身疼痛者當以桂枝麻黄解之矣。然尺中遲者不可汗，以營血不足故也。是宜從脉而調其營矣。此皆從脉不從證也。世有問證而忽脉者，得非仲景之罪人乎？

二十八脉紀要歌

浮沈遲數本昭然，審察尤須念四專。細弱實虛兼伏濇，洪滑緊緩與芤弦。濡牢革動長交短，促結代微疾散全。字字揣摩能入化，診時方可得真詮。

屠變臣編次

新增脉要簡便易知

浮　如水漂木，主表實，亦主裏實虛。

沈　重按乃得在筋骨間，主裏實，亦主裏虛。

遲　一息三至，主虛寒，亦主實熱。

數　一息六至，主實熱，亦主虛寒。

細　細如蛛絲，主氣虛，亦分熱結裏虛。

弱　小弱分明沈見，主氣虛，亦分陰陽胃氣。

實　舉指逼逼舉按皆強，主實熱，亦主寒實。

虛　豁然浮大浮見，主氣血空虛。

伏　著骨始得較沈更甚，主邪閉，亦分痰火寒氣。

濇　往來艱濇遲見，主血虛，亦主寒澀熱閉。

洪　來盛去悠既大且數，主極熱，亦主內虛。

滑　往來流利數見，主痰飲，亦主氣虛不絕。

緊　勁急彈手彈如轉索，主寒閉，亦主表虛。

緩　來去和緩，主無病，亦主實熱虛寒。

芤　按之減小浮沈皆有中取減小，主血虛。

弦　端直而長浮沈皆見，主木盛土衰，亦看兼脉。

牢　沈取強直，搏指沈伏之間，主寒實。

濡　如絮浮水浮見，主氣衰，亦主外溼。

革　浮取强直，按之中空，主精血虛損。

動　兩關滑數如珠，主陰陽相搏。

長　指下迢迢上至魚際，下至尺澤，主氣治，亦主陰盛陽虛。

短　兩頭縮縮寸不通魚際，尺不通尺寸，主氣損，亦主中窒。

促　數時一止，主陽邪內陷。

結　遲時一止，主氣血漸衰，亦主邪結。

代　止歇有時，主氣絕，亦主經遂有阻。

微　按之模糊若有若無，浮中沈皆是也，主陰陽氣絕，亦主邪閉。

疾　一息十八至，主陽亢，亦主陽浮。

散　來去不明，主氣散。

二十八脉體象主病①

浮脉陽

【體象】浮在皮毛，如水漂木；舉之有餘，按之不足。

【主病】浮脉爲陽，其病在表。左寸浮者，頭痛目眩；浮在左關，肋脹不寧；左尺得浮，膀胱風熱；右寸浮者，風邪喘嗽；浮在右關，中滿不食；右尺得浮，大便難出。

【兼脉】無力表虛，有力表實。浮緊風寒，浮緩風溼。浮數風熱，浮遲風虛。浮虛暑憊，浮芤失血。浮洪虛熱，浮濡陰虛。浮濇血傷，浮短氣病。浮弦痰飲，浮滑痰熱。浮數不熱，瘡疽之兆。

浮脉，王叔和云“舉之有餘，按之不足”，最合浮脉法天之義，須知浮而盛大爲洪，浮而軟大爲虛，浮而柔細爲濡，浮而弦芤爲革，浮而無根爲散，浮而中空爲芤。

沈脉陰

【體象】沈行筋骨，如水投石；按之有餘，舉之不足。

---

① 二十八脉體象主病，原缺，據目錄補。

【主病】沈脉爲陰，其病在裏。左寸沈者，心寒作痛。沈在左關，氣不得伸。左尺得沈，精寒血結。右寸沈者，痰停水蓄。沈在右關，胃寒中滿。右尺得沈，腰痛病水。

【兼脉】無力裏虛，有力裏實。沈遲痼冷，沈數内熱；沈滑痰飲，沈濇血結；沈弱虛衰，沈牢堅積；沈緊冷痛，沈緩寒溼。

沈而細軟爲弱脉，沈而弦勁爲牢脉，沈而著骨爲伏脉。

遲脉陰

【體象】遲脉屬陰，象爲不及；往來遲慢，三至一息。

【主病】遲脉主藏，其病爲寒。左寸遲者，心痛停凝。遲在左關，癥結攣筋。左尺得遲，腎虛便濁，女子不月。右寸遲者，肺寒痰積。遲在右關，胃傷冷物。右尺得遲，藏寒泄瀉，小腹冷痛。

【兼脉】有力冷痛，無力虛寒。浮遲表冷，沈遲裏寒。遲濇血少，遲緩溼寒。

遲脉之象，上中下候皆至數緩慢。與緩脉絕不相類。夫緩以寬縱得名遲，以至數不及爲義。故緩脉四至，寬厚和平，遲脉三至，遲滯不前，且遲而不流利則爲濇脉；遲而有歇止則爲結脉；遲而浮大且緩則爲虛脉。至所主病與沈脉大畧相同，但沈脉之病爲陰逆，而陽鬱遲脉之病爲陰盛而陽虧。

數脉陽

【體象】數脉屬陽，象爲太過；一息六至，往來越度。

【主病】數脉主府，其病爲熱。左寸數者，頭痛上熱，舌瘡煩渴。數在左關，目淚耳鳴，左顴發赤。左尺得數，消渴不止，小便黄赤。右寸數者，咳嗽吐血，喉腥嗌痛。數在右關，脾熱口臭，胃反嘔逆。右尺得數，大便祕澀，遺濁淋癃。

【兼脉】有力實火，無力虛火。浮數表熱，沈數裏熱。數而有力，聚熱所致，數而無力，熱中兼虛。

數而弦急則爲緊脉，數而流利則爲滑脉，數而有止則爲促脉，數而過極則爲疾脉，數如豆粒則爲動脉。

脉之爲道，博而言之，其象多端，約而言之，似不外乎浮、沈、遲、數而已。浮爲病在表，沈爲病在裏，數則爲病熱，遲則爲病寒。而又參之以有力、無力定其虛實，則可以盡脉之變矣。然有一脉而兼見數證，有一證而兼數脉，又有陽證似陰，陰證似陽。與夫至虛有盛候，大實有羸狀，其毫釐疑似之間淆之甚微。在發汗吐下之際，所繫甚大。苟偏執四見則隘焉。勿詳必須於二十八字，字字窮研，則心貫萬象，始而由粗及精，終乃由博反約，稱曰善診其無愧乎。

細脉陰

【體象】細直而軟，纍纍縈縈；狀如絲線，較顯於微。

【主病】細主氣衰，諸虛勞損。左寸細者，怔忡不寐。細在左關，肝血枯竭。左尺得細，洩痢遺精。右寸細者，嘔吐氣怯。細在右關，胃虛脹滿。右尺得細，下元冷憊。

細脉、微脉，俱爲陽氣虛殘之候。按絲之質最柔，絲之形最細，故以形容細脉。浮而細者，屬之陽分，則見自汗、氣急等症。沈而細者，屬之陰分，則見下血、血痢等症。然虛勞之脉，細數不可並見。細則氣衰，數則血敗，氣血交窮，短期將至。春夏之令，少壯之人，俱忌細脉，謂其不與時合形合也。秋冬之際，老弱及失血之人不忌。

弱脉陰

【體象】弱脉細小，見於沈分；舉之則無，按之乃得。

【主病】弱爲陽陷，真氣衰弱。左寸弱者，驚悸健忘。弱在左關，木枯攣急。左尺得弱，涸流可徵。弱在右關，水穀之疴。右寸弱者，自汗短氣。右尺得弱，陽陷可驗。

弱主陽陷，真氣衰弱，蓋浮以候陽；陽主氣分，浮取之而如無，則陽氣衰微，確然可據。夫陽氣者，所以衛外而爲固者也，亦以運行三焦，熟腐五穀者也。柳氏曰："氣虛則脉弱，寸弱陽虛，尺弱陰虛，關弱胃虛。弱脉呈形而陰霾已極，自非見晛而陽何以克復耶？"《素問·玉機真藏論》曰："脉弱以滑，是有胃氣，脉弱以濇，是爲久病。"愚謂弱堪重按，陰猶未絕，若兼濇象則氣血交敗，生理滅絕矣。仲景云："陽陷入陰，當惡寒發熱，久病及衰，年見之猶可推緩，新病及少壯得之，不死安待。"按《脉經》曰："弱脉極細軟而沈，按之乃得，舉手無有。"何其彰明詳盡也。

實脉陽

【體象】實脉有力，長大而堅；應指愊愊，三候皆然。

【主病】血實脉實，火鬱壅結。左寸實者，舌強氣壅，口瘡咽痛。實在左關，肝火脇痛。左尺得實，便祕腹疼。右寸實者，嘔逆咽疼，喘嗽氣壅。實在右關，伏陽蒸內，中滿氣滯。右尺得實，臍痛便難，相火亢逆。

實脉爲邪盛有餘之象，必有大邪、大熱、大積、大聚。故《脉經》云"血實脉實"，又曰"氣來實強，是謂太過"。由是測之，皆主實熱，其所主病，大約與數脉相類，而實則過之，以其蘊蓄之深也。夫緊脉之與實脉雖相類，而實相懸，但緊脉絃急如切繩。而左右彈人手實脉則且大且長，三候皆有力也。緊脉者，熱爲寒束，故其象繃急而不寬舒。實脉者，邪爲火迫，故其象堅滿而不和柔，以證合之，以理察之，便昭昭於心目之間。

虛脉陰

【體象】虛合四形，浮大遲耎；及乎尋按，幾不可見。①

【主病】虛主血虛，又主傷暑。左寸虛者，心虧驚悸。虛在左關，血不榮筋。左尺得虛，腰膝痿痺。右寸虛者，自汗喘促。虛在右關，脾寒食滯。右尺得虛，寒證蜂起。

虛脉之爲義，中空不足之象也。按《脉經》曰："遲大而耎，按之豁然而空。"此言最爲合義。雖不曰浮字而曰按之豁然空，則浮字之義已包含矣。但浮以有力得名，虛以無力取象。夫虛脉按之雖耎，猶可見也。散脉按之，絕無不可見也。虛之異於濡者，虛則遲大而無力；濡則細小而無力也。虛之異於芤者，虛則愈按而愈軟；芤則重按而仍見也。且虛

---

① 及乎尋按，幾不可見：原無該兩句，據前后文格式及《脉訣匯辨》補。

脉兼遲，遲爲寒象，大凡證之虛極者必挾寒，理勢然也。故虛脉行於指下，則益火之原，以消陰翳。更有浮取之而且大且數，重按之而豁然如無此名。内真寒而外假熱，古人以附子理中湯冰冷與服，治以内真寒而外假熱之劑。

伏脉陰

【體象】伏爲隱伏，更下於沈；推筋著骨，始得其形。

【主病】伏脉爲陰，受病入深。左寸伏者，血鬱之愆。伏在左關，肝血在腹。左尺得伏，疝瘕可驗。右寸伏者，氣鬱之殃。伏在右關，寒凝水穀。右尺得伏，少火消亡。

伏脉主病，多在沈陰之分，隱深之地，非輕淺之劑所能破其籓垣也。按《傷寒論》中以一手脉伏爲單伏，兩手脉伏曰雙伏，不可以陽證見陰脉爲例也。火邪内鬱不得發越，乃陽極似陰。故脉伏者，必有大汗，而解正如久汗將雨，必先六合陰晦，一回雨後，庶物咸蘇也。又有陰證傷寒，先有伏陰在内，而外復感冒寒邪。陰氣壯盛，陽氣衰微，四肢厥逆，六脉沈伏，須投薑附及灸關元穴，陽乃復回，脉乃復出也。若太谿衝陽，皆無脉者必死無疑。劉玄賓云“伏脉不可發汗”爲其非表脉也，亦爲其將自有汗也。伏之爲義，隱伏而不可見之謂也。雖沈候亦難見，必推筋著骨乃見。

濇脉陰

【體象】濇脉蹇滯，如刀刮竹；遲細而短，三象俱足。

【主病】濇爲血少，亦主精傷。左寸濇者，心痛怔忡。濇在左關，血虛肋脹。左尺得濇，精傷胎漏。右寸濇者，痞氣自汗。濇在右關，不食而嘔。右尺得濇，大便艱祕，腹寒脛冷。

【兼脉】濇而兼大，爲有實熱；濇而虛軟，虛火炎灼。

右首四句言濇脉之體象也。

濇脉，《脉訣》以輕刀刮竹爲喻者。刀刮竹則阻滯而不滑也。通真子以雨沾沙爲喻者，謂雨沾金石則滑而流利，雨沾沙土則濇而不流也。時珍以病蠶食葉爲喻者，謂其遲漫而艱難也。按一切世間之物，濡潤者則必滑，枯槁者則必濇。故滑爲痰飲，濇主陰衰。肺之爲藏，氣多血少，故右寸見之爲合度之診。腎之爲藏，專司精血，故右尺見之爲虛殘之候，不問男婦，凡尺中沈濇者，必艱於嗣，正血少精傷之確證也。故女人懷子而得濇脉，則血不足養胎，如無孕而得濇脉，將有精衰髓竭之憂。叔和謂其"一止復來"，亦有疵病。蓋濇脉往來遲難，有類乎？止而實非止也。又曰"細而遲，往來難，且散者"，乃浮分多而沈分少，有類乎？散而實非散也。須知極細極軟似有若無，爲微脉；浮而且細且軟爲濡脉；沈而且細且軟爲弱脉。三者之脉，皆指下模糊，有似乎？濇而實有分別也。然一脉濇也，更有外邪相襲，使氣分不利而成滯濇衛氣散失，使陽虛不守而成虛濇。腸胃燥渴，津液亦亡。使血分欲盡而成枯澀，在診之者自爲靈通耳。

洪脉陽

【體象】洪脉極大，狀如洪水；來盛去衰，滔滔滿指。

【主病】洪爲盛滿，氣壅火亢。左寸洪者，心煩舌破；洪在左關，肝脉太過；左尺得洪，水枯便難；右寸洪者，胸滿氣逆；洪在右關，脾土脹熱；右尺得洪，龍火燔灼。

洪者，大也，以水喻也。又曰鈎者，以木喻也。夏木繁滋，枝葉敷布，重而下垂，故如鈎也。鈎即是洪，名異實同。《素問·玉機真藏論》以洪脉來盛去衰，頗有微旨，大抵洪脉只是根腳闊大，却非堅硬。若使大而堅硬，則爲實脉而非洪脉矣。《素問·脉要精微論》曰"大則病進"亦以其氣方張也。凡失血下利久嗽久病之人，俱忌洪脉。

滑脉陽中之陰

【體象】滑脉替替，往來流利；盤珠之形，荷露之義。

【主病】左寸滑者，心經痰熱；滑在左關，頭目爲患；左尺得滑，莖痛尿赤；右寸滑者，痰飲嘔逆；滑在右關，宿食不化；右尺得滑，溺血經鬱。

【兼脉】浮滑風痰，沈滑痰食；滑數痰火，滑短氣塞；滑而浮大，尿則陰痛；滑而浮散，中風癱瘓；滑而冲和，娠孕可決。

滑脉勢不安定，鼓蕩流利似近於陽。仲景以翕、淹、沈三字狀滑脉者。翕者，合也；淹者，忽也。當脉氣合聚而盛之時，倏忽之間，即以沈去摩寫，往來流利之狀，極爲曲至。仲景恐人誤認滑脉爲沈，下文又曰"滑者，緊之浮名也"，則知沈爲翕奄之沈，非重取乃得一定之沈也。夫血盛則脉滑，故腎脉宜之，氣盛則脉滑，故肺脉宜之，此皆滑中之平脉。故滑而沖和，此血來養胎之兆。若痰飲、嘔逆、傷食等症，皆上中二焦之病，以滑爲水物兼有之象也。要之，兼浮者，毗於陽，兼沈者，毗於陰，是以或寒或熱，從無定稱，惟衡之以浮沈，辨之以尺寸，始無誤耳。

緊脉陰中之陽

【體象】緊脉有力，左右彈人；如絞轉索，如切緊繩。

【主病】緊主寒邪，亦主諸痛。左寸緊者，目痛項强；緊在左關，脅肋痛脹；左尺緊者，腰臍作痛；右寸緊者，鼻塞膈壅；緊在右關，吐逆傷寒；右尺得緊，奔豚疝疾。

【兼脉】浮緊傷寒，沈緊傷食。疾而緊者，是謂遁尸，數而緊者，當主鬼擊。

緊之爲義，不獨縱有挺急，抑且橫有轉側也。不然，左右彈手及轉索，諸喻將何所取乎？古稱熱則筋縱，寒則筋急，此惟熱鬱於內，而寒束其外，崛强不平，故作是狀。緊之與遲，雖同主乎？寒遲則氣血有虧，乃脉行遲緩而難前，緊則寒邪凝襲乃脉行夭，矯而搏擊。須知數而流利則爲滑脉，數而有力則爲實脉，數而絞轉則爲緊脉，形狀畫一不可紊也。

緩脉陰

【體象】緩脉四至，來往和勻；微風輕颭，初春楊柳。

【兼脉、主病】緩爲胃氣，不主於病；取其兼見，方可斷證。浮緩傷風，沈緩寒濕。緩大風虛，緩細濕痺。緩濇脾薄，緩弱氣虛。左寸濇緩，少陰血虛；左關浮緩，肝風內鼓；左尺緩濇，精宮不及。右寸浮緩，風邪所居；右關沈緩，土弱濕侵；右尺緩細，真陽衰極。

緩以寬舒和緩爲義，與緊脉正相反也。故曰緩而和勻，不浮不沈，不大不小，不疾不徐，意思欣欣，悠悠揚揚，難以名狀者。此真胃氣脉也，是故緩脉不主疾病，惟考其兼見之脉乃可斷病。

芤脉陽中之陰

【體象】芤乃草名，絕類慈葱；浮沈俱有，中候獨空。

【主病】芤狀中空，故主失血。左寸芤者，心主喪血；芤在左關，肝血不藏；左尺得芤，便紅爲咎。右寸芤者，相傅陰亡；芤在右關，脾血不攝；右尺得芤，精漏欲竭。

芤脉浮大而軟，按之中空，絕類慈葱。戴同父云："營行脉中，脉以血爲形，芤脉中空，脫血之象。"凡失血之病，脉中必空。

絃脉陽中之陰

【體象】弦如琴弦，輕虛而滑；端直以長，指下挺然。

【主病】弦爲肝風，主痛主瘧，主痰主飲。左寸弦者，頭痛心勞；弦在左關，痰瘧癥瘕；左尺得弦，飲在下焦。右寸弦者，胸及頭痛；弦在右關，胃寒膈痛；右尺得弦，足攣疝痛。

【兼脉】浮弦支飲，沈弦懸飲。弦數多熱，弦遲多寒。陽弦頭痛，陰弦腹痛。單弦飲癖，雙弦寒痼。

弦脉與長脉，皆主春令。但弦爲初春之象，陽中之陰，天氣猶寒，故如琴弦之端直而挺然，稍帶一分之緊急也。長爲暮春之象，純屬於陽絕無寒意，故如木幹之迢直，以長純是發生氣也。戴同父云"弦而軟，其病輕，弦而硬，其病重深"，契《內經》之旨。《素問·玉機真藏論篇》云"端直以長"，叔和云"如張弓弦"，巢氏云"按之不移，察察如按琴瑟弦"，戴同父云"從中直過，挺然指下"。諸家之論弦脉，可謂深切著明。

牢脉陰中之陽

【體象】牢在沈分，大而弦實；浮中二候，了不可得。

【主病】牢主堅積，病在乎內。左寸牢者，伏梁爲病；牢在左關，肝家血積；左尺得牢，奔豚爲患。右寸牢者，息賁可定；牢在右關，陰寒痞癖；右尺得牢，疝瘕痛甚。

牢爲深居在内之象，主證在沈分。故悉屬陰寒。以其形弦實也，故咸爲堅積，積之成也。正氣不足而邪氣深入牢固。經曰："積之始生，得寒乃生，厥乃成積。"故牢脉咸主之，若夫失血亡精之人，則内虚而當得革脉，乃爲正象。若反得牢脉，是脉與證反可以卜短期矣。沈氏曰："似沈似伏，牢之位也；實大弦長，牢之體也，切不可混於沈伏。蓋沈脉如綿裹沙，内剛外柔，然不必兼大弦也。伏脉非推筋至骨不見，惟牢脉既實大，纔重按之，便滿指有力，以此爲別耳。"吳草廬曰："牢爲寒實，革爲虚寒。"

濡脉陰中之陰

【體象】濡脉細軟，見於浮分；舉之乃見，按之即空。

【主病】濡主陰虚，髓竭精傷。左寸濡者，健忘驚悸；濡在左關，血不榮筋；左尺得濡，精血枯損。右寸濡者，膝虚自汗；濡在右關，脾虚溼侵；右尺得濡，火敗命乖。

濡即軟之象也。按浮主氣分，浮取之而可得，氣猶未敗。沈主血分，沈按之而如無，此精血衰敗，在久病老年之人尚未必至於絕，爲其脉與證合也。若平人及少壯及暴病見之，名爲無根之脉，去死不遠。且濡脉之浮軟，與虚脉相類，但虚脉形大而濡脉形小也。濡脉之細小，與弱脉相類，但弱在沈分而濡在浮分也。濡脉之無根，與散脉相類，但散脉由浮大而漸至於沈，濡脉從浮小而漸至於不見也。從大而至沈者，全凶；從小而之無者，吉凶相半，又主四體骨蒸，蓋因腎氣衰絕，水不勝火耳。

革脉陽中之陰

【體象】革大弦急，浮取即得；按之乃空，渾如皮革。

【主病】革主表寒，亦屬中虚。左寸革者，心血虚痛；革在左關，疝瘕爲祟；左尺得革，精空可必。右寸革者，金衰氣壅；革在右關，土虚而痛；右尺得革，殞命爲憂。女人得之，半産漏下。

革如皮革，表邪有餘而内則不足，惟表有寒邪，故弦急之象見焉。惟中虧氣血，故空虚之象顯焉。男人諸病多由精血不足之故，女人半産漏下者，亦以血驟去，故脉則空也。仲景曰："脉弦而大，弦則爲減，大則爲芤，減則爲寒，芤則爲虛，虛寒相搏。此名爲革。”此節正革脉之註腳也。革如皮革，急滿指下。今云“脉弦而大”，只此四字，可以盡革脉之形狀矣。丹溪曰“如按鼓皮”，其於中空，外急之義，最爲切喻。叔和云：“三部脉革，長病得之死，新病得之生。”時珍曰：“此芤、弦二脉相合，故爲亡精失血之候。”諸家或以爲即牢脉，不知革浮牢沈，革虛勞實，形與證皆異也。

動脉陽

【體象】動無頭尾，其形如豆；厥厥動搖，必兼滑數。

【主病】動脉主痛，亦主於驚。左寸動者，驚悸可斷；動在左關，驚及拘攣；左尺得動，亡精失血。右寸動者，自汗無疑；動在右關，心脾疼痛；右尺得動，龍火奮迅。

動脉極與短脉相類，但短脉爲陰，不數、不硬、不滑也；動脉爲陽，且數、且硬、且滑也。《素問》云：“婦人手少陰心脉動甚者，爲妊子也。”成無己曰：“陰陽相搏而虛者動，故陽虛則陽動，陰虛則陰動。”仲景云“陽動則汗出”，指右寸；言又云“陰動則發熱”，指左尺；言蓋關前爲陽，關後爲陰。舊說謂動脉僅見於關上者，非也。王宇泰曰：“陰升陽降，二者交通，上下往來於尺寸之內，方且沖和安静，焉覩所謂動者哉！惟夫陽欲降而陰逆之，陰欲升而陽逆之，兩者相搏，不得上下擊鼓之勢，隴然高起，故形爲動。”

長脉陽

【體象】長脉迢迢，首尾俱端；直上直下，如循長竿。

【主病】長主有餘，氣逆火盛。左寸長者，君火爲病；長在左關，木實之殃；左尺見長，奔豚沖競。右寸長者，滿逆爲定；長在右關，土鬱脹悶；右尺見長，相火專令。

長脉與實脉、數脉皆相類，而長脉應肝。按《素問·平人氣象論》云：“肝脉來，軟弱招招，揭長竿末梢，曰肝平；肝脉來，盈實而滑，如循長竿，曰肝病。”故知長而和緩，即合春生之氣，而爲健旺之徵。長而硬滿，即屬火亢之形，而爲疾病之應，莫非東方熾甚，助南離之焰，爲中州之仇，須以平木爲急耳。《素問·脉要精微論》曰"長則氣治"，李月池曰"心脉長者，神强氣壯；腎脉長者，蒂固根深"，皆言平脉也，如主病云云皆言病脉也。總之，狀如長竿則直上直下，首尾相應，非若他脉之上下參差、首尾不勻者也。凡實牢弦緊四脉皆兼長脉，古人稱長主有餘之疾，非無本之説也。

短脉陰

【體象】短脉濇小，首尾俱俯；中間突起，不能滿部。

【主病】短主不及，爲氣虛證。左寸短者，心神不定；短在左關，肝氣有傷；左尺得短，少腹必疼；右寸短者，肺虛頭痛；短在右關，膈間爲殃；右尺得短，真火不隆。

短脉非兩頭斷絕也。特兩頭俯而沈下，中間突而浮起，仍自貫通者也。時珍曰："長脉屬肝宜於春，短脉屬肺宜於秋，但診肺脉，則長短自見。"故知非其時非其部，即爲病脉。凡得短脉必主氣血虛損。《素問·脉要精微論》曰"短則氣病"，蓋以氣屬陽，主乎充沛。若短脉獨見，氣衰之確兆也。然肺爲主氣之藏，偏與短脉相應，則又何以説？《素問·玉機真藏論》謂肺之平脉，厭厭聶聶，如落榆莢則短中自有和緩之象，氣仍治也，若短而沈且濇，而謂氣不病可乎？

促脉陽

【體象】促爲急促，數時一止；如趨而蹶，進則必死。

【主病】促因火亢，亦因物停。左寸促者，心火炎炎；促在左關，血滯爲殃；左尺得促，遺滑堪憂。右寸促者，肺鳴咯咯；促在右關，脾宮食滯；右尺得促，灼熱爲定。

促爲陽盛之象，若藏氣乖違，則稽留凝泣，阻其機運之常，因而歇止者，其止爲輕。若真元衰憊，則陽弛陰涸，失其揆度之常，因而歇止者，其止爲重，然促脉之故，得於藏氣乖違者十之六七，得於真元虛憊者十之二三，或因氣滯，或因血凝，或因痰停，或因食壅，或外因六氣，或內因七情，皆能阻遏其運行之機。故雖往來急數之時，忽見一止耳。如止數漸稀則爲病瘥，止數漸增則爲病劇，所見諸症不出，血凝氣滯更當與他脈相參耳。

結脈陰

【體象】 結爲凝結，緩時一止；徐行而怠，頗得其旨。

【主病】 結屬陰寒，亦由凝積。左寸結者，心寒疼痛；結在左關，疝瘕必現；左尺得結，痿躄之痾。右寸結者，肺虛氣寒；結在右關，痰滯食停；右尺得結，陰寒爲楚。

結而不散，遲滯中時見一止。古人譬諸徐行而怠，偶羈一步，可爲結脈傳神。按熱則流行，寒則凝滯，理勢然也。夫陰寒之中，且挾凝結，喻如隆冬，天氣嚴肅，流水冰堅也。少火衰弱，中氣虛寒，失其乾健之運，則血氣痰食互相糾纏。浮結者外有痛積，伏結者內有積聚，故知結而有力者方爲積聚，結而無力者是真氣衰弱，違其運化之常。惟一味溫補爲正治。越人云：“結甚則積甚，結微則氣微。”是知又當以止歇之多寡，而斷病之重輕也。仲景云：“纍纍如循長竿曰陰結，藹藹如車蓋曰陽結。”叔和云：“如麻子動搖，旋引旋收，聚散不常爲結。”則結之體狀，有非淺人能領會也。夫是三者，雖同名爲結，而義實有別。浮分得之爲陽結，沈分得之爲陰結，止數頻多，三五不調，爲不治之症，由斯測之，結之主症，未可以一端盡也。

代脈陰

【體象】 代爲禪代，止有常數；不能自還，良久復動。

【主病】 代主藏衰，危惡之候。脾土敗壞，吐利爲咎；中寒不食，腹疼難救。

代亦歇止之脈。但促結之止，內有所礙，雖止而不全斷，中有還意。代則止而不還，良久復止，如四時之有禪代，不愆其期也。又結促之止，止無常數，代脈之止，止有定期。○止有定期者，蓋脾主信也。故《內經》以代脈一見爲藏氣衰微，脾氣脫絶之診。大抵脈來一息五至則肺、心、脾、肝、腎五藏之氣皆足。故五十動而不一止，合大衍之數謂之平脈，反此則止乃見焉。腎氣不能至，則四十動一止。肝氣不能至，則三十動一止。脾氣不能至，則二十動一止。心氣不能至，則十動一止。肺氣不能至，則四五動一止，當自遠而近，以次而短，則由腎及肝，由肝及脾，由脾及心，由心及肺。故凡病將死者，必氣促以喘，僅呼於胸中，數寸之間。此時真陰絶於下，孤陽浮於上，氣短已極，醫者猶欲平之散之，未有不隨撲而滅者也。滑伯仁曰："無病而羸瘦，脉代者，危候也；有病而氣血乍損，祇爲病脉。"此伯仁爲暴病者言也。若久病而得代脉，冀其回春萬不得一矣。○傷寒心悸有中氣虛者，停飲者汗下。後者中氣虛則陽陷，陽受氣於胸中。陽氣陷則不能上充於胸中，故悸。停飲者，飲水多而停於心下也。水停心下水氣上凌，心不自安，故悸，汗後則裏虛矣。況汗乃心液，心液耗則心虛，心虛故悸。諸悸者未必皆脉代，若脉代者正指汗後之悸，以汗爲心液，脉爲心之合耳。女胎十月而產，府藏各輸真氣資生培養。若至期當養之經，虛實不調，則胎孕爲之不安，甚則下血而墮矣。當三月之時，心胞絡養胎。《靈樞·經脉篇》云"心包主脉"，若分氣及胎，脉必虛代。在《靈樞·五藏生成篇》曰"心合脉"，蓋心與心包雖分二經，原屬一藏故耳。代脉主病，但標脾藏虛衰，未及他症，故附列焉。

微脉_陰

【體象】微脉極細，而又極軟；似有若無，欲絶非絶。

【主病】微脉模糊，氣血大衰。左寸微者，心虛憂惕；微在左關，寒攣氣乏；左尺得微，髓竭精枯。右寸微者，中寒少氣；微在右關，胃寒氣脹；右尺得微，陽衰寒極。

微之爲言，近於無也。觀古人"似有若無、欲絶非絶"八字真爲微脉傳神。世俗未察其其義，每見脉之細者輒以微細二字，並稱是何，其言之不審也。輕取之而如無，故曰陽氣衰；重按之而欲絶，故曰陰氣竭。若細脉則稍稍較大，顯明而易見，非如微脉之模糊而難見也。雖其證所患略同，而其形亦不可不辨。時珍云："微主氣虛。血弱之病，陽微則惡寒，陰微則發熱。"自非峻補難可回春。卒病得之，猶或可生者，謂邪氣不至深重也，長病得之多不可救者。正氣將次絶滅，草木之味難藉以支持耳。在傷寒證，惟少陰有微脉，他經則無。其太陽膀胱爲少陰之府，纔見脉微惡寒。仲景早從少陰施治，而用附子、乾薑矣。蓋脉微惡寒，正陽氣衰微所致。詩云："彼月而微，此日而微，今此下民，亦孔之衰。"在天象之陽，且不可微，然則人身之陽，顧可微哉？腎中既已陰盛陽微，寒自內生，復加外寒斬關直入，其人頃刻云亡故。仲景以爲卒病而用辛熱可回，一綫真陽於重泉之下也。卒中寒者，陽微陰盛最爲危急。《素問·調經論篇》："陰盛生內寒。"因厥氣上逆、寒氣積於胸中而不泄，則溫氣去寒獨留，留則血凝，血凝則脉不通，其脉盛大以濇，故中寒。夫既言陰盛生內寒矣。又言："故中寒者，豈非內寒先生，外寒內中之耶。"經既言血脉不通矣，又言其脉盛大以濇者，豈非以外寒中，故脉盛大，血脉閉，故脉濇耶？此中深有所疑，請申明之一者。人身衛外之陽最固，太陽衛身之背，陽明衛身之前，少陽衛身之兩側。今不由三陽而直中少陰，豈真從天而下，蓋厥氣上逆積於胸中則胃寒，胃寒則口食寒物，鼻吸寒氣，皆得入胃。腎者，胃之關也。外寒斬關直入少陰腎藏，故曰中寒也。此經隱而未言者也。一者其脉盛大以濇，雖曰中寒，尚非卒病，卒病中寒，其脉必微。蓋經統言傷寒中寒之脉，故曰盛大以濇。仲景以傷寒爲熱病，中寒爲寒病，分別言之。傷寒之脉，大都以大浮數動滑爲陽沈，濇弱絃微爲陰陽病，而見陰脉且主死，況陰病卒病豈有復見陽脉盛大之脉。若只盛大以濇，二陽一陰，亦何卒急之有哉？此亦經所隱而難窺者也。

疾脉陽

【體象】疾爲急疾，數之至極；七至八至，脉流薄疾。

【主病】疾爲陽極，陰氣欲竭；脉號離經，虛魂將絕；漸進漸疾，旦夕殞滅。毋論寸尺，短期已決。

疾是急速之形，數之甚者也，亦名曰極。○陰陽相等，脉至停勻，若脉來過數而至於疾，有陽無陰，其何以生？是惟傷寒熱極，方見此脉，非他疾所恒有也。若癆瘵虛憊之人，亦或見之。則陰髓下竭，陽光上亢，可與之決短期矣。陰陽易病者，脉常七八至。號爲離經是已登鬼錄者也。至夫孕婦將產，亦得離經之脉，此又專以七八至得名。如昨浮今沉，昨大今小，昨遲今數，昨滑今濇，但離於平素經常之脉，即名爲離經矣。

心肺諸症總之真陰消竭之兆。譬如繁弦急管樂奏將終，烈焰騰空，薪傳欲盡。夫一息四至則一晝一夜，約一萬三千五百息，通計之當五十周於身而脉八百一十丈。此人身經脉流行之常度也。若一息八至則一日一夜周於一身者，當一百營而脉遂行一千六百餘丈矣。必至喘促聲嘶，僅呼吸於胸中數寸之間，而不能達於根蒂。真陰極於下，孤陽亢於上，而氣之短已極矣。夫人之生死由於氣，氣之聚散由於血，凡殘喘之尚延者，祗憑此一綫之氣未絕耳。一息八至之候，則氣已欲脱，而猶冀以草木，生之何怪，其不相及也。

按一呼脉再動，氣行三寸；一吸脉再動，氣行三寸；呼吸定息，氣行六寸。一晝一夜，凡一萬三千五百息，當五十周於身，脉行八百一十丈，此經脉周流尋常之揆度。叔和云："一呼再至曰平，三至曰離經，四至曰奪精，五至曰死，六至曰命盡。"又論遲脉云："一呼一至曰離經，二呼一至曰奪精，三呼一至曰死，四呼一至曰命絕。"

散脉 陰

【體象】散脉浮亂，有表無裡；中候漸空，按則絕矣。

【主病】散爲本傷，見則危殆。左寸散者，怔忡不臥；散在左關，當有溢飲；左尺得散，北方水竭。右寸散者，自汗淋漓；散在右關，脹滿蠱壞；右尺得散，陽消命傾。

散者，自有漸無之象，亦散亂不整之象也。按漸重漸無、漸輕漸有，明乎此八字，而散字之象，恍然矣。故叔和云"散脉大而散，有表無裡"，字字斟酌。古人以代散爲必死者，蓋散爲腎敗之徵，代爲脾絕之徵也。蓋腎脉本沈，而散脉按之不可得見，是先天資始之根本絕也。脾脉主信，而代脉歇至不愆，其期是後天資始之根本絕也。故二脉獨見，均爲危殆之候，而二脉交見尤爲必死之徵。

辯論太素脉

脉法倡於岐黃，不過測病情、決生死而已，安得有所謂太素也？自楊上善主《太素脉法》，徵休徵咎，比於神靈而有驗有不驗者，何也？皆風鑒諸流託名《太素》，以神其説耳。學者勿爲邪説所惑也。然亦有可採之句，如"脉形圓净，至數分明，謂之清。脉形散濇，至數模糊，謂之濁。質清脉清，富貴而多喜。質濁脉濁，貧賤而多憂。質清脉濁，外富貴而內貧賤，得意處少，失意處多也。質濁脉清，外貧賤而內富貴，失意處少，得意處多也。富貴而壽，脉清而長。貧賤而夭，脉濁而促。清而促者，富貴而夭。濁而長者，貧賤而壽"。此皆可採之句，然亦不能外乎風鑑也。

太素脉論

　　嘗讀《太素脉》而知其僞也。夫脉法創自軒岐，用以測病情、決死生而已，安得徵休徵咎，比於師巫甚矣。楊上善之好誕也。每求其故而不得。後見華佗擬病人於十年之後，以爲病去亦十年死，病存亦十年死，病不能爲人死生，因勸其人勿治。佗固漢之異人也。此以脉論耶，抑以脉中之數論耶？意此病所患既深，雖藥無效，又非急證，可以遷延，計其短期，至久乃驗，即如《內經》所云，某病某日篤某日死者是也。但佗決之於十年之前，故後人遂佗爲神，反至畧病而重數。上善特有小慧，見佗之行事，託之《太素》，陰祖其意而暢其説。學者喜其新奇，互相附和，妄謂塵埃識天子，場屋決元魁。好事之流更從而和之，欺世盜名，所從來久矣。就中亦有可録之句。如曰"脉形圓净，至數分明，謂之清。脉形散濇，至數模糊，謂之濁。質清脉清，富貴而多喜。質濁脉濁，貧賤而多憂。質清脉濁，此謂清中之濁，外富貴而內貧賤。質濁脉清，外貧賤而內富貴。若清不甚清、濁不甚濁，其得失相半，而無大得喪也。富貴而壽，脉清而長。貧賤而夭，脉濁而促。清而促者，富貴而夭。濁而長者，貧賤而壽。"予嘗以此驗人，百不失一。然考其底藴，總不出乎風鑑，使風鑑精則太素無漏義矣。至其甚者，索隱行怪，無所不至，并且詆呵正業，以爲不能窮造化之巧，操先知之術。孔子曰："攻乎異端，斯害也已。"其太素脉之謂夫！或曰上善不足論，而佗亦有遺義耶？夫佗之技甚精，而其説又安能無弊乎？天下而盡守佗之説也，則將使病淺者日深，病深者日殆，視岐黃爲贅疣，而藥餌可盡廢，臨病不治，但委於命，弛慎疾之心，趨夭枉之路，豈不哀乎！故以病之不可治而勉求治，未必無稍延之歲月；以病之或可治而不求治，勢將有坐失之機宜；須善通佗之意而一笑上善之術，斯得之矣。

從證不從脉

脉浮爲表，治宜汗之，此其常也，而亦有宜下者焉。仲景云"若脉浮大，心下硬，有熱，屬臟者，攻之，不令發汗"是也！脉沈爲裡，治宜下之，此其常也，而亦有宜汗者焉。少陰病始得之，反發熱，而脉沈著者，麻黃附子細辛湯，微汗之是也。脉促爲陽，常用葛根芩連清之矣，若脉促厥冷爲虛脱，非灸非溫不可，此又非促爲陽盛之脉也。脉遲爲寒，常用乾薑附子溫之矣，若陽明脉遲，不惡寒身體濈濈汗出，則用大承氣，此又非遲爲陰寒之脉矣。四者皆從證不從脉①也。世有切脉而不問症，其誤可勝言哉？

從脉不從證

表證汗之，此其常也。仲景曰："病發熱頭痛，脉反沈，身體疼痛，當救其裡，用四逆湯。"此從脉之沈也。裏證下之，此其常也。目脹發熱者，屬陽明，脉浮大者，宜發汗，用桂枝湯，此從脉之浮也。結胸證具，常以大小陷胸下之矣。脉浮大者不可下，下之則死，是宜從脉治其表也。身疼痛者，常以麻黃、桂枝解之，然尺遲者不可汗，營血不足故也，是宜從脉調其營矣，此皆從脉不從證也，世有問證而不切脉者，得非仲景之罪人乎？

---

① 從證不從脈，原作"從脉不從證"，據文義及上下文改。

望 聞 問[①]

小序

望聞問切，古所謂四診也。知切矣，而畧於三者，猶欲入户而闔門，其可得哉！扁鵲稱聖醫，見齊桓而却步，先得於望也。予本於經而條晰之，附以仲景之説，四診之法始全。學者尤當熟玩而深味焉。

望诊[②]

善診察色，變化相移；得失在望，斷之不疑。

《素問·陰陽應象大論》曰：“善診者，察色按脉。”《素問·移精變氣論》曰：“理色脉而通神明，變化相移，以觀其妙。”《素問·玉機真藏論》曰：“凡治病，察其形氣色澤。形氣相得，謂之可治；色澤已浮，謂之易已；形氣相失。謂之難治；色夭不澤，謂之難已。”大都氣盛形盛，氣虚形虚，是相得也，故可治。氣色明潤，血氣相營，故易已。若形與氣兩不相得，色夭枯而不明潤，何以圖存乎？視色之道，積神屬意；往今新故，可以自必。《靈樞·五色篇》曰：“積神於心，以知往今，故相氣不微，不知是非，屬意勿去，乃知新故。”凡已往來今新病故疾，先本乎視色，不過凝静精一，扁鵲豈有他技乎。

合色脉之法，聖神所最重，治病之權輿也。色者目之所見，脉者手之所持，而兩合之，下合五行休旺，上副四時往來，要未可與中人以下者道也。何之維合？五藏之色在王時見者，春蒼、夏赤、長夏黄、秋白、冬黑。五藏所主外榮之常，白當肺當皮，赤當心當脉，黄當脾當肉，青當肝當筋，黑當腎當骨。五藏之脉，春弦夏鈎，秋毛冬石，强則爲太過，弱則爲不及。四時有胃曰平，胃少曰病，無胃曰死。有胃而反見所勝之脉，甚者今病，微者至其所勝之時而病，此非顯明易推者乎？

五藏六府，各有部位，額至闕庭，上屬咽喉。闕循鼻端，五藏之應。内眥挾鼻，下至承漿，屬於六府。表裏各别。自顴下頰，肩背所主，手之部分。牙車下頤，屬股膝脛，部分在足。

《靈樞·五色篇》曰：“自額而下闕庭上，屬咽喉之部分也。自闕中循鼻而下鼻端，

---

① 原無，據文義目録補。

② 原無，據文義補。

屬五藏之部分也。自内眥挾鼻而下至承漿，屬六府之部分也。自顴而下頰，屬肩背手之部分也。自牙車以下頤，屬股膝足之部分也。"

藏府色見，一一可徵。庭者首面，闕上咽喉，闕中者肺，下極爲心，直下者肝，肝左爲膽，肝下屬脾，方上者胃，中央大腸。挾大腸者，北方之腎。當腎者臍。面主以上，則爲小腸。面主以下，膀胱子處。

《靈樞・五色篇》曰："庭者，首面也。闕上者，咽喉也。闕中者。肺也。下極者，心也。直下者，肝也。肝左者，膽也。下者，脾也。方上者，胃也。中央者，大腸也。挾大腸者，腎也。當腎者，臍也。面主以上者，小腸也。面主以下者，膀胱子處也。"庭者，顏也；額也，天庭也，位最高危，見於此者，上應首面之疾。闕在眉心，眉心之上，其位亦高，故應咽喉。眉心中部之最高者，故應肺。下極者，在兩目之間，心居肺之下，故下極應心。下極之下爲鼻柱，肝在心之下，故直下應肝。膽附於肝之短葉，故肝左應膽，在鼻柱左右。鼻柱之下，即準頭也，是爲面主，亦曰明堂。準頭屬土，居面之中央，故以應脾。準頭兩旁迎香之上，鼻隧是也。脾與胃爲表裏，脾居中而胃居外，故方上應胃。面肉之中央，迎香之外，顴骨之下，大腸之應也。挾大腸，頰之上也。四藏皆一，惟腎有兩；四藏居腹，惟腎附脊。故四藏次於中央，而腎獨應於兩頰。腎與臍對，故當腎之下應臍而主鼻準也。小腸爲府，應挾兩顴。故面主之上，兩顴之内，小腸之應也。面主以下者，人中也，是爲膀胱子處之應。

更有肢節，還須詳察。顴應乎肩，顴後爲臂，臂下者手，目内眥上，屬於膺乳。挾繩而上，爲應乎背。循牙車下，爲股之應。中央者膝。膝下爲脛。當脛下者，應在於足。巨分者股。巨屈膝臏。

《靈樞・五色篇》曰："顴者，肩也。顴後者，臂也。臂下者，手也。目内眥上，膺乳也。挾繩而上者，背也。循牙車以下者，股也。中央者，膝也。膝以下者，脛也。當脛以下者，足也。巨分者，股裏也。巨屈者，膝臏也。此五藏六府肢節之部也。"

部分已精，須合色脉。五色外見，爲氣之華。如帛裹朱，赤色所尚。若使如赭，其凶難治。白如鵝羽，不欲如鹽。青如蒼璧，藍色可憎。羅裹雄黃，中央正色。設如黃土，敗絶之應。黑如重漆，所慮地蒼。五色吉凶，求之勿失。

夫氣由藏發，色隨氣華。如青、黃、赤、白、黑者，色也。如帛裹朱，如鵝羽，如蒼璧，如羅裹雄黃，如重漆，或有鮮明外露，或有光潤内含者，皆氣也。氣至而色彰，故曰欲，曰生。若赤如赭，白如鹽，青如藍，黃如土，黑如地蒼；甚則青如草茲，黃如枳實，黑如炲，赤如衃血，白如枯骨，或晦暗不澤，或悴槁不榮，敗色雜呈，氣於何有？故曰不欲，且曰死。由此觀之，則色與氣固不可須臾離也。然而外露者不如內含，內含則氣藏，外露則氣泄。亦猶脉之弦鈎毛石，欲其微，不欲其甚。故如上文所云，正取五色之微見，方是五色之外榮。否則過於彰露，與弦鈎毛石之獨見而無胃氣，名曰真藏者，何以異乎！

白當肺辛，赤當心苦，青當肝酸，黃當脾甘，黑當腎鹹。白則當皮，赤則當脉，青則當筋，黃則當肉，黑則當骨。

此《五藏生成篇》所載，以五色分配五藏及皮、脉、筋、肉、骨也。白則當皮者，以肺色屬白，肺主皮毛。餘做此。

五藏之色。皆須端滿；如有別鄉，非時之過。

《靈樞·五色篇》曰：“青黑赤黃白，皆端滿有別鄉。別鄉赤者，其色赤大如榆莢，在面主爲不日。”此言五色之正端滿合時日者，是謂無邪。有別鄉者，猶言正色之外，別部又見一色也。如赤見於面主，則非其部；不當見而見，又非其時矣。

其色上銳，首空上向；下銳下向，左右如法。

《靈樞》論從色觀向。凡邪隨色見，各有所向，而尖銳之處，即其乘虛所進之方。故上銳者，以首面正氣之空虛，而邪則乘之上向也。下銳亦然。其在左在右，皆同此法。

五藏五色。皆見於面；相應於脉，寸尺是踐。

《難經·十三難》曰：“色之與脉，當參相應，爲之奈何？然五藏有五色，皆見於面，亦當與寸口尺內相應。”

假令色青，脉當弦急。如色見赤，浮大而散。色黃緩大。色白之徵，浮濇而短。其色黑者，沈濡而滑。

《十三難》曰：“假令色青，其脉當弦而急。色赤，其脉浮大而散。色黃，其脉中緩而大。色白，其脉浮濇而短。色黑，其脉沈濇而滑。”此言見其色而知其脉也。藏位於內，色見於面，脉見於寸口尺內。夫醫者之言診視者，視者視其色，診者診其脉，二者當參相應。

色青浮濇，或大而緩，名爲相勝。浮大而散，若小而滑，名爲相生。

青者，肝色也。浮濇而短者，肺之脉也。大而緩者，脾之脉也。浮大而散者，心之脉也。小而滑者，腎之脉也。假令肝之色而得肺之脉，脉勝色矣；得脾之脉，色勝脉矣；得心之脉，色生脉矣；得腎之脉，脉生色矣。一藏之脉，其相勝相生，有如是夫餘做此。

沈濁爲內，浮澤爲外。

內爲藏，外爲府，以沈浮別之。然在色上看，非心領不能得。

察其浮沈，以知淺深。察其澤夭，以觀成敗。察其散搏，以知遠近。視色上下，以知病處。

浮則病淺，沈則病深。澤則成全，夭則敗亡。散解者新近，搏聚者久遠。上則在上，下則在下。皆以色形知病也。

色明不顯，沈夭爲甚；若無沈夭，其病不甚。

明澤不甚顯而但見沈夭，病必甚也。若無沈夭，雖不明澤，病亦不甚。

黃赤爲風，青黑爲痛，白則爲寒，黃則爲膏，潤則爲膿，赤甚爲血。

此以五色合病也。然《靈樞·五色篇》曰："其色散駒駒然未有聚，其病散而氣痛，聚未成也。"蓋言駒爲小馬奔逸不定，其色散無定所，氣雖聚而痛未成形。故凡診視者，病之淺深或殊，則色之聚散靡定，萬不可輕視妄言也。

【面部】面上白點，腹中蟲積。如蟹瓜路，一黃一白。食積何疑，兩顴時赤。虛火上炎，面無血色。又無寒熱，脉見沈弦。將必衄血。病人黃色，時現光澤。爲有胃氣，自必不死。乾黃少潤，凶災立應。赤現兩顴，大如拇指，病雖小愈，必將卒死。黑色出庭，拇指相似，不病卒亡。冬月面慘，傷寒已至。紫濁時病，色白而肥。氣虛多痰，黑而且瘦，陰虛火旺。

【目部】目赤色者，其病在心。白病在肺。青病在肝。黃病在脾。黑病在腎。黃而難名，病在胸中。白睛黃淡，脾傷泄痢。黃而且濁，或似煙熏，溼盛黃疸。黃如橘明，則爲熱多。黃兼青紫，脉來必芤，血瘀胸中。眼黑頰赤，乃係熱痰。眼胞上下，有如煙煤，亦爲痰病。眼黑步艱，呻吟不已，痰已入骨，遍體酸痛。眼黑面黃，四肢痿痺，聚沫風痰，隨在皆有。目黃大煩，脉大病進；目黃心煩，脉和病愈。目睛暈黃，衄則未止。目睛黃者，酒疸已成。黃白及面，眼胞上下，皆覺腫者，指爲穀疸，心下必脹。明堂眼下，青色多慾，精神勞傷，不爾未睡。面黃目青，必爲傷酒。面無精光，齒黑者危。瘰癧赤脉，貫瞳者凶；一脉一歲，死期已終。目間青脉，膽滯掣痛。瞳子高大，太陽不足。病人面目，俱等無痾。面黃目青，面黃目赤，面黃目白，面黃目黑，此有胃氣，理皆不死。面赤目白，面青目黑，面黑目白，面赤目青，此無胃氣，皆死何辭。

眼下青色，傷寒挾陰。目正圓者，太陽經絕，痙病不治。色青爲痛。色黑爲勞。色赤爲風。色黃溺難。鮮明留飲鮮明者，俗言水汪汪也，俱指白珠。目睛皆鈍，不能了了，鼻呼不出，吸而不入，氣促而冷，則爲陰病。目睛了了，呼吸出入，能往能來，息長而熱，則爲陽病。

【鼻部】鼻頭微黑，爲有水氣。色見黃者，胸上有寒。色白亡血。微赤非時，見之者死。察色精微，莫先於目下之精明，鼻間之明堂。經謂“精明五色者，氣之華也”，是五藏之精華，上見爲五色，變化於精明之間，某色爲善，某色爲惡，可先知也。仲景更出精微，尤要在中央鼻準，毋亦以鼻準在天爲鎮星，在地爲中獄，木金水火四藏，氣必歸併於中土耶！其謂“鼻頭色青，腹中苦冷者死”，此一語獨刺千古。後人每恨《卒病論》亡，莫由仰遡淵源，不知此語正其大者。蓋厥陰肝木之青色，挾腎水之寒威，上微於鼻，下微於腹，是爲暴病，頃之亡陽而卒死耳。其謂“鼻頭色微黑者有水氣”，又互上句之意，見黑雖爲腎陰之色，微黑且無腹病，但主水氣而非暴病也。謂“色黃者胸中有寒”，寒字《傷寒論》中多指爲痰，言胸有積痰也。謂“色白者亡血”，白者肺之色，肺主上焦以行營衛，營不充則鼻色白，故知亡血也。謂“設微赤非時者死”，火之色歸於土，何遽主死？然非其時而有其氣。則火非生土之火，乃尅金之火，又主藏燥而死矣。

鼻頭色黃，小便必難鼻頭黃色，又主胸中有寒，寒則水穀不運，故小便難。餘處無恙，鼻尖青黃，其人必淋。鼻青腹痛，舌冷者死。鼻孔忽仰，可決短期。鼻色枯槁，死亡將及。鼻冷連頤，十無一生。鼻者屬土，而爲肺氣之所出入。肺胃之神機已絕，故枯槁而冷，連頤顧其能活乎。

【血脉】診血脉者，多赤多熱，多青多痛，多黑久痺。赤黑青色，皆見寒熱血脉即絡脉，肌皮嫩薄者，視之可見。臂多青脉，則曰脫血絡中血脫，故不紅而多青。

【毛髮】髮枯生穗，血少火盛。毛髮墮落，衛疏有風；若還眉墮，風證難愈。頭毛上逆，生病必凶血枯不榮，如枯草不柔順而勁直，小兒疳病多此，亦主有蟲。

【形體】大體爲形，形充者氣。形勝氣者，必主夭亡肥白而氣不充。氣勝形者，壽考之微修長黑色有神。氣實形實，氣虛形虛。形盛脉細，氣難布息，已瀕於危。形瘦脉大，胸中多氣，可斷其死。肥人中風，形厚氣虛；痰壅氣塞，火衝暴厥。瘦人陰虛，血液衰少；相火易亢，故多勞嗽。病人形脫，氣盛者死正虛則形脫，邪實則氣盛。形體充大，皮膚寬緩，定遵耄耋；形體充大，皮膚緊急，當爲夭折。形盛氣虛，氣盛形虛，形澀脉滑，形大脉小，形小脉大，形長脉短，形短脉長，形滑脉澀，肥人脉細，羸人脉躁，俱爲凶候言反常也。血實氣虛，則體易肥；氣實血虛，則體易瘦。肥者耐寒，瘦者耐熱。美髯及胸，陽明有餘；髯少而短，陽明不足。坐垂一腳，因有腰痛。行遲者痺，或表素強，或腰腳痛，或有麻木，漸成風疾。裏實護腹，如懷卵物，心痛之證。持脉而欠，知其無病經云：陽引而上，陰引而下，則欠。陰陽相引，故云無病，病亦即愈。息搖肩者，心中堅急。息引胸中，上氣者欬。息而張口，必乃短氣，肺痿吐沫。掌寒腹寒，掌熱陰虛。診時病人，叉手捫心，閉目不言，心虛怔忡。倉廩不藏，門戶不固。水泉不止，膀胱不藏。頭傾視深，精神將奪。背曲肩隨，府將壞矣。腰難轉搖，腎將憊矣。膝爲筋府，屈伸不能，行則僂附，筋將憊矣。骨爲髓府，不能久立，行則振掉，骨將憊矣。眼胞十指，腫必久欬。

【死證】屍臭舌卷，囊縮肝絕。口閉脾絕。肌肉不滑，脣反胃絕。髮直齒枯，遺尿腎絕。毛焦面黑，直視目瞑，陰氣已絕。眶陷系傾，汗出如珠，陽氣已絕。病後喘瀉，脾脉將絕。目若正圓，手撒戴眼，太陽已絕。聲如鼾睡，吐沫面赤，面黑脣青，人中腫滿，脣反出外，髮眉衝起，爪甲肉黑，手掌無紋，臍凸趺腫，面青欲眠，目視不見，汗出如油，肝絕之期，在於八日。眉傾膽死，手足甲青，或漸脫落，呼罵不休，筋絕之期，亦如於肝。肩息直視，心絕立死。髮直如麻，不得屈伸，自汗不止，小腸絕也，六日而死。口冷足腫，腹熱臚脹，泄痢無時，乃爲脾絕，五日而死。脊痛身重，不可反覆，乃爲胃絕，五日而死。耳乾背腫，溺血屎赤，乃爲肉絕，九日而死。口張氣出，不能復返，乃爲肺絕，三日而死。泄利無度，爲大腸絕。齒枯面黑，目黃腰折，自汗不休，乃爲腎絕，四日而死。齒黃枯落，乃爲骨絕。

【五藏絕證】五藏已奪，神明不守，故作聲嘶。循衣摸床，譫語不休，陽明已絕。妄語錯亂，不語失音，則爲熱病，猶或可生。脉浮而洪，身汗如油，喘而不休，乃爲肺絕汗膩不流，脉洪而喘不休，真氣外散。陽反獨留，形如煙熏，直視搖頭，乃爲心絕心爲火藏，故陽熱獨存。煙熏，火極焦灼之象。唇吻反青，漿漿汗出，乃爲肝絕唇吻屬脾，而青色屬木，木乘土，故曰反。環口黧黑，柔汗發黃，乃爲脾絕水色凌上，冷汗身黃，脾真散越。溲便遺失，狂言直視，乃爲腎絕溲便，二陰腎藏所司。遺失則門户不閉，水精敗絕，目背瞳人。陰氣先絕，陽氣後竭，臨死之時，身面必赤，腋溫心熱陰先脱，陽絕於後，故赤色見。餘陽未即盡，故腋溫心熱。水漿不下，形體不仁，乍静乍亂，乃爲胃絕胃納水穀，合肌肉故。六府氣絕，足冷腳縮。五藏氣絕，便利不禁，手足不仁。手太陰絕，則皮毛焦太陰者，肺也，行氣溫於皮毛者也。故氣不榮，則皮毛焦而津液去，津液去則皮節傷，皮節傷則皮枯毛折，毛折者則毛先死，丙日篤，丁日死。手少陰氣絕，則脉不通。脉不通則血不流，血不流則色澤去，故面色黑如黧。此血先死，壬日篤，癸日死。足太陰絕，口唇不榮口唇者，肌肉之本也。脉不榮，則肌肉不滑澤，肌肉不滑澤則肉滿，肉滿則唇反，唇反則肉先死，甲日篤，乙日死。足少陰絕，則骨髓枯少陰者，冬脉也，伏行而溫於骨髓。故骨髓不溫，則肉不著骨，骨肉不相親，則肉濡而却，肉濡而却，故齒長而垢，髮無潤澤，無潤澤者則骨先死，戊日篤，巳日死。足厥陰絕，筋縮引卵，漸及於舌厥陰者，肝也；肝者，筋之合也；筋者，聚於陰氣而絡於舌本；故脉不榮則筋縮急，筋縮急則引卵與舌，故舌卷囊縮。此筋先死，庚日篤，辛日死。三陰俱絕，眩轉矇目矇者爲失志，失志則志先死，死則目矇也。六陽俱絕，陰陽相離；腠理泄絕，汗出如珠；旦占夕死，夕占旦死。

【診病新久】診①其脉小，色不奪者，乃爲新病。其脉不奪，其色奪者，乃爲久病。脉色俱奪，乃爲久病。俱不奪者，乃爲新病。

【詐病】向壁而臥，聞醫驚起，面目盼視，二言三止，脉之嘽唾，此爲詐病若脉和平，當言此病，須鍼灸數處，服吐下藥，然後能愈。欲以嚇其詐，使彼畏懼，不敢言病耳。

【診氣色法】夫爲醫者，雖善於脉候而不知察於氣色者，終爲未盡要妙也。故曰：上醫察色，次醫聽聲，下醫脉候。是知人有盛衰，其色先

---

① 診，原作“徵”，據《脉訣匯辨》卷七改。

見於面部，所以善爲醫者，必須明於五色，乃可決生死，定狐疑。故立候氣之法冠其篇首焉。

肝受病色青，心受病色赤，脾受病色黃，肺受病色白，腎受病色黑皆先視其本色。

春，面色青，目色赤，新病可療，至夏愈。夏，面色赤，目色黃，新病可療，至季夏愈。季夏，面色黃，目色白，新病可療，至秋愈。秋，面色白，目色黑，新病可療，至冬愈。冬，面色黑，目色青，新病可療，至春愈。

論曰：此四時王相本色見，故療之必愈。夫五藏應五行，若有病，則因其時色見於面目，亦猶灼龜於裡，吉凶之兆形於表也。

扁鵲云：病人本色青，欲如青玉之澤，有光潤者佳，面色不欲如青藍之色。若面白目青是謂亂常，以飲酒過多當風，邪風入肺絡於膽，膽氣妄洩，故令目青。雖云天救不可復生矣。病人本色赤，欲如雞冠之澤，有光潤者佳，面色不欲赤如赭土。若面赤目白，憂恚思慮，心氣內索，面色反好，急求棺槨，不過十日死。病人本色黃，欲如牛黃之澤，有光潤者佳，面色不欲黃如竈中黃土。若面青目黃者，五日死。病人著牀，心痛氣短，脾竭內傷，百日復愈，欲起徬徨，因坐於地，其亡倚牀。能治此者，是謂神良。病人本色白，欲如璧玉之澤，有光潤者佳，面色不欲白如堊。若面白黑無復生理也。此謂酣飲過度，榮華已去，血脉已盡。雖遇岐伯，無如之何。病人本色黑，欲如重漆之澤，有光潤者佳，面色不欲黑如炭。若面黑目白，八日死，腎氣內傷也。病人色青如翠羽者①生，青如草滋者死。赤如雞冠者生，赤如衃血者死。黃如蟹腹者生，黃如枳實者死。白如豕膏者生，白如枯骨者死。黑如烏羽者生，黑如炱煤者死。

凡相五色，面黃目青，面黃目赤，面黃目白，面黃目黑，皆不死。病人目無精光及齒黑者，不治。病人面失精光，如土色，不飲食者，四日死。病人及健人面色忽如馬肝，望之如青，近之如黑，必卒死。

論曰：夫五色者，五藏之華也。故天晴明時，覩萬物，辨白黑，審長短。若五色不分，長短乖錯，此爲錯亂。故人亦然。

黃帝問伯高曰：察色知病，何如？伯高曰：白色起於兩眉間，薄澤者，病在皮膚；脣色青黃赤黑者，病在肉；榮氣濡然者，病在血脉；目色青黃赤白黑者，病在筋；耳焦枯受塵垢者，病在骨。問曰：病狀如是，取之奈何？伯高曰：皮有部，肉有柱，氣血有輸，筋有結，骨有屬。經曰：皮部在於四肢；肉柱在於臂胻諸陽分肉之間及少陰分肉之間；

---

① 者，原作"者者"，據文義刪。

氣血之輸在於諸經絡脉，氣血留居則盛而起；筋部無陰陽左右，唯疾之所在；骨之屬骨空之間，所以受津液而益腦髓。若取之者，必須候病間甚者也，間者，淺之少之；甚者，深之多之。隨變而調之，故曰上工。經言：知一藏爲下工，知二藏爲中工，參而知之爲上工。上工十全九，中工十全六，下工十全三，此之謂也。

雷公問曰：人有不病而卒死者，何以知之？黃帝曰：大氣入於藏府者，不病而卒死矣。雷公問曰：病少愈而卒死者，何以知之？黃帝曰：赤色出於兩顴上，大如拇指者，病雖少愈必卒死矣。黑色出於顏貌，大如拇指者，必卒死。顏貌者，面之首也（顏當兩目下也，貌當兩目上、眉下也）。

扁鵲曰：察病氣色，有赤白青黑四氣，不問大小，在人年上者，病也，惟黃氣得愈。年上在鼻上兩目間。如下黑氣細如繩在四墓發及兩顴骨上者，死。或冬三月遠期至壬癸日，逢年衰者不可理，病者死。四墓當兩眉坐直上至髮際，左爲父墓，右爲母墓，從口吻下極頤名爲下墓，於此四墓上觀四時氣。

春見青氣節盡，死。夏見赤氣節盡，死。夏秋見白氣節盡，死。春見白氣至秋，死。夏見白氣，暴病；黑氣至冬，死。秋見赤氣節盡，死；冬至後甲子日，死。冬見赤氣，暴死；見黃氣至長夏，死。

論曰：凡病黃色入鼻從口入井竈，百日死。井在鼻孔上曲中是。竈在口吻兩傍上一寸是。若入者，丙丁日死。凡人死色易驗。但看年上有黑色橫度者，此人不出百日死。若天中從髮際兩墓皆發黑色，此人三年死。天中當鼻直上至髮際是也。若顴骨上發黑色應之者，二百日死。目下有黑色橫度年上者，不出三十日死。黑色入口應天中者，不出一年死。若天中發死色，年上命門上並黃色者，半好半惡也，以天中爲主，五年内死。天中發黑色，法三年内死。所以然者，有二處得生，故五年死。凡天中發黑色、兩顴上發赤色應之者，不出六十日兵死。若年上發赤色應之者，不出三十日死。若命門上發赤色應之者，不出百日市死、婦人産死、兵死。同氣從命門入耳，年上死。

赤色從眉衝下入目，五日死或丙丁日死。黑色在左右肩上，一日死或壬癸日死。赤色入口，三日死，遠期丙丁日死。黑色從天中及年上入目，三日死或壬癸日死，或二三日死，或百日半年死。青色如鍼在目下，春死或甲乙日死。黃色入目匣四邊，戊己日死。黑色準上行或入目，期壬癸日死，遠期二十日死，若入耳鼻三日死（準上者，當鼻上也，行謂在壽上年上下降接相次）。黃色橫兩顴入鼻，一年死。黑色如拇指在眉上，不出一年暴死，一云三年。赤色如馬，黑色如烏，見面死（在口傍左右也，右名馬，左名烏）。黑色從眉繞目，死。赤色在口兩傍，死。黑色如深漆繞口，或白色，皆死。

黃帝問扁鵲曰：人久有病，何以別生死，願聞其要。對曰：按《明堂》察色，有十部之氣，知在何部，察四時五行王相，觀其勝負之變色，入門户爲凶，不入爲吉。白色見衝眉上者，肺有病，入闕庭者，夏死。黃色見鼻上者，脾有病，入口者，春夏死。青色見人中者，肝有病，入目者，秋死。黑色見顴上者，腎有病，入耳者，六月死。赤色見頤者，心有病，入口，冬死。所謂門戶者：闕庭，肺門戶；目，肝門戶；耳，腎門戶；口，心脾門戶。若有色氣入者，皆死。黃帝曰：善。問曰：病而輒死，甚可傷也，寧可拯乎？對曰：藏實則府虛，府實則藏虛。以《明堂》視面色，以鍼補寫調之，百病即愈。鼻孔呼吸，氣有出入，出爲陽，入爲陰，陽爲府，陰爲藏，陽爲衛，陰爲榮。故曰：人一日一夜一萬三千五百息，脉行五十周於其身，漏下二刻，榮衛之氣行度亦周身也。夫面青者虛，虛者實之，補虛瀉實，神歸其室，補實瀉虛，神捨其墟，眾邪並進，大命不居。黃帝曰：善。

五實（未見）六虛者，皮虛則熱，脉虛則驚，肉虛則重，骨虛則痛，腸虛則洩溏，髓虛則惰。

仲景曰：鼻頭色青者，腹中冷，若痛者死。鼻頭色微黑者有水氣，色白者無血，色黃者胸上有寒，色赤者爲風，色青者爲痛，色鮮明者有留飲。又仲景曰：病人語聲寂然喜驚呼者，骨節間病；言聲暗暗然不徹者，心膈間病；言聲啾啾細而長者，頭中病（一作痛）。

聲診

肝呼應角，心言應徵，脾歌應宮，肺哭應商，腎呻應羽。五藏五聲，以合五音《素問·陰陽應象大論》曰："視喘息，聽音聲，而知所苦。"蓋病苦於中，聲發於外，有不可誣者也。故《難經·六十一難》曰："聞其五音以別其病。"此之謂也。大笑不止，乃爲心病。喘氣太息，乃爲肺病。怒而罵詈，乃爲肝病。氣不足息，乃爲脾病。欲言不言，語輕多畏，乃爲腎病。前輕後重，壯厲有力，乃爲外感。倦不欲言，聲怯而低，內傷不足。攢眉呻吟，必苦頭痛。叫喊呻吟，以手捫心，爲中腕痛。呻吟身重，轉即作楚，乃爲腰痛。呻吟搖頭，攢眉捫腮，乃爲齒痛。呻吟不起，爲腰腳痛。診時吁氣，爲屬鬱結凡人吁則氣鬱得以少申也。搖頭而言，乃爲裏痛。喉中有聲，謂之肺鳴；火來乘金，不得其平。形羸聲啞，咽中有瘡，肺被火困肺主聲故耳。聲音暴啞，風痰伏火；曾係喊傷，不可斷病。聲嘶色敗，久病不治。氣促喉聲，痰火哮喘。中年聲濁，痰火之殃。獨言獨語，言談無緒，思神他寄，思慮傷神。傷寒壞證，啞爲狐惑，上唇有瘡，蟲食其藏；下唇有瘡，蟲食其肛。風滯於氣，機關不利。出言蹇澀，乃爲風病。氣短不續，言止復言，乃爲奪氣。衣被不斂，罵詈親疏，神明之亂，風狂之類；若在熱病，又不必論。欲言復寂，忽又驚呼，病深入骨語聲寂寂然者，不欲語而欲默也。則病本緘默，而何以忽又驚呼，知其專係厥陰所主，何也？静默統屬之陰，而厥陰在志爲驚，在聲爲呼，況骨節中屬大筋，筋爲肝合，非深入骨節之病，不如此也。聲音低渺，聽不明徹，必心膈間有所阻礙空能傳聲，氣無阻礙，礙則聲出不揚，必其胸中大氣不轉，出入升降之機艱而且遲，可知病在胸膈間矣。細心静聽，其情乃得。啾然細長，頭中之病啾啾然細而長者，謂其聲自下焦陰分而上，緣足太陽主氣，與足少陰爲表裏，所以腎邪不劑頸而還，得從太陽部分達於巔頂。腎之本病爲呻吟，腎氣從太陽經脉直攻於上，則腎之呻並從太陽變動而啾唧細長，爲頭中病也。大都溼氣混其清陽之氣所致耳。仲景只此三段而上中下三焦受病之處，妙義可徹。蓋聲者，氣之從喉舌而宣於口者也。新病之人聲不變，小病之人聲不變，惟久病苛病其聲乃變。古人間隔垣之呻吟而知其病，覺無法乎①？

桑榆子曰："精化爲氣，氣化而神集焉。故曰神能御氣，則鼻不失息。"譚紫霄曰："神猶母也，氣猶子也。以神召氣，如以母召子。凡呼吸有聲者，風也，非息也。守風則散。雖無聲而鼻中溢滯者，喘也，非息也。守喘則結。不聲不滯，而往來有迹者，氣也，非息也。守氣則勞。所謂息者，不出不入之義。綿綿密密，若存若亡，心不著境，無我無人，更有何息可調？至此則神自返，息自定，心息相依，水火相媾，息息歸根，金丹之母。"邱長春云："息有一毫之未定，命非己有。"以此言之。息之所關於人大矣哉！故較之於聲，尤所當辨也。氣來短促，不足以息，呼吸難應，乃爲虛甚。素無寒熱，短氣難續，知其爲實無寒熱則陰陽和平，而亦短氣不能布息，此中焦有礙，或痰火爲害。吸而微數，病在中焦中實吸不得入，還出復入，故脉來微數，亦係實症，非痰即食，可以攻下。實則可生，虛者不治實則可下。中虛吸不盡入而微數者，肝腎欲絕，焉能救乎？上焦吸促，下焦吸遠，上下暌違，何以施療？病在上焦，氣宜通下；病在下焦，氣宜達上。上下交通，病斯愈矣。今上焦者吸促而不能通下，下焦者吸遠而不能達上，上下不交通，病豈易治乎！至於呼吸動搖，振振而氣不載形者，必死之症矣。天積氣耳，地積形耳，人氣以成形耳。惟氣以成形，氣聚則形存，氣散則形亡，氣之關於形也，豈不鉅哉！然而身形之中，有營氣，有衛氣，有宗氣，有藏府之氣，有經絡之氣，各爲區分。其所以統攝營衛藏府經絡，而令充周無間、環流不息、通體皆靈者，全賴胸中大氣主持。五藏六府大經小絡，晝夜循環不息，必賴胸中大氣斡旋其間。大氣一衰，則出入廢，升降息，神機化滅，氣立孤危矣。若夫息出於鼻，

---

① 此處原有"息"字，據上下文删。

其氣布於膻中。膻中宗氣主上焦息道。恒與肺胃關通，或清而徐，或短而促，足以占宗氣之盛衰。所以《素問·平人氣象論篇》曰："乳之下其動應衣，宗氣泄也。"人顧可奔迫無度，令宗氣盛喘數急，有餘反成不足耶！此指呼出爲息之一端也。其謂"起居如故，而息有音，此肺之絡脉逆也。不得臥而息有音者，是陽明之逆也。"蓋見布息之氣，關通肺胃，又指呼出爲息之一端也。呼出心肺主之；吸入腎肝主之；呼吸之中，脾胃主之。故惟脾胃所主中焦爲呼吸之總持。設氣積賁門不散，兩阻其出入，則危急存亡非常之候。善養生者，使賁門之氣傳入幽門，幽門之氣傳二陰之竅而出，乃不爲害。其上焦下焦，各分呼出吸入，未可以息之一字統言其病矣。此義惟仲景知之，謂"息搖肩者，心中堅。息引胸中上氣者，欬。息張口短氣者，肺痿唾沫"。分其息專主乎呼而不與吸並言，似乎創説。不知仲景以述爲作，無不本之《内經》，即前所擬呼入爲息，二端不足盡之。蓋心火乘肺，呼氣奔促，勢有必至。呼出爲心肺之陽，自不得以肝腎之陰混之耳。息搖肩者，肩隨息動，惟火故動也。息引胸中上氣欬者，肺金收降之令不行，上逆而欬，惟火故欬也。張口短氣、肺痿唾沫，又金受火刑不治之症。均以出氣之粗名爲息耳。然則曷不徑以呼名之耶？曰呼中有吸，吸中有呼，剖而中分，聖神所不出也。但以息之出者主呼之病，而息之入者主吸之病，不待言矣。《素問·通評虛實論》謂："乳子中風熱，喘鳴肩息。"以及息有音者不一而足，惟其不與吸並言，而吸之病轉易辨識。然尚恐後人未悉，復補其義云："吸而微數，其病在中焦實也，當下之即愈，虛不治。在上焦者其吸促，在下焦者其吸遲，此皆難治。呼吸動搖振振者不治。"見吸微且數，吸氣之往返於中焦者速，此必實者下之，通其中焦之壅而即愈。若虛則肝腎之本不固，其氣輕浮，脱之於陽，不可治矣。前所指賁門幽門不下通，爲危急存亡非常之候者，此也。在上焦者其吸促，以心肺之道近，其真陰之虛者，則從陽火而升，不入於下，故吸促。是上焦未嘗不可候其吸也。下焦者其吸遲，肝腎之道遠，其元陽之衰者，則困於陰邪所伏，卒難升上，故吸遲。此真陰元陽受病，故皆難治。若呼吸往來振振動搖，則營衛往返之氣已索，所存呼吸一縷耳，尚可爲哉！學者先分息之出入，以求病情。既得其情，合之不爽。若但統論呼吸，其何以分上中下三焦所主乎？噫微矣。

問診

入國問俗，何況治病？本末之因，了然胸臆；然後投劑，百無一失醫，仁術也。仁人篤於情，則視人猶己，問其所苦，自無不到之處。《靈樞·師傳篇》曰："入國問俗，入家問諱，上堂問禮，臨病人問所便。"使其受病本末，胸中洞然，而後或攻或補，何愁不中乎！

【人品起居】凡診病者，先問何人，或男或女男女有陰陽之殊，脉色有逆順之別，故必辨男女而察其所合也。或老或幼年長則求之於府，年少則求之於經，年壯則求之於藏。或爲僕妾在人下者，動靜不能自由。寡婦師尼遭逢不偶，情多鬱滯。形之肥瘦肥人多溼，瘦人多火之類，此宜在望。條然富貴之家，多處重幃，故須詳問。若不以衣帛覆手，則醫者見其手，亦可得其形之大畧矣。次問得病起於何日病之新者可攻，病之久者可補。飲食胃氣肝病好酸，心病好苦，脾病好甘，肺病好辛，腎病好鹹。内熱好冷，内寒好温。安穀則昌，絶穀則亡。夢寐有無陰盛則夢大水恐懼，陽盛則夢大火燔灼，陰陽俱盛則夢相殺毁傷。上盛則夢飛，下盛則夢墮。甚飽則夢予，甚飢則夢取。肝氣盛則夢怒，肺氣盛則夢哭。短蟲多則夢聚衆，長蟲多則夢自擊毁傷。

【嗜欲苦樂】問其嗜欲，以知其病物性不齊，各有嗜欲。聲色臭味，各有相宜。好食某味，病在某藏。當分順逆，以辨吉凶清陽化氣出乎天，故天以五氣食人者，臊氣入肝，焦氣入心，香氣入脾，腥氣入肺，腐氣入腎也。濁陰成味出乎地，故地以五味食人者，酸先入肝，苦先入心，甘先入脾，辛先入肺，鹹先入腎也。凡藏虚必求助於味，如肝虚者欲食酸是也。此謂之順應者，易治。若心病而受鹹，肺病而欲苦，脾弱而喜酸，肝病而好辣，腎病而嗜甘，此謂之逆候；病輕必危，重者必死。心喜熱者，知其爲寒；心喜冷者，知其爲熱。好靜惡動，知其爲虚；煩躁不寧，知其爲實。傷食惡食，傷風惡風，傷寒惡寒此顯然可證者，尤須詳問。惟煩躁不寧者亦有屬虚，然必脉來無神，再以他症參之。或常縱酒縱酒者不惟内有溼熱，而且防其乘醉入房。或久齋素清虚固保壽之道，然亦有太枯槁而致病者。或齋素而偏嗜一物，如麵筋、熟栗之類，最爲難化，故須詳察。始終境遇，須辨三常《素問·疏五過論篇》曰："論有三常。"謂常貴賤、常貧富、常苦樂也。封君敗傷，及欲侯王封君敗傷者，追悔已往。及欲侯王者，妄想將來。皆致病之因也。常貴後賤，雖不中邪，病從内生，名曰脱營常貴後賤者，其心屈辱，神氣不伸，雖不中邪，而病生於内。營者，陰氣也。營行脉中，心之所主。心志不舒，則血無以生，脉日以竭，故爲脱營。常富後貧，名曰失精；五氣流連，病有所并常富後貧者，憂煎日切，奉養日廉，故其五藏之精，日加消敗，是謂失精。精失則氣衰，氣衰則不運，故爲留聚而病有所并矣。常富大傷，斬筋絶脉；身體復行，令澤不息大傷，謂甚勞甚苦也。故其筋如斬，脉如絶，以耗傷之故也。雖身體猶能復舊而行，然令澤不息矣。澤，精液也。息，生長也。故傷敗結，留薄歸陽，膿積寒炅故舊也。言舊之所傷，有所敗結，血氣留薄不散，則鬱而成熱，歸於陰分，故膿血蓄積，令人寒熱交作也。暴樂暴苦，始樂後苦，皆傷精氣。精氣竭絶，形亦尋敗樂則喜，喜則氣緩。苦則悲，悲則氣消。故苦樂失常，皆失精氣，甚至竭絶而形體毁阻矣。暴怒傷陰，暴喜傷陽怒傷肝，肝藏血，故傷陰。喜傷心，心藏神，故傷陽。**厥氣上行，滿脉去形**厥氣，逆氣也。凡喜怒過度而傷其精氣者，皆能令人氣厥逆而上行。氣逆於脉故滿脉，精脱於中故去形。**形樂志苦，病生於脉，治以灸刺**形樂者身無勞，志苦者心多慮。心主脉，深思過慮，則脉病矣。脉病者當治結絡，故當隨其宜而灸刺之。**形樂志樂，病生於肉，治以鍼石**形樂者逸，志樂者閒。飽食終日，無所運動，多傷於脾。脾主肌肉，故病生焉。肉病者或爲衛氣留，或爲膿血聚，故當用針石取之。**形樂志苦，病生於脉，治以灸刺**身形意樂而心志則苦，故病生於脉者，以心主脉也，當灸刺隨宜以治亡。**形苦志樂，病生於筋，治以熨引**形苦者身多勞，志樂者心無慮。勞則傷筋，故病生於筋。熨以藥熨，引爲導引。**形苦志苦，病生咽嗌，調以甘藥**形苦志苦，必多憂思。憂則傷肺，思則傷脾。脾肺氣傷，則虛而不行，氣必滯矣。脾肺之脉上循咽嗌，故病生焉。如人之悲憂過度，則喉嚨咽哽，咽食飲難進；思慮過度，則上焦痞隔，咽中核塞；即其徵也。《靈樞·邪氣藏府病形篇》有"調以甘藥"。《終始篇》曰："將以甘藥，不可飲以至劑。"若《素問·血氣形志篇》則曰"治之以甘藥"者，誤也。**形數驚恐，經絡不通，病生不仁，按摩醪藥**形體勞苦，數受驚恐，則亦不樂，其經絡不通，而不生之病生，如瘴重不知寒熱痛癢也。當治以按摩，及飲之酒藥，使血氣宣暢。**起居何似？**起居，凡一切房室之燥溼，坐臥之動静，所包者廣。如肺病好曲，脾病好歌，腎病好吟，肝病好叫，心病好妄言之類，當一一審之。**曾問損傷**或飲食不當，或勞欲不時，或爲庸醫攻補失宜。**便利何如？**熱則小便黃赤，大便硬①塞；寒則小便澄白，下利清穀之類。**曾服何藥？**如服寒不驗，服熱不靈，察症與脉，思當變計。**有無脹悶？**胸腹脹悶，或氣，或血，或食，或寒，或虛，皆當以脉合之。**性情常變，**一一詳明病者大都喜怒改常。

【病證】問病不答，必係耳聾。即當詢之，是素聾否？不則病久，或經汗下，過傷元氣。問而懶答，唯點頭者，是中氣虛。昏憒不知，問是暴厥，抑是久病。婦女僵厥，多是中氣，須問怒否。婦人凡病，當問月水，或前或後。師尼寡婦，氣血凝滯，兩尺多滑，不可言胎，室女亦同。心腹脹痛，須問舊新。產後須問坐草難易，惡露多少，飲食遲早，生子存亡，飲食失節。若問痛處，按之而痛，止者爲虛。按之而痛，甚者爲

---

① 硬，原作"鞭"。

實。痛而不易，知爲死血。痛無定者，知其爲氣。凡問百病，晝則增劇，夜則安靜，氣病血否；夜則增劇，晝則安靜，血病氣否。晝熱夜靜，陽氣獨旺，入於陽分；晝靜夜熱，陽氣下陷，入於陰中。晝夜俱熱，重陽無陰，亟瀉其陽，而補其陰；晝夜俱寒，重陰無陽，亟瀉其陰，而補其陽。四肢作痛，天陰轉甚，必問以前，患癥瘕否？

附辯舌

張三錫曰："《金鏡録》載三十六舌，辯傷寒之深淺吉凶，可稱詳備。然細討究，不過陰陽、表裏、寒熱、虛實而已。"陶節菴曰："傷寒邪在表，則舌無胎。熱邪在表，則胎漸生，自白而黃，黃而黑，甚則黑裂矣。黑胎多凶。若根黑或中黑或尖黑，或屬裏熱，全黑則熱極而難治。常見白胎燥虛而微熱，或不得汗，或胃中少有飲而不行，宜溫解。"白滑胎，虛寒冒寒，陽氣不振，宜溫。白胎，起芒刺，津液不足，胃中有物，宜運動。黃胎，微熱，熱漸入裏，或燥渴之象，宜清解。灰色胎，胃中有物，中氣虛熱，渴而不能消飲者，宜溫解。黑色胎，熱入裏實燥厚者，宜下。滑潤者，水困火，宜溫。雖黑而潤，所謂水極似火也，不燥爲異。

凡傷寒辨舌者，以舌屬心而主火，寒爲水也。水寒凌，外感挾內傷，宿食重而結於心下者，五六日舌漸黃，或中乾而邊潤，名中焙舌。此則裏熱尚淺。若全乾，無論黃黑，皆屬裏症，分輕重下之。若曾經下或屢下不減，乃宿滯結於中宮也。詢其脉之虛實，及中氣何如。實者潤而下之。虛人神氣不足，當生津固中氣，有用生脉散對解毒湯而愈者，有用附子理中湯冷服而愈者。一則陰極似陽，一則陽極似陰，不可不辨。

白胎屬寒，外症煩躁，欲坐臥於泥水中，乃陰寒逼其無根失守之火而然。脉大不鼓，當從陰症治。若不大躁，嘔吐者，從食陰治之。火舌受其困。

産後辨舌者，以心主血也。經云："少陰氣絶，則血不行。"故舌紫黑者，爲血先死。

凡見黑舌，要問曾食酸甜鹹物否？能染成黑色。凡視舌色，雖有成見，亦必細審兼症，及脉之虛實。不爾，恐有毫釐千里之謬。

脉訣匯纂卷下

按寒熱實虛固審，因之樞要而望聞問切尤投治之紀綱。蓋此四端譬人四肢何可缺略，雖問亦必須先明病狀當屬某經，然後尋緒徑，詢方無泛設，至切則尤當辨其疑似，詳其忌宜，方知窽要倘四者弗明而藥性又未能淵博，恍惚立方猜病試藥，貽害何可勝言。夫持刀斃命，誰肯勿爲誤藥戕生，多不及覺，學者得勿顏汗而亟思講明乎。予故於脉訣告竣復纂彙，辨各條於後，欲人易爲研求庶幾，以色合脉，以脉合證，指掌瞭如，亦可捫心清夜耳。

燮臣老人再識

奇經歌義

按：奇經八脉，古人論之詳矣。考諸時珍有言，八脉陽維起於諸陽之會，由外踝而上行於衛分；陰維起於諸陰之交，由内踝而上行於營分；所以爲一身之綱維也。陽蹻起於跟中，由外踝上行於身之左右；陰蹻起於跟中，循内踝上行於身之左右；所以使機關之蹻捷也。督脉起於會陰，循背而行於身之後，爲陽脉之總督，故曰陽脉之海；任脉起於會陰，循股而行於身之前，爲陰器之承任，故曰陰脉之海。衝脉起於會陰，夾臍而行，直衝於上，諸脉之衝要，故曰十二經之海。帶脉則橫圍於腰，狀如束帶，所以總約諸脉者也。是故陽維主一身之表，陰維主一身之裡，以乾坤言也，陽蹻主一身左右之陽，陰蹻主一身左右之陰，以東西言也。督主身後之陽，任衝主身後之陰，以南北言也。帶脉橫束諸脉，以六合言也。又考張潔古云：蹻者，捷疾也。二脉起於足，使人蹻捷也。陽蹻在肌肉之上，陽脉所行，通貫六腑，主持諸表，故名爲陽蹻之絡。陰蹻在肌肉之下，陰脉所行，貫通五臟，主持諸裡，故名爲陰蹻之絡。觀諸所論八脉，雖在十二經絡之外，因別其名爲奇，然亦可爲正經正絡之輔。蓋正經猶如地道之溝渠，奇經猶如溝渠外之湖澤。正經之溝渠不潣，則奇經之湖澤不至甚竭；正經之溝水既滿，則奇經之湖澤必漑。所以昔人有云：臟氣安和，經脉調暢，八脉之形無從而見，即經絡受邪不至滿溢，與奇經無與。若經絡之邪熱既滿，勢必溢於奇經。如天雨降下，溝渠滿溢，霶霈妄行，流於湖澤之意，正自相符。且諸經皆爲臟腑相配，此則自爲起止，不與正經相同，故奇經又爲十二經之約束。是以傷寒之邪，有從陽維而始，傳次三陽；有從陰維而始，傳次三陰。並臟氣內結，邪氣外溢，竟從奇經先受。然此由邪入內，而不於奇是留，非若十二經熱滿之必見有溢奇之日也。時珍云："醫而知乎八脉，則十二經十五絡之大旨得；仙而知乎八脉，則龍虎升降立牝幽微之竅妙得。"又曰："醫不知此，罔探病機；仙不知此，難安爐鼎。"旨哉斯言。

奇經脉歌[①]

任脉起於中極底臍下四寸，穴名中極。任脉起於其下二陰之交會陰之穴。任由會陰而行腹，督由會陰而行背，以上毛際循腹裡行中極穴，上於關元[②]臍下三寸穴名至咽喉，上頤循面入目絡於承泣。衝脉起氣街並少陰腎脉，挾臍上行胸中至任脉當臍中而上，衝脉挾臍旁而上。以上並出《素問·骨空論》。衝爲五臟六腑海衝爲血海，五臟六腑所稟氣。上滲諸陽經灌諸精上出顑顙，從下衝上取茲義故名衝。亦有並腎下行者，注少陰絡氣街出。陰股內廉入膕中膝後曲處，伏行骬骨內踝際。下滲三陰肝脾腎灌諸絡，以溫肌肉至跗指循足面下湧泉入足大指。此段出《靈樞·順逆肥瘦篇》。督起少腹骨中央，入繫廷孔女人陰廷溺孔之端，即竅漏穴絡陰器。合篡二陰之交名篡至後別繞臀，與巨陽絡太陽中絡少陰比與膀胱、腎二脉相合。上股足後廉貫脊屬腎行，上同太陽起目內眥。上

---

① 原爲"奇經脉歌汪昂增補"，據目錄改。
② 關元，原作"元關"，據《脉理求真·汪昂奇經脉歌》改。

額交巔絡腦間，下項循肩膊内仍挾脊。抵腰絡腎此督脉並太陽而行者循男莖男子陰莖，下篡亦與女子類。又從少腹貫臍中央，貫心入喉頤及脣環脣。上繫目下中央際，此爲並任此督脉並任脉而行者亦同衝脉。大抵三脉同一本衝任督三脉皆起於會陰之下，一原而三岐，異名而同體，靈素言之每錯綜《靈樞·五音五味篇》：衝脉、任脉，皆起於胸中，上循背裏。是又言衝任行背。故經亦有謂衝脉爲督脉者。古圖經有以任脉循背者謂之督。自少腹直上者謂之任，亦謂之督。今人大率以行身背者爲督，行身前者爲任，從中起者爲衝。然考任督二經所行穴道，一在身前，一在身後；而衝脉居中，則無穴道。似當以此説爲正。督病少腹上衝心痛，不得前後二便不通。衝疝攻此督脉爲病同於衝脉者。其在女子爲不孕衝爲血海，任主胞胎，嗌乾脉衝咽喉遺尿及痔癃絡陰氣，合篡間。此督脉爲病同於衝任者。任病男疝内結七疝女瘕帶帶下瘕聚即婦人之疝，衝病裏急氣逆冲血不足故急，氣有餘故逆。此段出《素問·骨空論》〇。督者，督領諸經之脉也。衝者，其氣上衝也。任者，女子得之以任養也。蹻陰蹻脉乃少陰腎之別脉，起於然骨足内踝大骨之下，照海穴至内踝。直上陰股入陰間，上循胸入缺盆過。出人迎前胃經，頸旁動脉入頄顴眥目内眥，睛明穴，合於太陽陽蹻和陽蹻脉始於膀胱經之中脉穴，足外踝下陷中。此段出《靈樞·脉度篇》。

奇經四言脉訣[①]

　　奇經爲十二經之總持，故曰醫不知此，罔探病機，誠重之也，誠難之也，兹編洞若觀火，學者能精求之，進乎技矣。倘曰，吾問病而發藥，稱良工焉，毋暇論脉，又何有於奇經？則非予所知者。予知有其道而已。

　　別有奇經，常脉之外；無與配偶，所當細察。

　　奇經者，在十二經脉之外，無臟腑與之配偶，故曰奇。夫臟腑之脉，寸關尺有定位，浮中沉有定體，弦鈎毛石有定形；此則另爲一脉，形狀固異，而隧道亦殊，病證不同，而診治自別。

　　奇經之數，共得其八。陰維、陽維、陰蹻、陽蹻，衝、任、督、帶。

---

　　① 奇經四言脉訣，原缺，據目録補。

諸脉所決。

時珍云：“人身二十七氣，相隨上下，如泉之流，不得休息，終而復始，其流溢之氣，入於奇經，轉相灌溉；而奇經八脉，陰維也，陽維也，陰蹻也，陽蹻也，衝也，任也，督也，帶也，不拘制於十二經，正經之脉隆盛，則溢於奇經，故秦越人比之天雨降下，溝渠溢滿，霶沛妄行，流於河澤。醫而知乎八脉，則十二經十五絡之大旨得矣。仙而知乎八脉，則虎龍升降、玄牝幽微之竅妙得矣。陰維起於諸陽之交，由内踝而上行之營分；陽維起於諸陰之會，由外踝而上行於衛分；所以爲一身之綱維也。陰蹻起於跟中，循内踝上行於身之左右；陽蹻起於跟中，循外踝上行於身之左右；所以使機關之蹻捷也。衝脉起於會陰，夾臍而行，直衝於上，爲諸脉之衝要，故曰十二經脉之海。任脉起於會陰，循腹而行於身之前，爲陰脉之承任，故曰陰脉之海。督脉起於會陰，循背而行於身之後，爲陽脉之總督。帶脉則橫圍於腰，狀如束帶，所以總約諸脉。是故陽維主一身之表，陰維主一身之裏，以乾坤言也；陽蹻主一身左右之陽，陰蹻主一身左右之陰，以東西言也；督主身後之陽，任、衝主身前之陰，以南北言也；帶脉橫束諸脉，以六合言也。”

尺外斜上，至寸陰維。尺内斜上，至寸陽維。胸脇刺痛，寒熱眩仆。

從右手手少陽三焦斜至寸上手厥陰心胞絡之位，是陰維脉也。從左手足少陰腎經斜至寸上手太陽小腸之位，是陽維脉也。斜上者，不由正位而上，斜向大指，名爲尺外，斜向小指，名爲尺内。陰維爲病，心痛、胸腹刺築者，以陰維絡一身之陰，陰主榮、主裏，不能維陰，則陰無約束，而榮氣因之不和，故在裏則心痛；又榮主血，血合心，故心痛也。其脉氣所發，陰維之郄，名曰築賓（足少陰，内踝上），與足太陰會於腹裏（足太陰，乳下），又與足太陰會於府舍（足太陰，少腹下）、期門（足厥陰，乳下），與任脉會於天突（任脉，喉下）、廉泉。觀此，則知本脉之維於胸腹諸陰，無一不到。其脉不榮，則不能維。在胸脇失所維，則動築而刺痛矣。陽維絡一身之陽，陽主衛、主氣、主表；病則不能維陽，是陽無護持，而衛氣亦因之不固，故在表則生寒熱。其脉氣所發，別於金門（在足太陽外踝下），以陽交爲郄（足少陽，外踝上），與手足太陽及蹻脉會於臑俞（手太陽，肩後），與手足少陽會於陽白（足少陽，眉上），上於本神及臨泣（俱在足少陽眉上），上至正營（足少陽，目窗上）及腦空（足少陽，枕骨下），下至風池（足少陽，顳顬後），與督脉會於風府（督脉，風後髮際）、啞門（督脉，風府後）。觀此，則知本脉之維於頭目手足頸項肩背諸陽，無一不到。其脉不榮，則不能維。在頭目無維則眩，在頸項肩背無維則僵，在手足無維則仆矣。

尺左右彈，陰蹻可別，陽緩陰急。寸左右彈，陽蹻可決，陰緩陽急。

二蹻同源，病亦互見。癲癇瘈瘲，寒熱恍惚。

《難經·二十八難》曰："陽蹻脉起於跟中，陰蹻亦起於跟中，而又同終於目。"《靈樞·脉度篇》曰："蹻脉者，少陰之別，起於然骨之下，上內踝之上，直上循陰股，入陰，上循胸裏，入缺盆，上出人迎之前，入頄，屬目內眥，合於太陽、陽蹻而上行。氣并相還，則爲濡目（濡潤營養於目）。"又曰："男子數其陽，女子數其陰。當數者爲經，不當數者爲絡。"觀此，則知二蹻之脉，雖以男女分陰陽，而實則迭爲經絡，是一本也。故其爲病，亦不似他經逐經分屬。本文以癲癇、瘈瘲、寒熱、恍惚，總系二經之下，以二經均可病此。證雖云四，而病機可分爲八，陰陽緩急之義，自是顯然。夫人之身，背爲陽，腹爲陰；開爲陽，闔爲陰；外爲陽，內爲陰；熱爲陽，寒爲陰。癲則目閉俯首，陽緩而陰急也。癇則目直僵仆，陰緩而陽急也。筋脉掣向裏拘，陽緩而陰急也。筋脉縱從外弛，陰緩而陽急也。寒則氣收斂，從裏從陰，陽緩而陰急也。熱則氣散漫，從表從陽，陰緩而陽急也。《靈樞·謬刺論》曰："邪客於足陽蹻之脉，令人目痛，從內眥始。"且合太陽上行而并濡於目，病屬目而從外，陽蹻之病，陰緩而陽急也。惚者，胸中控惚，若有所失。《靈樞·脉度篇》曰："蹻脉者，少陰之別，起於然骨之後，循陰股，入陰，上循胸裏，入缺盆。"《二十八難》曰："陰蹻脉者，亦起於跟中，循內踝上行，至咽喉，交貫衝脉。"病屬胸腹而從內，陰蹻之病，陽緩而陰急也。二脉一爲經，一爲絡；病在經則經急絡緩，病在絡則經緩絡急。總之皆可言經，皆可言絡，但以男女分陰陽之所屬緩急，證病邪之所在，則得其義矣。

直上直下，尺寸俱牢，中央堅實，衝脉昭昭。胸中有寒，逆氣裏急，疝氣攻心，支滿溺失。

衝脉起於胞中，後行於背，前行於腹，上行於頭，下行於足，以至谿谷肌肉，無處不到，誠十二經內外上下之要衝也。爲經絡之海，亦名血海。其浮而外者，亦循腹上行，會於咽喉，別而絡唇口，强半與任脉同。《素問·骨空論》曰："衝脉者，起於氣衝，并足少陰之經，挾臍上行，至胸中而散。"《難經·二十八難》則曰："起於氣衝，并足陽明之經，挾臍上行，至胸中而散。"《痿論》亦曰："衝脉者，經脉之海，主滲灌谿谷，與陽明合於宗筋。"二論所并，雖有少陰、陽明之不同，要知自臍至胸，與陽明則并於前，與少陰則并於後也。故與陽明皆得稱五臟六腑之海。脉來直上直下，弦長相似，尺寸俱牢，亦兼弦長。氣不順，血不和，則胸腹之氣循經壅逆而裏急矣。疝氣攻心，正逆急也。支滿者，脹也。溺失者，衝脉之邪干腎也。按督、任、衝三脉，直行上下，發源最中，故見於脉亦皆直上直下也。直上直下者，即三部俱長透之義。若直上下而浮，則氣張揚，陽象也，故屬督。若直上下而緊，則勢斂束，陰象也，故屬任。若直上下而牢，則體堅實，有餘之象也，故屬衝。

寸口丸丸，緊細實長，男疝女瘕，任脈可詳。

任脈總諸陰之位，其脈起於胞中，循腹裏，爲經絡之海。其浮而外者，循腹裏上行於咽喉，別而絡唇口。《難經》亦云：“起於中極之下，以上毛際，循腹裏，上關元，至咽喉。”蓋七疝之發，多起於前陰小腹之間，任脈所經之地；即或屬他經，未有不以任脈爲原者。瘕乃女子之病，發亦在任脈界分。此云寸口者，統寸關尺三部言也。丸丸動貌，緊細實長，寒邪盛而實也。男疝女瘕，則若少腹遶臍下引陰中切痛等診。

直上直下，尺寸俱浮，中央浮起，督脈可求。腰背疆痛，風癎爲憂。

潔古云：“督者，都也，爲陽脈之都綱。其脈起於少腹以下骨中央，女子入繫庭孔之端，絡陰器，繞篡，繞臀，至少陰。其男子循莖下至篡，與女子等。其少腹直上者，貫臍中央，上貫心，入喉，上頤環唇，上繫兩目之下中央。其脈之別，名曰長强，挾脊上項，散上頭，下當肩脊，抵腰中，入循膂，絡腎。目內眥上額，下循脊，絡腎，皆合太陽而並行者也。與太陽、少陰合入股內，貫脊，屬腎。與太陽起目內眥，上額交巔，上入絡腦，還出別下項，循肩髆內，夾脊左右，別走太陽，入貫臀。”《二十八難》亦曰：“督脈者，起於下極之俞，並於脊裏之上至風府，入屬於腦。”由是觀之，則督亦與太陽合行者十九，故邪客則脊强。以其貫脊也。督與太陽皆主表，而督爲諸陽之總，太陽爲諸陽之長，又曰巨陽。風邪從類傷陽，表必先受，故留則爲癲癎疾也。癲癎時發時止，或筋脈牽引，或項背反張，雖云風傷督脈，亦太陽主筋故耳。脈來直上直下，則弦長矣。尺寸俱浮，中央亦浮，則六部皆浮，又兼弦長，故其見證皆屬風象。大抵衝脈主裏，督脈主表也。

帶脈週廻，關左右彈。帶下臍痛，精失不安。

帶脈起於季脇，廻身如帶，在人腰間，故應於關。臟腑十二經絡，皆過於此。或濕熱下流，或風入胞宮，帶脈不任，與邪俱陷，則赤白之證見。《素問·痿論》曰：“帶脈起於季脇章門，前則當臍上。”故或爲臍痛。《靈樞·經脈篇》曰：“腎足少陰當十四椎出屬帶脈。”蓋腎主藏精，帶固腰脊，虛則一不能藏，一不能固，而精有自失者矣。

喻嘉言曰：“人身有經脈絡脈，直行曰經，旁支曰絡。絡者，兆絡之義，即十二經之外城也。經凡十二，手之三陰三陽是也。絡乃有十五者，因十二經各有一別絡，《難經》以陽蹻、陰蹻及脾之大絡足成之。後世遂爲定名，反遺《內經》‘胃之大絡，名曰虛里，貫膈絡肺’，喫緊一段。人知之而不敢翻越人之案，遂曰宜增爲十六絡，是十二經有四大絡矣。脾之一大絡，共指奇經八者爲一大絡，配爲十五絡，始爲權耳。如十二經既各有一絡，共十二絡矣。此外有胃之一大絡，繇胃下直貫膈肺，統絡諸絡脉於上。復有脾之一大絡，繇脾外橫貫脇腹，統絡諸絡脉於中。復有奇經之一大絡，繇奇經環貫諸經之絡於周身上下。總之，十二絡以絡其經，三大絡以絡其絡也。何以知陽蹻、陰蹻之不當言絡也。蓋常推奇經之義，督脉督諸陽而行於背，任脉任諸陰而行於前，不相絡也。衝脉直衝於胸中，帶脉橫束於腰際，不相絡也。陽維、陰維一起於諸陽之會，一起於諸陰之交，名雖曰維，乃是陽自維其陽，陰自維其陰，非交相維絡也。至於陽蹻、陰蹻同起於足跟，一循外踝，一循內踝，並行而鬬其捷，全無相絡之意。設陽蹻、陰蹻可言二絡，則陽維、陰維何不可言二絡乎？廣推之而督、任、衝、帶，何不可言八絡乎？況《難經》有云：'奇經之脉，如溝渠滿溢，流於深湖，故聖人不能圖。'細推其意，乃則以奇經明等之一大絡。不然，夫豈有大經如江如湖之水，而反擬之溝渠者哉？又云：'人脉隆盛，入於八脉而不環周，故十二經亦不能拘。'此全是經盛入絡，而其溢畜者止在於絡，不能環溉諸經也。合兩説而通會其意，奇經乃自共爲一大絡，更復何疑！若時珍以任、督二絡爲據者，恐亦未當。"

　　張紫陽云："衝脉在風府穴下，督脉在臍後，任脉在臍前，帶脉在腰，陰蹻脉在尾閭前陰囊下，陽蹻脉在尾閭後二節，陰維脉在頂前一寸三分，陽維脉在頂後一寸三分。凡人有此八脉，俱屬陰神，閉而不開；惟神仙以陽煞衝開，故能得道。八脉者，先天大道之根，一煞之祖，採之惟在陰蹻爲先，此脉纔動，諸脉皆通。陰蹻一脉，散在丹經，其名頗多，曰天根，曰死户，曰復命關，曰生死根。有神之，名曰桃康，上通泥丸，下徹湧泉。倘能知此，使真炁聚散，皆從此關竅，則天門常開，地户永閉，尻脉周流於一身，和炁自然上朝，陽長陰消，水中火發，雪裏花開，身體輕健，容衰返壯，昏昏嘿嘿，如醉如癡。要知西南之鄉，在坤地尾閭之前，膀胱之後，小腸之下，靈龜之上，乃天地逐日所生炁根，産鉛之地也。醫家不知有此。"

　　按：丹書論陽精、河車，皆以任、衝、督脉、命門、三焦爲説，未有專指陰蹻者。而紫陽《八脉經》所載經脉，稍與醫家不同，然内景惟返觀者能知。或不謬也。

脉有反關，動在背後；別由列缺，移於外絡，兄乘弟位。

　　反關者，非無脉也。謂寸口脉不應指，而反從尺旁過肺之列缺、大腸之陽谿，刺斜出於外絡。其三部定位，九候淺深，俱與平常應見於寸口者無異。若兄固有之位，弟竊而乘之。以其不行於關上，故曰反關。在千萬中僅見一二人。令人覆手診之，方可見耳。一説男左女右，得之者貴，試之勿驗也。

病脉既明，吉凶當別。常脉之外，又有真脉。真象若見，短期可決。

已上正文之論脉，首先源派，次及流行，次則左右，男女定位，次則五臟，陰陽合時。寒熱則屬之遲數，內外則別之浮沉，以至虛實異形，正邪各狀，因脉知病，因病識脉。病則該於瘡瘍女男，脉則窮於奇經反關，可謂明且詳矣。然而諸脉之外，更有所謂真脉者，大關生死，故又審別於卷末焉。夫人稟五行而生，則五行原吾身之固有，外與天地通，內與穀神合，得以默運潛行，而不顯然彰露。設五藏之元真敗絕，穀神不將，則五行之死形各隨臟而見矣。死亡之期，可計日而斷。

心絕之脉，如操帶鈎，轉豆躁疾，一日可憂。

《素問·平人氣象論》曰："死心脉來，前曲後倨，如操帶鈎，曰心死。"前曲者，謂輕取則堅強而不柔；後倨者①，謂重取則牢實而不動。如持革帶之鈎，全失沖和之氣。但鈎無胃，故曰心死。轉豆者，即《素問·玉機真藏論》所謂"如循薏苡子累累然"，狀其短實堅強，真藏脉也。又曰："心絕一日死。"又曰："壬日篤，癸日死。死於亥子時，水能尅火也。"

肝絕之脉，循刀責責；新張弓弦，死在八日。

《素問·玉機真藏論》曰："真肝脉至，中外急如循刀刃。"《素問·平人氣象論》曰："脉來急益勁，如新張弓絃，曰肝死。"又曰："肝絕八日死。"又曰："庚日篤，辛日死。死於申酉時，金能尅木也。"

脾絕雀啄，又同屋漏；一似水流，還如杯覆。

《素問·玉機真藏論》曰："死脾脉來，銳堅如鳥之啄，如屋之漏，如水之流。"謂稍歇而再至，如鳥喙之啄狀，其硬也。或良久一至，有如屋漏狀，其不能相接。至於水流杯覆，則精氣已脫，往而不返，傾而不扶，其可生乎？又曰："脾絕四日死。"又曰："甲日篤，乙日死。死於寅卯時，木能尅土也。"

肺絕維何？如風吹毛；毛羽中膚，三日而號。

《素問·平人氣象論》曰："死肺脉來，如風吹毛，曰肺死。"《素問·玉機真藏論》曰："真肺脉至，如毛羽中人膚。"皆狀其散亂無緒，但毛而無胃氣也。又曰："肺絕三日死。"又曰："丙日篤，丁日死。死於午未時，火能尅金也。"

腎絕伊何？發如奪索；辟辟彈石，四日而作。

《素問·平人氣象論》曰："死腎脉來，發如奪索，辟辟如彈石，曰腎死。"索如相

---

① 後倨者，原無，據文義補。

奪，其勁必甚；辟辟彈石，其堅必甚。又曰："腎絕四日死。"又曰："戊日篤，己日死。死於辰戌丑未時，土能尅水也。"

命脉將絕，魚翔蝦游；原如湧泉，莫可挽留。

浮時忽一沈，譬魚翔之似有似無；沈時忽一浮，譬蝦游之静中一躍；狀類如泉之湧，浮數於肌肉之上，而乖違其就下之常；神已欲脱，何恃而能生乎？統而論之，使其在心，則前曲後倨，柔滑全無，如轉豆躁疾，則所謂累累如連珠、如循琅玕者無有也。使其在肝，則强勁絃急，按之切手，如循刀責責，則所謂頓弱輕虚而滑、端直以長者無有也。使其在脾，則堅鋭連屬如雀啄粒，許久一滴，二脉乍數乍疎，如屋之漏，去而不返，如水之流，止而不揚，如杯之覆，所謂和柔相離、如雞踐地者無有也。使其在肺，上則微茫，下則斷絕，無根蕭索，所謂厭厭聶聶、如落榆莢者無有也。使其在腎，解散而去，欲藏無入，去如解索彈搏而來，所藏盡出，來如彈石，則喘喘累累如鈎、按之而堅者無有也。在命門右腎與左腎同，但内涵相火，故其絕也，忽爾静中一躍，如蝦之游，如魚之翔，火欲絕而忽焰之象也。在膀胱泛濫不收，至如湧泉，以其藏津液而爲州都之官，故絕形如此。蓋脉之和柔得體者，胃氣與之俱耳。胃氣若少，即已成病；何況於無，則生生之根本先絕，而五臟其能持久哉！再察色證以決之，理當不爽也。見真藏之脉可決短期者是矣。而《素問·玉機真藏論篇》曰："急虚身半卒至，五臟結閉，脉道不通，氣不往來，譬如墮溺，不可爲期。其脉絕不來，若人一息五六至，其形肉不脱，真藏雖不見，猶死也。"乃知有急病不必真藏脉見而望其死者，可拘於時日哉！

按《難經·十五難》所載平脉與《本經》互有異同。如以厭厭聶聶，如循榆葉爲春平；如雞舉足爲夏病；藹藹如車蓋，按之而益大曰秋平；按之蕭，如風吹毛曰秋死；上大下鋭，濡滑如雀之啄曰冬平；啄啄連屬，其中微曲曰冬病；來如解索，去如彈石，曰冬死；此皆與《本經》之不同者也。至如引引葛，如奪索，如烏之喙，如鳥之距，頓弱招招如揭長竿末梢，喘喘累累如鈎而堅之類，又皆不載。《難經》之義，原出本論，而異同若此，意者必有誤與。

醫之診脉，將決死生。展轉思維，務欲其精。窮搜博採，静氣凝神。得心應手，澤及後昆。勉哉同志，相與有成。熟讀深思，如見古人。

此言醫之得失報應而總結也。夫人命至重，故醫者非仁愛不可託也，非聰明不可任也，非滇良不可信也。古之爲醫，必上通天道，使五運六氣變化鬱復之理，無一不精；中察人身，使十四經絡，内而五臟六腑之淵涵，外而四肢百骸之貫串，無一不徹；下明物理，使昆蟲草木之性情氣味，無一不暢。及乎診視之際，滌除嗜欲，虛明活潑，貫微達幽，不失細小，其智能宣暢曲解既如此，其德能仁恕博愛又如彼，而猶不敢以爲是，諦察深思，務期協中，造次之際，罔敢或肆者也。學者肯虛衷求益，則承蜩運斤，許入岐黃之室而陰食其報。蓋亦不爽，當共勉其志，以克底於大成也。

奇經八脉體象[①]

督，輕取，弦長而浮_{六脉皆見}；主風傷身後總攝之陽，故脊强不能俯仰。

衝，按之，弦長堅實_{六脉皆是}；主傷寒身前衝要之陰，故氣逆裏急。

任，緊細而長_{六脉形如豆粒}；主傷寒身前承任之陰，故少腹切痛。

陽維，右尺，內斜至寸而浮；主邪傷一身之表，故寒熱不能自持。

陰維，左尺，外斜至寸而沉。主邪傷一身之裏，故心痛失志。

陽蹻，兩寸，左右彈浮緊細。主邪傷左右之陽，故腰背苦痛。

陰蹻，兩尺，左右彈沉緊細。主邪傷左右之陰，故少腹切痛。

帶脉，兩關，左右彈滑而緊。主邪傷中腰帶束之處，故腰腹痛。

有力，久按根底不絶_{非堅勁搏指}；主病無害，亦防氣逆。

有神，光澤潤滑_{穩厚肉裡}，不離中部；主病治，亦防痰畜。

胃氣，脉緩和勻_{意思悠悠}；主病愈，亦忌穀食減少，寸口脉平。

奇經八脉總歌

正脉經外是奇經，八脉分司各有名，任脉任前督於後，衝起會陰腎同行，陽蹻跟外膀胱別，陰起跟前隨少陰，陽維維絡諸陽脉，陰維維絡在諸陰，帶脉腰圍如束帶，不由常度號奇經。

脉有奇常之義。蓋十二經者，常脉也；奇經則不拘於常，故謂奇也。夫人之氣血，

---

① 奇經八脉體象，原缺，據目録補。

常行於十二經脉，經脉滿溢，流入他經，別道而行，故名奇經。奇經有八：曰任、督、衝、帶、陽蹻、陰蹻、陽維、陰維是也。任脉任於前，督脉督於後，衝脉爲諸脉之海，帶脉猶身之束帶，陽蹻爲足太陽之別，陰蹻爲足少陰之別，陽維則維絡諸陽，陰維則維絡諸陰，陰陽相維，諸經乃調。故此八脉，譬猶國設溝渠以備水潦，斯無濫溢之患，人有奇經，亦若是也。

八脉分經異病歌

任脉起于中極底_{臍下四寸，穴名中極}。任脉起於其下二陰之交會陰之穴。任由會陰而行腹，督由會陰而行背，以上毛際循腹裏行中極穴，上于關元至咽喉_{關元，臍下三寸穴名}，上頤循面入目止_{絡于承泣穴}。衝起氣街少陰位_{少陰腎脉所屬之位}，挾臍上行胸中至_{任脉當臍中而上，衝脉挾臍旁而上。以上玆出《素問‧骨穴論》}。衝爲五臟六腑海_{衝爲血海，五臟六腑所生氣。上滲諸陽灌諸精，從下衝上取玆義}。亦有竝腎下行者，絡出氣街少陰遞。陰股內廉入膕中，復行骭骨內踝際。下滲三陰灌諸絡_{三陰，乃肝腎脾也，以温肌肉至跗趾循足面下湧泉穴入足大指。此段出《靈樞‧順逆肥瘦篇》}。督從少腹骨中始，入繫廷孔陰器裏_{女人陰廷尿孔之端，即窈漏穴}。合篡至後別繞臀_{二陰之交名篡}，與巨陽絡少陰比_{巨陽絡乃太陽膀胱中絡，及少陰腎二脉相合}。上股貫脊屬腎行，又從太陽內眥起_{太陽膀胱經脉從目內眥起，督脉至此合經同行}。上額交顛絡腦閒，下項循膊脊腰抵。入篡絡腎循男莖，下篡亦與女子體。復從少腹上臍冲，貫心喉頤環脣已。上繫目之下正中，此爲竝任亦同衝_{此督脉至此合任脉同行}。大抵三脉同一本_{衝任督三脉皆起于會陰之下，一原而三岐，異名而同體，靈素言之每錯綜}。督病少腹衝心痛，不得前後衝疝攻_{不得前後者，二便不通也；此督脉爲病同于衝脉者}。其在女子爲不孕_{衝爲血海，任主胞胎}，嗌乾遺溺及痔癃_{此督脉爲病同於衝任者}。任病男疝女瘕帶_{內結七疝，男子之病；帶下瘕聚即女人之疝}，衝病裏急氣逆冲_{血不足故急，氣有餘故逆。此段出《素問‧骨空論》}○。督者，督領諸經之脉也。衝者，其氣上衝也。任者，女子得之以任養也。陰蹻少陰別脉佐_{即少陰腎經之別脉}，起于然谷內踝過。直上陰股入陰閒，上循胸裏缺盆坐。出于人迎入頒眥頒，即顴也；眥，目内眥，合于太陽陽蹻和陽蹻脉始于膀胱經之中脉穴，足外踝下陷中。此段出《靈樞·脉度篇》，此皆靈素説奇經任脉、衝脉、督脉、帶脉、陽蹻、陰蹻、陽維、陰維，謂之奇經八脉，帶及二維未説破帶脉約束一身如帶，陽維陰維周維一身之脉，《内經》未言其行度。

李東璧曰：凡人一身，有經脉，有絡脉；直行曰經，旁支曰絡。經凡十二：手之三陰三陽，足之三陰三陽是也。絡凡十五：乃十二經各有一旁絡，而脾經又有一大絡，竝任督二絡也，爲十五絡也。共二十七氣，相隨上下，如泉之流，如日月之行，不得休息。故陰脉榮於五臟，陽脉榮於六腑。陰陽相貫，如環無端，莫知其紀，終而復始。其流溢之氣，入於奇經，轉相灌溉，内温臟腑，外濡腠理。奇經凡八，不拘制於十二正經，無表裏臟腑配合，故謂之奇。蓋正經猶夫溝渠，奇經猶夫湖澤。正經之脉隆盛，則溢於奇經。故秦越人比之天雨下降，溝渠滿溢，霶霈妄行，流於湖澤；此發《靈樞》未發之祕也。故陽維起於諸陽之會，由外踝之金門穴，而上行於衛分。陰維起於諸陰之會，由内踝之築賓穴，而上行於榮分。所以爲一身之綱維也。夫人身之經絡繁密，二脉能於陰交陽會之處，加一繫縛，舉綱齊目，而陰陽斯得維持之力矣。陽蹻之脉，起於足跟，循外踝上行於身之左右。陰蹻之脉，起于足跟，循内踝上行循於身之左右，所以使機關之蹻捷也。二脉以踝内外分陰陽者，踝外屬太陽，踝内屬少陰也。督任衝者，皆起於會陰穴，一源而三派。督脉循脊而行於身後爲陽脉之總督，故曰陽脉之海。任脉亦起于會陰，循腹而行於身前，爲陰脉之承任，故曰陰脉之海。衝脉亦起於會陰，前行于腹，後循于背，上行于頭，下行于足，以至谿谷肌肉，無處不到，爲十二經絡上下之衝要，故曰十二經絡之海。帶脉橫圍於腰，狀如束帶，所以總束諸脉者也。是故陽維主一身之表，陰維主一身之裏，以乾坤言也。陽蹻主一身左右之陽，陰蹻主一身左右之陰，以東西言也。督主身後之陽，衝任主身前之陰，以南北言也。帶脉橫束諸脉，以六合言也。錢塘潘楫曰：醫而知乎八脉，則十二經、十五絡之大旨得矣。仙而知乎八脉，則龍虎升降元牝幽微之竅妙得矣。沈氏曰：八脉者，乃人身最關係之經絡也。醫不知此，罔探病機，仙不知此，難安爐鼎。蓋此爐鼎非術士所偽言煉金石之爐鼎，乃心火腎水坎離既濟之爐鼎，龍虎升降亦心腎之謂也。養生之道，八脉之中，衝任督三脉尤加緊要，故經曰：女子以衝、任爲主，衝、任調，則月事以時下，男女交媾而成孕，産則上爲乳汁。又曰：女子二七而天癸至，任脉通，太衝脉盛，月事以時下，七七任脉虛，太衝脉衰，天癸竭，地道不通而無子，所以婦人全賴衝、任也。男子以任、督爲主。滑伯仁曰：任、督二脉，一源而二岐，一行於身前，一行於身後，猶天地之子午，可以分可以合。分之以見陰陽之離散，合之以見渾淪之無間，一而三，二而一者也。李東璧曰：任、督二脉，人身之子午也，乃修養丹家所謂陽火陰符，升降之道，坎水離火交媾之鄉。人能通二脉，則百脉交通。《黃庭經》曰：皆在心內運天經，晝夜存之自長生，天經乃吾身之黃道，呼吸往來於此也。鹿運尾閭能通督脉，龜納鼻息能通任脉，故二物皆得長壽。奇經八脉用舍於此，可見李東璧八脉考尤詳，而醫家不可不覽焉。

內景真傳說

前賢於人身之經絡，部分重見疊出，而於內景則略之。華陀雖有內照圖，然亦有難辨而未悉者。余故考而分別之。前自氣管以下聯絡皆臟也，後自食管以下聯絡皆腑也。口之上下謂之唇，名曰飛門，言其動運開張，如物之飛也。口內居者爲舌，舌乃心之苗，其舌本又屬脾腎二經。舌下有二隱竅，名曰廉泉，動則津液湧出，下通於腎。如腎水枯涸，津液不能上潮，則口乾燥矣。其上下齒牙爲戶門，雖屬手足陽明二經，而其本又屬於腎，以其腎主骨也，故曰齒乃骨之餘。其喉間如小舌之垂下者，名曰懸壅，乃發生之機也。再下又有會厭，居吸門之上，其大如錢，爲聲音之關。薄而易起，音快而便；厚而遲起，音慢而重。頸前硬管，謂之喉嚨，主氣。經曰：喉以侯氣，即肺管也。管有十二節，長七寸，下連於肺。經曰：肺爲相傳之官。形如華蓋，六葉兩耳，上有二十四孔，主藏魄。心居肺下，形如未開蓮花，其位居中。經曰：心爲君主之官。上有七孔三毛，主藏神，週旁有脂膜裹之，是爲心包絡。近下另有膈膜一層，週圍張大粘連胸脊之前後，以遮膈下之濁氣，不使上熏心肺也。其膈膜之上謂之膻中。經曰：膻中爲氣之海，乃清氣所居之地，而爲上焦主持呼吸而條貫百脉者也。心發四系，一系上連於肺，一系從左透膈膜而下通於肝，肝如春木甲折之象。經曰：肝爲將軍之官，主藏魂。肝凡七葉，而膽附於肝之短葉。膽爲清淨之府，有上口而無下口，又謂之青腸，一系從右透膈膜而下通於脾。脾如馬蹄掩於太倉之上，太倉即胃也。經曰：脾胃爲倉廩之官，主磨水穀，其位居中，主藏意，一系透膈膜循脊直下而通於腎。腎有二枚，形如豇豆，色紫黑，後著脊第十四節兩旁膂筋閒。經曰：腎爲作強之官，主藏精與志。左一枚陰水居焉，右一枚相火居焉，其正中謂之命門。經曰：七節之旁，而有小心者是也，乃人身立命之根本。此言五臟皆統而相連者也。喉嚨後管名曰咽門，咽以嚥物也。咽下爲胃管，長一尺三寸，下連賁門，即胃之上口也。下以透膈，乃太倉胃也。胃又謂之黃腸，與脾相爲表裏。脾爲運化之原，胃爲藏納之腑，主腐熟水穀，合變化乃爲中焦。胃之下口爲幽門，謂幽微隱祕之處，水穀由此而傳入小腸，小腸承受化物。經曰：小腸爲受盛之官，化物出焉。又謂之赤腸。其下口謂之闌門，謂闌住水穀，泌清別濁而分入大腸、膀胱也。其泌之清者前以滲入膀胱，膀胱與小腸脂膜相連，無上口而有下口。小腸泌之清者從而滲入之，其中空虛，善受濕氣，故津液藏而化爲溺。經曰：膀胱爲州都之官，氣化則能出矣。又謂之黑腸。下口有竅直透前陰而溺出焉。其泌之濁者，後以轉入大腸而爲糞。大腸迴疊十六曲，故名爲迴腸，又名爲白腸，二臟咸稟下焦決瀆之氣，傳道穢滓從直腸而出肛門。直腸在肛門之上，長七寸。肛門又名魄門，人死魄從此而去。此言六腑皆統而相連者也。

　　以上出何本立《脉訣》。

　　五運六氣圖詳繪於左。

南政年脈
不應之圖
甲己年爲
南政

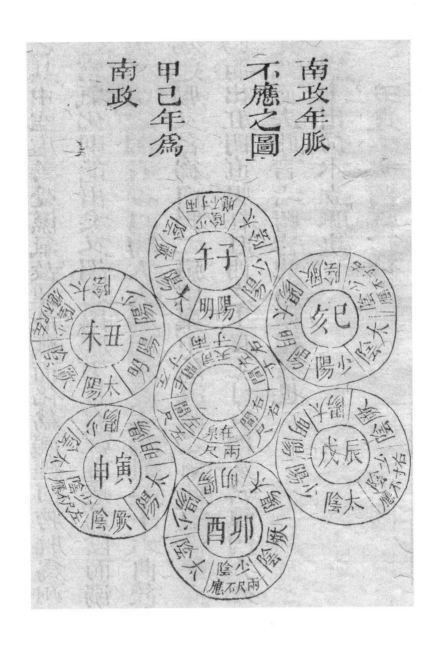

北政年脈
不應之圖
乙丁辛癸
丙戊庚壬
年為北政

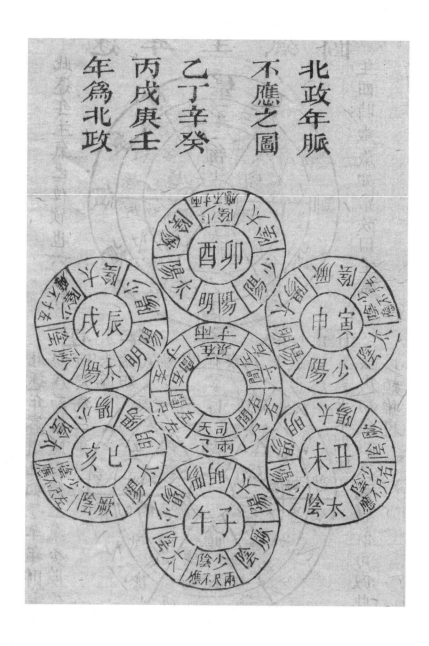

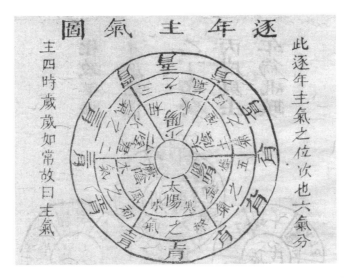

此逐年主氣之位次也，六氣分主四時，歲歲如常，故曰主氣。

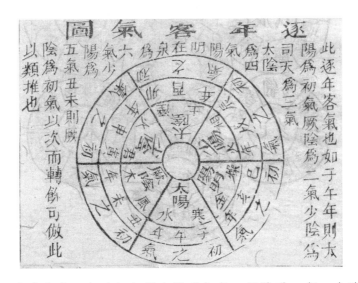

此逐年客氣也，如子午年則太陽爲初氣，厥陰爲二氣，少陰爲司天爲三氣，太陰爲四氣，陽明在泉，爲六氣，少陽爲五氣；丑未則厥陰爲初氣，以次而轉舒，可倣此以類推也。

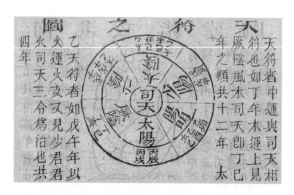

天符者中運與司天相符也，如丁年木運上見厥陰風，木司天即丁巳年之類，共十二年。太乙天符者如戌午年以火運火支，又見少君君火司天，三令爲治也，共四年。

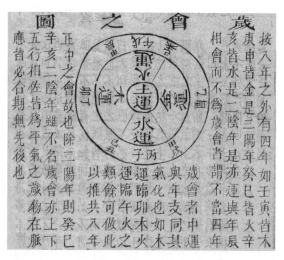

歲會者中運與年支同，其氣化也，如木運臨卯木，火運臨午火之類，餘可倣此以推，共八年。按：八年之外有四年，如壬寅皆木、庚甲皆金，是二陽年，癸巳皆火、辛亥皆水，是二陰年。是亦運與年辰相會而不爲歲會者，謂不當四年正中之會故也，除二陽年，則癸巳辛亥二陰年，雖不名歲會，亦上下五行相佐，皆爲平氣之歲，物在脉應皆必合期無先後也。

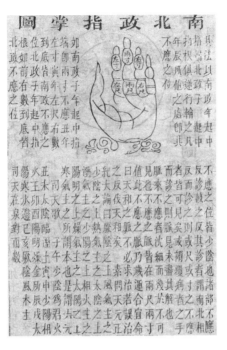

　　其法以南政年起中指端，北政子起中指根，俱逆行輪之。凡年辰所值之處，即其不應之位。如南政子年起中指端，即兩寸不應。丑年左寸，寅年左尺，右數到底，皆南政不應之位。北政子年起中指根，如前右數到底，皆北政不應之位。

　　不應之位，皆少陰也。諸部不應，反診較之。反其診者，謂南北相反而診之，則或尺或寸之不應者，皆可見矣。或謂覆病者之手而診之則脈見，未盡其解也。脈來不應者，沈細而幾於不可見也。不應之脈，皆在兩尺兩寸，值此不應之脈，乃歲運合宜，命曰天和之脈，不必求治。若誤治之，反伐天和矣。

　　《素問·天元正紀大論》曰：“厥陰之上，風氣主之。少陰之上，熱氣主之。太陰之上，溼氣主之。少陽之上，相火主之。陽明之上，燥氣主之。太陽之上。寒氣主之。所謂本也。是謂六元。”

司天歌

　　子午少陰爲君火，丑未太陰臨溼土。寅申少陽相火王，卯酉陽明燥金所。辰戌太陽寒水邊，巳亥厥陰風木主。司天在泉對面數。

五運六氣爲病歌

五運六氣之爲病，名異情同氣質分，今將二病歸爲一，免使醫工枉費心。

五運六氣之爲病，雖其名有木、火、土、金、水、風、火、濕、燥、寒之異，而其實爲病之情狀則同也。今將木運之病、風氣之病、火運之病、暑氣之病、土運之病、濕氣之病、金運之病、燥氣之病、水運之病、寒氣之病，咸歸爲一病。不使初學醫工，枉費心思而不得其頭緒也。

諸風掉眩屬肝木，諸暴強直風所因，肢痛頓戾難轉側，裏急筋縮兩脇疼。

在天爲風，在地爲木，在人爲肝，在體爲筋。風氣通於肝，故諸風爲病，皆屬於肝木也。掉，搖動也，眩，昏運也。風主動旋，故病則頭身搖動目昏眩運也。暴，卒也，強直，筋病，強急不柔也。風性勁急，風入於筋，故病則卒然筋急強直也。其四肢拘急疼痛，筋頓短縮，乖戾失常，難於轉側，裏急脇痛，亦皆風傷其筋，轉入裏病也。

諸痛癢瘡屬心火，諸熱昏瘈躁譫狂，暴注下迫嘔酸苦，膺背徹痛血家殃。

在天爲熱，在地爲火，在人爲心，在體爲脉。熱氣通於心，故諸火痛癢瘡之病，皆屬於心火也。熱微則燥，皮作癢。熱甚則灼，膚作痛。熱入經脉與血凝結，淺則爲癰，深則爲疽，更深入之，則傷臟腑。心藏神，熱乘於心，則神不明，故昏冒不省人事也。心主言，熱乘於心，則神不辨，故瘈而不能言，或妄言而譫語也。火主動，熱乘於身，則身動而不静，故身躁擾，動甚則發狂也。暴注者，卒暴水瀉，火與水爲病也。下迫者，後重裏急，火與氣爲病也。嘔吐酸苦，火病胃也。膺背徹痛，火傷胸也。血家殃者，熱入於脉，則血滿騰，不上溢則下瀉，而爲一切失血之病也。

諸濕腫滿屬脾土，霍亂積飲痞閉疼，食少體重肢不舉，腹滿腸鳴飧泄頻。

在天爲濕，在地爲土，在人爲脾，在體爲肉。濕氣通於脾，故諸濕爲病，皆屬於脾土也。濕蓄內外，故內腫腹滿也。飲亂於中，故病霍亂也。脾失健運，故病積飲也。脾氣凝結，故病痞硬、便閉而痛也。脾主化穀，病則食少也。脾主肌肉，濕勝故身重也。脾主四肢，四肢不舉，亦由濕使然也。脾主腹，濕淫腹疾，故腹滿、腸鳴、飧泄也。

諸氣膹鬱痿肺金，喘咳痰血氣逆生，諸燥澀枯涸乾勁，皴揭皮膚肩臂疼。

在天爲燥，在地爲金，在人爲肺，在體爲皮。燥氣通於肺，故諸燥氣爲病，皆屬肺金也。膹鬱，謂氣逆胸滿，膹鬱不舒也。痿，謂肺痿咳嗽，唾濁痰涎不已也。喘咳氣逆、唾痰涎血，皆肺病也。凡澀枯涸乾勁，皆燥之化也。乾勁似乎强直，皆筋勁病也。故卒然者，多風入而筋勁也。久之者，多枯燥而筋勁也。皴，膚皴澀也。揭，皮揭起也，此燥之病于外也。臂痛肩痛，亦燥之病於經也。

諸寒收引屬腎水，吐下腥穢澄清寒，厥逆禁固骨節痛，癥瘕癩疝腹急堅。

在天爲寒，在地爲水，在人爲腎，在體爲骨。寒氣通於腎，故諸寒氣爲病，皆屬於腎水也。收，斂也，引，急也。腎屬水，其化寒，斂縮拘急，寒之化也。熱之化，吐下酸苦，寒之化，吐下腥穢也。熱之化，水液渾濁，故寒之化，澄澈清冷也。厥逆，四肢冷也。禁固，收引堅勁。寒傷於外，則骨節痛也。寒傷於內，則癥瘕、癩疝、腹急堅痛也。

五運客氣太過爲病歌

風氣大行太過木，脾土受邪苦腸鳴，飧泄食減腹支滿，體重煩冤抑氣升，雲物飛揚草木動，搖落木勝被金乘，甚則善怒顛眩冒，脇痛吐甚胃絕傾。

上文統論主運主氣爲病，此詳言五運客運尚主之病也。歲木太過、六壬年也，或歲土不及、六己年也。木太過則恃强乘土，土不及則母弱而金衰，無以制木，而木亦來乘土。故木氣盛則風氣大行，爲木太過之化。在人則脾土受邪爲病，苦腸鳴、飧泄、食少、腹滿、體重、煩冤。煩冤者，謂中氣抑鬱不伸故也。在天則有雲物飛揚之變，在地則有草木動搖之化。木勝不已而必衰，衰則反被金乘，有凋隕搖落之復也。故更見善怒、顛疾、眩冒、脇痛、吐甚之肝脾病也。胃絕傾者，謂胃土衝陽之脉絕而不至，是爲脾絕，故主命傾也。

暑熱大行太過火，肺金受邪喘嗽疴，氣少血失及病瘧，注下咽乾中熱多，燔炳物焦水泉涸，冰雨寒霜水復過，甚則譫狂胸背痛，太淵脉絕命難瘥。

歲火太過、六戊年也，或歲金不及、六乙年也。火太過則火恃强而乘金。金不及則母弱而水衰，無以制火，而火亦乘金。故火氣盛則暑熱大行，爲火太過之化。在人則肺金受邪，其爲病喘而咳嗽，氣少不足息，血失而顏色瘁，及瘧疾注下，火瀉咽乾中熱也。在天則有燔炳炎烈沸騰之變，在地則有物焦槁、水泉涸之化。火勝不已而必衰，衰則反被水乘，有雨冰雹旱霜寒之復也；故更見譫語狂亂，胸背痛之心肺病也。太淵，肺脈也。肺金之脈絕而不至，是爲肺絕，故主病難愈也。

雨溼大行太過土，腎水受邪腹中疼，體重煩冤意不樂，雨溼河衍涸魚生，風雨土崩鱗見陸，腹滿溏瀉苦腸鳴，足痿瘦痛竝飲滿，太谿腎絕命難存。

歲土太過、六甲年也，歲水不及、六辛年也。土太過則土恃強而乘水，水不及則母弱而水衰，無以制土，而土亦乘水。故土氣盛則雨溼大行，爲土太過之化。在人則腎水受邪，其爲病，四肢冷厥、腹中痛、體重、煩冤、意不樂也。在天則有雨溼數至之變，在地則有河衍涸澤生魚之化。溼勝不已而必衰，衰則反被木乘，有風雨大至，土崩鱗見於陸之復也，故更見腹滿、溏瀉、腸鳴、足痿瘦痛、飲滿之脾胃病也。太谿，腎脈也。腎水之脈絕而不至，是爲腎絕，故主命難存也。

清燥大行太過金，肝木受邪耳無聞，脇下少腹目赤痛，草木凋隕焦槁屯，甚則胸膺引背痛，肱脇何能反側身，喘咳氣逆而血溢，太衝脈絕命難生。

歲金太過、六庚年也，歲木不及、六丁年也。金太過則金恃強而乘木，木不及則母弱而火衰，無以制金，而金亦乘木。故金氣盛則清燥大行，爲金太過之化。在人則肝木受邪，其爲病耳聾無聞，脇下痛、少腹痛、目眥赤痛也。在天則有清燥肅殺之變，在地則有草木凋隕之化。燥勝不已而必衰，衰則反被火乘，有蒼乾、焦槁之復也。故更見胸膺引背、肱脇疼痛、不能轉側，喘咳、氣逆、失血之肝肺病也。太衝，肝脈也。肝木之脈絕而不至，是爲肝絕，故主命難生也。

寒氣大行太過水，邪害心火熱心煩，躁悸譫妄心中痛，天冰霜雪地裂堅，埃霧曚鬱寒雨至，甚則腫喘病中寒，腹滿溏鳴食不化，神門脈絕死何言。

歲水太過、六丙年也，歲火不及、六癸年也。水太過則水恃強而乘火，火不及則母弱而土衰，無以制水，而水亦乘火。故水氣盛則寒氣大行，爲水太過之化。在人則心火受邪，其爲病心煩躁悸，譫語妄言，心中熱痛也。在天則有雨水霜雪之變，在地則有凍裂堅剛之化。寒勝不已而必衰，衰則反被土乘，有埃霧朦鬱不散、寒雨大至之復也。故更見腫、喘、中寒，腹滿、溏瀉、腸鳴、飲食不化之腎脾病也。神門，心脉也。心火之脉絕而不至，是爲心絕，故主死也。

六氣客氣主病歌

少陰司天熱下臨，肺氣上從病肺心，燥行於地肝應病，燥熱交加民病生，喘咳血溢及血瀉，寒熱鼽嚏涕流頻，瘡瘍目赤嗌乾腫，厥心脅痛苦呻吟。

上文統論主運、主氣爲病，此則詳言六氣客氣尙主之病也。少陰君火司天，子午歲也。火氣下臨金之所畏，故肺氣上從而病心肺也。凡少陰司天，則陽明燥金在泉，故燥行於地而病肝也。是則知燥熱交加，民病喘咳，血下溢，血下泄，寒熱、鼽塞、噴嚏、流涕、瘡瘍、目赤、嗌乾、腫痛、心痛、脅痛，皆其證也。

太陰司天淫下臨，腎氣上從病腎陰，寒行於地心脾病，寒淫交攻內外淫，民病身重足跗腫，霍亂痞滿腹脹膜，肢厥拘急腳下痛，少腹腰疼轉動屯。

太陰淫土司天，丑未歲也。淫氣下臨水之所畏，故腎氣上從而病腎陰也。凡太陰司天，則太陽寒水在泉，故寒行於地而病心脾也。是知寒淫內外交攻，民病身重，足跗腫，霍亂，痞滿，腹脹，四肢厥逆拘急，腳下痛，少腹痛，腰痛難於動轉，皆其證也。

少陽司天火下臨，肺氣上從火刑金，風行於地肝木勝，風火爲災是乃因，民病熱中咳失血，目赤喉痺聲眩瞑，瘡瘍心痛瞤瘛冒，暴死皆因臣犯君。

少陽相火司天，寅申歲也。火氣下臨金之所畏，故肺氣上從而病肺也。凡少陽司天，則厥陰風木在泉，故風行於地，木勝則病在肝，是則知風火爲災，民病熱中，咳而失血，目赤，喉痺，耳聾眩瞑、瘡瘍，心痛、瞤動，瘛瘲，昏冒，皆其證也。暴死者，是三之客氣，相火加臨君火，以臣犯君故也。

陽明司天燥下臨，肝氣上從病肝筋，熱行於地心肺害，清燥風熱互交侵，民病寒熱咳臏鬱，掉振筋痿力難伸，煩冤脅痛心熱痛，目痛眥紅小便纁。

陽明燥金司天，卯酉歲也。燥氣下臨木之所畏，故肝氣上從而病肝筋也。凡陽明司天，則少陰君火在泉，故熱行於地而病肺心也。是則知清燥風熱交侵，民病寒熱而咳，胸鬱膹滿，掉搖振動，筋痿無力，煩冤抑鬱不伸，兩脇心中熱痛，目痛眥紅，小便絳色，皆其證也。

太陽司天寒下臨，心氣上從病脉心，溼行於地脾肉病，寒溼熱內去推尋，民病寒中終反熱，癰疽火鬱病纏身，皮痛肉苛足痿軟，濡瀉滿腫乃溼根。

太陽寒水司天，辰戌歲也。寒氣下臨火之所畏，故心氣上從而病心脉也。凡太陽司天，則太陰溼土在泉，故溼行於地而病脾肉也。是則知寒溼熱氣相合，民病始爲寒中終反變熱，如癰疽一切火鬱之病，皮痛痺而重著，可苛不用不仁，足痿無力，溼瀉腹滿身腫，皆其證也。

厥陰司天風下臨，脾病上從脾病生，火行於地冬溫病，風火寒溼爲病民，耳鳴掉眩風化病，腹滿腸鳴飧瀉頻，體重食減肌肉痿，溫厲爲災火化淫。

厥陰風木司天，巳亥歲也。風氣下臨土之所畏，故脾氣上從而病脾也。凡厥陰司天，則少陽相火在泉，故火行於地而病溫也。是則知風火寒溼雜揉，民病耳聾，振掉，眩運，腹滿腸鳴，完穀不化之飧瀉，體重食減，肌肉痿瘦，皆其證也。

運氣當審常變歌

未達天道之常變，反謂氣運不相應，既識一定之常理，再審一定變化情，任爾百千雜合病，要在天時地化中，知其要者一言畢，不得其旨散無窮。

近世醫者，皆謂五運六氣與歲不應，置而不習，是未達天道之常變也。時之常者，如春溫、夏熱、秋涼、冬寒也。日之常者，早涼、午熱、暮溫、夜寒也。時之變者，春不溫、夏不熱、暑不蒸①、秋不涼、冬不寒也。日之變者，早溫、午寒、暮涼、夜熱也。但學醫者，欲達常變之道，先識一定主客之理，次審不定變化卒然之情，然後知百千雜合之氣爲病，俱莫能逃天時地化之理也。雖或有不應，亦當審察與天時何時、地化何化、人病何病相同，即同彼時、彼化、彼病而施治之，乃無差謬。此知其要者，一言而終也。爲醫者可不於運氣中一加意焉？

---

① 蒸，原作"烝"，據文義改。

衝陽諸脉穴位

衝陽穴，在足跗上五寸，去陷骨二寸骨間動脉。

太淵穴，在手掌後內側，橫紋頭動脉中。

太谿穴，在足內踝後五分，跟骨上動脉陷中。

太衝穴，在足大指本節二寸間，動脉應手陷中。

神門穴，在手掌後銳骨端陷中。

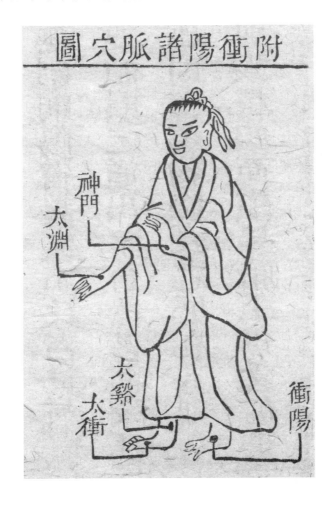

運 氣 論

嘗讀《內經》至《天元紀論》七篇，推申運氣，玄蘊難窺，未嘗不
廢書三歎也。夫是天地之綱紀，變化之淵源，非通於大易洪範、曆元律
法之說者，其敢橫心以解，矢口而談哉！無惑乎當今之人置而弗講久矣！
先哲有言曰：“不明五運六氣，簡徧方書何濟。”如經文所載，尺寸反，
左右交，指下稍爾不明，生死何從臆斷。業已志醫，可不沉思力索乎？
總其大綱，在五運之太過不及；而勝復所以生也。太過者其氣勝，勝而
無制，則傷害甚矣。不及者其氣衰，衰而無復，則敗亂極矣。此勝復循
環之道，出乎自然者也。故其在天則有五星運氣之應，在地則有萬物盛
衰之應，在人則有臟腑疾病之應。如木強勝土，則歲星明而鎮星腤，土
母受侮，子必復之，故金行伐木以救困土，則太白增光，歲星反晦也。
凡氣見於上，則災應于下，宿屬受傷，逆犯必甚，五運互爲勝復，其氣
皆然。在病如木勝肝強，必傷脾土，肝勝不已，燥必復之，而肝亦病矣；
燥勝不已，火必復之，而肺亦病矣。此五臟互爲盛衰，其氣亦皆然也。
夫天運之有太過不及，即人身之有虛實也。惟其有虛而後強者勝之，有
勝而後承者復之。無衰則無勝矣，無勝則無復矣。無勝無復，其氣和平，
焉得有病？恃強肆暴，元氣泄盡，焉得無虛？故曰：“有勝則復，無勝則
否。勝微則復微，勝甚則復甚。勝復之微甚，繇變化之盛衰。”故經之所
載天時地化人事，至詳至備，蓋以明其理之有合也。即如周易三百八十
四爻，乃開明易道之微妙而教人。因易以求理，因象以知變。故孔子曰：
“書不盡言，言不盡意。”此其大義，正與《本經》相同。夫天道玄微，
本不易測。及其至也，聖人有所不知。故凡讀《易》者，當知易道有此
變，不當曰變止于此也。讀運氣者，當知天道有是應，不當曰應盡于是
也。今姑舉其大略。或疫氣徧行，而一方皆病風熱。或清寒傷藏，則一
時皆犯瀉利。或痘疹盛行，而多凶多吉，期合不同。或疔毒徧生，而是
陰是陽，每從其類。或氣急咳嗽，一鄉並興。或筋骨疼痛，人皆道苦。

或時下多有中風。或前此盛行痰火。諸如此者，以眾人而患同病，謂非運氣之使然歟！至其精微，則人多陰受，而識者爲誰。夫人殊稟賦，令易寒暄，利害不侔，氣交使然。故凡以太陽之人，而遇流衍之氣，以太陰之人，而逢赫曦之紀，强者有制，弱者遇扶，氣得其平，何病之有！或以强陽遇火，則炎烈生矣。陰寒遇水，則冰霜至矣。天有天符，歲有歲會，人得無人和乎！能先覺預防者，上智也。能因機辨理者，明醫也。既不能知而且云烏有者，下愚也。然運氣亦有不可泥者，如肝木素虛，脾氣太盛，而運值太角，肝氣稍實，脾氣方平。五臟類然。又內外兩因，隨時感觸，雖當太過之運，亦有不足之時；不及之運，亦多有餘之患。倘執而不通，能無損不足而益有餘乎！況歲氣之在天地，亦有反常之時。故冬有非時之溫，夏有非時之寒，春有非時之燥，秋有非時之煖，犯之者病。又如春氣西行，秋氣東行，夏氣北行，冬氣南行。卑下之地，春氣常存；高阜之境，冬氣常在；天不足西北而多風，地不滿東南而多溼。又況百里之內，晴雨不同；千里之外，寒暄各別，則方土不同而病亦因之，此皆法外之道也。若不知常變之道，盛衰之理，主客承制之位，每每鑿經文以害經意，徒欲以有限之年辰，概無窮之天道，隱微幽顯，誠非易見，管測求全，誠亦陋矣。復有不明氣化，如馬宗素之流，假仲景之名，以爲《傷寒鈐法》等書，用運氣之更遷，擬主病之方治，拘滯不通，斯爲大謬。又有偏執己見，不信運氣，蓋亦未精思耳。是以通于運氣者，必當順天以察運，因變以求氣，如杜預之言曆曰："治曆者當順天以求合，非爲合以驗天。"知乎此而後可以言曆。運氣之道，獨不然哉。若徒爾紛紜，執有執無，且疑且信，窂一成之見、圓機之用者，未足與議也。

脉　源①

崔紫虛所著《四言脉訣》，由來尚矣。删補之者，爲李月池氏，更名

---

① 原無，據目錄補。

《四言舉要》。予取兩刻而損益之，或繁或簡，期合於理而已，敢曰崔、李之功臣哉。

脉爲氣乎？而氣爲衛。衛行脉外，則知非氣矣。脉爲血乎？而血爲營。營行脉中，則知非血矣。脉爲經隧乎？而經隧實繁，則知非經隧矣。善乎，華元化云："脉者，氣血之先也。"蓋人之身，惟是精與氣與神三者，精氣即血氣，氣血之先，非神而何？人非是神無以主宰血氣，保合太和，流行三焦，灌溉百骸。故脉非他，即神之別名也。明乎此，則氣也、血也，渾淪條析；所謂氣如橐籥，血如波瀾，一升一降，以成其用，而脉道成矣。

《難經·一難》曰："十二經皆有動脉，獨取寸口，何謂也？扁鵲曰：'寸口者，脉之大會，手太陰之動脉也。'"以肺爲五臟六腑之華蓋，布一身之陰陽，居於至高之位，凡諸臟腑皆處其下，肺系上連喉嚨吭嗌，以通呼吸。肺主一身之氣，氣非呼吸不行，脉非肺氣不布故耳。然《素問·五臟別論》曰："帝曰'氣口何以獨爲五臟主'，岐伯曰'胃者，水穀之海，六腑之大源也。五味入口藏於胃，以養五臟氣，氣口亦太陰也。是以五臟六腑之氣味，皆出於胃，變見於氣口'。"其義又所重在胃矣，細思之而理則一也。氣口本屬太陰，而曰"亦太陰也"，蓋氣口屬肺，手太陰也，布行胃氣，則在於脾足太陰也。按《靈樞·營衛生會篇》曰："穀入於胃，以傳於肺，五臟六腑，皆以受氣。"《厥論》曰："脾主爲胃行其津液者也。"《素問·經脉別論》曰"飲入於胃，游溢精氣，上輸於脾，脾氣必歸於肺，而後行於臟腑營衛"，所以氣口雖爲手太陰，而實即足太陰脾所歸，故曰"氣口亦太陰也"。乃知五臟六腑之氣，亦皆由胃入脾，由脾入肺，此地道卑而上行也。由肺而分布於臟腑，此天道下濟而光明也。土居中而爲金之母，係諸脉之根；肺居高而爲君之象，布諸脉之令；故曰肺朝百脉，而寸口爲之大會，猶水之朝宗於海也。又考氣口即寸口也。肺主諸氣，氣之盛衰見於此，故曰氣口。脉出太淵，共長一寸九分，故曰寸口。又肺朝百脉，脉之大會聚於此，故曰脉口。其實一也。吳草廬曰："醫者於寸、關、尺，輒名之曰此心脉、此肺脉、此肝脉、此脾脉、此腎脉者，非也。五臟六腑凡十二經，兩手寸、關、尺者，手太陰肺金之一脉也。分其部位以候地藏之氣耳。脉行始於肺，終於肝，而復會於肺，肺爲氣出之門户，故名曰氣口，而爲脉之大會，以占一身焉。"李時珍曰："兩手六部，皆肺之經脉也，特取此以候五臟六腑之氣耳，非五臟六腑所居之處也。"《靈樞》《素問》《難經》載十二經脉有走於手而不從三部過者，如手陽明大腸經，起大指次指之端，從大指次指之間，盡處爲合谷一路，爲臂之上廉，入肘外，上肩面終迎香，以交於足陽明胃經也，與右寸無干。足陽明胃經之脉，起於鼻之交頞中，下行屬胃，絡大腸，至足，而終於厲兑足大指端，以交於足太陰脾經也，與右關無干。足太陰脾經之脉，起於足之大指之端，行端於膻中，以交於手少陰心經也，與右關無干。手少陰心經之脉，起於心中，下絡小腸，其支者循臑下，下肘内後廉小指一路，終於小指之端即少衝穴，以交於手太陽小腸經也，與左寸無干。手太陽小腸之脉，起於小指之端，循臂外側，左右交於兩肩，下屬小腸，上行於頭，絡於顴而終於耳中即聽宫穴，以交於足太陽膀胱經也，與左寸無干。足太陽膀胱之脉，起於目内眥，下行絡腎，屬膀胱，終於足小指至陰穴，以交於足少陰腎經也，與左尺無干。足少陰腎經之脉，起於足小指，上行循喉嚨，挾舌本，注於膻中，以交於手厥陰心包絡經也，與左尺無干。手厥陰心包絡經之脉，起於胸中，屬心下之包絡，入肘内之曲澤穴，行臂兩筋之間，入掌中，循中指出其端而終，以交於手少陽三焦經也。脉行中指一路，與左尺無干。手少陽三焦之脉，起於小指次指之端即無名指，行臂外兩骨之間，下絡膀胱，其支者從膻中而止，上終於絲竹宫，而交於足少陽膽經也。小指一路，亦與右尺無干。足少陽膽經之脉，起於目鋭眥，下胸中，絡膽屬肝，入足小指次指之間，其支者自足跗出大指端，以交於足厥陰肝經也。足厥陰肝經之脉，起於足大指叢毛之際，循陰器，屬膽絡肝，上貫膈，循喉嚨之後，上入頏顙，連目系出額，其支者從目系下行至中脘，以交於手太陰肺也。則足之少陽、厥陰，皆不行於手。惟有肺脉起於中焦，循臂内，上魚際，終於大指之端即少商穴，其支者從腕後臂骨盡處爲腕，出大指次指之端，以交於大腸經也。乃知此，經正屬寸口，肺之動脉所行之處也。至如諸經動脉，各從所行之處。手陽明大腸動脉合谷<small>在手大指次指岐骨間</small>，手少陰心脉動極泉<small>在臂內腋下筋間</small>，手太陽小腸脉動天窗<small>在頸側大筋間曲頰下</small>，手少陽三焦脉動木髎<small>在耳前</small>，手厥陰心包絡脉動勞宮<small>在掌中，屈中指無名指盡處是</small>，足太陽膀胱脉動委中<small>在膝骨約紋裏</small>，足少陰腎脉動太谿<small>在踝后跟骨上</small>，足太陰脾脉動衝門<small>在期門下尺五寸</small>，足陽明動脉動衝<small>足大指次指陷中爲内庭，上內庭五寸是</small>，足厥陰肝脉動太衝<small>足大指本節後二寸</small>，足少陽膽脉動聽會<small>在耳前陷中</small>。夫諸經脉之動，各自不同，況不盡行於三部，僞訣胡爲漫無分疏乎？《難經·二難》雖言尺寸，其意以關爲界，從關至魚際爲一寸，爲陽，陽得寸內之九分；從關至尺澤爲一尺，爲陰，陰得尺中一寸；乃以陰陽而言，未嘗分經絡也。然則臟腑果何藉以診乎？經不云乎，"呼出心與肺，吸入腎與肝。呼吸之間，脾受穀味也"。脉之盛衰本於胃，出入由於肺。胃氣如物之有輕重，肺氣如物之輕重者權衡以平也。如僞訣即以某部爲某經，其鑿甚矣。

　　脉之行於十二經絡者，即手足三陰三陽之經脉也。《難經·二十三難》曰："經脉十二，絡脉十五，何始何窮也？然，經脉者，行血氣，通陰陽，以榮衛於一身者也。其始中焦注手太陰肺，手太陰肺注手陽明大腸，手陽明大腸注足陽明胃，足陽明胃注足太陰脾，足太陰脾注手少陰心，手少陰心注手太陽小腸，手太陽小腸注足太陽膀胱，足太陽膀胱注足少陰腎，足少陰腎注手厥陰心胞，手厥陰心胞注手少陽三焦，手少陽三焦注足少陽膽，足少陽膽注足厥陰肝，足厥陰肝還復注手太陰，是謂一周也。"

　　身形之中，有營氣，有衛氣，有宗氣，有臟腑之氣，有經絡之氣，各爲區分。其所以統攝臟腑、經絡、營衛，而令充滿無間，環流不息於通體者，全恃胸中大氣爲之主持。大氣之説，嘗一言之。《素問·五行運大論》曰："黃帝問地之爲下否乎？岐伯曰：'地爲人之下，太虛之中者也。'曰：'馮乎？'曰：'大氣舉之也。'"可見太虛寥廓，而能充周磅礴，包舉地之全體者，莫非氣也。故四虛無着，然後寒暑燥溼風火之氣，入地中而生化。設不由大氣包地於無外，則地之崩墜震動，且不可言，胡以巍然中處，而永生其化耶！人身亦然。五臟六腑，大經小絡，晝夜循環不息，必賴胸中大氣斡旋其間。大氣一衰，出入廢而升降息矣。神機化滅，立見危殆。或謂大氣即膻中之氣，所以膻中爲心主，宣布政令，臣使之官。然而參之天運，膻中臣使，但可盡寒暑燥溼風火六入之職，必如太虛沕穆，無可名象，包舉地形，永奠厥中，始爲大氣。膻中既稱臣使，是有其職，未可言大氣也。或謂大氣即宗氣之別名。宗者，尊也，主也，十二經脉奉之爲尊主也。詎知宗氣與營氣、衛氣分爲三隧，既有隧之可言，即同六入地中之氣，而非太虛之比矣。膻中之診，即心包絡；宗氣之診，在左乳下。原不與大氣混診也。然則大氣如何而診之，《内經》標示昭然，而讀者不察耳，其謂"上附上，右外以候肺，内以候胸中"者，正其診也。肺主一身之氣，而治節行焉。包舉無外之氣於人身者，獨由胸中之肺，故分其診於右手主氣之天部，朝百脉而稱大會也。

十二經脉歌

手太陰肺中焦生此言十二經脉始手太陰經肺脉，由中焦起。中焦者，中脘也，在臍上四寸，下絡大腸還胃騰絡，似網也，如今人結線爲絡以絡物也；絡大腸者肺與大腸相表裏也；還，反也；還胃騰者，謂下絡大腸反轉上巡胃之上口；胃上口，即賁門，在臍上五寸，上膈屬肺從肺系膈，隔也，凡人心下有膈膜，一層前齊鳩尾；鳩尾即胸前人字處，後齊背脊十一椎周圍，著脊所以遮膈濁氣，不使上熏心肺也；上膈屬肺者，既上膈膜，肺所屬矣；肺系者，喉嚨也，喉以候氣，下接于肺，即喉管也，橫出腋下臑内行謂肺脉直行至肺系，即從肺系橫出腋下，下循臑内肩後之下，爲髆肩下，脅上爲腋，髆下對腋處爲臑，肩肘之間也，前于心與心包脉謂手少陰心經、手厥陰心主包絡經、手太陰肺經，二經皆行臑内，此手太陰經肺脉，在心與包絡兩經之間，即内前廉也，達肘臂上骨下廉臑盡處爲肘，肘以下爲臂廉隅也，側也，邊也，上骨下廉者謂臂内之骨，骨有正輔，二根其在下者而形體長大。連肘尖者，爲正骨，其在上者而形體短細，爲輔骨。此言上骨下廉者，乃在上骨之下廉也，**遂入寸口循魚際**手掌後高骨旁，動脉爲關，關前動脉爲寸口，寸口之前，大指本節之後，其肥肉隆起者，統謂之魚，魚際乃其閒之穴，名循巡也，**大指內側爪甲根**分內外側，法以兩手覆棹，左手指爪甲，右邊爲內側，左爲外側；右手指爪甲，左邊爲內側，右爲外側。手足十指皆同爪甲根，即少商穴，在手大指爪甲根內側，離爪甲一韭葉，是其穴也，**支絡還從腕後出**支者，如木之有枝，以其自直行之脉而旁行也。絡者，脉之大隧，爲經交，經者爲絡，與前絡大腸之絡同字不同義也。腕者，臂盡處也，**過次指交陽明經**蓋本經經脉雖終于大指之端，而絡脉之行從腕後列缺穴，交于手之次指陽明經大腸脉也。**肺經多氣而少血**此以下皆言肺經之病，若肺經之病須知多氣少血，**動則脹滿肺氣越**此言肺經動穴，驗病肺主氣，故脹滿乃肺氣發越也，**喘急咳嗽缺盆痛**肩下橫骨陷中名缺盆，陽明胃經穴也，**兩手交瞀爲臂厥**瞀，亂也。兩手交瞀者，謂兩手瞀瞀，乃臂氣厥逆，是皆肺經所生之病也。**肺或合經咳上氣**或出本經，或由合經，**喘渴煩心胸滿結**喘渴乃金不生水煩心，心脉上肺，胸滿，肺脉貫膈而布胸中，**臑臂痛在內前廉**臂痛有六道經絡，究其痛在何經絡之間，分別之法，以兩手伸直，其臂貼身，垂下大指，居前小指，居後其臂。臑之前廉痛者，屬陽明經，後廉痛者，屬太陽經，外廉痛者，屬少陽經，內廉痛者，屬厥陰經，內前廉痛者，屬太陰經，內後廉痛者，屬少陰經。此云內前廉痛者則知是手太陰肺經之病也。**爲厥或爲掌中熱**厥者，逆氣甚也，或爲掌心熱者，掌中心即勞宮穴，屬心主包絡，而肺經本脉原不循掌心絡肺脉行少陰心與厥陰心主之前若肺經，賊邪猖厥之甚，充溢掌心，故或有掌心熱也，**肩臂痛是氣有餘，小便數欠或汗出**肩臂痛者，絡脉交于手而上肩，氣有餘者，乃風寒邪氣有餘也。小便數欠者，小便頻而短也；汗出者，肺主皮毛，風邪從皮毛而出也，**氣虛亦痛溺色變**氣虛亦痛者，正氣不足，肩臂寒痛溺色變者，邪及子也，**少氣不足以接息**口內出氣爲呼，入氣爲吸，一呼一吸爲一息。肺氣虛弱者，則氣不能相接也。

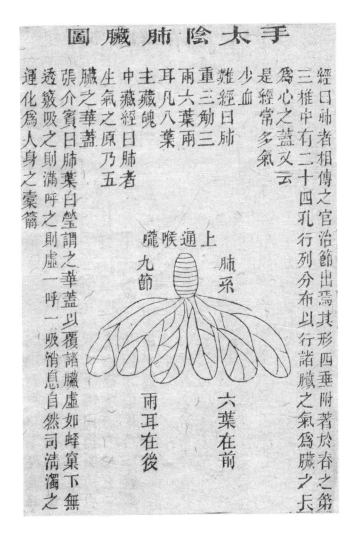

手太陰肺臟圖

經曰肺者相傳之官治節出焉其形四垂附著於脊之第三椎中有二十四孔行列分布以行諸臟之氣為臟之長為心之蓋又云是經常多氣少血

難經曰肺重三勉三兩六葉兩耳凡八葉主藏魄

中藏經曰肺者生氣之原乃五臟之華蓋

張介賓曰肺葉白瑩謂之華蓋以覆諸臟虛如蜂窠下無透竅吸之則滿呼之則虛一呼一吸消息自然司清濁之運化為人身之橐籥

上通肺系
嚨喉九節
六葉在前
兩耳在後

經曰：肺者，相傳之官，治節出焉。其形四垂附著於脊之第三椎中，有二十四孔行列分布以行諸臟之氣，為臟之長為心之蓋。又云：是經常多氣少血。《難經》曰：肺重三勉三兩，六葉兩耳，凡八葉主藏魄。《中藏經》曰：肺者生氣之原，乃五臟之華蓋，張介賓曰：肺葉白瑩，謂之華蓋，以覆諸臟，虛如蜂窠，下無透竅，吸之則滿，呼之則虛，一呼一吸悄息自然，司清濁之運化，為人身之橐籥。

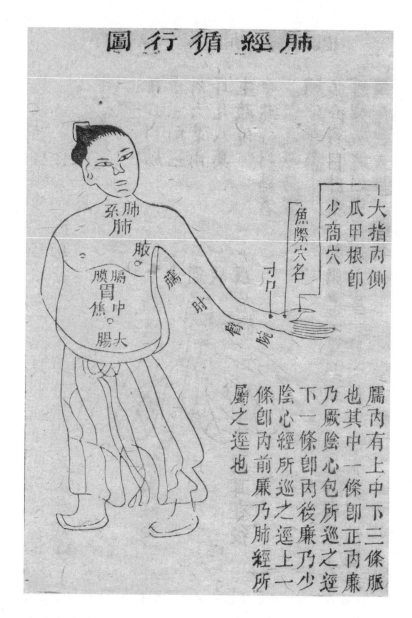

肺經循行圖

系肺
肺
腋
膈 膊
顑胃 肘
焦 中 大
腸 臂
腕
寸口

魚際穴名

大指內側
瓜甲根卽
少商穴

臑內有上中下三條脈
也，其中一條卽正內廉
乃厥陰心包所巡之逕
下一條卽內後廉，乃少
陰心經所巡之逕上一
條卽內前廉，乃肺經所
屬之逕也

　　臑內有上中下三條脉也，其中一條卽正內廉，乃厥陰心包所巡之逕；
下一條卽內後廉，乃少陰心經所巡之逕；上一條卽內前廉，乃肺經所屬
之逕也。

手陽明經大腸脉此言大腸經脉氣之行乃爲第二經也，次指内側起商陽次指即食指，商陽穴名在次指爪甲内側，從指上廉出合谷合谷，穴名，俗名虎口，兩骨兩筋中間藏兩骨兩指岐骨兩筋，手背上側，腕中名陽谿穴，上臂入肘行臑外謂脉行臑外之前廉，肩髃前廉拄骨旁肩端兩骨間爲髃骨，其骨有曰含納臑骨者是也，其處一名肩解，俗名肩頭，其肩後成片如翅者名肩胛，亦名肩膊，俗名版骨。拄骨者，一名髃子骨，橫臥於兩肩之前，其兩端外接肩解，即頭下兩邊橫骨是也，會此下入缺盆内缺盆，即頭下橫骨上陷中，六陽經皆會此入缺盆，絡肺下膈屬大腸肺與大腸相表裹。支自缺盆上入頸經脉從缺盆而下絡肺，其支脉又自缺盆上行于頸，斜貫兩頰下齒當耳前下曲處爲頰，與下牙床骨交接之處也，夾口人中交左右人中，即鼻下溝血交左右者，自缺盆上貫於頰下，入下齒縫中復出，夾口兩吻相交于人中之内，左脉往右，右脉往左，上挾鼻孔盡迎香於人中左右上行挾鼻孔兩旁即迎香穴，而交陽明胃經也。大腸血盛氣亦盛，及其動穴而驗病。下齦齒痛屬大腸下齦，下牙根也，頸腫支脉過其逕支脉循頸上行。是主津液病所生大腸生津，目黃口乾衄衄困目黃，大腸内熱，口乾無津液，衄鼻水，衄鼻血。喉痺痛及肩前臑，虎口次指不能應不能應者，不隨人用，皆經脉所過之處病也。

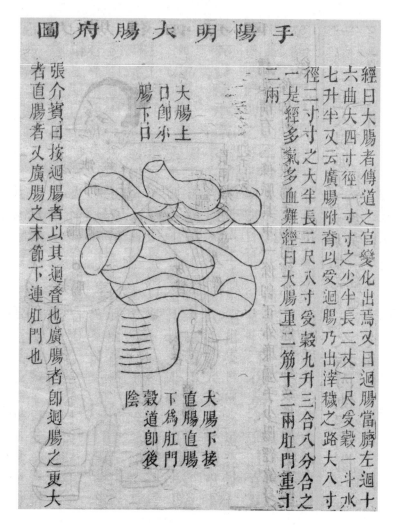

手陽明大腸府圖

經曰大腸者傳道之官變化出焉又曰迴腸當臍左迴十六曲大四寸徑一寸寸之少半長二丈一尺受穀一斗水七升半又云廣腸附脊以受迴腸乃出滓穢之路大八寸徑二寸寸之大半長二尺八寸受穀九升三合八分合之一是經多氣多血難經曰大腸重二筋十二兩肛門重十二兩

大腸土口郎光腸下口

張介賓曰按迴腸者以其迴疊也廣腸者即迴腸之更大者直腸者又廣腸之末節下連肛門也

大腸下接直腸直腸下為肛門穀道即後陰

經曰：大腸者，傳道之官，變化出焉。又曰：迴腸當臍左迴十六曲，大四寸，徑一寸，寸之少半，長二丈一尺受穀一斗，水七升半。又云：廣腸附脊以受迴腸。乃出滓穢之路大八寸，徑二寸，寸之大半，長二尺八寸受穀九升，三合八分，合之一是經多氣多血。《難經》曰：大腸重二筋十二兩，肛門重十二兩。

張介賓曰：按迴腸者，以其迴疊也。廣腸者，即迴腸之更大者。直腸者，又廣腸之末節，下連肛門也。

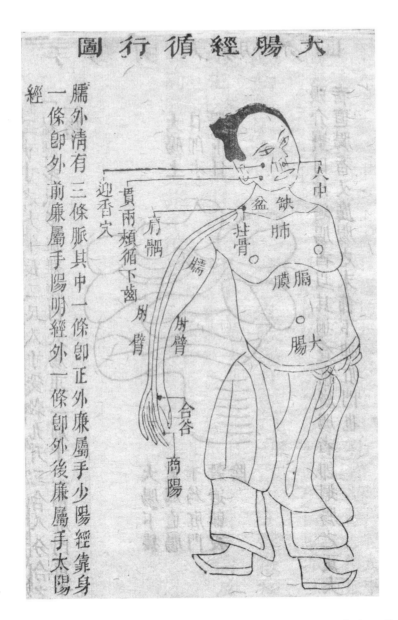

大腸經循行圖

臑外清有三條脈其中一條即正外廉屬手少陽經靠身一條即外前廉屬手陽明經外一條即外後廉屬手太陽經

人中
缺盆
肺
臑䯏
膈
大腸
貫兩頰循下齒
迎香穴
肩髃
扶骨
臑
肘臂
朋臂
合谷
商陽

臑外清有三條脈，其中一條即正外廉，屬手少陽經，靠身一條即外前廉，屬手陽明經，外一條即外後廉，屬手太陽經。

足陽明胃鼻頞起此言胃經脉氣之行乃爲第三經也。頞，鼻莖也，一名山根，蓋足陽明經，受手陽明之交，起于鼻之兩旁，迎香穴上行而左右相交于頞中，過睛明之分，睛明，即目窠下循鼻外，下循鼻外入上齒，環脣夾口交承漿謂循鼻外，入上齒中，還出夾口兩吻，環繞脣下左右，相交于承漿穴。承漿穴在下脣陷中，頤後大迎頰車裏腮下爲頷，頷下爲頤，大迎頷下穴名頰車，即下牙骨與上牙骨合鉗處。耳前髮際至額顱謂從頰車而上，耳前髮際以至額顱，額顱即眉上前髮際之下，支下喉嚨缺盆底謂經脉上行至額顱，而支脉下行喉嚨缺盆底，過膈屬胃絡脾宮脾與胃相爲表裏，又直下乳挾臍中謂支脉已下，缺盆內絡脾宮，此又言直行之脉，從缺盆下乳內廉挾臍入氣街。支起胃口循腹裏，合前挾臍抵氣衝此又一支脉起于胃口，下循腹裏與前屬，胃絡脾至氣衝合爲一矣。氣衝穴，名在臍下，離中行開二寸，腿上橫骨上一寸，其處名氣街。遂由髀關下膝臏謂合于氣衝而下髀關抵伏兔，下入膝臏，膝上上一尺一寸爲髀關下，髀關下六寸爲伏兔，膝臏，即膝蓋也。臏骨形圓而扁，內面有筋，上過大腿至于兩脇，下過骱骨至于足背。循脛足跗中趾通膝下踝上爲脛，一名臁，一名足骭，一名足骱，其內有骨二根，在前者名骭骨，其形粗；在後者名輔骨，其形細。足跗者，足背也，趾者，足之指也，名以趾者，以別于手之指也。支從中趾入大趾，屬兌之穴經盡矣屬兌穴在足之大趾之次，趾之端，去爪甲角如韭葉許是也，至此而交于足太陰脾經也。胃經多氣復多血，振寒呻欠面顏黑謂陽明經則洒洒振寒，善呻吟而呵欠，其顏則黑也。病至惡見火與人，忌聞木聲心惕忐《脉解篇》云：“陽明主肉，其脉血氣俱盛，邪客之則熱，熱甚則惡火。”又曰：“陽明厥則喘，而悗悗則惡人。”又曰：“胃者，土也，故聞木聲而驚土，惡木也。”閉戶塞牗欲獨處所謂閉戶獨處者，爲陰陽相薄也，陽盡而陰盛，故欲閉戶獨處也，甚則登高棄衣涉岐伯曰：四支者，諸陽之本也，陽盛則四支實，實則能登高也，熱盛于身，故棄衣而走也，賁響腹脹爲骭厥賁響腹脹因陽明火盛而與水相激，故有聲及脹也。足脛爲骭，其氣厥逆則從骭而厥，是皆陽明血分所生之病耳。狂瘧溫淫汗不歇此以下或出本經，或由合經，爲狂爲瘧爲汗，出皆由陽明之氣溫而淫佚，陽明熱甚則多汗也。鼽衄口喎並脣胗喎，口不正也，脣胗，脣瘍也，頸腫喉痺由過脉，大腹水腫循腹裏。膝臏腫痛本經切，又循膺乳下氣街氣街，即氣衝。髀骨伏兔俱痛徹，骭外足跗上皆疼。爲足中趾不能蹀不能蹀者，不能舉履也，按足痛亦有六道經絡，與手經分別相同，其足之前廉痛者，屬足陽明經，後廉痛者，屬足太陽經，外廉痛者，屬足少陽經，內廉痛者，屬足厥陰經，内前廉痛者，屬足太陰經，内後廉痛者，及足小趾之下連足心上，内踝入足跟中上端内，出膕内廉，股内皆痛，屬足少陰經也。**身前皆熱邪氣盛**陽明經行身之前。**胃熱善飢溺黄色**胃熱盛則消穀而善飢，溺黄色者，胃熱下入膀胱也。**正氣不足身前寒**，胃寒脹滿甚逼迫。

足陽明胃府圖

張介賓曰：胃之上口名曰賁門，飲食之精氣從此上輸於脾肺，宣布於諸脉。胃下口即小腸之上口，名曰幽門。經曰：脾胃者，倉廩之官，五味出焉。○又云：胃者，水穀氣血之海也。又云：胃大一尺五寸，經五寸，長二尺六寸，橫屈受水穀三斗五升，其中之穀當留二斗、水一斗五升而滿。又經：是經多氣多血。《難經》曰：胃重二觔一兩。

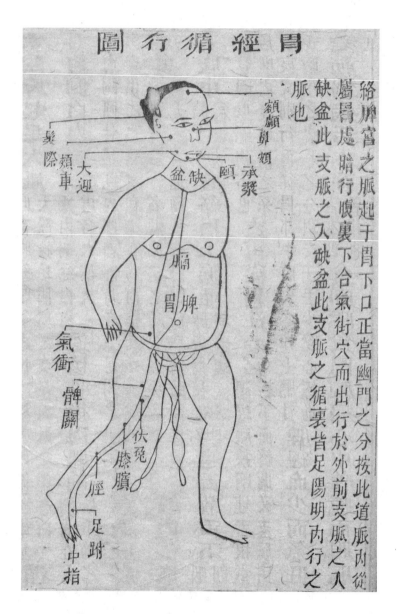

胃經循行圖

絡脾官之脈，起于胃下口，正當幽門之分，按此道脉內從屬胃處，暗行腹裏、下合氣街穴而出，行於外，前支脉之入缺盆，此支脉之入缺盆，此支脉之循裏皆足陽明內行之脉也。

太陰脾起足大趾此言脾經脉氣之行，乃爲第四經也，謂足太陰接足陽明之交，足大趾之端隱白穴，循趾内側白肉際大趾内側紅白肉際處名大都穴，過核骨後内踝前核骨在大趾本節之後，内側圓骨是也，内踝者，骱骨之下，足跗之上，兩旁突出之高骨也；在内者爲内踝，在外者爲外踝，上端循脛膝股裏腨，即足肚，一名臁腸，俗名臁包，肚股者，乃下身兩大支之通稱也，一曰腿前爲骭，腿後爲股，股内前廉入腹中臍上爲腹，屬脾絡胃上膈通脾與胃相爲表裏，挾咽連舌散舌下咽即食管，咽以嚥物下也，居喉之後爲胃之系。支再從胃注心宮謂經脉挾咽連舌根散舌下而終，此又支脉由腹哀穴别行，再從胃部中脘穴之外，上膈注于膻中之裏，心之分以交于手少陰心經也，脾經血少而氣旺，變動爲病舌本强舌本，即舌根也。食則嘔食胃脘痛，心中善噫而腹脹食則嘔食乃脾不化食也，胃脘痛者，脾脉絡胃也；善噫者，乃寒氣客于胃，厥氣從下而上散，復出于胃，故噫氣也；腹脹者，脾脉入腹中也。大便矢氣脾氣調大便矢氣者，大便失氣也。矢字乃古屎字也，矢氣者，俗言放屁也；脾氣調者，謂大便失氣乃脾氣輸泄而脾病將愈也。脾病身重不能搖身重者，脾主肌肉，肌肉受濕，故身重不能搖也。瘕泄水閉及黃疸瘕泄者，今時曰痢疾，水閉者，六元正紀大論云甚則水閉跗腫，言水畜于内而大小便閉也；黃疸者，身發黃也，皆脾濕所生之病也。煩心心痛食難消煩心者，脾脉注于心也，心痛者，非真心痛也，乃胃脘痛也；食難消者，脾主化也，脾不化食，不惟難消，甚則食不能下也。强立股膝内多腫脾主四肢也，不能臥者胃不和。

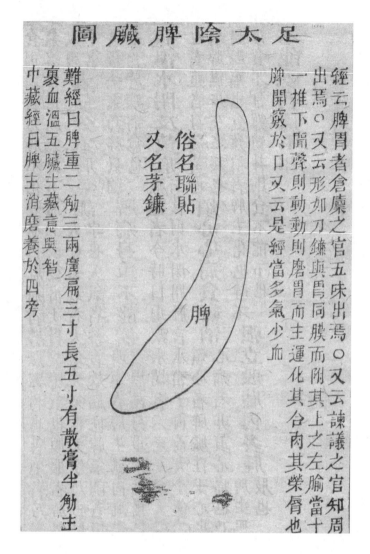

足太陰脾臟圖

經云：脾胃者倉廩之官五味出焉。○又云諫議之官知周出焉。○又云形如刀鐮與胃同膜而附其上之左膲當十一椎下聞聲則動動則磨胃而主運化其合肉其榮脣也脾開竅於口又云是經當多氣少血

俗名聯貼
又名茅鐮

脾

難經曰脾重二觔三兩廣扁三寸長五寸有散膏半觔主裹血溫五臟主藏意與智中藏經曰脾主消磨養於四旁

經云：脾胃者，倉廩之官，五味出焉。○又云：諫議之官，知周出焉。○又云：形如刀鐮，與胃同膜，而附其上之左膲。當十一椎下，聞聲則動，動則磨胃，而主運化，其合肉、其榮脣也。脾開竅於口。又云：是經當多氣少血。

《難經》曰：脾重二觔三兩。廣扁三寸，長五寸，有散膏半觔，主裹血，溫五臟，主藏意與智。《中藏經》曰：脾主消磨，養於四旁。

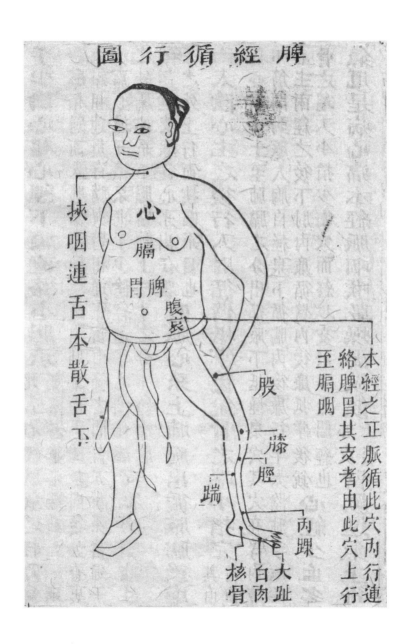

脾經循行圖

心

膈脾
胃。
腹哀

挾咽連舌本散舌下

股
膝
胻
踹

本經之正脈循此穴內行連絡脾胃其支者由此穴上行至膈咽

內踝
大趾
白肉
核骨

手少陰心起心經，下膈直絡小腸承此言心經脉氣之行，乃爲第五經也。心系有二，一則與肺相通而入肺大葉間，一則由肺葉而下曲折向後，竝脊裏細絡相連貫，脊髓與腎相通，正當七節之間，蓋五臟系皆通于心，而心通五臟系也。手少陰經起于心，循任脉之外，屬心系下膈當臍上二寸之分，下絡小腸。支脉挾咽繫目系謂其支脉從心系出任脉之外，上行而挾咽系目也，直脉心系上肺騰，出循腋臑後廉内。太陰心主之後行，入肘循臂抵掌後。鋭骨之端小指完其直者復從心系直上至肺臟之分出，循腋下抵極泉穴，其穴在臂内腋下筋間。動脉入胸，自極泉下循臑内後廉，行手太陰肺、手厥陰心主兩經之後，下肘内廉循臂内後廉抵掌後鋭骨之端，入小指少衝穴而終以交於手太陽經也，心經少血多氣厄，是病心痛本經脉。咽喉乾燥渴欲飲心火上炎，臂厥逆氣上行烈。或由本經或合經，爲目目黃爲痛脇。臑痛臂痛後廉痛目黃脇臑臂痛，皆經脉所過之處，心合包絡掌中熱掌中乃心包絡所屬，心爲君火，故痛同也。

手少陰心臟圖

經曰：心者君主之官神明出焉○又云心居肺下膈膜之上附著。脊之第五椎其合脉也其榮色也開竅於耳又曰開竅於舌。○又云是經少血多氣《難經》曰心重十二兩中有七孔三毛盛精汁三合主藏精

張介賓曰心象尖圓形如未開蓮花其中多孔多寡不同以導引天真之氣下無竅竅上通乎舌共有四系以逼四臟心外有赤黃脂膜裏之是為心包絡心外另有膈膜與脊脇週圍相著遮蔽濁氣不得上薰心肺所謂膻中也

肺系

心

脾系

肝系

腎系

經曰：心者，君主之官，神明出焉。○又云：心居肺下膈膜之上附著。脊之第五椎，其合脉也，其榮色也。開竅於耳。又曰：開竅於舌。○又云：是經少血多氣。《難經》曰：心重十二兩，中有七孔三毛，盛精汁三合，主藏精。

張介賓曰：心象尖圓形，如未閉蓮花，其中多孔多寡不同，以導引天真之氣，下無竅竅，上通乎舌，共有四系以通四臟。心外有赤黃脂膜裏之，是為心包絡。心外另有膈膜，與脊脇週圍相著，遮蔽濁氣，不得上薰心肺，所謂膻中也。

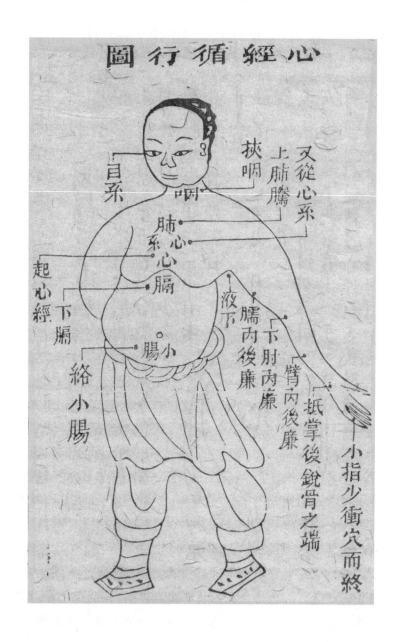

心經循行圖

又從心系
挾咽
上肺臘
目系
咽
肺系
心
膈
心
起心經
下膈
小腸
絡小腸
液下
臑內後廉
下肘內廉
臂內後廉
抵掌後銳骨之端
小指少衝穴而終

手太陽經小腸脉，小指之閒起少澤此言小腸經脉氣之行，乃爲第六經也。蓋手太陽經受手少陰之交，起于小指之端，端，秒也。小指之端外側即少澤穴也。循手上腕出踝中臂骨盡處爲腕，掌後腕上銳骨爲踝，直上臂骨肘内側。兩筋之閒臑外上，肩解肩胛左右列脊之兩旁爲膂，膂上兩角爲肩解，肩解後之下成片骨爲肩胛，經脉至此左右相交而上肩。交肩之上入缺盆，絡心又從咽下膈。過脘抵胃屬小腸謂交肩之上入缺盆，循肩向腋下行當膻中之分絡心，心與小腸相表裏，又循胃系下廉過脘抵胃，下行任脉之外，當臍上二寸之分，屬小腸矣，支出缺盆上頸頰。至目銳眥入耳中謂支脉從缺盆上頭，循頰抵顴髎穴，顴即面上兩旁高起大骨。顴髎穴，乃顴骨下廉陷中，又由顴上至目銳眥，目銳眥，即近耳之目，外角由目，外角入耳中聽宮穴而終，別支復循頰上頞目下爲頞。抵鼻至于目内眥目内眥即近鼻之目角，絡顴交足太陽接由目内眥斜絡于顴交足太陽經也。嗌痛頷腫頭難回嗌者，咽與喉二者合名爲嗌，頭難回者，乃項强不能顧也，肩似拔兮臑似折脉出肩解繞肩胛，故肩似拔而痛，脉循于臑，故臑似折而難舉。是主液所生病者小腸主液，耳聾目黃面腫頰耳聾者，脉入耳中，目黃者，支脉入目之銳眥，及内眥頰腫者，支脉上頰又別頰。頸項肩臑肘臂疼臑肘臂疼，其痛在手外，後廉皆經脉所過之處，小腸少氣多血責。

手太陽小腸腑圖

經云：小腸者，受盛之官，化物出焉。又云：小腸後附于脊前，附于臍上，左迴疊積十六曲，大二寸半，徑八分，分之少半，長三丈二尺，受穀二斗四升，水六升三合，合之大半。又云：小腸上口在臍上二寸近脊，水穀由此而入，復下一寸，外附於臍，爲水分穴。當小腸下口至是而泌清濁，水液滲入膀胱、滓穢入大腸。又云：是經多血少氣○。《難經》曰：小腸重二觔十四兩。

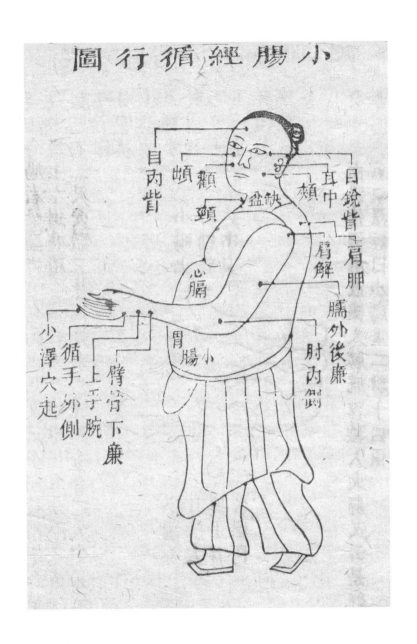

小腸經循行圖

足太陽經膀胱脉此言膀胱經脉氣之行，乃爲第七經也，目內眥上額交巓目大角爲內眥，頭前髮際下爲額巓，乃頭頂也。其頂內之骨，男子三叉縫，女子十字縫，一名天靈蓋，位居至高。內函腦髓，其形如蓋，以統全體者也。支者從巓至耳角此謂脉分支而行者，從巓抵耳上角，直者從巓絡腦間此又仍謂直行之脉從巓絡腦，腦即頭內髓也。還出下項肩膊內項前爲頸，頸後爲項，肩後之下爲膊，挾脊抵腰由膂旋臂之中間椎骨爲脊，脊旁爲膂，由膂旋者，謂挾脊兩旁，相去各一寸半，行十二腧等穴，由是抵腰中入循膂而絡腎。絡腎正屬膀胱府腎與膀胱相爲表裏，支則貫臀膕裏行其支行者從腰中循腰髖而下貫臀髖骨，即胯骨。髖骨一名機，又名髀樞，髀樞後爲臀，俗名髀股，臀膝後曲處爲膕。一支從膊別貫胛，下脊循髀入膕經其支別者，爲挾脊兩旁第三行相去各三寸，諸穴自天柱而下從膊內左右別行下貫胛脊，直下過髀樞，又循髀樞之裏而下，與前之膕裏行者相合。貫踹出踝京骨穴京骨穴在足外側白肉際處，小趾外側至陰全至陰穴在小趾外側，膀胱脉至此而終，以交于足少陰腎經也。血多氣少膀胱脉，頭痛脊痛腰如折。目似脫兮項似拔，膕如結兮踹如裂。痔瘧癲狂疾並生，目黃淚出鼽衄格。顖項背腰尻膕踹，病若痛時皆痛徹顖者，嬰兒頂骨未合，軟而跳動之處。字典云："説文曰'頭會，腦蓋也，象形'。魏校曰'頂門也，子在母胎，諸竅尚閉，惟臍內氣顖爲之通氣，骨獨未合，陰陽升降之道也'。"尻者，脊骨盡處爲尻，一名尾紙骨，即尻骨也，其形上寬下窄，上承腰脊，諸骨兩旁各有四孔，其末節名窮骨是也。以上諸病皆脉氣所經過處，邪氣爲之也。

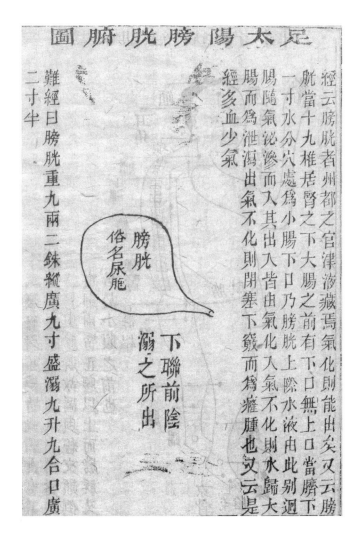

經云：膀胱者，州都之官，津液藏焉。氣化則能出矣。又云：膀胱當十九推，居腎之下、大腸之前，有下口無上口。當臍下一寸水分穴處，爲小腸下口，乃膀胱上際，水液由此別迴腸，隨氣泌滲而入，其出入皆由氣化入，氣不化則水歸大腸而爲泄瀉出，氣不化則閉塞下竅而爲癃腫也。又云：是經多血少氣。

《難經》曰：膀胱重九兩二銖，縱廣九寸，盛溺九升九合。口廣二寸半。

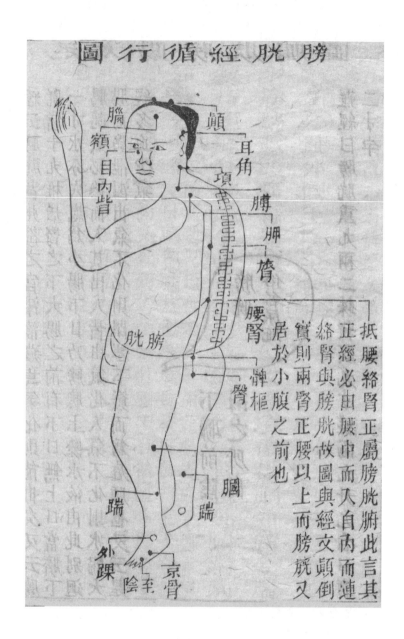

膀胱經循行圖

顖
腦
耳角
額
項
目內眥
膊
胛
膂
腰腎
膀胱
髀樞
臀
膕
踹
踹
外踝
陰至
京骨

抵腰絡腎正屬膀胱腑此言其
正經必由腰中而入自內而連
絡腎與膀胱故圖與經交頭倒
實則兩腎正腰以上而膀胱叉
居於小腹之前也

足腎經脉號少陰此言腎經脉氣之所行，乃爲第八經也，斜從小趾趨足心足心即湧泉穴，蓋足少陰脉起于足小趾之下，斜向足心之湧泉穴。出于然骨內踝後然骨①，穴名，在内踝前一寸，循跟上踹腨內升跟，足跟也。上股後廉上貫脊會于督脉之長强穴，屬腎下絡膀胱經腎與膀胱相爲表裏。直從腎貫肝上膈，入肺循喉挾舌奔其直行者，從腎處上行，貫肝上膈，入肺中，循喉嚨挾舌根而終。支又從肺絡心上，注于胸交手厥陰其支者，又從肺別出，繞心注胸內之膻中，以交于手厥陰心包絡經也。腎經多氣少血接，病飢不食面漆黑謂腎經動穴驗病，腹内雖飢而又不欲食；腹飢者，虛火盛也，不欲食者，脾氣弱也，面漆黑者，《靈樞》經曰"面如漆柴"，漆則腎之色，黑色形于外，腎將憊也；柴則言骨之形，腎主骨也，骨瘦如柴，腎亦敗矣。咳唾有血喝喝喘咳唾有血，脉又肺中則爲咳唾，中有血，腎主有損，喝喝喘者，脉入肺，循喉嚨挾舌本，火盛水虧之病，目䀮心懸坐起輒目䀮者，目無所見，乃水虧肝弱；心懸者，若飢狀，支脉從肺絡心；坐起輒者，坐而欲起，陰虛不能静也。善恐如人將捕之腎氣不足則善恐，心惕惕如人將捕之；《素問·陰陽應象論》云"腎在志爲恐，恐則傷腎"，咽腫舌乾兼口熱少陰火也。上氣心痛或心煩乃水火不濟，黄疸腸澼痿厥別黄疸乃女勞疸也；腸澼者，腎移熱于腸胃或便血或成痢也；痿者，骨痿也；厥者，下不足則上厥。脊股後廉之內痛，嗜臥足下熱痛切脊股後廉痛者，皆腎脉所經過之處；嗜臥者，乃骨痿則好臥也；爲足下熱痛者，腎脉起于足下湧泉穴也。

---

① 骨，原作"谷"，根據前文及《靈樞·脉度》改。《靈樞·脉度》："蹻脉者，少陰之别，起於然骨之後。"楊上善云："然骨在內踝下近前起骨是也。"

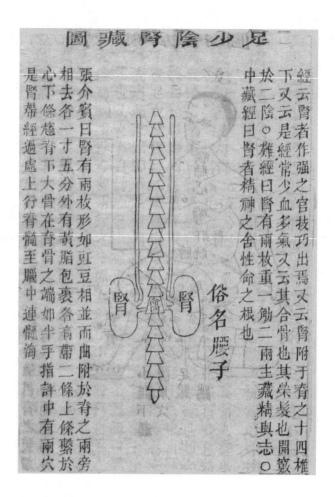

足少陰腎藏圖

經云腎者作强之官技巧出焉又云腎附于脊之十四椎下又云是經常少血多氣又云其合骨也其榮髮也開竅於二陰〇難經曰腎有兩枚重一觔二兩主藏精與志〇中藏經曰腎者精神之舍性命之根也

俗名腰子

腎　腎

張介賓曰腎有兩枚形如豇豆相並而曲附於脊之兩旁相去各一寸五分外有黃脂包裹各有帶二條上條繫於心下條趨脊下大骨在脊骨之端如半手指許中有兩穴是腎帶經過處上行脊髓至腦中連髓海

經云：腎者，作强之官，技巧出焉。又云：腎附于脊之十四椎下。又云：是經常少血多氣。又云：其合骨也，其榮髮也。開竅於二陰〇。《難經》曰：腎有兩枚，重一觔二兩，主藏精與志〇。《中藏經》曰：腎者，精神之舍，性命之根也。

張介賓曰：腎有兩枚，形如豇豆，相並而曲附於脊之兩旁，相去各一寸五分，外有黃脂包裹，各有帶二條。上條繫於心，下條趨脊下大骨，在脊骨之端如半手指許，中有兩穴，是腎帶經过處，上行脊髓至腦中，連髓海。

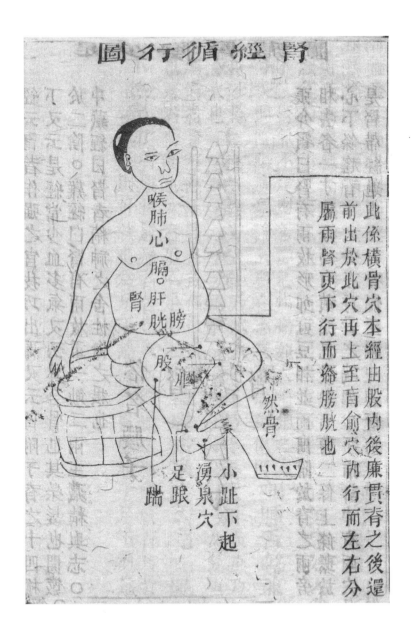

腎經循行圖

此係橫骨穴本經由股內後廉貫脊之後還前出於此穴再上至肓俞穴內行而在右分屬兩腎更下行而絡膀胱也

喉
肺
心
膈
肝
腎
胱
膀
股
腨
然骨
小趾下起
湧泉穴
足跟
踹

手厥陰經心主標，心包下膈絡三焦。起自胸中支出脇，下腋三寸臑內迢①。太陰少陰中間走，由肘下臂兩筋超②。入循掌心中指出，支過無名指內消此言心包絡經脉氣之行，乃爲第九經也。滑伯仁曰："心包絡，一名心主。"名曰心包絡者，乃包心之絡也，曰絡者，即前肺經註下所云絡似網也，如今人結線爲絡，以絡物也，蓋手厥陰心包絡之脉起于胸中，出屬心下，受足少陰腎經之交也，由是下膈而絡三焦，三焦與心包相爲表裏，此三焦即下焦命門也，命門主三焦，元氣分布上中下三焦也；又支者，自屬心包上循出脇下腋三寸，下循臑內，界于太陰肺經少陰心經，兩經之中間入肘中下臂，行臂兩筋之間，入掌中勞宮穴，循中指出其端，其支別者，循掌中從無名指出其端，而交于手少陽三焦經也。包絡少氣原多血，經脉動時手心熱手心熱者脉行掌心勞宮穴也。肘臂攣急腋下腫，甚則支滿在胸脇皆經脉所過處。心中憺憺時大動脉出心包心脉宜安靜而反動也，面赤目黃笑不歇心在聲爲笑。是主脉所生病者心主脉而脉生此病也，掌熱心煩心痛掣。

---

① 迢，原作"超"，據《脉理求真·汪昂訂十二經脉歌》改。
② 超，原作"飄"，據《脉理求真·汪昂訂十二經脉歌》改。

手厥陰心包絡圖

張介賓曰：心包一藏，《難經》言其無形。滑伯仁曰：心包一名手心，以藏象棱之，在心下橫膜之上。豎膜之下，其與橫膜相粘而黃脂裹者，心也。脂膜之外，有細筋膜如絲，與心肺相連者，心包也。此說爲是。凡言無形者非。

《靈蘭祕典論》有十二官，獨少心包一官，而有"膻中者，臣使之官，喜樂出焉"二句，今考心包藏居膈上，經始胸中，正直膻中之所，位居相火，代君行事，實臣使也。此一官，即此經之謂歟。

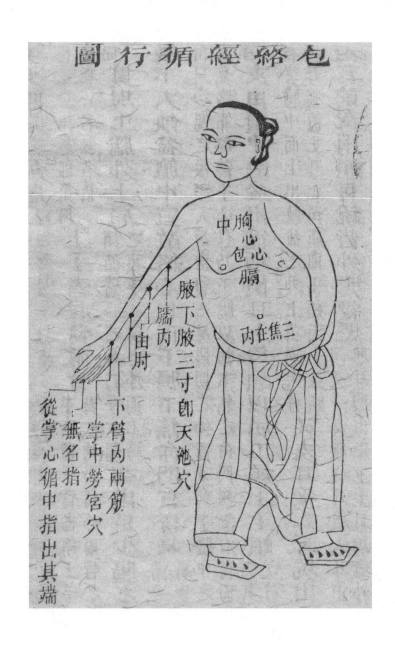

包絡經循行圖

胸中
心包
心
膈
三焦在內

腋下腋三寸卽天池穴

臑內
由肘
下臂內兩筋
掌中勞宮穴
無名指
從掌心循中指出其端

手少陽經三焦脉此言三焦經脉氣之行，乃爲第十經也，起于小指次指邊謂從小指内之次指起，即第四指也，一名無名指。上手表腕臂兩骨手表，即手臂也，謂上手背入腕出臂外兩骨之間，貫肘上臑外上肩謂循臂臑之外，行手太陽之裏，手陽明之外而上肩。交出足少陽之後，下入缺盆膻中宣。散絡心包而下膈，下焦命門右腎兼謂上肩交出足少陽之後，下入缺盆，復由足陽明之外而交會于膻中之上焦，散布絡繞于心包，乃下膈以約下焦之命門，附于右腎而生。支由膻中缺盆出，循項出耳上角顛。以屈下頰上至䪼謂其支行者從膻中而上出缺盆之外，上項過大椎上耳後直上耳上角，屈曲下頰而上至䪼，又支耳後入耳坑。出走耳前交兩頰，目銳眥外膽經遷謂又一支脉從耳後入耳中，歷耳門由頰上至目銳眥外而交于足少陽膽經也。三焦少血還多氣，耳聾嗌腫及喉痺。氣所生病汗出多，目銳眥痛腫頰位。耳後肩臑肘臂疼，手外小指次指廢三焦心包皆主相火，喉痺臑痛乃相火爲之汗多者，火蒸①出也；小指次指廢者，手指不能舉用也。

---

① 蒸，原作"烝"，據文義改。

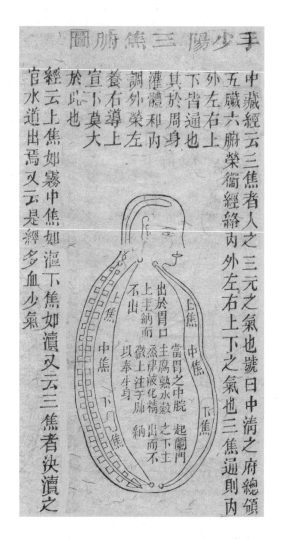

《中藏經》云：三焦者，人之三元之氣也。號曰中清之府，總領五臟六腑、榮衛經絡內外左右上下之氣也。三焦通則內外左右上下皆通也。其於周身灌體和內調外、榮左養右、導上宣下，莫大於此也。

經云：上焦如霧，中焦如漚，下焦如瀆。又云：三焦者，決瀆之官，水道出焉。又云：是經多血少氣。

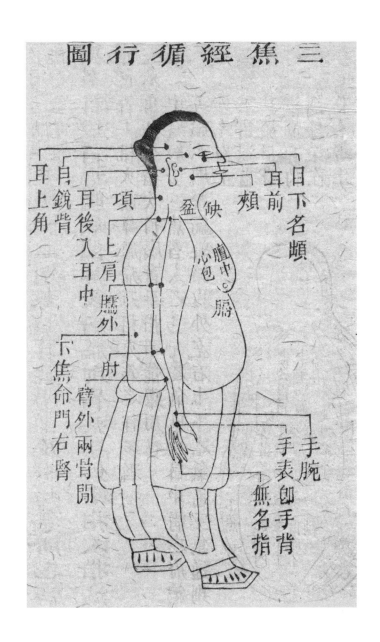

三焦經循行圖

足少陽經膽所臨，兩目鋭眥起行程此言膽經脉氣之行，乃爲第十一經也，蓋膽經之脉由兩目鋭眥行起也。上抵頭角下耳後謂由鋭眥上行抵頭角，又折下耳後諸穴，從頸前手少陽尋謂從耳後風池穴下行至頸，循手少陽三焦脉之前，風池穴在耳後髮内陷中。至肩却出少陽後謂由頸下肩，至肩却左右交出，手少陽脉之後，過大椎入缺盆，缺盆之外支者明。耳後入耳耳前走謂經脉已入缺盆矣，其支脉自耳後入耳中，過聽宫，出自耳前目鋭眥處，支別鋭眥下大迎謂其支脉別目外眥而下大迎。合手少陽抵于頔謂合手少陽之脉同行過顴抵于頔，下臨頰車下頸盆，復合缺盆下胸膈。絡肝屬膽表裏評，自脇裏由氣街出。繞毛際往髀厭横此五句謂抵頔下當顴髎之分，下臨頰下，頸循本經之前，與前之入缺盆者相合，下胸貫膈即期門之所，期門穴在乳下第二肋對乳處，乃肝經所屬之穴也；至此，絡肝屬于膽也，肝與膽相爲表裏，自屬膽經，循脇内章門之裏，至氣街繞毛際，遂入髀厭，髀厭，即髀樞也，直行缺盆下于腋。循胸季脇即章門謂前直行入缺盆之脉，從缺盆下腋，循胸過季脇，季脇即肋骨下之軟肋，其處乃肝經章門穴也，又合髀厭髀陽外謂過季脇，循京門下帶脉，京門穴在季脇之下，帶脉穴又在京門之下，至此而下，與前之入髀厭者相合，乃下循髀外，行太陽、陽明之間。出膝外廉輔骨擒，下抵絶骨出外踝。入附小趾次趾停謂由髀厭下出膝外廉，下於輔骨，直下抵絶骨之端，絶骨即外踝以上爲絶骨，又由絶骨而下出外踝之前，下循足跗入小趾次趾之間而終，支上別跗入大趾。岐骨交足厥陰承謂其支別者，自足跗別行，入大趾循岐骨内出大趾端，還貫入爪甲後三毛處，三毛，即大趾爪甲後是也，以交于足厥陰肝經也，膽經多氣少血匹。是動口苦善太息此言膽經動穴驗病，爲口苦者乃膽汁上溢也，善太息者，膽氣不舒也，心脇疼痛輔側難脉循脇裏出氣街。足熱面塵體無液足熱者，少陽氣鬱也；面塵體無液者，謂體無膏澤，乃水鬱不能生榮也，頭痛頷痛鋭眥痛。缺盆脇腋腫痛急皆經脉所過，馬刀俠瘻頸腋生馬刀俠瘻乃頸腋所生之瘡名也。汗出振寒多瘧疾汗出者，少陽相火蒸①出也，振寒瘧者，少陽爲一陽，居陽之裏，内有三陰爲半表半裏，故寒熱往來也，胸脇髀脛至外踝，以及諸節皆痛極皆少陽經脉所循之處。

---

① 蒸，原作"烝"，據文義改。

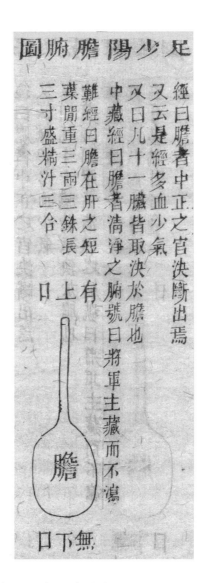

經曰：膽者，中正之官，決斷出焉。又云：是經多血少氣。又曰：凡十一臟，皆取決於膽也。《中藏經》曰：膽者，清净之腑，號曰將軍，主藏而不瀉。

《難經》曰：膽在肝之短，葉間重三兩三銖，長三寸，盛精汁三合。

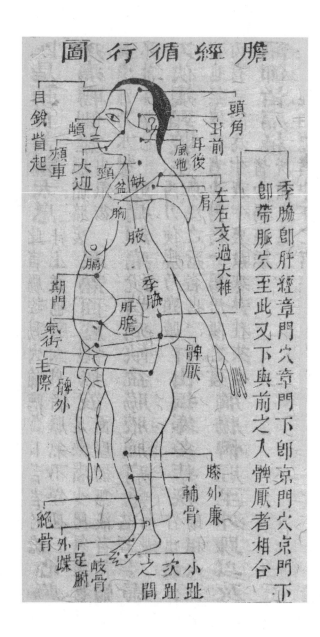

圖行循經膽

頭角
出前
耳後
風池
左右交過大椎

目銳眥起
頷
頰車
大迎
頸
盆
缺
胠
肩
腋
膈
期門
季脅
肝膽
氣衝
毛際
髀外
髀厭

膝外廉
輔骨

絕骨
外踝
岐骨
足跗
之間
小趾
次趾

季脅即肝經章門穴章門下即京門穴京門下
即帶脈穴至此叉下與前之入髀厭者相合

足厥陰肝脉所終，大趾之端聚毛叢；由足跗上上內踝，太陰後出膕內攻；循股入毛繞陰器，直抵小腹挾胃通；屬肝絡膽上貫膈，布于脇肋循喉嚨；上入頏顙連目系，出額上顛與督同此言肝經脉氣之行，乃爲第十二經也。蓋足厥陰之脉起于大趾聚毛之處，大敦穴三毛後橫殺爲聚毛，上循足跗上廉，上抵內踝前一寸之中封穴，自中封上踝復上一寸，交出太陰之後，上膕內廉循股內上入陰毛左右，相交環繞陰器抵小腹，臍下爲小腹；又上行挾胃，屬肝絡膽，肝與膽相爲表裏，又上期門貫膈，散布脇肋，上行喉嚨之後，上入頏顙，頏顙乃目內之上二孔，上通于鼻，司分氣之竅也；又上行連目系，目內深處爲系；又上行出額與督脉，相會于額頂之百會穴，百會穴在頂中央旋毛中；分支復從目系出，下行頰裏環脣衝謂支脉從目系下行任脉之外，本經之裏，下頰裏交環脣口之內；又支從肝貫膈內，仍注于肺轉還宗謂其又支者，從期門屬肝處別貫膈上注于肺，而下行至中焦挾中脘之分，仍交于手太陰肺經也；肝經多血少氣豐，俛仰不能腰痛凶此言肝經動穴，驗病爲腰痛，不能以俛仰，肝與腎通，而膂筋之脉通于肝；婦少腹腫男癩疝婦少腹腫，脉抵小腹，環陰器，男癩疝，睪丸屬肝，嗌乾脫色面塵蒙嗌乾者，脉循喉嚨，面塵蒙者，膽經之病，若面有微塵，而肝爲膽之裏，故主病亦同，皆木鬱之也；胸滿嘔逆及飧泄胸滿者，脉上貫膈，嘔逆者，脉挾胃，患飧泄者，木尅土也，狐疝遺尿或閉癃爲狐疝者，脉過陰器上睪結莖，遺尿者，肝虛也，閉癃者，肝火也。

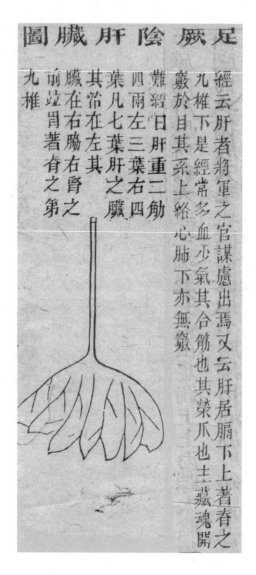

經云：肝者，將軍之官，謀慮出焉。又云：肝居膈下，上著脊之九椎下，是經常多血少氣，其合筋也，其榮爪也，主藏魂。開竅於目，其系上絡心肺、下亦無竅。

《難經》曰：肝重二觔四兩，左三葉右四葉，凡七葉。肝之臟，其治在左，其臟在右脇，右腎之前，竝胃著脊之第九椎。

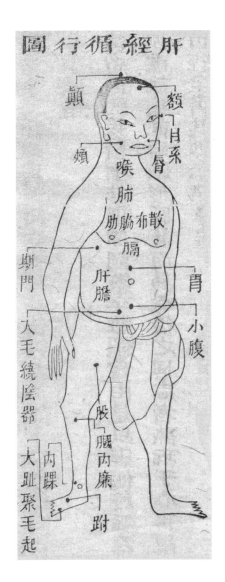

肝經循行圖

按前十二經脉，實習醫之首務。若習醫者不識十二經絡，開口動手便錯。

《黃帝內經》後賢增註，理備詞繁，卒難領會，由是以《靈樞·經脉篇》撰歌訣，集註解，繪形圖，簡而易徹，後之同志者熟玩于心，再讀《內經》全書，其如示諸掌矣。

脉訣彙辨

診貴提綱之説

脉者，氣血之先，陰陽之兆，貴得其綱領而提挈之也。左手爲陽，右手爲陰；關前爲陽，關後爲陰；浮取爲陽，沈取爲陰；數燥爲陽，遲慢爲陰；有力爲陽，無力爲陰；長大爲陽，短小爲陰。明乎此而脉之大端已在是矣。故曰：約而言之，只浮、沈、遲、數，已見其梗概；博而考之，雖二十四字，未盡其精詳。經曰：知其要者，一言而終；不知其要，流散無窮。此之謂也。

脉有相似宜辨

洪與虛皆浮也，浮而有力爲洪，浮而無力爲虛。沉與伏皆沈也，沈脉行於筋間，重按即見；伏脉行於骨間，重按不見，必推筋至骨，乃可見也。數與緊皆急也，數脉以六至得名，而緊則不必六至，惟弦急而左右彈，然如切緊繩也。遲與緩皆慢也，遲則三至，極其遲慢；緩則四至，徐而不迫。實與牢，皆兼弦、大、實、長之四脉也，實則浮、中、沈三取皆然，牢則但於沈侯取也。洪與實皆有力也，洪則重按少衰，實則按之亦強也。革與牢皆大而弦也，革則浮取而得，牢則沈取而見也。濡與弱皆細小也，濡在浮分，重按即不見也；弱主沉分，輕取不可見也。細與微皆無力也，細則指下分明；微則似有若無，模糊難見矣。促、結、澀、代，皆有止者也。數時一止爲促；緩時一止爲結；往來遲滯，似止非止爲澀；動而中止，不能自還，止有定數爲代。

診法與叔和不同

王宗正曰："診脉之法，當從心胃俱浮，肝腎俱沈，脾在中州。王叔和獨守寸、關、尺部位，以測五臟六腑之脉者，非也。大抵從叔和而廢此固非，但守此説不從叔和亦非，當合而參之可也。"

人迎氣口之説

關前一分，人命之主，左爲人迎，右爲氣口，人迎以辨外因，氣口以辨内因。又曰：人迎緊盛傷於風，氣口緊盛傷於食。蓋寸部三分，關部三分，尺部三分，三分合計共得九分。每部三分者，前一分，中一分，後一分也。此云關前一分，仍在關上之前一分耳。人多誤認關前二字，竟以左寸爲人迎，右寸爲氣口，誤矣。須知左關前一分，正當肝部，肝爲風木之臟，故外傷於風者，内應風臟而爲緊盛也。右關前一分，正當脾部，脾爲倉廩之官，故内傷於食者，内應食臟而爲緊盛也。觀其但曰傷於風，勿泥外因，而概以六氣所傷者，亦取人迎也。但曰傷於食，勿泥内因，而概以七情所傷者，亦取氣口也。

古人人迎、氣口有兩法：在左右兩手分之，左爲人迎，右爲氣口。在右手一手分之，肺在寸爲人迎，脾在關爲氣口。蓋肺主皮毛、司腠理，凡風邪來犯，先見皮毛，皆肺經腠理不密所致也。

脉位法天地五行之説

北方爲坎，水之位也。南方爲離，火之位也。東方爲震，木之位也。西方爲兑，金之位也。中央爲坤，土之位也。人身一小天地，故脉位應之。試南面而立，以觀兩手之部位。心屬火居寸，亦在南也。腎屬水居尺，亦在北也。肝屬木居左，亦在東也。肺屬金居右，亦在西也。脾屬土居關，亦在中也。以五行相生之理言之，天一生水，故先從左生腎水，腎水生左關肝木，肝木生左寸心火。心火爲君主，其位至高不可下，乃分權於相火。相火寓於右腎，腎本水也，而火寓焉。如龍伏海底，有火相隨。右尺相火生右關脾土，脾土生右寸肺金，金復生水，循環無窮，此相生之理也。更以五行相尅之理言之，相火在右尺，將來尅金，賴對待之左尺，實腎水也。火得水制，則不乘金矣。脾土在右關，將來尅水，賴對待之左關，實肝木也，土得木制，則不侮水矣。肺金在右寸，將來尅木，賴對待之左尺，實心火也，金得火制，則不賊木矣。右手三部，皆得左手三部制矣，而左手三部竟無制者，獨何歟？右寸之肺金，有子腎水可復母讎。右關之脾土，有子肺金可復母讎。右尺之相火，有子脾土可復母讎。是制於人者仍可制人，相制而適以相成也。此相尅之理也。

脉有不可言傳之説

脉之理微，自古記之。昔在黃帝，生而神靈。猶曰："若窺深淵若迎浮雲。"許叔微曰："脉之理幽而難明，吾意所解，口莫能宣也。凡可以筆墨載，可以口舌言者，皆蹟象也。至於神理，非心領神會，焉①能盡其玄微？如古人形容胃氣之脉，而曰不浮不沈，此蹟象也，可以中候求也；不疾不徐，此蹟象也，可以至數求也。獨所謂意思欣欣，悠悠揚揚，難以名狀，然非古人祕而不言，欲名狀之而不可得，姑引而不發，躍如於言詞之表，以待能者之自從耳。"東垣至此，亦窮於詞説，而但言脉貴有神。惟其神也，故不可以蹟象求，言語告也。又如形容滑脉，而曰替替然如珠之圓轉；形容濇脉，而曰如雨沾沙；形容緊脉，而曰如切繩轉索；形容散脉，而曰如楊花散漫；形容任脉，而曰寸口丸丸。此皆蹟象之外，別有神理。就其所言之狀，正惟窮於言語，姑借形似以揣摹之耳。蓋悟理雖入微之事，然蹟象未明，從何處悟入，思境未苦，從何處悟出，必於四言之訣，二十七字之法，誦之極其熟，思之極其苦，夫然後靈明自動，神鬼來通。啓玄子曰："欲登泰岱，非經奚從；欲詣扶桑，無舟莫適。其是之謂乎？"

革脉非變革之義

革脉者，浮取之而挺然，重按之而豁然，正如鼓皮，外雖繃急，中則虛空。故丹溪云"如按鼓皮"，此的解也。皮即爲革，故名爲革。滑伯仁以革爲變革之義，誤矣。若曰變革，是怪脉也，而革果怪脉乎，則變革之義何居乎？

長短二脉不診於關之説

夫脉以過於本位，名之爲長。如寸之過於本位，直可上溢魚際；尺之過於本位，直可下通尺澤。至於關中，稍過於上即爲寸部，稍過於下即爲尺部，何從見其半於本位而名之爲長乎？或曰："長爲肝家本脉，見於《內經》者，然則亦不從關上診歟？"曰："凡尺寸之見長者，皆肝脉

---

① 焉，原作"烏"，據清·李延昰《脉訣匯辨》改。

之應也，必欲於左關求之，是癡人前説夢矣。"不及本位，故名短。寸可短也，尺可短也，若欲於關上尋不及本位之短脉，是上不通寸爲陽絶，下不通尺爲陰絶，乃死脉也。豈可以死脉爲短脉乎？尺、關、寸，一氣貫通，決無間斷之理，必欲於關上求短脉，其可得乎？故愚謂長短二脉，不診於關中，但見於尺寸也。

脉以胃氣爲本

至哉坤元，萬物資生，惟人應之，胃氣是也，故脉以胃氣爲本。夫肝、心、肺、腎閏藏之氣，各有偏勝，俱賴胃氣調劑之，使各得和平。故曰：土位居中，兼乎五行。春脉微弦曰平，弦多胃少曰肝病，但弦無胃曰死；胃而有毛曰秋病，毛甚曰今病。夏脉微鈎曰平，鈎多胃少曰心病，但鈎無胃曰死；胃而有石曰冬病，石甚曰今病。長夏脉微而弱曰平，弱多胃少曰脾病，但代無胃曰死；耎弱有石曰冬病，石甚曰今病。秋脉微毛曰平，毛多胃少曰肺病，但毛無胃曰死；毛而有弦曰春病，弦甚曰今病。冬脉微石曰平，石多胃少曰腎病，但石無胃曰死；石而有鈎曰夏病，鈎甚曰今病。四時長夏，皆以胃氣爲本。診家於此精熟，則生尅之故了然，或生或死，或病或不病，無遁情矣。

緩脉非病脉之説

緩乃胃氣之脉，六部中不可一刻無者也。所謂緩而和匀，不疾不徐，不大不小，不浮不沈，意思欣欣，悠悠揚揚，難以名狀者，此胃氣脉也。脉貴有神者，貴此胃氣耳，安可以胃氣脉爲病脉乎？必緩中有兼見之脉，方可斷病，如緩而大、緩而細之類是也。

尺寸分經與絡

寸部者，經脉之應也；尺部者，絡脉之應也。寸部熱滿，尺部寒濇，此絡氣不足，經氣有餘也，秋冬死，春夏生。寸部寒濇，尺部熱滿，此經氣不足，絡氣有餘也，春夏死，秋冬生。

衝脉太谿太衝

衝脉者，胃脉也，在足跗即脚面也。上五寸骨間動脉上，去陷骨三寸。蓋土者，萬物之母，衝陽脉不衰，胃氣猶在，病雖危，尚可生也。

然於旺中又忌弦急，弦急者，肝脉也，若見此脉，爲木來尅土，謂之賊邪，不治。

太谿者，腎脉也，在足内踝後跟骨即足跗後兩傍圓骨，俗名踝孤骨。上動脉陷中。蓋水者，天一之元，太谿不衰，腎猶未絶，病雖危，尚可生也。

太衝者，肝脉也，在足大指本節後二寸陷中。蓋肝者，東方木也，生物之始，此脉不衰，則生生之機尚可望也，女人專以此爲本。

脉無根有兩説

一以尺中爲根。人之有尺，猶樹之有根，水爲天一之先，先天命根也。王叔和曰："寸關雖無，尺猶不絶，如此之流，何憂殞滅。"謂其有根也。若腎脉獨敗，是無根矣。

一以沈候爲根。經曰："諸浮脉無根者皆死。"是謂有表無裏，是謂孤陽不生，造化所以亘萬古而不息者，一陰一陽互爲其根也。陰既絶矣，孤陽豈能獨存乎？

二説似乎不同，實則一致，兩尺爲腎部，沈候之六脉皆腎也。然則兩尺之無根，與沈取之無根，總之，腎水絶也。

一歲之中脉象不可再見

春弦、夏洪，秋濇、冬石，各隨時令而見，此爲平脉。如春宜弦而得洪脉者，至夏必死；得濇脉者，至秋必死；得石脉者，至冬必死，爲真臟之氣先洩也。其象先見於非時，當其時不能再見矣。

陰陽相乘相伏

浮取之候，兩關之前，皆陽也。若見緊、濇、短、小之類，是陽不足而陰乘之也。沈取之候，兩關之後皆陰也。若見洪、大、數、滑，是陰不足而陽乘之也。陰脉之中，陽脉間一見焉，此陰中伏陽也。陽脉之中，陰脉間一見焉，此陽中伏陰也。陰乘陽者必惡寒，陽乘陰者必内熱。陰中伏陽者期於夏，陽中伏陰者期於冬。以五行之理推之，而月節可期矣。

脉有亢制

經曰："亢則害，承乃制。"此言太過之害也。亢者，過於上而不能下也；承也，亢極則反受制也。如火本尅金，尅之太過則爲亢，而金生腎之子爲水，可以制火，乘其火虚，來復母讐，而火反受其制矣。如吳王夫差悉傾國之兵，以與晉爭，自謂無敵，越王勾踐乘其空虚，已入國中矣。在脉則當何如？曰：陽盛者，脉必洪大，至陽盛之極，而脉反伏匿，陽極似陰也。此乾之上九，亢龍有悔也。陰盛者，脉必細微，至陰盛之極，而脉反躁疾，陰極似陽也。此坤之上六，龍戰於野也。凡過極者，反兼勝己之化也。

老少脉異

老者，脉宜衰弱，若過旺者，病也。壯者，脉宜充實，若衰弱者，病也。雖然，老者脉旺而非躁，此稟之厚，壽之徵也；如其躁疾，有表無裏，此名孤陽，死期近矣。壯者脉細而和緩，三部同等，此稟之静，養之定也；若細而勁高，前後不等，死期至矣。

重陰重陽

寸脉浮大，陽也，又兼疾脉，此陽中之陽也，名曰重陽。尺内沈細，陰也，又兼遲脉，此陰中之陰也，名曰重陰。上部重陽，下部重陰，陽亢陰隔，癲狂乃成。

脫陰脫陽

六脉有表無裏，如濡脉之類，此名脫陰。六脉有裏無表，此名陷下，如弱脉之類，此名脫陽。六脉暴絕，此陰陽俱脫也。經曰：“脫陰者目盲，脫陽者見鬼，陰陽俱脫者危。”

陰絕陽絕

夫人脣爲飛門，齒爲户門，會厭爲吸門，胃爲賁門，太倉下口爲幽門，大腸、小腸會爲闌門，下極爲幽門，此爲七衝門。此七門者，一氣貫通，無有壅遏，壅遏則氣閉而絕矣。寸口之動脉應之，故寸、關、尺一脉貫通，無有閒絕，閒絕則死，寸脉爲上，上不至關爲陽絕；尺脉爲下，下不至關爲陰絕。陽絕死於春夏，陰絕死於秋冬。

真臟脉見乃決死期

肝病則脉弦，弦而勁急，如循刀刃，真肝脉見也，庚日篤，辛日死，死於申酉時。心病則脉洪，洪而鼓躁，如操帶鈎者，真心脉見也，壬日篤，癸日死，死於亥子時。脾病則脉㬥，脉來如屋之漏，如水之流，介然不鼓者，真脾脉見也，甲日篤，乙日死，死於寅卯時。肺病則脉濇，濇而輕短，如風吹毛者，真肺脉見也，丙日篤，丁日死，死於午未時。腎病則脉石，石而搏激，如雀之啄者，真腎脉見也，戊日篤，己日死，死於辰、戌、丑、未時。其有過期者，倉公所謂能食也。

因形氣以定診之説

逐脉審察者，一成之矩也；隨人變通者，圓機之用①也。肥盛之人，氣居於表，六脉常帶浮洪；瘦小之人，氣斂於中，六脉常帶沈數。性急之人，五至方爲平脉；性緩之人，四至便作熱醫。身長之人，下指宜疎；身短之人，下指宜密。北方之人，每見實强；南方之人，恒多軟弱。少壯之脉多大，年老之人多虛，酒後之脉常數，飯後之脉常洪，遠行之脉必疾，久飢之脉必空。室女尼姑多濡弱，嬰兒之脉常七至。經曰："形氣相得者生，三五不調者死。"其可不察於此乎？

形肉已脱九候雖調猶死

此歧伯欲人以脉合形也。蓋形肉者，脾之所主，脾土爲萬物之母，觀其形肉脱，則知脾壞於内而根本喪矣。九候雖調，猶不免於死，形可以弗視乎哉！

七診雖見九候皆從者不死

此歧伯欲人融通脉理，不可一途而取也。七診者，獨大、獨小、獨遲、獨疾、獨寒、獨熱、獨陷下也，此皆惡脉。今論其不死者，如少陽之至，乍大乍小；陽明之至，浮大而短；太陽之至，洪大而長；太陰之至，緊大而長；少陰之至，緊細而微；厥陰之至，沈短而數，是皆旺脉也。又如南政之歲，三陰司天，則寸不應；三陰在泉，則尺不應。北政之歲，三陰司天，則尺不應；三陰在泉，則寸不應。是皆運氣使然也，故謂之從。從者，順四時五行而爲之變遷，安得死哉！

---

① 用，原作"士"，據清·李延昰《脉訣匯辨》改。

必先問明然後診脉

《素問·徵四失篇》曰："診脉不問其始，憂患飲食中失節，起居之過度，或傷于毒，不先言此，卒持氣口，妄言作名，爲粗所窮，何病能中？"此言不問其症之所由起，先與切脉，究未免模糊揣度，必不能切中病情矣。

《素問·疏五過篇》云："凡未診病者，必問嘗貴後賤，雖不中邪，病從内生，名曰脱營；嘗富後貧，名曰失精。"脱營、失精，皆陰氣虧損也。貴者忽賤，富者忽貧，未免抑鬱而不舒，氣滯而血滯，久則新者不生，滯者成疾，故言脱、言失矣。

愚按：古之神聖未嘗不以望、聞、問、切四字互相參考，審察病情，然必先望其氣色，次則聞其音聲，次則問其病源，次則診其脉狀，此先後之次第也。近世醫者既自能于診脉，而病家亦欲試其本領，遂絶口不言，惟伸手就診，而醫者即强爲揣摩；若揣摩偶合，則信爲神手，而揣摩不合，則薄爲愚昧。噫嘻！此《内經》所爲"妄言作名，爲粗所窮"，如是而欲拯危起殆，何異欲其入室而反閉門耶！王海藏云："病人拱默，惟令切脉，試其知否。夫熱則脉數，寒則脉遲，實則有力，虛則無力，可以脉知也。若得病之由，及所傷之物，豈能以脉知哉！故醫者不可不問其由，病者不可不說其故。"蘇東坡云："我有病狀，必盡告醫者，使其胸中了然，然後診脉，則疑似不能惑也。我求愈疾而已，豈以困醫爲事哉！"若二公之言，可以發愚蒙之聾瞶矣。

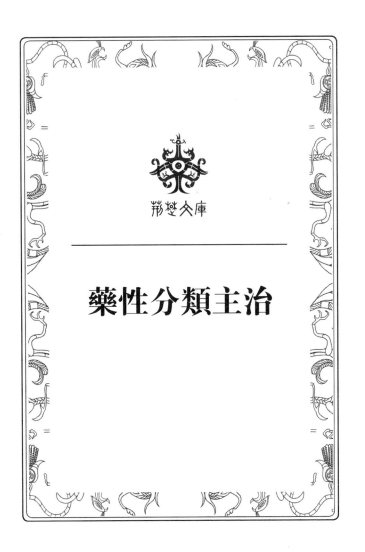

荊楚文庫

藥性分類主治

藥性主治卷

頭眩　半夏，鈎籐。

頭痛　蒼耳子，荷葉，烏藥，胡荽，茵陳，前胡，石膏，薰草，半夏，吳茱萸，澤瀉，白蘚皮，竹葉，朴硝，黃芩，知母，車前子，大戟，青黛，玄參，丹皮，桑白皮，山栀子，童便，茶茗，沙參，麥冬，丹參，益母草，景天，菉豆，升麻，葛根，甜瓜蒂，蓽撥，地骨皮，肉桂，川牛膝，枸杞，火麻仁，生薑，葱葉，羌活，川芎，天麻，白蒺藜，決明子，辛夷，蒼术，厚朴，蔓荆子。

目眩　木通，貝母，鈎籐，鷄蘇。

目赤腫痛　萎蕤，肉桂，鉛丹，五棓子，桔梗，白蒺藜，決明子，蔓荆子，柴胡，膽礬，白豆蔻，白芥子，車前子，田螺，白礬，野菊花，浮萍，甘菊，白芨，蕤核，鹽沙，秦皮，蒙花，空青，青鹽，熊膽，食鹽，朴硝，黃芩，龍膽草，黃蘖，山栀子，犀角，澤蘭，赤芍，三七，丹參，没藥，郁李仁，景天，漏蘆，豆腐，胡瓜，茭白，夏枯草，乾薑。

障翳　熊膽，榖精草，胡荽，車前子，琥珀，石燕，瞿麥，紫貝，貝母，海石，空青，秦皮，蒙花，梨，銅青，石決明[①]，珍珠，羚羊角，兔屎，海螵蛸，青魚膽，夜明砂，古文錢，花蕊石，五靈脂，榖蟲，蕤核，甘菊，爐甘石。

目弦爛　蕤核，爐甘石，鹽沙。

鼻衄不止　通草，蕤核，大蒜，滑石，刺蝟皮，蘆根，阿膠，乾地黃，薄荷，艾葉，黃連，丹皮，黃蘖，山栀子，犀角，人中白，白茅根，澤蘭，大小薊，韭菜，墨，海螵蛸，生地黃，側栢葉，地榆，代赭石，血餘，三七，鬱金，蒲黃，白芷，天名精，楓香，白頭翁，蝸牛，粟米，

---

① 石決明，原作“決石明”。

栗子，乾薑，紫貝，茜草。

鼻齆 薰草，木通，白礬，肉桂，細辛，芹菜，壺盧。

鼻瘜肉 銅青，白礬，蚯蚓，薰草。

面生黑皯 甘松，檀香，萎蕤，菟絲子，麝香，木鱉子，葫巴，卷柏，山慈姑，冬瓜，馬，熊，浮萍，白芨，白果，珍珠。

頭面口瘡 米醋，百草霜，海螵蛸，紫參，皂礬，吳茱萸，西瓜，銅青，孩兒茶，黃連，黃栢，夏枯草，血餘，檳榔，松脂，浮萍，榆白皮，胡麻，白蒺藜。

耳聾 補骨脂，訶子，磁石，細辛，全蠍，柴胡，通草，松脂，木通，刺蝟皮，連翹，空青，珍珠，海螵蛸，乳香，螃蠏，蚯蚓，蝸牛，巴豆，鵝，鴈。

聤耳出膿 蚯蚓，鵝，班鳩，熊膽。

口渴 牛肉，陳倉米，扁豆，燕窩，石鐘乳，蛤蚧，枸杞，烏梅，火麻仁，人乳，百草煎，牡蠣，蛤蜊粉，五味子，黨參，茯神，栝蔞仁，天花粉，石膏，寒水石，孩兒茶，紫砂糖，金銀花，薔范，馬，胡瓜，楊梅，浮萍，蠶沙，白石英，通草，茶茗，人中白，天冬，黃蘗，淡竹葉，紫菀，蘆根，滑石，人葠，萎蕤，菟絲子，五味子，木瓜，茯苓，赤小豆，竹瀝，飴糖，珍珠，玄參，桑白皮，地骨皮，枇杷葉，薏苡仁，粳米，韭菜，山梔子，知母，梨，柹蒂，石燕，澤瀉，密陀僧，葛根，越瓜，芹菜，江珧柱，稷米，粟米，菉豆，天名精，蓮藕，益母草，紫參，辰砂，生地黃，菠菜，竹筍，冬瓜，芋，雉，驢，鯉魚，鱔魚，小麥，五靈脂，黑豆，豌豆，豆腐。

生津液 人葠，白朮，大棗，牛肉，燕窩，榆白皮，猪肉，五棓子，百草煎，五味子，烏梅，葛根，柹蒂，孩兒茶，滑石。

口喎斜僻 茯神，防己，蓖麻子，蝸牛，巴豆，鹿。

口臭 薰草，香薷，排香草，良薑，藿香，雞蘇。

口噤 竹瀝，山梔子，沈香，天南星，皂角，蜈蚣，秦芃，乳香，紅花，蘇木，赤小豆。

烏鬚髮　旱蓮草，桑白皮，女貞子，川牛膝，胡麻，黑鉛，豬膽，何首烏，胡桃肉，没石子，五棓子，百草煎，密陀僧，熱地黃，青鹽，蒲公英，槐角，水蛭，石榴皮，菱角，鱔魚。

牙齦骨痛　石灰，山荳根。

牙腫痛　殭蠶，山奈，丁香，螻蛄，石膏，青鹽，瓦楞子，食鹽，寒水石，穀精草，骨碎補，辰砂，五靈脂，白頭翁，蟾酥，蚯蚓，橄欖，紅豆蔻，薰草，天明精，楓香，巴豆，蛇床子，人中白，辛夷，川牛膝，没石子，百草煎，細辛，獨活，烏頭，胡桐淚，小茴香，洋參取效最神，多多益善。

蟲牙　蟾酥，露蜂房。

咽乾痛　訶子，山荳根，磁石，胡瓜，絲瓜，胡桐淚，人中白，豬苓，苦參，半夏，烏藥，松脂，滑石，木通，芫花，栝蔞仁，梨，孩兒茶，龍膽草，射干。

喉痺　遠志，川牛膝，百草煎，天南星，草烏頭，皂角，藜蘆，甜瓜蒂，百合，木通，蕘花，貝母，蓬砂，紫菀，竹葉，銅青，肉桂，杜牛膝，細辛，白蒺藜，桂枝，蛇蛻，木鱉子，膽礬，吳茱萸，商陸，白礬，蘆根，孩兒茶，黃芩，知母，玄參，射干，杏仁，穀精草，燈草，海螵蛸，紅花，桂，青魚膽，天明精，西瓜，鯉魚膽，皂礬，山荳根，巴豆，蚯蚓，蝸牛。

肺癰　貝母，天冬，薏苡仁，凌霄花，欵冬花，柿蒂，合歡皮，蛤蚧，白石英。

肺痿唾膿　茯苓，貝母，黃芩，人中白，沙參，柿子，薏苡仁，雞蘇，阿膠，蛤蚧，乾薑，升麻，桑白皮，薏苡仁，麥冬。

心痛附心腹痛　沈香，山梔子，乾地黃，川牛膝，何首烏，粟殼，白附子，天南星，荆三稜，草荳蔻，伏龍肝，茯神，白合，粳米，米醋，桂心，天冬，當歸，蜂蜜，阿膠，附子，肉桂，靈砂，白芍，赤石脂，桔梗，生薑，葱葉，白蒺藜，麝香，山奈，甘松，藿香，薰草，石菖蒲，樟腦，白檀香，川椒，畢澄茄，豬苓，刺蝟皮，大戟，海藻，黃芩，黃連，青鹽，大黃，乾薑，丁香，扁蓄，川練子，蕎麥，沙參，血蝎，沒藥，蘇木，劉寄奴，益母草，蒲黃，丹參，夜明砂，卷栢，赤芍，辰砂，生地黃，韭菜，海螵蛸，桂心，天仙籐，澤蘭，陰陽水，鈎籐，桃仁，䗪蟲，古文錢，阿魏，山豆根，黍米，紅麯。

胃腕痛　白檀香，川牛膝，良薑，薰草，當歸，蜂蜜，羊肉，胡麻，黑鉛，續斷，鹿膠，紫蘇，虎骨，縮砂蜜，大茴香，鹿茸，青皮。

反胃　紅豆蔻，乾薑，半夏，丁香，烏藥，白芥子，狗寶，竹瀝，前胡，枳殼，五靈脂，伏龍肝，梨，馬齒莧，橘皮，栗，人莧，牛肉，黑鉛，靈砂，肉豆蔻，五味子，代赭石，密陀僧，紫蘇，白芷，白豆蔻，木香，蓬砂，粟米。

手足攣急附麻木　白芥子，土茯苓，防己，赤小豆，萎蕤，桑寄生，附子，硫黃，石鐘乳，龜板，龜膠，補骨脂，合歡皮，乾地黃，川牛膝，續斷，阿膠，沈香，烏梅，禹餘糧，磁石，羌活，防風，白花蛇，柴胡，丹皮，黃芩，胡黃連，黃栢，知母，秋石，虎骨，蔓荊子，柴胡，旋覆花，淫羊藿①，茵蔯，秦艽，石斛，桂心，蒲公英，乾漆，桃仁，樗實，楓香，象牙，蚤休，小麥，浮麥，豆醬油，丹參。

手臂痛　薑黃，蓖麻子。

腰痛　萎蕤，桑寄生，栢子仁，阿膠，狗脊，白芍，附子，大茴香，小茴香，蛇床子，川牛膝，白蒺藜，楮實，龜板，龜膠。

腰膝痛　乾薑，薰草，松脂，肉桂，硫黃，升麻，百合，陽起石，巴戟天，杜仲，海狗腎，犬肉，補骨脂，芡實，山茱萸，藁本，威靈仙，乾漆，白頭翁，蚯蚓，油菜，淡菜，五加皮，丁香，神麯。

腳氣　茯神，澤瀉，防己，豬苓，牛肉，萎蕤，桑寄生，赤小豆，女貞子，枸骨子，阿膠，仙茅，鹿茸，枸杞，淫羊藿，補骨脂，杜仲，蓽撥，牽牛，龍膽草，桑白皮，葫巴，木瓜，滑石，紫蘇，香薷，小茴香，枇杷葉，薏苡，杏仁，雞蘇，石榴皮，乳香，蚯蚓，鯉魚，淡參，

---

① 淫羊藿：此後原有"沉香"二字，與前重復，删除。

浮萍，檳榔，大腹皮，田螺。

腸風下血　石菖蒲，黃耆，木賊，白芨，蕪荑，吳茱萸，龍眼，阿膠，豬腸，續斷，川椒，龍肝，胡桃肉，苦參，龍骨，滑石，石燕，柿蒂，黃芩，黃栢，枳壳，皂礬，海參，淡菜，刺蝟皮，卷栢，槐角，石榴皮，地榆。

脱肛　石灰，當歸，竹葉，韭菜，百草煎，粟殼，龍骨，鐵粉，皂角，石榴皮，蚯蚓，蝸牛，白礬，卷栢，魚腥草。

陰瘻　半夏，丁香，地膚子，白斂，白蘚皮，刺蝟皮，蓬砂，孩兒茶，熊膽，秋石，丹皮，天冬，黃栢，枳實，肉蓯蓉，鎖陽，巴戟天，覆盆子，海狗腎，獺肝，犬肉，補骨脂，没石子，酸棗仁，山茱萸，代赭石，白蒺藜，淫羊藿，蛇床子，遠志，肉桂，沈香，硫黃，陽起石，桑螵蛸，石鐘乳，鹿茸，蝦，蛤蚧，雄蠶蛾，川牛膝，楮實，枸杞，海螵蛸，稷米，海參，淡菜，五加皮，豬脬，杜仲，白附子。

莖中痛　萎蕤，陽起石，肉蓯蓉，鎖陽，淫羊藿，豬脬，白蒺藜。

陰囊腫癢　豬脬，杜仲，補骨脂，附子，絲瓜，蚯蚓，馬鞭草。

骨蒸　地骨皮，童便，百部，青蒿，硇砂，螻蛄，貫衆。

喘促　人參，砒石，阿膠，白豆，鯉魚，前胡，沈香，榆白皮，款冬花，馬兜鈴，白果，龍骨，白芍，礞石，五味子，牽牛，紫菀，竹葉，訶子，麻黃，桑白皮，枳實，紫蘇，白茅根，桔根，皂角，萊菔子，烏藥，蓮，防己，葶藶，栝蔞仁，梨，食鹽，天冬，杏仁，山豆根。

失音　木通，萆薢，竹葉，天竺黃，山栀子，桂心，黍米，石菖蒲，萎蕤，遠志，石鐘乳，羌活，薄荷，竹瀝。

欬逆上氣　石菖蒲，半夏，乾薑，當歸，烏藥，附子，石鐘乳，遠志，肉桂，硫黃，蛤蚧，禹餘糧，蜜陀僧，生薑，白蒺藜，桂枝，吳茱萸，胡椒，伏龍肝，茯苓，白蘚皮，芫花，蕘花，白前，竹葉，紫菀，石膏，附子，硫黃，枳壳，桂心，卷栢，桃仁，菉豆，紅麯，豌豆，豇豆，柿子，香櫞，甘蔗，楊梅，鯉魚，款冬花，白石英。

嘔噦　藿香，丁香，川椒，畢澄茄，良薑，白术，肉豆蔲，蛤蜊粉，五味子，訶子，木瓜，生薑，白芷，蒼朮，草豆蔻，宿砂蜜，木香，大茴香，小茴香，茯苓，澤瀉，滑石，赤小豆，大戟，前胡，白薇，竹葉，竹茹，柿蒂，枇杷葉，麥冬，白茅根，煨薑，熊①，橘皮，蘇木，人葠。

吐風痰 沈香，黑鉛，鉛丹，密陀僧，半夏，白芥子，梨，銅青，烏頭，蝦，杜牛膝，天南星，麝香，藜蘆，甜瓜蒂，萊菔子，膽礬。

吐血 滑石，栝蔞仁，貝母，枸骨子，肉桂，合歡皮，鹿膠，乾地黃，金銀薄，代赭石，淡竹葉，鬱金，蒲黃，紫菀，蘆根，孩兒茶，黃連，丹皮，香附，山梔子，艾葉，地骨皮，白茅根，麨，青鹽，蘆根，大小薊，澤蘭，益智，竹茹，青黛，丹皮，犀角，童便，鷄蘇，韭菜，紫菀，地榆，茜草，楓香，海參，淡菜，浮萍，荷葉。

噎膈 牛肉，黑鉛，烏梅，桔梗，草豆蔻，甘遂，蓬砂，蚯蚓，百草霜，白檀香，硇砂，桂心。

霍亂 山柰，良薑，乾薑，藿香，石菖蒲，半夏，白檀香，安息香，麥芽，大蒜，木香，吳茱萸，香附，畢澄茄，縮砂密，蓽撥，艾葉，食鹽，扁豆，大茴香，劉寄奴，附子，沈香，靈沙，五味子，訶子，烏梅，紫蘇，草豆蔻，薄荷，海桐皮，蒼朮，香薷，桑白皮，陰陽水，蘇木，乳香，蓮藕，粟米，粱米，稷米，黍米，大腹皮，橘皮，神麴。

吐瀉 人葠，附子，硫黃，沒石子，川椒，白茅根，厚朴，柴胡，常山，萊菔子，草果，伏龍肝，白朮，肉豆蔻，蛤蜊粉，五味子，訶子，木瓜，生薑，白芷，蒼朮，草豆蔻，縮砂密，木香，大茴香，小茴香，茯苓，澤瀉，竹茹，竹葉，陰陽水，沈香，龜板，粟米，稷米，粱米，蓽澄茄。

瘴癘 山柰，煙草，青箱子。

解暑 大蒜，石燕，石葦，蜂蜜，遠志，枸杞，鉛丹，人乳，烏梅，香薷，蘆根，西瓜，石膏，扁豆，芡實，雪水，枳殼，枳實，鹿茸，龜板，龜膠，銀柴胡，菉豆，人中黃，蚯蚓，稷米，菠菜，淩角，金汁。

---

① 熊，疑脫"膽"字。

癲癇　石菖蒲，伏龍肝，地膚子，琥珀，甘遂，竹瀝，天竺黃，秦皮，白合，乳香，鬱金，豬肉，金銀薄，五靈脂，雷丸，山慈姑，甜瓜蒂，烏頭。

瘐瘲　熊膽，丹皮，鉤籐，露蜂房，血蝎。

癥瘕　附子，肉桂，陽起石，蝦，川牛漆，龜板，鱉甲，蓖麻子，龜膠，肉蓯蓉，禹餘糧，麻黃，白頭翁，桔梗，威靈仙，枳殼，蒼术，蒲黃，木香，劉寄奴，黃耆，丹參，白术，薑黃，海螵蛸，沈香，鐵粉，蜈蚣，苦參，海藻，葶藶，大黃，蟾酥，前胡，射干，黃柏，丹皮，荊三稜，山楂，米醋，澤蘭，青鹽，桂心，瓦楞子，䗪蟲，黍米，馬齒莧，油菜，淡菜，橘皮，玄明粉，夏枯草，神麴，殭蠶，䕡花，甘遂，商陸，卷栢，凌霄花，莪术，没藥，桃仁，乾漆，天名精，阿魏，蚯蚓，硇砂，黃豆，胡蘿蔔，東瓜，胡瓜，大腹皮，檳榔，茵陳，梁米，地膚子，琥珀，礞石，川練子，馬鞭草，童便，蓬砂，貫眾。

痞堅　半夏，澤瀉，枳殼，莪术，水蕨，蕤核，旱蓮草，白术，麝香，木鱉子，梨，朴硝，旋覆花，枳實，白合，山楂，䗪蟲，阿魏，巴豆，魚腥草，雁，大腹皮，橘皮，青皮，乾薑。

痰癖　石菖蒲，畢澄茄，大蒜，麥芽，茯神，澤瀉，大戟，甘遂，續隨子，礞石，竹瀝，蓬砂，牛黃，牽牛，沈香，黑鉛，鉛丹，密陀僧，莪术，巴豆，冬蟲夏草，吳茱萸，昆布，天竺黃，瓦楞子，香櫞。

血塊　吳茱萸，川椒，没藥，瓦楞子，䗪蟲，野菊花，瞿麥。

破積　人葠，附子，乾地黃，硫黃，冬葵子，鉛丹，肉蓯蓉，肉豆蔻，蛤蜊粉，麻黃，桔根，草果，使君子，蓬砂，鳳仙子，絲瓜，薑，棗，蒲黃。

瘧疾　紅豆蔻，排香草，黃耆，牛肉，豬苓，肉桂，龜板，龜膠，肉豆蔻，半夏，蘇合香，川椒，雄黃，䕡花，白薇，白斂，萎蕤，牡蠣，虎骨，蜈蚣，麝香，常山，草豆蔻，大黃，玄參，鱉魚，銀柴胡，白頭翁，檳榔，白芨，橘皮，殭蠶，當歸，胡麻，密陀僧，麻黃，防己，紫貝，草果。

中惡 石菖蒲，烏藥，當歸，猪肉，海狗腎，麝香，升麻，伏龍肝，白檀香，莪术。

邪惡鬼疰 甘松，排香草，蘇合香，安息香，樟腦，川椒，松脂，大蒜，雄黄，琥珀，紫貝，甘草，榆白皮，貫衆，白薇，栢子仁，肉桂，硫黄，鹿茸，靈砂，海狗腎，龍骨，紫菀，穿山甲，犀角，羚羊角，遠志，楮實，榆白皮，黑鉛，荆芥，柴胡，石斛，沈香，獺肝，代赭石，蒿本，虎骨，丹參，阿魏，榧實，蚯蚓，巴豆，鱓魚，青木香，白芨，欵冬花，石楠葉，紫石英，丁香，芫花。

消腫 刺蝟皮，芫花，商陸，甘遂，枳壳，枳實，紅花，蒲公英，蒲黄，丹參，薑黄，蓖麻子，菉豆，冬瓜，壺盧，黄顙魚，馬齒莧。

水腫 吴茱萸，川椒，茯苓，竹茹，燈草，滑石，螻蛄，牽牛，薏苡仁，寒水石，黄栢，桑白皮，白茅根，澤蘭，天仙籐，紫草，郁李仁，香薷，輕粉，麻黄，天南星，巴豆，巴戟天，木瓜，黄顙魚，排草香，浮萍，鴨肉，沈香，檳榔，陽起石，楮實，海藻，昆布，葶藶，芫花，商陸。

奔豚 遠志，肉桂，五味子，訶子，木瓜，白蒺藜，莪术，菉豆，橄欖，茯苓。

疝氣痛 烏藥，吴茱萸，澤瀉，海藻，海石，羚羊角，射干，猪脬，桑螵蛸，海狗腎，蛤蜊粉，山茱萸，山楂，沙參，薏苡仁，刺蝟皮，葫巴。

湯火灼傷 梨，浮萍，白芨，寒水石，雪水，人中白，蕎麥，海螵蛸，側栢葉，蛤蜊粉，豆醬油。

解酒 白果，梨，白菜，田螺，西瓜，雪水，茭白，栜子，絲瓜，葧薺，鵝，蔆角，橄欖，甘蔗，阿魏，大楓子，芙蓉花，紫砂糖，菠菜，越瓜，苦參，茶茗。

砒霜毒 菉豆，扁豆，鴨肉，白芷。

解金石毒 扁豆，鴨肉，白芷，硫黄，冬葵子，縮砂密，水銀，牛蒡子，薺苨，葧薺，冬瓜，蔆角。

去瘀血　乾薑，延胡索，刺蝟皮，續隨子，大黃，枸骨子，鹿茸，川牛膝，續斷，荆芥，蜈蚣，丹皮，桑白皮，羚羊角，鱉甲，雞蘇，骨碎補，桂心，韭菜，生地黃，紫參，凌霄花，三七，茜草，鬱金，莪术，薑黃，花蕊石，蘇木，五靈脂，乾漆，蓮藕，古文錢，自然銅，桃仁，䗪蟲，䗪蟲，天名精，漏蘆，硇砂，麥麱，䴸，紅麴，白芨，五加皮，荷葉，蠶沙，浮萍，合歡皮，蛤蚧。

殺三蟲　甘松，石菖蒲，蘇合香，伏龍肝，雄黃，防己，苦參，大戟，白果，黃精，硫黃，黑鉛，鉛丹，五棓子，麝香，厚朴，膽礬，紫菀，貫衆，川練子，青鹽，天名精，芙蓉花，熊膽，馬鞭草，青黛，龍膽草，天冬，桑白皮，山栀子，黃栢，決明子，杏仁，馬齒莧，百部，河豚魚，硫黃，桂心，韭菜，乾漆，桃仁，皂礬，榖蟲，白芷，螃蠏，輕粉，景天，薺苨，巴豆，莧菜，兹姑，檳榔，梟。

狐臭　銅青，薰草，排草香，雄黃，田螺。

下痢　刺蝟皮，栝蔞仁，乾薑，薰草，山栀子，羚羊角，生薑，胡椒，薤，雄黃，車前子，白斂，青箱子，苦參，滑石，田螺，西瓜，孩兒茶，胡黃連，熊膽，阿膠，臘，冬葵子，硫黃，楮實，肉蓯蓉，没石子，木香，秦皮，阿芙蓉，禹餘糧，五棓子，赤石脂，烏梅，雲母石，縮砂密，川芎，密陀僧，海螵蛸，百草霜，肥皂，蒼术，厚朴，淡豆豉，丁香，草豆蔲，升麻，山楂，粳米，雞蘇，桂心，生地黃，赤芍，龜板，龜膠①，百草煎，皂礬，五靈脂，黑豆，石榴皮，金銀花，莧菜，豌豆，豇豆，馬齒莧，絲瓜，白頭翁，楊梅，淡菜，雉，吳茱萸，澤瀉，紫參，胡瓜，海螵蛸，百草霜，旱蓮草，側栢葉，地榆，大麥，梁米，油菜，白礬。

止瀉　土茯苓，白术，陳倉米，山藥，扁豆，臘，肉桂，梁米，芡實，粳米，白茅根，柿蒂，骨碎補，劉寄奴，南天燭。

遺溺　石葦，猪脬，仙茅，川牛膝，桑螵蛸，枸杞，山茱萸，漏蘆。

---

① 龜膠，此下原衍"阿芙蓉"，與前重復，刪除。

小便瀝數　豇豆，稷米，粟米，劉寄奴，石斛，蘆根，石菖蒲，白蒺藜，芡實，火麻仁，鹿茸，蓯蓉，烏藥，乾薑，益智。

尿血　孩兒茶，阿膠，鹿茸，雄蠶蛾，乾地黃，續斷，鹿膠，白蒺藜，香附，地骨皮，韭菜，茜草，鬱金，蒲黃，漏蘆，黑豆，絲瓜，劉寄奴，青鹽，生地黃，側栢葉。

五淋　延胡索，紫檀香，黃耆，阿膠，榆白皮，桑螵蛸，茯苓，車前子，扁蓄，地膚子，琥珀，豬苓，滑石，田螺，螻蛄，連翹，白斂，白薇，海石，朴硝，孩兒茶，石決明①，阿膠，榆白皮，山梔子，薏苡仁，白茅根，榆白皮，枳殼，卷栢，鹿茸，蛤蚧，川牛膝，蒲公英，班蝥，天名精，慈姑，白魚，橘皮。

疳瘡　青箱子，銅青，桑白皮，百部，旱蓮草，辰砂，銀柴胡，豬膽，代赭石，秦芄，木鱉，使君子，蒼朮，紫草，茜草，白芨，蕪夷，穀蟲，蘆薈，蟾酥。

癲瘡　苦參，白斂，海石，珍珠，蕎麥，海螵蛸，紅花，旱蓮草，辰砂，黃耆，黃精，巴戟天。

漆瘡　蚯蚓，螃蟹，白菜，伏龍肝，地榆。

惡瘡　鶴虱，大楓子，蓖麻子，蘆薈，水銀，銀硃，露蜂房，漏蘆，山慈姑，絲瓜，黃頰魚，象牙，蟾酥。

癬疥　石菖蒲，輕粉，百部，大小薊，血餘，茜草，銀硃，紫草，白芷，白附子，天南星，皂角，蛇蛻，藜蘆，木鱉子，班蝥，螃蟹，蘆薈，蚤休，絲瓜，驢，鱧魚，金銀花，鐵粉，大楓子，使君子。

瘭疹　大戟，冬青子，雄蠶蛾，鉤籐，胡荽，紫貝，牛蒡子，楓香，天名精，山慈姑，菉豆，蚯蚓，景天，紫草。

疔腫　狗寶，大蒜，田螺，白礬，珍珠，蒲公英，益母草，班蝥，天名精，蟾酥，露蜂房，蕎苨，蝸牛，紅花。

除虱　小銀，銀硃。

---

① 石決明，原作"決石明"。

金瘡附刀箭　田螺，白果，猪脂，白蒺藜，没藥，血竭，蓮藕，花蕊石，皂礬，班蝥，水蛭，象牙，白芷，水銀，薄荷，白附子，海桐皮，鶴虱，蘆薈，蟾酥，楓香，景天，馬鞭草，山豆根，薺苨，豆腐，黑豆，馬齒莧，芹菜，魚腥草，壺盧，絲瓜，鷄，橄欖，狗寶，梟，鱧魚，黃額魚，蒼耳子，白芨，蕪荑，豨薟草，通草，黃耆，當歸，鴿肉，胡麻，荊芥，冰片，穿山甲，柴胡，香附，石菖蒲，地膚子，白鮮皮，琥珀，赤小豆，滑石，白礬，螻蛄，貝母，蓬砂，連翹，白斂，貫眾，青箱子，銅青，海石，孩兒茶，決明石，青黛，山栀子，桑白皮，人中白，蕎麥，沙參，荆三稜，青蒿，米醋，山楂，大小薊，穀精草，乳香，紫草，旱蓮草，辰砂，槐角，無名異，蒲黃，劉寄奴，白頭翁，白斂，白芷，象牙，天南星，栗子。

黃疸　扁蓄，黃栢，龍膽草，白茅根，米醋，百草霜，茜草，鯉魚，滑石。

瘰瘤　半夏，黃耆，黑鉛，蛤蜊粉，石灰，海藻，昆布，龍鬚菜，貝母，連翹，海螵蛸。

瘰癧　黃耆，鴿肉，淫羊藿，黑鉛，何首烏，續斷，荆芥，白芷，肥皂，蜈蚣，木鱉子，澤瀉，石燕，田螺，螻蛄，白礬，連翹，玄參，羚羊角，輕粉，蓖麻子，蚤休，露蜂房，漏蘆，山慈姑，蚯蚓，蒼耳子，夏枯草，野菊花，白芨，殭蠶，天名精，班蝥，夜明砂。

癰疽　黃耆，當歸，合歡皮，阿膠，遠志，鹿茸，枸杞，蒲黃，續斷，烏梅，鐵粉，磁石，藁本，香附，大蒜，白礬，白斂，蘆根，梨，合歡皮，蛤蚧，桔梗，柿蒂，青黛，石斛，龍膽草，露蜂房，金銀花，稷米，菉豆粉，黃豆，絲瓜，狗寶，松脂，伏龍肝，苦參，赤小豆，大戟，芫花，商陸，海藻，瞿麥，螻蛄，栝蔞仁，連翹，黃芩，玄參，大小薊，射干，犀角，沙參，鱉魚，蝦，赤芍，枸杞，黑鉛，榆白皮，何首烏，赤石子，鐵粉，雲母石，防風，馬烏頭，天南星，白蒺藜，冰片，穿山甲，麝香，柴胡，萊菔子，無名異，夜明砂，紫參，三七，蘇木，水蛭，蟾酥，芙蓉花，楓香，象牙，牛蒡子，金銀花，漏蘆，山慈姑，蝸牛，魚腥草，冬瓜，白芨，通草，野菊花，石灰，防己。

楊梅瘡 胡黃連，馬鞭草，金銀花，天南星，土茯苓，水銀，大楓子，輕粉。

陰瘡 海螵蛸，槐角，紫參，孩兒茶，熊膽，沒藥，楓香，蚤休，魚腥草，壺盧，越瓜，木耳。

五痔 黃耆，阿膠，火麻仁，龜板，龜膠，胡桃肉，雄黃，密陀僧，萆薢，刺蝟皮，田螺，熊膽，天花粉，鯉魚膽，孩兒茶，槐角，茜草，沒藥，代赭石，荊芥，白蒺藜，白頭翁，白芷，麝香，蛇蛻，蜈蚣，木鱉子，樗實，露蜂房，絲瓜，山豆根，金銀花，鱧，梔子，木耳，狗寶，鱓魚，河豚，木賊，馬兜鈴，木耳子，白芨，蕪荑，芙蓉花，赤芍，扁蓄。

鼠瘻 黃耆，磁石，荊芥，常山，雄黃，白蘚皮，玄參，連翹。

生肌 黃耆，當歸，蠟，楮實，黑鉛，鉛丹，續斷，艾葉，赤石脂，松脂，薤，琥珀，孩兒茶，珍珠，側柏葉，無名異，紫參，鬱金，丹參，天名精，楓香，硇砂，白芨，爐甘石，乳香，百草霜。

排膿 郁李仁，黃耆，當歸，冬葵子，川牛膝，桔梗，白芷，蒿本，穿山甲，葛根，松脂，木通，瞿麥，天花粉，連翹，白頭翁，朴硝，黃芩，蠟，芙蓉花，漏蘆，龍骨，薄荷，肥皂，艾葉，沙參，薏苡仁，麥冬，石斛，旱蓮草，茜草，丹參，蘇木，通草。

狂犬咬 雄黃，班蝥，蟾酥，丁香。

產後血閉 川牛膝，楮實，荊芥，三七，旱蓮草，益母草，劉寄奴，郁李仁，桃仁，五靈脂，螃蟹，天名精，景天，麥麩，麫，豆醬油，黑豆，馬齒莧，芋，絲瓜，香蕈，梔子，慈姑，石灰，澤瀉，續隨子，䗪蟲，凌霄花，紫參。

惡露不盡 甘松，雄黃，伏龍肝，莪朮，丹參，五靈脂，熟地黃，續斷，訶子，鱧魚，班蝥，水蛭，螃蟹，蚤休，露蜂房，硇砂，紅麴，乾地黃。

血運 竹瀝，荊三稜，童便，米醋，韭菜，墨，花蕊石，延胡索，益母草，蘇木，川牛膝，楮實，荊芥。

赤白崩帶　益智，黃耆，扁豆，阿膠，鹿茸，冬葵子，楮實，續斷，紫蘇，香附，松子，蕹，伏龍肝，豬苓，石燕，白果，白礬，白斂，貫衆，鷄肉，鹿茸，扁蓄，何首烏，鹿膠，蓮子，蛤蜊粉，赤石脂，代赭石，黃栢，蕎麥，鈎籐，大小薊，百草霜，海螵蛸，生地黃，側栢葉，凌霄花，血餘，茜草，蒲黃，益母草，三七，五靈脂，石榴皮，景天，馬齒莧，冬瓜，木耳，菊薴，魚翅，淡菜，丹參，陽起石，鹿茸，龜板，龜膠，桑螵蛸，白芷，水蛭。

催生墮胎　半夏，延胡索，伏龍肝，車前子，滑石，商陸，牛黃，朴硝，肉桂，蝦，冬葵子，川牛膝，榆白皮，赤石脂，天南星，白蒺藜，蜈蚣，大小薊，辰砂，楮實，荊芥，丹參，火麻仁，龜板，龜膠，益母草，白芷，沒藥，古文錢，花蕊石，水蛭，䗪蟲，水銀，鳳仙子，巴豆，油菜，麥芽。

調經　人葠，肉桂，乾地黃，川牛膝，榆白皮，熟地黃，續斷，荊三稜，荊芥，天麻，靈砂，桂枝，香附，松脂，大黃，連翹，旋覆花，鱉魚，澤蘭，桂心，丹參，益母草，蘇木，乾漆，桃仁，漏蘆，水蛭，馬鞭草，大麥，芹菜，鹿，延胡索，白蘚皮，甘草，當歸，相子仁，龜板，丹皮，茜草，白茅根，海螵蛸，紅花，陽起石①，蛤蚧，全蠍，山茱萸，香附，山楂。

安胎　石菖蒲，蕹，白术，阿膠，蠟，鹿茸，續斷，鹿膠，白芍，訶子，紫蘇，縮砂密，木香，珍珠，羚羊角，麥冬，白合，辰砂，黑豆。

下乳汁　木通，赤小豆，滑石，栝蔞仁，貝母，荊三稜，石鐘乳，蝦，火麻仁，豬蹄，葱葉，白蒺藜，穿山甲，茄子，絲瓜，鯉魚，鮑魚。

乳癰　白合，蒲公英，益母草，螃蠏，白芷，葱葉，油菜，露蜂房。

痘瘡　丁香，豬尾血，生地黃，紫草，紅花，胡荽，硫黃，黃耆，附子，蝦，胡桃肉，蟬蛇，葛根，柴胡，珍珠，人中白，桂心，兔屎，

---

① 石，原作“居”，據文義改。

人牙，牛蒡子，菉豆，蚯蚓，人中黃，糯米，黃豆，黑豆，豌豆，絲瓜。

驚癇 人葠，五靈脂，天名精，栢子仁，蘆薈，象牙，乾地黃，羊肉，遠志，龍眼，胡麻，血餘，酸棗仁，蚯蚓，巴豆，龍骨，辰砂，密陀僧，郁李仁，天麻，蚤休，露蜂房，虎骨，白花蛇，麝香，柴胡，硫黃，白蘚皮，白芨，竹瀝，殭蠶，礞石，蝸牛，牛黃，油菜，竹葉，白斂，鱉甲，紫菀，天竺黃，熊膽，丹皮，鵝，鴈，知母，鈎籐，青黛，龍膽草，桑白皮，羚羊角，旋覆花，茯苓，蜂蜜，鴨肉，附子，肉桂，豬肉，豬乳，海狗腎，桑螵蛸，牡蠣，金銀薄，桔梗，薄荷，升麻，冰片，穿山甲，蛇蛻，蜈蚣，蟬蛻，縮砂密，杏仁，石斛。

白禿 松脂，甘蔗，馬，魚腥草，驢。

客忤 石菖蒲，天竺黃，鈎籐，遠志，龍膽草，桑白皮。

分類主治卷

温　中

　　人身一小天地耳。天地不外陰陽五行以爲健順，人身不外水火氣血以爲長養。蓋人稟賦無偏，則水以附火，火以生水，水火既足，則氣血得資，而無虧缺不平之憾矣。惟其稟有不同，賦有各異，則或水衰而致血有所虧，火衰而致氣有所歉。故必假以培補，俾偏者不偏，而氣血水火自爾安養而無病矣。第其病有淺深，症有輕重，則於補劑之中，又當分其氣味以求，庶於臨症免惑。如補之有宜於先天真火者，其藥必燥必烈，是爲補火之味；補有宜於先天真水者，其藥必滋必潤，是爲滋水之味；補有宜於水火之中而不敢用偏勝之味者，其藥必温必潤，是爲温腎之味；補有宜於氣血之中而不敢用偏勝之味者，其藥必甘必温，是爲温中之味；補有宜於氣血之中而不敢用過補之藥者，其藥必平必淡，是爲平補之味。是合諸補以分，則於補劑之義已得其槩。又按：萬物惟温則生，故補以温爲正也。萬物以土爲母，甘屬土，故補以甘爲貴也。土虧則物無所載，故補脾氣之缺陷無有過於白术，補肝氣之虛損無有過於雞肉，補肺氣之痿①弱無有過於參、耆，補心血之缺欠無有過於當歸。是皆得味之甘而不失其補味之正也。其次補脾之味，則有如牛肉、大棗、飴糖、蜂蜜、龍眼、荔枝、鯽魚，皆屬甘温，氣雖較與白术稍純，然蜂蜜、飴糖則兼補肺而潤燥，龍眼則兼補心以安神，荔枝則兼補營以益血，惟有牛肉則能補脾以固中，大棗則能補脾以助胃，鯽魚則能補土以制水也。且予嘗即補脾以思，其土之卑監而不平者，不得不藉白术以爲培補。

---

　　① 痿，原作"瘦"，據《本草求真》卷一"温中"篇改。

若使土乾而燥，能勿滋而潤乎？是有宜於山茱、黃精、豬肉之類是也。土溼而凝，能勿燥而爽乎？是有宜於白蔻、砂仁之屬是也。土潤而滑，能勿濇而固乎？是有宜於蓮子、芡實、肉蔻之屬是也。土鬱而結，能勿疎而醒乎？是有宜於木香、甘松、藿香、菖蒲、胡荽、大蒜之屬是也。土浸而傾，能勿滲而利乎？是有宜於茯苓、扁豆、山藥、鯽魚之屬是也。土鬱而蒸，能勿清而利乎？是有宜於薏苡仁、木瓜、白蘚皮、蚯蚓、紫貝、皂白二礬、商陸、郁李之屬是也。土寒而凍，能勿温而散乎？是有宜於乾薑、附子之屬是也。土敦而阜，能勿通而泄乎？是有宜於硝黃、枳實之屬是也。土崩而解，能無升而舉乎①？是有宜於參、耆、甘草之屬。凡此皆屬補脾之味，然終不若甘温補脾之爲正耳。

平　補

精不足而以厚味投補，是虧已在於精，而補不當用以平劑矣；氣不足而以輕清投補，是虧已在於氣，而補亦不當用以平劑矣。惟補氣而於血有損，補血而於氣有損，補上而於下有碍，補下而於上有虧，其症似虛非虛，似實非實，則不得不擇甘潤和平之劑以進。如萎蕤、人乳，是補肺陰之至平者也；山藥、黃精、羊肉、豬肉、甘草，是補脾陰之至下者也；柏子仁、合歡皮、阿膠，是補心陰之至平者也；冬青子、桑寄生、桑螵蛸、狗脊，是補肝腎陰之至平者也；燕窩、鴿肉、鴨肉，是補精氣之至平者也。但阿膠、人乳則合肝腎與肺而皆潤，合歡則合脾陰五臟而皆安，山藥則合肺腎而俱固，桑螵蛸則能利水以交心。至陳倉米能養胃以除煩，扁豆能舒脾以利脾，皆爲輕平最和之味。餘則兼苦兼辛兼淡，平雖不失而氣味夾雜，未可概作平補論耳。

---

① 是有宜於硝黃……舉乎：原缺，據《本草求真》補。

補　火

按李時珍云：命門爲藏精系胞之物，其體非脂非肉，白膜裹之，在脊骨第七節兩腎中，此火下通二腎，上通心肺，貫腦，爲生命之原，相火之主，精氣之府，人物皆有，生人生物，皆由此出。又按汪昂謂：人無此火，則神機滅息，生氣消亡。趙養葵謂火可以水折，惟水中之火不可以水折，故必擇其同氣招引歸宅，則火始不上浮而下降矣。此火之所由補也。第世止知附桂爲補火之最，硫黃爲火之精，此外毫不計及，更不知其桂附因何相需必用。詎知火衰氣寒而厥，則必用以附子；火衰血寒腹痛，則必用以肉桂；火衰寒結不解，則必用以硫黃；火衰冷痺精遺，則必用以仙茅；火衰疝瘕癥偏墜，則必用以胡巴；火衰氣逆不歸，則必用以沈香；火衰腎泄不固，則必用以補骨脂；火衰陽痿血瘀，則必用以陽起石；火衰風冷麻痺，則必用以淫羊藿；火衰風溼瘡癢，則必用以蛇床子；火衰臟寒蟲生，則必用以川椒；火衰氣逆呃起，則必用以丁香；火衰精涎不攝，則必用以益智。至於陽不通督，須用鹿茸以補之；火不交心，須用遠志以通之；如竅不開，須用鐘乳石以利之；氣虛喘乏，須用蛤蚧以禦之；精滑不禁，須用阿芙蓉以澀之。皆當隨症酌與，不可概用。若使水火並衰，及或氣陷不固，陰精獨脱，尤當切禁，否則禍人反掌。

滋　水

馮楚瞻曰：天一生水，故腎爲萬物之原，乃人身之寶也。奈人自伐其源，則本不固，而勞熱作矣。熱則精血枯竭，憔悴羸弱，腰痛足酸，自汗盜汗，發熱咳嗽，頭暈目眩，耳鳴耳聾，遺精便血，消渴淋瀝，失音喉瘡舌燥等症，莫不因是悉形。非不滋水鎮火，無以制其炎爍之勢。愚按：滋水之藥，品類甚多，然終不若地黃爲正。蓋地黃性温而潤，色黑體沈，可以入腎滋陰，以救先天之精。至於氣味稍寒，能佐地黃以除骨蒸痞癆之症，則有龜板、龜膠，膠則較板而更勝矣。佐地黃補肌澤膚，以除枯涸之症者，則有人乳、豬肉，肉則較乳而有別矣。佐地黃以通便燥之症者，則有火麻、胡麻，胡麻則較火麻而益血矣。至於水虧而目不明，則須佐以枸杞；水虧而水不利胎不下，則有佐於冬葵子、榆白皮；水虧而風溼不除，則有佐於桑寄生；水虧而心腎不交，則有佐於桑螵蛸、龜板；水虧而陰痿不起，則有佐於楮實；水虧而筋骨不健，則有佐於冬青子；水虧而精氣不足，則有佐於燕窩；水虧而血熱吐血，則有佐於乾地；水虧而堅不軟，則有佐於食鹽；水虧而虛怯不鎮，則有佐於磁石；水虧而氣不收及血不行，則有佐於牛膝；水虧而噎隔不食，則有佐於黑鉛。但黑鉛爲水之精，凡服地黃而不得補者，須用黑鉛鎮壓，俾水退歸北位，則於水有補。然必火勝水涸，方敢用此以爲佐。若水火並衰，則又當佐性溫以煖腎臟，否則害人不輕。

溫　腎

　　腎虛在火，則當用辛用熱；腎虛在水，則當用甘用潤。至於水火並衰，則藥雖兼施，惟取其性溫潤與性微溫，力峕入腎者以爲之補，則於水火並虧之體，自得溫潤調劑之宜矣。按地黃體潤不溫，因於火日蒸曬而溫，實爲補血補腎要劑。其藥自屬不易，然有肝腎虛損，氣血凝滯，不用杜仲、牛膝、續斷以通，而偏用肉桂、陽起石以燥。風溼內淫，不用巴戟天、狗脊以溫，而偏用淫羊藿、蛇牀子以燥。便結不解，不用肉蓯蓉、鎖陽以溫，而偏用火麻、枸杞、冬葵子以潤。遺精滑脱，不用兔絲子、覆盆子、山茱萸、胡桃肉、螷螷葡萄等藥以收，而偏用粟殼、牡蠣等藥以進。軟堅行血，不用海狗腎溫煖以潤，而偏用青鹽、食鹽鹹寒以投。補精益血，不用麋茸、鹿膠、犬肉、紫河車、何首烏等藥以溫，而偏用硫黃、沈香等藥以勝。鬼蛀蠱毒，不用獺肝溫煖以驅，而偏用川椒、烏梅以制。凡此非失於燥，而致陰有所刼，即失於寒而致火有所害，豈温煖腎臟之謂哉？噫！誤矣。

温　澀

收者，收其外散之意；澀者，澀其下脱之意。如發汗過多，汗當收矣；虚陽[①]上浮，陽當收矣；久嗽亡津，津當收矣。此皆收也。泄利不止，泄當固矣。小便自遺，遺當固矣。精滑不禁，精當固矣。《十劑篇》云：澀可去脱，牡蠣、龍骨之屬是也。凡人氣血有損，或上升而浮，下泄而脱，若不收斂澀固，無以收其亡脱之勢。第人病有不同，治有各異。陽旺者陰必渴，故脱多在於陰。陰盛者陽必衰，故脱多在於陽。陽病多燥，其藥當用以寒。陰病多寒，其藥當用以温。此定理耳。又按温以治寒，澀以固脱，理雖不易，然亦須分臟腑以治。如蓮子、肉豆蔻是治脾胃虚脱之藥也，故泄瀉不止者最宜。蓮鬚是通心交腎之藥也，爲心火摇動精脱不固者最佳。補骨脂、貟貟葡萄、阿芙蓉、没石子、沈香、芡實、石鐘乳、胡桃肉、靈砂是固腎氣之藥也，爲精滑腎泄者最妙。但補骨脂則兼治腎瀉泄，葡萄則兼起陽興痘，阿芙蓉則崀固澀收脱，没石子、沈香則崀降氣歸腎，芡實則兼脾溼並理，石鐘乳則兼水道皆利，胡桃肉則兼腸肺俱潤，靈砂則合水火並降也。他如兔絲、覆盆，性雖不澀，而氣温能固。木瓜酸中帶澀，醒脾收肺有功。烏梅斂肺澀腸。訶子收脱止瀉，清痰降火。赤石脂固血久脱。治雖不一，然要皆屬温澀固脱藥耳。惟有禹餘糧、柿蒂性屬澀平，與體寒滑脱之症微有不投，所當分別。

寒　澀

病有寒成，亦有熱致。寒成者固當用温，熱成者自當用寒。如五棓子、百草煎，其味雖曰酸澀，而性實寒不温，爲收肺虚火浮之味，故能

---

① 陽，原作“寒”，據《本草求真》卷二“温澀”篇改。

去嗽止痢，除痰定喘，但百草煎則較梧子而鮮收耳。牡蠣性尚入腎固脫，化痰軟堅，而性止尚入腎而不入肝。龍骨入肝斂氣，收魂固脫，凡夢遺驚悸，是其所宜，而性不及入腎。各有專治兼治之妙耳。至於粟殼，雖與五梧入肺斂氣澀腸相似，而粟殼之寒，則較梧子稍輕，粟殼之澀，則較梧子更甚，故甯用粟而不用梧也。粳米氣味甘涼，固中除煩，用亦最妙。若在蛤蜊粉氣味鹹冷，功專解熱化痰固肺。及秦皮性亦苦寒，功尚入肝除熱，入腎澀氣，亦宜相其熱甚以行，未可輕與龍骨、牡蠣、粟殼微寒之藥爲比也。

收　斂

酸主收，故收當以酸爲主也。然徒以酸爲主，而不兼審陰陽虛實以治，亦非得乎用酸之道矣。故酸收之藥，其類甚多，然大要性寒而收者，則有白芍①、牡蠣、粟殼、五梧子、百花煎、皂白二礬，其收兼有澀固，而白芍則但主收而不澀耳。性溫與澀而收者，則有五味、木瓜、烏梅、訶子、赤石脂等味。但五味則專斂肺歸腎、澀精固氣，木瓜則專斂肺脾，烏梅則專斂氣澀腸，訶子則專收脫止瀉、清痰降火，赤石脂則專收脫止血也。若在金櫻，雖爲澀精要劑，然徒具有澀力，而補性絕少。山茱萸溫補肝腎，雖爲收脫固氣之用，而收多於澀，不可不分別而異施耳。

鎮　虛

虛則空而不實，非有實以鎮之，則易覆矣。虛則輕而易敗，非有實以投之，則易墜矣。故重墜之藥，亦爲治病者所必需也。然用金石諸藥以治，而不審其氣味以別，亦非治病通活之妙。故有熱者，宜以涼鎮，如代赭石、珍珠之治心肝二經熱驚，辰砂之清心熱，磁石之治腎水虛怯，

---

① 芍，原脫，據《本草求真》卷二"收斂"篇改。

龍骨、龍齒之治肝氣虛浮是也。有寒者宜以熱鎮，如雲母石之能溫中去
怯，硫黃之能補火除寒、通便定驚是也。寒熱俱有者，宜以平鎮，如禹
餘糧、金銀薄、鐵粉、密陀僧之屬是也。但禹餘糧則兼止脫固泄，金銀
薄則兼除熱祛風，鐵粉則兼療狂消癭，皆借金性平木。密陀僧則兼除積
消熱滌痰也。同一鎮墜，而藥品氣味治用各自有別，其不容紊如此。然
要若病有外邪，不可輕投，令寒邪得鎮而愈固耳。

散　寒

　　凡病傷於七情者宜補，傷於六淫者宜散宜清。傷於七情者宜補，則
補自有輕重之分，先天後天之別。傷六淫者宜散，則散自有經絡之殊，
邪氣之異。如輕而淺者，其邪止在皮毛，尚謂之感，其散不敢過峻。至
若次第傳變，則邪已在於經，其散似非輕劑可愈。迨至愈傳愈深，則邪
已入不毛，其邪應從下奪，又非散劑所可愈矣。是以邪之本乎風者，其
散必謂之驅，以風善行數變，不驅不足禦其奔迅逃竄之勢也。邪之本於
寒者，其散止謂之散，以寒凝結不解，不散不足啟其冰伏否塞之象也。
邪之得於霧露陰寒之淫者，其邪本自上受，則散當從上解，而不得以下
施。邪之漸鬱而成熱者，其散當用甘平、辛平，而不可用辛燥。至於邪
留於膈，欲上不上，欲下不下，則當因高而越，其吐之也必宜。邪固於
中，流連不解，則當從中以散，其溫之也必便。若使邪輕而感，有不得
用峻烈之藥者，又不得不用平淡以進，俾邪盡從輕散，而不至有損傷之
變，此用散之概也。又按陰盛則陽微，陽盛則陰弱。凡受陰寒肅殺之氣
者，自不得不用辛熱以治。惟是邪初在表，而表尚有表中之表以爲區別。
如邪初由皮毛而入太陽，其症必合肺經並見，故藥必先用以麻黃以發太
陽膀胱之寒，及或佐以杏仁、生薑入肺，并或止用桔梗、紫蘇、葱管、
黨參入肺之味以進。但杏仁則專入肺，散寒下氣止喘；生薑則尚入肺，
辟惡止嘔；葱管則尚入肺，發汗解飢；桔梗則尚入肺，開提肺中風寒，
載藥上浮；黨參可以桔梗、防風偽造，則其氣味亦即等於防風、桔梗以

疎肺氣。至於細辛、蔓荆，雖與諸藥同爲散寒之品，然細辛則宣腎家風寒，蔓荆則除筋骨寒溼及發頭面風寒，皆非太陽膀胱專藥及手太陰肺經藥耳。他如白蔲、蓽撥、良薑、乾薑、川椒、紅豆蔲氣味辛熱，並薰香氣味辛平，與馬兜鈴、白石英、冬花、百部氣味辛溫，雖於肺經則治，然終非入肺尚品，所當分別以異視者也。

驅　風

風爲陽邪，寒爲陰邪。風屬陽，其性多動而變；寒屬陰，其性多静而守。故論病而至於風，則症變遷而莫禦。論藥而至於風，則其藥亦變遷而莫定矣。如肝屬風，病發於風，則多由肝見症。乃有風不在肝，而偏在於肌肉之表，症見惡風自汗，當用桂枝以解其肌。風在太陽膀胱，症見游風攻頭，當用以羌活；症見一身骨痛，當用以防風；症見風攻巔頂，當用以藁本者。有如此矣。且有風在少陰腎經，症見伏風攻頭，當用以獨活；症見口乾而渴，當用以細辛；與風在骨髓，症見痰迷竅閉，當用以冰片；風在皮膚骨髓，症見驚癇疥癩，當用以白花蛇；風在關節，症見九竅皆閉，當用以麝香；症見風溼痺痛，當用以茵芋；風在經絡，症見瘡瘍癰腫之當用以山甲；症見痰涎壅塞之當用以皂角；風在十二經絡，症見頑痺冷痛之當用以威靈仙；風在腸胃，症見惡瘡腫毒之當用以肥皂；風在陽明胃經，症見諸頭面諸疾之當用以白附、白芷者，又如此矣。更有風熱在肺，症見鼻塞鼻淵之當用以辛夷；症見目翳眩暈之當用以甘菊；症見惡寒發熱無汗而喘之當用以杏仁；症見癰腫瘡毒之當用以牛蒡；症見喘嗽體腫之當用以白前者，又如此矣。至於風已在肝，而症又挾有溼，則如秦艽既除腸胃溼熱，又散肝經風邪；浮萍既入肝經散風，復利脾經之溼；海桐皮以療風溼諸痛，豨薟草以治麻木痛冷，蒼耳子以治皮膚瘡癬、通身周痺，巴戟、狗脊、寄生以强筋骨之類，而萎蕤、萆薢、茵芋、白芷、白附之偕風溼而治，可類推矣。風已在肝，而肝症見有熱成，則如全蝎之治胎風發搐，鈎籐之治驚癇瘛瘲，蟬退之治皮膚癮疹，薄荷之治咽喉口齒，石楠葉之能逐熱堅腎，決明子、木賊、蕤仁之治風熱目翳之類，而辛夷、冰片、牛旁之偕風熱以理，又可思矣。風病在肝而症見有風痰，則有如南星之散經絡風痰，天麻之治肝經氣鬱虛風，川芎之散肝經氣鬱之類，而麝香之偕痰氣並理，又可思矣。風病在肝而症見有風癧，則有如蛇退之能殺蟲辟惡，蜈蚣之能散瘀療結之類，而山甲、草烏、牛旁、肥皂之偕風毒以理，又其餘矣。風病在肝而症見有寒溼之症，則有宜於蔓荊、殭蠶、五加皮、烏附尖之類，但其功用治效則有殊矣。風病在肝而症見有骨痿不堅之症，則有宜於虎骨、虎膠之類，但其氣味緩急則有間矣。至於風病在肝而症見有肌膚燥熱，則不得不用荊芥以達其膚而疎其血；風病在肝而症見有瘡疥目赤，則不得不用蒺藜以散其風而逐其瘀；風病在肝而症見有溼熱燥癢，則不得不用蕪荑以泄其溼。要皆隨症審酌以定其趨，但其理道無窮，變化靡盡。其中旨趣，在於平昔細爲體會，有非倉卒急迫所能得其精微也。

散　　溼

經曰：半身以上，風受之也；半身以下，溼受之也。然有溼不下受，而溼偏從上感，則溼又當上治。蓋溼無風不行，如風在上，則溼從風以至者，則爲風溼。是風是溼非散不愈也。溼值於寒，寒氣慄裂，其溼由寒至者，則爲寒溼。是寒是溼，亦非由散不除也。且有好食生冷，留滯腸胃，合於雨露感目，留結不解，隨氣勝復，變爲寒熱，以致頭重如裹，皮肉筋脉，皆爲溼痺，則不得不從開發以泄其勢。然散溼之藥不一而止，就溼而言散者，如蒼术之屬是也。有因風溼①而言散者，如白芷、羌活、獨活、防風、寄生、萎蕤、秦芁、巴戟、狗脊、靈仙、海桐皮、豨薟草、蒼耳子、萆薢、茵芋之屬是也。有就寒溼而言散者，如五加皮、天雄、蔓荊子、殭蠶、細辛之屬是。有兼風熱而言散者，如蕪荑之屬是；有就

---

① 溼，原作“溫”，據《本草求真》卷三“散溼”篇改。

熱溼而言散者，如香薷之屬是；有就痰溼而言散者，如半夏之屬是。至溼而在胸腹，症見痞滿，宜用川朴以散之。溼在肌肉，症見膚腫，宜用排草以洗之。溼在腸胃，挾風而見拘攣痹痛，宜用秦艽以除之。溼在筋骨而見頭面不利，宜用蔓荊子以治之。此皆就表就上受溼論治，故以散名。若使溼從下受，及已內入爲患，則又另有滲溼瀉溼諸法，而非斯藥所可統而歸之也。

散　　熱

熱自外生者宜表宜散，熱自內生者宜清宜瀉。熱自外生而未盡至於內者宜表宜散，熱自內成而全無表症者宜攻宜下。凡人感冒風寒，審其邪未深入，即當急撤其表，俾熱從表解，不得謂熱已成，有清無散，而不用表外出也。第熱之論乎散者，其法不一。有止解熱以言散者，如升麻之升諸陽引熱外出，葛根之升陽明胃氣引熱外出，柴胡之升少陽膽熱外出，淡豆豉之升膈熱外出，夏枯草之散肝熱外出，野菊花之散肝肺熱中出也。有合風熱以言散者，如辛夷能散肺經風熱，冰片能散骨蒸風熱，木賊能散肝膽風熱，蕤仁、決明子、爐甘石、薄荷能散肺經風熱也。有合溼熱而言散者，如蕪荑能散皮膚骨節溼熱，香薷能散肺、胃、心溼熱是也。有解風火熱毒而言散者，如蟾蜍、蟾酥之能升拔風火熱毒外出是也。有解血熱而言散者，如石灰能散骨肉皮膚血熱，穀精草能散肝經血熱也。至於熱結爲痰，有藉吐散，如木鱉則能引其熱痰成毒結於胸膈而出，瓜蒂則能引其熱痰結於肺膈而出，膽礬則能引其風熱之痰亦結在膈而出也。若使表症既罷，內症已備，則又另有法在，似無庸於瑣贅。

吐　　散

邪在表宜散，在裡宜攻，在上宜吐，在中下宜下，反是則悖矣。昔人謂邪在上，因其高而越之。又曰：在上者涌而吐之是也。但吐亦須分其所因所治以爲辨別，如常山、蜀漆，是吐積飲在於心下者也；藜蘆、皂白二礬、桔梗蘆、皂角，是吐風痰在於膈者也；生萊菔子是吐氣痰在於膈者也；烏附尖是吐溼痰在於膈者也；胡桐淚是吐腎胃熱痰上攻於腸而見者也；梔子、瓜蒂，是吐熱痰聚結於膈而成者也；磁石是吐寒痰在於膈者也。至於膈有熱毒，則有木鱉、青木香以引之；痰涎不上，則有燒鹽以涌之。但吐藥最峻，過用恐于元氣有損，況磁石、木鱉，尤屬惡毒，妄用必致生變，不可不慎。

温　散

　　熱氣久積於中，自當清凉以解；寒氣久滯於内，更當辛温以除，故温散之味，實爲中虛寒滯所必用也。然中界乎上下之間，則治固當以中爲主，而上下亦止因中而及，是以温以守内而不凝，散以行外而不滯，温散並施，而病不致稍留於中而莫禦矣！第不分辨明晰，則治多有牽混而不清。如縮砂密、木香、香附、乾薑、半夏、胡椒、吴茱萸、使君子、麥芽、松脂，皆爲温中行氣快滯之味。然縮砂密則止煖胃快滯，木香則止疎肝醒脾，香附米則止開鬱行結活血通經，半夏則止開痰逐溼，乾薑則止温中散寒，胡椒則止温胃逐痰除冷，吴茱萸則止逐肝經寒氣上逆腸胃，使君子則止燥胃殺蟲，麥芽則止消穀磨食，松脂則止祛風燥溼，而有不相兼及者也。至於温中而兼及上，則有如蓽撥之散胸腹寒逆，藿香之醒脾辟惡寬胸止嘔，菖蒲之通心開竅醒脾逐痰，元胡索之行血中氣滯、氣中血滯，安息香之通活氣血，各有專司自得之妙。温中而兼及下，則有如益智之燥溼逐冷、温腎縮泉，蛇床子之補火宣風燥溼，蒺藜之祛肝腎風邪，大小茴之逐肝腎沈寒痼冷，各有主治獨得之趣。温中而兼通外，則有草果之温胃逐寒、辟瘴辟瘧，蘇合香、樟腦、大蒜、山奈、甘松、排草之通竅逐邪殺鬼，白檀香之逐冷除逆以引胃氣上升，良薑、紅豆蔻之温胃散寒，艾葉之除肝經沈寒痼冷以回陽氣將絶，胡椒之通心脾小腹、解惡發痘，烟草之通氣爽滯、解瘴除惡，白芥子之除脇下及皮裡膜外之風痰，石灰之燥血、止血、散血，烏藥之治氣逆胸腹不快，各有其應如響之捷。溫中而至通上徹下，則有如丁香之泄肺①煖胃、燥腎止呃，川椒之補火溫臟、除寒殺蟲，各有氣味相投之宜。若使溫中獨見於上，則有如草豆蔻之逐胃上之風寒、止當心之疼痛，薰草之通氣散寒解惡止痛，其效俱不容掩。且溫中而獨見於上下，則有如薤之通肺除痹，通腸止痢，其效又屬不泯。其一，溫中而氣味各殊，治效各別，有不相同如此。然予謂溫中之味，其氣兼浮而升，則其散必甚。溫中之味，其氣必沉而降，則其散甚微，溫中其氣既浮，而又表裡皆徹，則其散更甚而不可以解矣！是以丁香、白蔻之降，與於草豆蔻、白檀之升，絕不相同，即與縮砂密之散，木香之降，亦且絕不相似。薑氣味過散，故止可逐外寒內入，而不可與乾薑溫內同比。藿香氣味稍薄，故止可除臭惡嘔逆，而不可與木香快滯並議。烏藥徹上徹下，治氣甚於香附，故爲中風中氣所必需。薤白氣味辛竄，行氣遠駕木香，故爲胸痹腸滯所必用。凡此是溫是散，皆有義理，錯綜在人細爲體會可耳。

平　散

藥有平補，亦有平散，補以益虛，散以去實，虛未甚而以重劑投之，其補不能無害；實未甚而以重劑散之，其散更不能無害矣。如散寒麻黃，散風桂枝，散溼蒼朮，散熱升、葛，散暑香薷，散氣烏藥，皆非平者也。乃有重劑莫投。如治風與溼，症見疥癩周痹，止有宜於蒼耳子；症見瘙癢消渴，止有宜於鹽砂；症見麻木冷痛，止有宜於稀薟；症見膚癢水腫，止有宜於浮萍；症見目翳疳蝕，止有宜於爐甘石，皆能使其風散溼除。又如治風與熱，症見目翳遮睛，爛弦胞腫，止有宜於甘菊、蕤仁、木賊；症見風熱蒸騰，腎陰不固，止有宜於石南葉，皆能使其風熄熱退。又如治寒與熱，症見咳嗽不止，止有宜於冬花；症見頭面風痛，止有宜於荷

---

① 肺，原作“胃”，據《本草求真》卷三“溫散”篇改。

葉；症見肺熱痰喘，聲音不清，止有宜於馬兜鈴；症見寒燥不潤，止有宜於紫、白石英；症見肝經鬱熱不散，止有宜於夏枯草；症見風寒溼熱腳氣，止有宜於五加皮；症見風寒痰溼，止有宜於殭蠶，皆能使其寒熱悉去。至於治氣，則又只用橘皮之宣肺燥溼，青皮之行肝氣不快，神麴之療六氣不消，檳榔、大腹皮之治胸腹疫脹，白芨之散熱毒而兼止血，野菊花之散火氣、癰毒疔腫、瘰癧目痛，青木香之除風溼惡毒氣結，皆能使其諸氣悉消。凡此藥雖輕平，而用與病符，無不克應，未可忽爲無益而不用也。

瀉　溼

瀉溼與滲溼不同。滲溼者，受溼無多，止用甘平輕淡，使水緩滲，如水入土，逐步滲泄，漸漬不驟。瀉溼者，受溼既多，其藥既須甘淡以利，又須鹹寒以瀉，則溼始從熱解，故曰瀉溼。然瀉亦須分其臟腑，如溼在肺不瀉，宜用薏苡仁、黑牽牛、車前子、黃芩、白微之類。但薏苡仁則治水腫溼痺、疝氣熱淋，黑牽牛則治腳氣腫滿、大小便秘，黃芩則治癃閉腸澼、寒熱往來，車前子則治肝肺溼熱以導膀胱水邪，白微則治淋痺酸痛、身熱肢滿之爲異耳。如溼在於脾胃不瀉，宜用木瓜、白蘚皮、蚯蚓、白礬、寒水石之類。但木瓜則治霍亂泄瀉轉筋、溼熱不調，白蘚皮則治關竅閉塞、溺閉陰腫，蚯蚓則治伏熱鬼疰、備極熱毒，白礬則能酸收涌吐、逐熱去沫，寒水石則能解熱利水之有別耳。如溼在於腸胃不清，宜用扁蓄、茵陳、苦參、刺蝟皮之類。但扁蓄、苦參則除溼熱殺蟲，茵陳則能除溼熱在胃，刺蝟皮則治膈噎反胃之不同耳。如溼在心不化，宜用燈心、木通、黃連、連翹、珍珠、苦練子之類。但燈草則治五淋伏熱、黃連則治實熱溼蒸，木通則治心熱水閉，連翹則治癰毒淋毒；珍珠則治神氣浮遊、水脹不消、苦練子則治熱鬱狂躁、疝瘕蠱毒之有分耳。若在小腸溼熱而見淋閉莖痛，則有海金沙以除之；溺閉腹腫，則有赤小豆以利之；姙娠①水腫，則有赤茯苓以導之。膀胱溼閉而見水腫風腫，則有防己以泄之；暑溼內閉，則有豬苓以宣之；小便頻數，則有地膚子以開之；水蓄煩渴，則有澤泄以治之；實熱熾甚，則有黃檗以瀉之；暑熱溼利，則有滑石以分之。他如腎有邪溼，症見血瘀溺閉，則有宜於琥珀、海石矣；症見水氣浮腫，則有宜於海蛤矣；症見痔漏淋渴，則有宜於文蛤矣；而寒水石、苦參之能入腎除溼，又自可見。肝有邪溼，症見驚癇疫癘，則有宜於龍膽矣；症見風溼內乘、小便痛閉，則有宜於萆薢矣；而連翹、珍珠、琥珀之能入肝除溼，又自可推。凡此皆屬瀉溼之劑也，至於水勢溯湃，盈科溢川，則又另有法在，似不必於此瑣贅云。

瀉　水

瀉水者，因其水勢急迫，有非甘淡所可滲，苦寒所可瀉，正如洪水橫逆，迅利莫禦，必得極辛極苦極鹹極寒極陰之品，以爲決瀆，則水始平，此瀉水之說所由起也。然水在人臟腑，本自有分；即人用藥以治水勢之急，亦自有別。如大戟、芫花、甘遂同爲治水之藥矣，然大戟則瀉臟腑水溼，芫花則通裏外水溼，甘遂則瀉經隧水溼也。葶藶、白前同爲入肺治水劑矣，然葶藶則合肺中水氣以爲治，白前則搜肺中風水以爲治也。商陸入脾行水，功用不減大戟，故仲景牡蠣澤瀉用。海藻、海帶、昆布氣味相同，力專泄熱散結軟堅，故療癭瘤疝、隧道閉塞，其必用之。螻蛄性急而奇，故能消水拔毒。田螺性稟至陰，故能利水以消脹。續隨子下氣至速，凡積聚脹滿諸滯，服之立皆有效。紫貝有利水道通瘀之能，故於水腫蟲毒目翳，用之自屬有功。至於瞿麥瀉心，石葦清肺，雖非利水最峻，然體虛氣弱，用亦增害。未可視爲利水淺劑，而不審實以爲用也。

---

① 姙娠，原作“娠姙”。

下　氣

氣者人身之寶，周流一身，傾刻無間，稍有或乖，即爲病矣。治之者，惟有保之養之，順之和之，使之氣常自若，豈有降伐其氣而使不克自由哉？然河間謂人五志過極皆爲火，丹溪謂人氣有餘便是火，則是氣過之極，亦爲人身大患也。是以氣之虛者宜補，氣之降者宜升，氣之閉者宜通，氣之鬱迫者宜寬，氣之鬱者宜泄，氣之散者宜斂，氣之脫者宜固，氣之實而堅者則又宜破宜降宜下而已。蓋氣之源，發於腎，統於脾，而氣之出由於肺，則降之藥每出於肺居多，而腎與脾與肝止偶見其一二而已。如馬兜鈴非因入肺散寒清熱而降其氣乎？蘇子非因入肺寬胸消痰止嗽定喘而下其氣乎？杏仁非因入肺開散風寒而下其氣乎？枇杷葉非因入肺瀉熱而降其氣乎？葶藶非因入肺消水而下其氣乎？桑白皮非因入肺瀉火利水而通其氣乎？旋覆花非因入肺消痰除結而下其氣乎？栝蔞、花粉非因入肺消痰清火而下其氣乎？續隨子非因入肺而瀉溼中之滯乎？枳殼非因入肺寬胸開膈而破其氣乎？若在枳實降氣，則在胸膈之下，三稜破氣，則在肝經血分之中。赭石則入心肝二經，凉血解熱，而氣得石以壓而平。郁李則入脾中下氣，而兼行水破瘀。山甲則破癥毒結聚之氣，而血亦消。喬麥則消腸中積滯之氣，炒熟萊菔子則下肺喘而消脾滯。至於沈香、補骨脂是引腎真火收納歸宅，黑鉛是引腎真水收納歸宅，皆能下氣定喘。凡此皆屬降劑，一有錯誤，生死反掌，治之者可不熟思而詳辨乎？

降　痰

痰之見病甚多，痰之主治不少，如痰之在於經者，宜散宜升；痰之在於上者。宜涌宜吐；痰之在中在膈，不能以散、不能以吐者，宜降宜下，此降之法所由起也。第降有在於肺以爲治者，如栝蔞、貝母、生白果、杏仁、土貝母、訶子之屬是也；有在胸膈以爲治者，如硼砂、礞石、兒茶之屬是也；有在心肝以爲治者，如牛黃之屬是也；有在肝膽以爲治者，如全蝎、鶴虱之屬是也；有在皮裏膜外以爲治者，如竹瀝之屬是也；有在脾以爲治者，如密陀、白礬之屬是也；有在腎以爲治者，如沈香、海石之屬是也。但貝母則合心肝以爲治，射干則合心脾以爲理，皆屬清火清熱、降氣下行；惟白礬則收逐熱涎，或從上涌，或自下泄，各隨其便。至於痰非熱成，宜溫宜燥，宜收宜引，則又在人隨症活潑，毋自拘也。

瀉　熱

《內經》帝曰：人傷於寒而傳爲熱，何也？岐伯曰：寒氣外凝內鬱之理，腠理堅緻，玄府閉密，則氣不宣通，湮氣內結，中外相薄，寒盛熱生。觀此則知熱之由作，悉皆外邪內入而熱，是即本身元陽爲邪所遏，一步一步而不得泄，故爾變而爲熱耳。然不乘勢以除，則熱更有進而相爭之勢。所以古人有用三黃石膏及或大小承氣，無非使其熱瀉之謂。余按熱病用瀉，考之方書，其藥甚衆，然大要在肺則止用以黃芩、知母，在胃則止用以石膏、大黃、朴硝，在心則止用以黃連、山梔、連翹、木通，在肝則止用以青黛、龍膽，在腎則止用以童便、青鹽，在脾則止用以石斛、白芍。此爲諸臟瀉熱首劑。

至於在肺又有他劑以瀉，蓋以熱邪初成未盛，則或用以百合、百部、馬兜鈴；毒氣兼見，則或用以金銀花、牛蒡子；久嗽肺痿，則或用以沙參；腳氣兼見，則合用以薏苡仁；咽瘡痔漏，則或用以柿乾、柿霜；熱挾氣攻，則合用以牽牛；三焦熱併，則或用以梔子；煩渴而嘔，則或用以竹茹；熱而有痰，則或用以貝母；熱而氣逆不舒，則或用以青木香；熱而溺閉，則或用以車前、石韋；久嗽兼脫，則或用以五棓子、百草煎；乳汁不通，則或用以通草；若更兼有血熱，則又當用生地、紫菀。此瀉肺熱之大概也。

在胃又有他劑以瀉，蓋以熱兼血燥，犀角宜矣；毒盛熱熾，綠豆宜矣；中虛煩起，粳米宜矣；暑熱渴生，西瓜宜矣；時行不正，貫衆宜矣；疫熱毒盛，人中黃、金汁、雪水宜矣；咽瘡痔漏，柿蒂、柿乾宜矣；便結不軟，玄明粉宜矣；乳癰便閉，漏蘆宜矣；蠱積不消，雷丸宜矣；熱盛呃逆，竹茹、蘆根宜矣；腸毒不清，白頭翁、刺蝟皮宜矣；口渴不止，竹葉宜矣；若更兼有血熱，則又宜於地榆、槐角、槐花、蘇木、三漆、乾漆。此瀉胃熱之大概也。而大腸熱結，仍不外乎硝黃、白頭翁、黃芩、綠豆、蝸牛、生地之藥矣。

在心又有他劑以瀉，則或因其溺閉，而用瞿麥、木通；氣逆而用赭石；痰閉而用貝母、天竺黃；暑渴而用西瓜；精遺而用連鬚；抽掣而用鈎籐；咳嗽而用白合；疝瘕而用川練；與夫血熱而更用以犀角、射干、童便、血餘、紅花、辰砂、紫草、生地、鬱金、桃仁、茜草、蘇木、丹參、沒藥、蓮藕、益母草、熊膽等藥，又可按味以考求矣。此瀉心熱之大概也。

在肝又有他劑以瀉，則如肝經氣逆，宜用赭石以鎮之；腎氣不固，則用石南葉以堅之；溺閉不通，則用車前子以導之；痰閉不醒，則用牛黃以開之；目翳不明，則用秦皮、空青、蒙花、石燕、青箱子、石決明以治之；咳嗽痰逆，則用前胡以降之；蠱積不消，則用蘆薈以殺之；淫鬱驚恐，宜用琥珀以鎮之；神志昏冒，宜用棗仁以清之。若使熱在於血，其藥衆多，大約入肝涼血，則有赤芍、赭石、蒲公英、青魚膽、紅花、地榆、槐花、槐角、側柏葉、卷柏、無名異、凌霄花、豬尾血、紫草、夜明砂、兔肉、旱蓮草、茅根、蜈蚣、山甲、琥珀、芙蓉花、苦酒、熊膽之類；入肝破血，則有莪朮、紫貝、靈芝、紫參、益母草、蒲黃、血蝎、蓮藕、古文錢、皂礬、歸尾、鱉甲、貫衆、茜草、桃仁之類，入肝敗血，則有三漆䗪蟲、䗪蟲、螃蟹、瓦楞子、水蛭、花蕊石之類，皆當審實以投。此瀉肝熱之大概也。而瀉膽熱之味，又豈有外空青、銅綠、銅青、熊膽、膽礬、前胡等藥者乎。

在腎又有他劑以瀉，如龍膽、防己，爲腎熱盛溺閉者所宜用也；秋石爲腎熱盛虛咳嗽溺閉者所必用也；寒水石爲腎熱盛口渴水腫者所必用也；地骨皮爲腎熱盛有汗骨蒸者所必用也；食鹽爲腎熱盛便閉者所必用也；琥珀、海石爲腎熱盛血瘀溺秘者所必用也；若使熱在於血，則藥亦不出乎童便、地骨皮、血餘、銀柴胡、蒲公英、生牛膝、旱蓮草、赤石脂、自然銅、古文錢、青鹽之類。而瀉膀胱熱結，其用豬苓、澤瀉、地膚子、茵陳、黃蘗、黃芩、龍膽、川練子藥者，又可按其症治以考求矣。此瀉腎熱之大概也。

　　脾熱瀉藥無多，惟有脾經血熱，考書有用郁李、射干、紫貝、薑黃、蓮藕、皂礬、蚯蚓，然亦須辨藥症以治。

　　要之治病用藥，須當分其臟腑，然其是上是下，毫微之處，未可盡拘。如藥既入於肺者，未有不入於心；入於肝者，未有不入於脾；入於腎者，未有不入於膀胱。且藥氣質輕清者上浮，重濁者下降，豈有浮左而不浮右，重此而不重彼者乎？但於形色氣味重處，比較明確，則藥自有圓通之趣，又奚必拘拘於毫茫間互爲較衡，而致蹓其神智者乎？

瀉　火

　　趙養葵曰：真火者，立命之本，爲十二經之主。腎無此，則不能以作強，而技巧不出矣；膀胱無此，則三焦之氣不化，而水道不行矣；脾胃無此，則不能腐水穀，而五味不出矣；肝膽無此，則將軍無決斷，而謀慮不出矣；大小腸無此，則變化不行，而二便閉矣；心無此，則神明昏而萬事不應矣。治病者，的宜以命門真火爲君主，而加意以火之一字，觀此則火不宜瀉也明矣。而丹溪又言：氣有餘便是火。使火而果有餘，則火亦能爲害，烏在而不瀉乎？惟是火之所發，本有其基，藥之所生，自有其治，氣味不明，則治罔不差。

　　如大黃是瀉脾火之藥，故便閉硬痛，其必用焉；石膏、茅根是瀉脾胃之藥，口渴燥熱，其必用焉；黃芩、生地，是瀉肺火之藥，膈熱血燥，效各呈焉。

火盛則痰與氣交窒，是有宜於栝蔞、花粉；火盛則水與氣必阻，是有宜於桑白皮；火盛則骨必蒸，是有宜於地骨皮；火盛則三焦之熱皆并，是有宜於栀子；火盛則肺化源不清，是有宜於天冬、麥冬；火盛則必狂越燥亂，是有宜於羚羊角；火盛則氣必逆而嗽，是有宜於枇杷葉；火盛則必挾胃火盛氣上呃，是有宜於竹茹，此非同爲瀉肺之藥乎？

黃連、犀角是瀉心火之藥也，燥熱淫蒸，時疫班黃，治各著焉。火盛則小腸必燥，是有宜於木通、燈草；火盛則喉必痺而痛，是有宜於山荳根；火盛則目必翳而瘴，是有宜於熊膽；火盛則心必煩燥懊憹。是有宜於栀子；火盛則口必渴而煩，是有宜於竹葉；火盛則肺失其養，是有宜於麥門冬；火盛則血必妄沸，是有宜於童便、生地；火盛則憂鬱時懷，是有宜於萱草。此非同爲瀉心之藥乎？

至於青黛、膽草號爲瀉肝之火，然必果有實熱實火者方宜。若止因火而見抽掣，則鈎籐有難廢矣；因火而見目瘴，則熊膽其莫除矣；因火而見骨蒸，則青蒿草其必須矣；因火而見驚癇骨痛，則羚羊角其必用矣；因火而見口舌諸瘡，則人中白其必進矣；因火而見時症斑毒喉痺，則大青其極尚矣；因火而見痰熱往來，則黃芩其必用矣。此非同爲瀉肝之用乎？而膽火之必用以膽草、大青、青黛者可思。

若在腎火，症見骨蒸勞熱，不得不用黃柏；症見咽痛不止，不得不用元參；症見楊梅惡瘡，不得不用胡連；症見頭目不清，痰涎不消，不得不用茶茗；症見火留骨節，不得不用青蒿草；症見無汗骨蒸，不得不用丹皮。此非同爲瀉腎藥乎？

而膀胱火起之必用以人中白、童便，及三焦火起之必用以青蒿草、栀子者，又自可驗。

諸火之瀉，當分臟腑如此，但用而不顧其病症之符、臟氣之合，則其爲禍最速，可不深思而長慮乎？

平　瀉

平瀉者，從輕酌瀉之意也。凡人臟氣不固。或犯實邪不瀉，則養虎貽患，過瀉則真元有損，故僅酌其微苦微寒、至平至輕之劑以進。

如瀉脾胃虛熱，不必過用硝、黃，但取石斛輕淡以瀉脾，茅根以瀉胃，柿蒂以斂胃蘊熱邪，粳米、甘米甘涼以固中而已。

瀉肺不必進用黃芩、知母，但用沙參清肺火熱，百部除肺寒鬱，百合清肺餘熱，薏苡仁清肺理溼，枇杷葉清肺下氣，金銀花清肺解毒而已。

瀉肝不必進用膽草、青黛，但用鱉甲入肝清血積熱、消勞除蒸，旱蓮草入肝涼血[①]，清蒿草清三焦陰火伏留骨節，白芍入肝斂氣，鈎籐入肝清熱除風而已。

瀉心不必黃連、山梔，但用麥冬清心以甯肺，連翹清心以解毒，竹葉清心以滌煩，萱草清心以醒憂利水，鬱金入心以散痰，丹參入心以破血而已。

瀉腎不必進用黃柏、童便、知母，但用丹皮以除無汗骨蒸，地骨皮以除有汗骨蒸而已。

至於調劑陰陽，則或用以陰陽水止嗽消渴，解毒則或用以薺苨，散瘀行血則或用以蒲黃、沒藥、苦酒，開鬱則或用以木賊、蒙花、穀精草而已。凡此雖屬平劑，但用之得宜，自有起死回生之力，未可忽爲淺嘗已也。

涼　血

血寒自當用溫，血熱自當用涼。若使血寒不溫，則血益寒而不流矣；血熱不涼，則血益結而不散矣。故溫血即爲通滯活瘀之謂，而涼血亦爲

---

① 涼血，原無，據《本草求真》卷七"平瀉"篇補。

通滯活瘀之謂也。第書所載涼血藥味甚多，然不辨晰明確，則用多不合。如血閉經阻，治不外乎紅花；毒閉不解，治不外乎紫草，此定法也。然有心胃熱極，症見吐血，則又不得不用犀角；心脾熱極，症見喉痹，不得不用射干；肝胃熱極，症見嘔吐血逆，不得不用茅根；腸胃熱極，症見便血，不得不用槐角、地榆；心經熱極，症見驚惕，不得不用辰砂。且癰腫傷骨，血瘀熱聚，無名異宜矣；毒盛痘閉，乾紅晦滯，豬尾血宜矣；目盲翳障，血積上攻，夜明沙、穀精草、青魚膽宜矣；瘀血內滯，關竅不開，髮餘宜矣；肝木失制，嘔血過多，側柏葉宜矣；火伏血中，肺癰失理，凌霄花宜矣。肝胃血燥，乳癰淋閉，蒲公英宜矣。至於腸紅脫肛，血出不止，則有炒卷柏可治；血瘕疝痹，經閉目赤，則有赤芍藥可治；諸血通見，上溢不下，則有生地黃可治；心腎火熾，血隨火逆，則有童便可治；肝腎火起，骨蒸血結，則有童便可治。其他崩帶驚癇，噎膈氣逆之有賴於代赭石；溼熱下注，腸胃痔漏之有賴於刺蝟皮；血瘀淋滴，短瀒溺痛之有賴於琥珀；心肝熱極，惡瘡目翳之有賴於龍膽；齒動鬚白，火瘡紅發之有賴於旱蓮草，亦何莫不爲通瘀活血之品。但其諸藥性寒，則凡血因寒起，當知所避，慎不可妄見血閉，而即用以苦寒之味以理之也。

下　血

血爲人身之寶，安可言下？然有血瘀之極，積而爲塊，溫之徒以增熱，涼之或以增滯，惟取疎動走泄、苦寒烈毒之品，以爲驅逐，則血自爾不凝。按書所載破血下血，藥類甚眾，要在審症明確，則於治方不謬。如症兼寒兼熱，內結不解，則宜用以莪朮、桃仁、鬱金、母草以爲之破，取其辛以散熱、苦以降結之意也。瘀氣結甚，則宜用以班蝥、乾漆以爲之降，取其氣味猛烈，得以驟解之意也。寒氣既除，內結滋甚，則宜用以丹參、郁李、沒藥、薑黃、三七、紫菀、紫參、貫眾以爲之下，取其苦以善降、不令內滯之意也。寒氣既除，瘀滯不化，則宜用以蒲黃、蘇木以爲之疎，取其氣味宣滯、不令鬱滯之意也。至有借食人血以治血，則有䗪蟲、水蛭可用；借其鹹味引血下走，則有茜草、血竭、瓦楞、紫貝、䗪蟲、鱉甲可取；借其質輕靈活不滯，則有蓮藕、花蕊石可投；借其陰氣徧佈可解，則有螃蟹、蚯蚓可啖；借其酸濇鹹臭以解，則有皁礬、五靈脂可入；惟有苦溫而破，則又更有劉寄奴等味。但劉寄奴、自然銅、古文錢、三七、血竭、沒藥、䗪蟲則於跌仆損傷而用，蚯蚓則於解毒而用，丹參則於血瘀神志不安而用，水蛭、䗪蟲、桃仁則於蓄血而用，花蕊石則於金瘡血出而用，五靈脂、益母草、蒲黃則於婦人血滯而用，茜草則於婦人經閉不解而用，瓦楞子則爲婦人塊積而用，班蝥則爲惡瘡惡毒而用，鬱金則爲血瘀胞絡、痰氣積聚而用，莪朮則爲血瘀積痛不解而用，郁李仁則爲下氣行水破血而用，乾漆則爲鏟除老血蟲積而用，紫貝則爲血蟲水積而用，貫眾則爲時行不正而用，鱉甲則爲勞熱骨蒸而用，紫參則爲血痢癰腫而用，薑黃則爲脾中血滯而用，蘇木則爲表裡風起而用，皁礬則爲收痰殺蟲除溼而用，生藕則爲通調津液而用也。至於班蝥、乾漆、三七、水蛭、䗪蟲、䗪蟲、螃蟹、瓦楞子、花蕊子，尤爲諸劑中下血敗血之最，用之須當審顧，不可稍有忽畧，以致損人元氣於不測也。

殺　　蟲

　　病不外乎虛實寒熱，治不外乎攻補表裡，所以百病之生，靡不根於虛實寒熱所致，即治亦不越乎一理以爲貫通，又安有雜治雜劑之謂哉？惟是虛實異形，寒熱異致，則或內滯不消而爲傳屍鬼疰，外結不散而爲癰疽瘡瘍。在蟲既有虛實之殊、寒熱之辨，而毒亦有表裏之異、升降之別，此蟲之所必殺，而毒之所以必治也。至於治病用藥，尤須審其氣味沖和，合於人身氣血，相宜爲貴，若使辛苦燥烈，用不審顧，禍必旋腫。謹於雜劑之中，又將諸藥之品另爲編帙，俾人一覽而知，庶於本草義蘊，或已得其過半云。又按：蟲之生，本於人之正氣虧損而成。體實者，其蟲本不易生，即生亦易殄滅；體虛者，其蟲乘空內蓄，蓄則即爲致害，害則非易治療。考之方書所載，治蟲藥品甚多，治亦錯雜不一，如黃連、苦參、黑牽牛、扁蓄是除溼熱以殺蟲也，大黃、朴硝是除熱邪以殺蟲也，故其爲藥，皆寒而不温；蒼耳子、松脂、密陀僧是除風溼以殺蟲也，故其爲藥，稍温而不涼；川椒、椒目是除寒溼、水溼以殺蟲也，故其爲藥，温燥而不平；蘇合香、雄黃、阿魏、樟腦、蛇退是除不正惡氣以殺蟲也，故其爲藥，最辛最温；水銀、銀硃、輕粉、鉛粉、黃丹、大楓子、山茵陳、五棓子、百草煎，是除瘡疥以殺蟲也，故其爲藥，寒熱皆有；紫貝、桃仁、乾漆、皂礬、百草霜，是除血瘀以殺蟲也，故其藥亦多寒熱不一；厚樸、檳榔，是除熱滿瘴氣以殺蟲也，故其爲藥苦温而平；穀蟲、鶴虱、使君，是除痰食積滯以殺蟲也，故其爲藥，又温而又寒；獺肝之補肝腎之虛以殺蟲也，故其藥味寒而氣温①；至於榧實則能潤肺以殺蟲，烏梅則能斂肺以殺蟲，百部則能清肺散熱以殺蟲，皆有不甚寒燥之虞。且蟲得酸則止，凡烏梅、五棓子等藥，非是最酸之味以止其蟲乎？得苦則下，凡大黃、黃連、苦楝根、蘆薈、苦參，非是至苦之味以下其蟲乎？得辛則伏，凡川椒、雄黃、乾漆、大楓子、阿魏、輕粉、樟腦、檳榔，非是最辛之味以伏其蟲乎？得甘則動，凡用毒蟲之藥，必加甘蜜爲使，非是用以至甘之味以引其蟲乎？至於寒極生蟲，可用薑、附以爲殺；蟲欲上出，可用藜蘆上涌以爲殺；熱閉而蟲不下，可用芫花、黑牽牛以爲殺；蟲食齲齒，可用胡桐淚、莨菪、韭子、蟾酥以爲之殺；蟲食皮膚而爲風癬，可用川槿皮、海桐皮以爲殺；九蟲陰蝕之蟲，可用青箱子、覆盆葉以爲之殺；癆瘵之蟲，可用敗鼓心、桃符板、虎糞骨、死人枕、獺爪、鸛骨以爲之殺。但用多屬辛苦酸澀，惟使君子、榧②實治蟲。按書偏以甘取，義實有在，自非精於醫道者所可與之同語也。

———————

① 温，原作“愠”，據《本草求真》改。
② 榧，原脱，據《本草求真》補。

發　毒

《內經》曰：營氣不從，逆於肉裡，乃生癰腫。又曰：諸痛瘡癢，皆屬心火。又觀丹溪有言：癰疽皆因陰陽相滯而生。則是癰疽之發，固合內外皆致，而不僅於肉裡所見已也。但其毒氣未深，等於傷寒，邪初在表，其藥止宜升發，而不遽用苦寒，俾其毒從外發；若稍入內爲殃，則毒勢纏綿不已，而有毒氣攻心必死之候矣。予按：發毒之藥，品類甚多，有三陽升麻、柴、葛、姜、防、白芷、荊芥、薄荷、桔梗等藥，何一不爲發毒散毒之最；山甲、皂角等，何一不爲驅毒追毒之方。至於蜈蚣則能驅風通痰散結，蛇退則能驅風辟惡，野菊花則能散火逐氣，王不留行則能行氣宣滯，皆爲祛散惡毒之劑。外有蟾酥、蟾蜍力能透拔風邪火毒，象牙力能拔毒外脫，楓香力能透毒外出，人牙力能入腎推毒，胡桐淚力能引吐熱毒在膈，輕粉、黃丹、銀硃力能制外癰疽瘡疥，螻蛄、草蘚力能通水開竅、拔毒外行。若在芙蓉花，則藥雖屬清涼，而仍兼有表性，是以用此以爲敷毒箍毒之方。餘則治毒之劑，審其性有苦寒之味者，應另列於解毒之中，不可入於發毒劑例。俾人皆知毒從外發，不得竟用內藥內陷云。

解　毒

毒雖見症於外，而勢已傳於內，則藥又當從內清解，故解毒亦爲治毒之方所不可缺也。第人僅知金銀花、牛蒡子、甘草爲解毒之品，凡屬毒劑，無不概投。詎知毒因心熱而成者，則有黃連、連翹可解；因於肺火而成者，則有黃芩可解；因於肝火而成者，則有膽草、青黛、藍子可解；因於肺火肺毒而成者，則有石膏、竹葉、大黃可解；因於腎火而成者，則有黃柏、知母可解。且毒在於腸胃，症見癰疽乳閉，宜用漏蘆以通之；症見消渴不止，宜用綠豆煮汁以飲之；症見腸癖便血，宜用白頭

翁以解之；症見時行惡毒，宜用金針、人中黄以利之。至於楊梅症見，
多屬肝腎毒發，宜用土茯苓以清之；喉痺咽痛，多屬痰火瘀結，宜用射
干以開之；心腎火熾，宜用山荳根以熄之；鬼疰瘰癧，潰爛流串，多屬
經絡及脾毒積，宜用蚯蚓以化之；口眼喎斜，癱腸痔漏，多屬經絡腸胃
毒發，宜用牛黄以治；乳癰乳岩，多屬肝胃熱起，宜用蒲公英以療之；
惡瘡不斂，多屬心肺痰結，宜用貝母以除之；無名疔腫，惡瘡蛇虺，瘰
癧結核，多屬痰結不化，宜用山慈姑以治之；毒勢急迫，咳嗽不止，多
屬中氣虛損，宜用薺苨以緩之。他如癰腫不消，宜用米醋同藥以治；熱
涎不除，積垢不清，有用皂白二礬以入，癰疽掀腫，胸熱不除，有用甘
草節以投，皆有深意內存，不可稍忽。若在班蝥、鳳仙子惡毒之品，要
當審症酌治，不可一毫稍忽於其中也。

毒　　物

　　凡藥冲淡和平，不寒不熱，則非毒矣；即或秉陽之氣爲熱，秉陰之
氣爲寒，而性不甚過烈，亦非毒矣。至於陰寒之極，燥烈之甚，有失冲
淡和平之氣者，則皆爲毒。然毒有可法製以療人病，則藥雖毒，而不得
以毒稱。若至氣味燥迫，並或純陰無陽，強爲伏制，不敢重投者，則其
爲毒最大，而不可以妄用矣。如砒霜、硇砂、巴豆、鳳仙子、草烏、射
罔、鉤吻，是熱毒之殺人者也；水銀、鉛粉、木鱉、蒟蒻，是寒毒之殺
人者也；萆薢、商陸、狼牙，是不寒不熱，性非冲和，寓有辛毒之氣，
而亦能以殺人者也。然予謂醫之治病，凡屬毒物，固勿妄投；即其性非
毒烈，而審顧不眞，辨脉不實，則其爲毒最大，而不可以救矣。况毒人
之藥，人所共知，人尚知禁。若屬非毒，視爲有益，每不及防。故余竊
見人病，常有朝服無毒之藥，而夕即見其斃者。職是故也，因附記以爲
妄用藥劑一戒。

彤樓文庫

雜證良方

普濟良方^①卷一

百歲酒方

綿芪蜜炙二兩，白术一兩，川芎一兩，當歸一兩二錢，熟地一兩二錢，龜膠一兩，茯苓一兩，生地一兩二錢，羌活一兩，黨參一兩，肉桂六錢，防風一兩，茯神二兩，五味八錢，枸杞一兩，麥冬一兩，棗皮一兩，廣皮一兩。

右藥十八味，加紅棗二斤，冰糖二斤，泡高粱燒酒二十斤，煮一柱香時，埋土中七日，每隨量飲之。此方有人三代皆服此酒，相承無七十歲以下，人有試之者屢驗。

神仙長壽酒方

熟地黃四兩，當歸四兩，枸杞三兩，沙蒺藜三兩，茯神四兩，杜仲二兩，山藥三兩，地骨皮三兩，牛膝二兩，韭子二兩，兔絲子三兩，故紙一兩，蘗椹四兩，佛手柑三個，桂圓肉四兩。

用好酒十觔，將藥入內煮三柱香久，每日隨量服之，久則延年益壽。

天下烏鬚第一方

五倍子不拘多少，搥碎，去灰，鍋內炒盡烟爲度，以青布巾打溼，扭乾包裹，脚

---

① 普濟良方：屠道和所輯《普濟良方》四卷，內含《雜證良方》《婦嬰良方》各兩卷，《醫學六種》中將《雜證良方》和《婦嬰良方》單列，卷目仍采用普濟良方卷一、卷二、卷三、卷四編排。

端成餅，爲末聽用，每用一錢半，烏黑霜即炒黃好細麵四兩，當歸尾一兩，白芨一兩，共爲末，攪勻，每用一分半，青鹽一分五厘，紅銅末不拘多少，火內燒極紅投入水，碗中取出，再燒再投，取其水內自然之末，用水淘淨，將好醋煮數沸至乾，隨炒黑色，聽用，每用一分半，没石子二厘半，訶子二厘半，二味俱用麵包入砂，鍋內將柴灰同拌炒至焦乾，明礬末一分半。

右用細茶滷調如糊，瓷器內重湯煮，洗淨搽乾了洗去。

京師秘傳烏鬚方

五倍子制法如前，每用二錢，紅銅末製法如前，每用六分，食鹽三分，明礬末六分，白灰麵一分五厘。

右合火酒調搽，無酒濃茶亦可，調勻，以酒盞盛貯。用鐵杓注水，煮至如糖香鏡臉，方可取用。先將皂角水洗淨髮鬚，然後塗藥，包裹一夜，次早洗去即黑，如鬚少只用半帳。

神仙烏雲丹

烏鬚黑髮，返老還童，壯筋骨，補真精，固元陽，神効無比。

何首烏半斤，入砂鍋內，以黑豆同蒸半日，去豆，用好酒浸一七，晒乾，如此蒸七徧，槐角子二兩，爲末，破故紙酒洗，一斤，砂鍋內炒黃色，旱蓮汁二兩，如無汁，旱蓮爲末亦可，胡桐淚即木律，爲末，二兩。

右共一處爲細末，棗肉二斤，胡桃仁半斤，共一處搗爲丸，如梧桐子大。每服五十丸，空心鹽湯下，服三個月，勿斷一日。

旱　蓮　丸

烏鬚黑髮，服一月，已白者退，再生者黑，其效如神，士大夫不可一日無此藥。

生地黃二斤，酒泡去汁，晒半斤，旱蓮汁晒半斤，細辛一兩，川芎四兩，破故紙一斤，麵炒，五加皮酒浸，半斤，赤茯苓乳汁浸，半斤，枸杞子四兩，杜仲半斤，炒，没石子二兩，生薑三斤，取汁晒半斤。

右爲末，胡桃仁去皮半斤，棗肉同和爲丸，如梧桐子大。每五十丸，黃酒送下。

五　煎　膏

烏鬚髮，固牙齒，壯筋骨。

旱蓮草，黑桑椹，何首烏，生地黃，白茯苓。

右五味各自爲咀片，煎汁，濾淨渣，熬成膏，合一處和勻，置瓷器內封固，埋土七日。每服二三匙，一日三服。

治鴉片煙飲奇效方

服此方者，一面吸煙，一面服藥，至八日十日後，則可早可晏，可多可少，可吸可不吸，妙在不用劫藥，不用煙灰，其飲自化，應驗多多，爰序於左。

鴉片煙流毒內地，受害良多，其中亦有急思改悔者，又莫得其方。市肆中藥，於字義尚未辨明，何能奏效？縱有一二截止者，類皆劫劑。伐脾戕胃，貽害多端，譬諸作文，安有講書未明，而妄期佳構者乎？即如字義，世俗稱癮者，乃皮裡肉外之紅點，何得指爲斯證？又稱引字，究屬何根？方爲引動，模糊圖治，奚克見功？不知所謂飲者，乃飲食之飲，即醫書所論痰飲證也。夫濁者爲痰，清者爲飲，此理易知。治斯證者，總以滌飲化痰爲主。或問此證，何由而生？予曰：凡人酣吸多則動脾家之淫，淫則生痰，蓋脾爲生痰之源，肺爲藏痰之器，故此證總在脾肺二經。或又問曰：既係吸多生飲，何以吸之？又名曰過飲。予曰：煙乃通活之性，痰係周身上下無所不至，一經上壅，則或淚流，或汗出，或背脹，或欠伸，或嘔吐，或心慌，皆痰之爲患，驟得煙以通活，則痰食頓開，而諸症悉平，斯謂之過飮，客爲首肯，不勝欣然焉。予曰：憫斯人之沈疴，亟思拯救，乃細揣各名家書，體會數年，始得其訣，故特創一方，藥品沖和，純乎王道，俾戒飮者自製，不着絲毫煙灰，自能奏效。十餘年來，獲益者不可枚舉，因刊以公諸同好，惟願普世共渡慈航，回頭即是岸云。

廣橘紅白礬炒，五兩，製半夏四兩五錢，塊雲苓四兩，炙粉草三兩五錢，天南星一兩五錢，訶子一兩，白芥子八錢，川椒七錢。

共研末，薑水泛爲丸，桐子大，每日飯後一時之久，以白滾水吞下三錢，日二次，服至八天以後，自然見功，奇效無比。

同治二年仲秋月上浣，屠燮臣製方付梓

瘟　　疫①

時行疫病者，一歲之中，長幼之病相似者是也。感非時之溫而病，謂之瘟疫。壯熱、頭痛、身痛、咽乾、心煩、欬嗽、涕涶、稠粘，柴胡升麻湯。感非時之寒而病，謂之寒疫，其症憎寒拘急、頭痛身疼、無汗，九味羌活湯。通用敗毒散，熱加黃芩、石膏，寒加蒼术，便秘加大黃，兼內傷藿香正氣散，加消導藥，並不得大汗大下，饑年胃虛必加人參以固元氣，如病五日內，精神昏憒，咽喉閉塞，語聲不出，頭面不腫，食不知味，死證也。

十神湯

治時氣瘟疫。風寒兩感，頭痛發熱，惡寒無汗，欬嗽鼻塞聲重。

麻黃，葛根，升麻，川芎，赤芍藥，紫蘇，甘草，白芷，陳皮，香附。

---

① 瘟疫，後原有"附大頭瘟"四字，據目錄及正文刪。

水解散

治天行一二日。頭痛壯熱。

麻黃一錢，桂心七分，甘草炙五分，白芍三錢。

柴胡升麻湯

治少陽陽明合病。傷風壯熱，惡風頭痛，體氣鼻塞，咽乾痰盛，欬嗽唾涕膠粘及陽氣鬱遏，元氣下陷，時行瘟疫。

柴胡、前胡、黃芩一錢二分，升麻一錢，葛根、荊芥一錢五分，桑白皮各八分，赤芍、石膏各二錢，加薑三片，豉二十粒煎。

九味羌活湯 即羌活沖和湯

治傷寒傷風，憎寒壯熱，頭痛身痛，項痛脊強，嘔吐口渴。太陽無汗及感冒，四時不正之氣，溫病熱病。

羌活、防風、蒼术各一錢半，細辛五分，川芎、白芷、生地黃、黃芩、甘草各一錢，加生薑蔥白煎。

人參敗毒散

治傷寒，頭痛憎寒，壯熱頭強，睛暗鼻塞，聲重風痰，咳嗽及時氣疫癘嵐障鬼瘧，或聲如蛙鳴，赤眼口瘡，淫毒流注，腳腫腮腫，喉痺毒痢，諸瘡斑疹。

人參、羌活、獨活、柴胡、前胡、川芎、枳殼、桔梗、土茯苓各一兩，甘草五錢，每服一兩加薑三片，薄荷少許煎。口乾舌燥加黃芩，腳氣加大黃、蒼术，膚痒加蟬蛻。

藿香正氣散

治內傷外感而成霍亂，吐瀉憎寒，發熱頭痛，嘔吐胸悶，咳嗽氣喘，及傷冷傷溼，瘧疾中暑，又凡感嵐瘴不正之氣，並宜加減用之。

藿香三錢，白术炒、厚朴薑炒、茯苓、紫蘇、大腹皮洗净、半夏薑炒、桔梗、陳皮去白、白芷、炙甘草各一錢。

四　時　瘟　疫①

此症多發於春分之後，夏至之前，故曰瘟疫。如有鬼癘之氣，又曰癘疫。以眾人所患相同，又曰天行時疫。其症與傷寒相似，傳經表裏，亦無不同。惟時令已煖，毒氣鬱蒸，與傷寒微異，發散宜用辛平等劑。又有四時瘟疫，治法大略相同。茲擇簡便數方爲醫藥不便之處而設。

四時瘟疫皆治

黃沙糖一杯，生薑自然汁一杯，用白滾湯一大杯調勻，乘熱急服，被遮發汗即愈。

又方

白粳米一升，連鬚葱頭二十根，煮成稠粥加好醋一小碗，再煮一二滾，各食一碗，熱服，取汗，自愈，已出汗者不用。

又方

松毛切碎，搗，每用二錢酒沖服，日三服，極妥極效。

瘟疫外治方

凡聞病人汗氣入鼻透腦，即散布經絡，初覺頭痛，即用芥菜子研末，溫水稠調，填肚臍中，隔布一二層，上以壺盛熱湯熨之，至汗出而愈。

又外治方，並治大頭瘟

蒼术、良薑、枯礬各等分爲末。每用一錢，以葱白一大箇搗勻塗手心，男左女右，將手掩肚臍，手須窩起，勿使藥着臍，又以一手挽住外腎前陰，女子亦如之，煎綠荳湯一碗飲之，點線香半炷久可得汗，如無汗，再飲綠荳湯催之，汗出即愈。又刺少商穴即愈法見中風，治見喉蛾。

---

① 四時瘟疫，原無“四時”二字，據目錄補。

癖瘟丹

蒼术末、紅棗搗，和丸彈子大，時燒之，能令疫不染。

預避瘟疫方

五更時投黑豆一大握於井中，勿使人見，凡飲水家俱無傳染。若飲河水之處，各家於每日清晨投黑豆一撮於水缸中，全家無恙。

又貫仲一個，白礬一塊，放水缸中亦效。○又方，向東桃枝煎湯，日浴二次，自然不染。

入病家不染方

香油調雄黃，蒼术末塗鼻，既出，用紙條到鼻孔取噴嚏，再飲雄黃酒一盃，決無傳染。

大　頭　瘟

疫毒發于頭面，憎寒壯熱，恢赤腫痛。治以普濟消毒飲加減。陽明爲邪，首見大腫，少陽爲邪，出于耳之前後；陽明主淫，少陽主熱，淫熱合而爲腫，木盛則痛，通用敗毒散，大便秘加大黃，但腫淫勝，宜蒼、厚、芷，以去淫；痛多熱勝，宜連、芩、翹、犀以消熱，氣虛加人參、甘草、藿香以扶正。

普濟消毒飲

治天行疫癘，初覺憎寒，壯熱體重，次傳頭面腫盛，目不能開，喘，咽喉不利，舌乾口燥，上等症俗名大頭瘟。

黃芩酒炒、黃連酒炒各二錢，柴胡五分，桔梗三分，人參錢半、甘草、陳皮去白、玄參各錢二分，連翹、板藍根、馬勃、鼠黏子各八分，升麻、白殭蠶各六分，便秘加大黃。

大頭蝦蟆瘟頭腮便腫

靛花三錢，福建者爲佳，雞蛋清一個，燒酒一杯調服，神效。

除疫救苦丹

專治一切瘟疫時症，並傷寒感冒。無論已傳經未傳經，大人一丸，小兒半丸，涼水調服，出汗即愈。重者連進二服，服藥後未汗切忌食熱湯熱物，汗後不忌。此丹寒熱並用，功極神奇，百試百效，有力者宜脩合以濟人。

麻黃、乾薑、明天麻、綠荳粉、松蘿茶各一兩二錢，生甘草、明亮硃砂、明雄黃各八錢，生大黃二兩，共爲細末，蜜丸彈子大。又寸金丹亦能治疫，藥店有現成脩合者。

傷　　寒

症候不一，兼有傳變，惟良醫診脉隨症用藥，庶幾奏效，非單方可治也。今惟傳一外治安效之法，凡醫藥不便之處，恃此救急頗有奇功。

外治熨法

治傷寒胸膈不寬作痛，一切寒結、熱結、食結、痰結、痞結、水結等症，並中氣虛弱不堪，攻擊內消者，須以此法熨之，則滯行邪散，其效如神。

葱白頭一大把，生老薑二大塊，生蘿蔔四五箇，如無時，以子一合代之，三味共搗爛，炒熱，用布作兩包輪換，久久罨熨心胸，脅下痛處，無不豁然自開，汗出而愈。如數次炒乾則烹之以酒，且不宜太熱，恐炮烙難受也。若大便結兼熨臍腹。

傷寒傳變

症候繁多，大抵自霜降後，春分前，寒邪所感者爲正傷寒。春夏所感者，謂之四時傷寒，而兼雜症。惟得病之初，宜先審辨，則調理不差。夫傷寒症候，大類傷暑，但傷寒惡寒而身寒，傷暑惡熱而身熱。脉緊惡寒，謂之傷寒；脉緩惡風，謂之傷風；脉盛壯熱，謂之熱病；脉虛身熱，謂之傷暑。傷暑，脉浮大而散，或絃數而遲，蓋熱傷氣散而脉虛也。外症見頭痛、身熱、煩渴、口乾、面垢、自汗、倦怠、少氣，或背寒惡寒，甚則迷悶不省，手足搐搦，或嘔瀉、腹痛、下血、發黃、出斑等。行路得之爲中熱，靜室得之爲傷暑。又胸膈脹滿、頭痛、發熱時有止歇者，勞役食積也；惟頭痛、惡寒、發熱、身足痠痛、晝夜不歇，傷寒也；依此看過，果係傷寒，若無良醫，幸莫用藥。蓋此症死於病者少，而死於醫者多。惟宜密室避風，勿食粥飯米粒，謹靜自守，只以薑汁、熱酒或薑茶等類與飲，待七日傳徧經絡，雖不服藥亦自然全愈。古云：傷寒不藥得中醫，正此謂也。至於過經傳、隔經傳、兩感傳之症，病本至危，尤非良醫不治，若用藥一誤，速之死耳，可不慎歟！

又方

治傷寒犯内傷食積，蓄血小腹硬脹，不能言語，神思欲脫，兩目直視，手足强仆，症候危篤，難以下藥者急用。紫蘇半斤煎濃湯，將大手巾摺數層，蘸透熱略絞乾，乘熱攤肚上至臍下。用手在巾上旋摩，冷則再換，數次候煖氣逆入，其宿糞硬塊、積血自下而病愈。如肛門閉結不通，不得下，須以稠蜂蜜和猪胆汁熬煉成條，插入糞門，導之自通。此法屢驗，但積糞下後須用藥調理。

傷 寒 狂 走

有用新抱出雞子的蛋壳煎湯服即安睡亦奇方也。

橘薑湯

治男婦傷寒頭痛，發熱身痛，嘔吐無汗，惡寒胸滿等症。初起即宜服之。又治一切雜病嘔噦，手足逆冷等症。

陳橘皮四兩，生薑二兩，長流水煎，徐徐呷之，得汗即止，無汗加淡豆豉，輕者分兩可減也，甚者加葱白、紫蘇，如挾食審，所傷何物，合傷食條加之。

薑蘇湯

治法如前，感寒之輕者。

生薑二錢，紫蘇一錢，棗一枚，煎服，取微汗。

薑桃飲

治法如前，感寒稍重者。

生薑三錢，核桃三箇，去殼連皮，蔥三根，帶白，好陳茶二錢，白糖三錢，長流水煎服，取汁。

參胡三白湯

治傷寒，熱未全退，元氣已虛，困怠嗜臥等症。

人參三錢，柴胡二錢，白术土炒、白芍藥、白茯苓各一錢，水煎服。

中　　寒

寒中三陰，口禁失音，四肢強直，攣急疼痛，似乎中風者，或厥逆脣青，囊縮，無脉，或卒倒尸厥，脫陰脫陽等症。俱用蔥白一斤，微搗，炒熱分二包，輪換熨肚臍下，久久俟煖氣透入，自愈。並以蔥白三寸，搗爛，酒煎灌之，陽氣即回。此華佗救卒方也。若病危甚者，再以艾丸如豆大，灸氣海穴、關元穴各二七壯則脉漸現，手足漸溫，可得生矣。氣海穴在臍下半寸，關元穴在臍下三寸。

又方

治中寒四肢厥冷，肚腹疼痛，亦治陰症腹痛。

吳茱萸一升，酒拌溼布袋二個，分包，甑蒸透熱，更換多熨，兩足心兼熨肚臍下，候氣透手足煖爲度。一方加麥麩、食鹽、蔥白等同炒熱熨。

中　　風

中風初仆，牙關緊急，痰涎潮壅，仆後有風懿、偏枯風、痱瘓風之症。仆時扶起，先用皂角、半夏、細辛末吹鼻，有嚏可治。口禁不開，用霜梅肉或蘇合香丸頻擦牙令開關。痰迷不省，人參蘆煎湯吐之，或陳皮四兩、生薑二兩煎湯探吐；或用葛汁、薑汁開導之，此時見症，如牙關緊急，兩手握固，則是實而閉也，用三生飲疏其滯，如口開、手撒、眼合、聲鼾、遺溺則虛，而脫不治，或不全見，急用大劑參耆附煎湯救之，更有吐沫，直視內脫筋骨痛，髮直搖，頭上竄，面赤如妝，汗綴如珠，皆脫絕不治之症。

風懿者，邪中心肺，神昏不能言也。全蝎、薄荷以祛風，竹瀝、葛汁以去熱，茯神、遠志以寧神。若風痰壅塞心脾，舌強或縱不能言，白附、天麻、全蝎以逐風，南星、殭蠶、橘皮以消痰，菖蒲開塞，竹茹瀉火，虛者參、附可用也。若昏不知人，九竅閉塞，或言變志亂，可用牛黃丸，牛黃、腦麝之類。自內攻之，然多不救今謂之中臟。

風痱者，邪中脾胃之經。機關縱緩，故手足不隨也。脾溼，平胃散瀉之；脾虛，四君子湯補之；血枯，四物湯滋之；風淫，鈎藤、天麻、防風、秦艽祛之；痰盛，竹瀝、薑汁、胆星消之。偏枯者，因虛邪偏客于身半，故半身不遂也。左曰癱，右曰瘓，偏左屬血，四物湯加竹瀝、薑汁；偏右屬氣與痰，六君子湯加竹瀝、薑汁，身痛、言不變、志不亂，可治。實者，天麻、白芷以逐風，烏沉、蘇青以行氣，木瓜以通榮衛，虛者加參、朮，以補真氣，挾溼病久史，國公酒養氣血，而勝風溼，若真氣虛，榮衛不周，君以黃耆，臣以參、歸、白芍藥，佐以防風、桂枝、鈎藤，諸瀝諸汁，主于調氣血而行風痰二條今謂之中府。

退風者，邪入足陽明、手太陽之經。邪氣反緩，正氣即急，正氣引邪，口曰喎，目邪也。參、耆、歸、芍、蘇、木、紅花以治本，升麻、葛根、白芷、秦艽、防風、桂枝、葱白以治標。風痰者，牽正散，或用草麻子，左歪塗右，右歪塗左，外以薑汁，調南星末，塗鱓魚血者亦佳。

痺風，風入陽經，肢節痛，蠲痺湯主之二條今謂之中血脉。又有無內外症，但血弱不能養筋，手足不遂，語言不正，用大秦艽湯。二便阻隔，小承氣湯加羌活，名三化湯，利之。見六經表症，小續命湯加減用之。

自汗，小建中湯收之。遺溺，大劑參、芪，加益智補之。十指常麻木不仁，氣虛挾痰，人參、竹瀝膏，時進不輟，兼服九製稀薟丸，六脉沉伏亦有洪盛者，浮遲吉，堅大急疾凶。

三生飲

治中風，卒然昏憒，不省人事，痰涎壅盛，語言蹇澀等症。

生南星一兩，生川烏去皮，生附子去皮，五錢，木香二錢，每服一兩加人參一兩，煎。

牽正散

治中風，口眼喎邪，無他症也。

白附子，殭蠶，全蝎，等分爲末，每二錢酒調服。

附改容膏

蓖麻子一兩，冰片三分，共搗爲膏，寒月加乾薑、附子各一錢。左喎貼右，右喎貼左，即正或用蜣螂打敷亦良。

八味順氣散

治中風，正氣虛，痰涎壅盛者。

白术二錢，白茯苓、青皮去瓤，炒、白芷、陳皮去白、台烏藥、人參各一錢，甘草五分。

小續命湯

治中風，不省人事，神氣潰亂，半身不遂，筋急拘攣，口眼喎邪，語言蹇澀，風溼痹痛，痰火併多，六經中風及剛柔二痙。

防風一錢二分，桂枝、麻黃、杏仁去皮尖，炒研、芎藭酒洗、人參、甘草炙、黃芩酒炒、防己各八分，附子四分，白芍酒炒，八分，每服三錢，加薑、棗煎。筋急語遲，脉弦者，倍人參，加薏仁、當歸，去芍藥，以避中寒煩躁；不大便，去桂、附，倍芍藥，加竹瀝；日久不大便，胸中不快，加大黃、枳殼；藏寒下利，去防己、黃芩，倍附子，加白术；嘔逆，加半夏；語言蹇澀、手足戰掉，加石菖蒲、竹瀝；身痛發搐，加羌活；口渴，加麥冬、花粉；煩渴多驚，加犀角、羚羊角；汗多，去麻黃、杏仁，加白术；舌燥，去桂、附，加石膏。

大秦艽湯

治中風，手足不能運掉，舌强不能言語，風邪散見，不拘一經者。

秦艽、石膏各三兩、當歸酒洗、白芍酒炒、生地酒洗、川芎、白术土炒、茯苓、甘草炙、黃芩酒炒、防風、羌活、獨活、白芷、熟地各一兩，細辛五錢，每服一兩，雨溼加生薑，春秋加知母，心下痞加枳殼。

開關散

中風卒急，先用此藥開關。

皂角二錢，北細辛五分，共研細末，吹少許入鼻中即醒，如買細辛不及，即皂角一味亦可。

又砭法

用鋒利碎瓷片刺少商穴，使出血即解。少商穴在大指頭指甲之內側，與出指甲之處相齊，只離指甲兩邊各一韭菜寬是也。先從臂上抹至指間，使血行下方，刺從大指中指刺起，但得甦醒輕鬆，不必偏刺亦可。破竹筋頭夾住瓷片，只露磁鋒，一分在外，用線紮緊，以兩指捏着筋，稍直按穴上，再用竹筋一隻，橫敲飛線處，使瓷鋒刺入，則輕重方有準，此爲不善刺者説法。

稀涎方

痰涎壅盛，用此先吐其痰，病即輕鬆。

皂角四條，明礬一兩，共研細末，温酒調三錢，徐徐灌下。

又方

中風不省人事，得病之日，即服此免成廢人。

側栢葉一把，葱白連鬚一把，共搗如泥，用無灰酒一大碗，煎一二十沸，去渣，候温灌服，不善飲者分數次服。

中風口喎

用皂角爲末，陳米醋調塗口上，左喎塗右，右喎塗左，乾則頻換數次愈。

又方

治中風中痰，並治小兒驚風。

生石膏一兩，辰砂五分，各研末和勻，大人每服三錢，若小兒一歲至三歲，服一錢，以次遞加，用生蜂蜜調下，立效此仙方也，傳方者若受謝及食病家茶酒，則不效。

又方

治中風中痰，並治中氣、中暑、乾霍亂數症，皆妥效。

老生薑自然汁一盃，童便一盃，和勻灌下。

中　　暑①

中暑者，暑邪乘虛入心包絡，鼓激痰飲，塞於心竅，故猝然昏倒，面垢，手足微冷，冷汗自出，喘喝搗蒜，水灌之稍甦。香薷飲入麝少許，服。靜而得之爲中暑，陰症也。或納凉于廣厦，或過食乎生冷，頭痛惡寒，肢節疼，大熱無汗，此陰寒所遏，陽氣不得發越，輕者香薷飲，重者大順散，動而得之爲中熱，陽症也。或行役長途，或務農赤日，頭痛燥熱，肌膚大熱大渴，多汗少氣，宜生脉散或蒼术白虎湯方論俱見暑門。

熱　　死

道路熱死人，勿與冷水及熱茶，勿臥冷地，勿令近火，惟置日中，以蒜湯灌之，以塗中熱土圍臍上，令多人溺其臍中自甦。

暑　　風

暑風病殭仆身，反張手足搐搦。香薷飲加羌活。

---

① 中暑，後原有"與暑門參看，附熱死、暑風"，據目録及正文删。

中暑

中暑者，静而得之，如避暑深堂大厦爲陰寒所遏，暑不得越故也。外症見身熱頭痛，煩躁不寧，或咳嗽發熱，汗出不止，然必熱有進退，脇下有汗，方爲傷暑。若久熱不止，脇下無汗，便是夏月傷寒症，雖少見，不可不詳辨而妄投湯藥也。又腹痛嘔瀉爲冒暑，宜凉解，清利四肢，困倦不思飲食爲熱傷元氣，宜補。忽然昏仆，不省人事爲暑風，宜清凉而加風散藥，不可概從中暑治也。

中暑方

蒜頭二顆，研爛，取路上熱土日晒熱處净土，若污泥不可用，攪新汲井水，調匀服一碗甚效。又黑芝蔴炒，井水擂汁灌下即愈。又扁豆葉搗汁飲亦效。

又方

滑石六兩，研細，水飛晒乾，生甘草一兩，研末，辰砂三錢，研細，水飛晒乾，和匀，每服三錢，凉水調下，方名益元散。治伏暑泄瀉煩渴暑極宜預服此。

傷暑出丹

凡暑月身熱昏沉未明症候，恐是出丹①。以生白扁豆數顆食之，如不腥吐，則以生白扁豆水泡淫，研汁一小杯，調水一盞，服之即愈。

中　　氣②

七情内傷，氣逆爲病。痰潮昏塞，牙關緊急，極與中風相似，但中風身温，中氣身冷，中風脉浮，應人迎，中氣脉沉，應氣口。以氣藥治風猶可以，風藥治氣則不可。急以蘇合香丸灌之，候醒，以八味順氣散見中風，加香附。有痰者，星香散。

---

① 恐是出丹，原後有"法"字，據《普濟應驗良方》删。
② 中氣，原後有"與氣門互參"，據目録删。

星香散

治中風中氣，痰盛體肥不渴者。

膽星八錢，木香三錢，爲末服或加全蝎。

蘇合香丸

治傳屍骨蒸、疰忤鬼氣、卒心痛、霍亂吐逆、時氣鬼魅瘴瘧、疫痢瘀血、月閉痃癖、丁腫驚癇、中風中氣、痰厥昏迷等症。

白术、青木香、犀角、香附炒，去毛、訶黎勒煨取皮、硃砂水飛、檀香、沉香、安息香酒熬膏、麝香、丁香、蓽撥各一兩、龍腦、薰陸香另研、蘇合香各一兩。

右爲細末研藥匀，用安息香膏并蘇合香，油煉蜜和劑丸，如彈子大，以蠟匱固，緋絹當心帶之，一切邪神不敢近。

中　食[①]

醉飽過度，或感風寒，或着氣惱以致填塞胸中，胃氣不行，忽然厥逆昏迷，口不能言，肢不能舉，若誤作中風中氣治之，必死。宜煎薑鹽湯探吐。風寒者，藿香正氣散；氣滯者，八味順氣散，吐後別無他症，只以蒼术、白术、陳皮、厚朴、甘草之類調之。

王節齋治一人，忽得暴疾，如中風，口不能言，目不識人，四肢不舉，急服蘇合丸，不効。因詢其由，曰適方賠客飲食後，忽得此症，遂以生薑淡鹽湯，多飲探吐，吐出飲食數碗而愈此中食類中風也。

中　惡

登塚入廟，吊死問喪，飛屍鬼擊，卒厥客忤，手足逆冷，肌膚粟起，頭面青黑，精神不守；或錯言妄語，牙閉口噤，昏暈不知人，宜蘇合香

---

① 中食，原後有“與傷飲食條參酌”，據目錄删。

丸灌之，俟少甦，服調氣平胃散。

中　火①

中火者，多成癱瘓，良由將息失宜，以致陰精枯竭，水衰火盛，熱菀生風，故忽然而厥，筋骨不用，神昏無知也。心火盛者，凉膈散；肝火動者，逍遥散；陰虛，六味丸，如痰多、喎僻、麻痺，用二陳湯，加貝母、花粉、半夏、南星，以去痰，黃連、荷蘗，以去熱；荊芥、防風、羌活，以去風方論俱見火門。

中　熱

中熱者，動而得之，如行人酷日趲程，農夫炎天勞力，以致津竭汗盡，卒然昏倒，名爲中熱，亦名中暍②，切不可誤飲冷水，及受寒凉，蓋以得冷，則不可救。法用稻草結爲長帶，曲盤臍肚，外用熱土，搓碎圍之，使數人共尿其中，令溫氣入腹，久之自愈。此爲道途倉促無措者設法。若在可辨熱湯處，則用布蘸熱湯更換熨之，熨臍與臍下三寸爲要，醒後仍忌飲冷水，飲之復死。○内服方：皂角燒存性、生甘草各一錢，共爲末，溫水調灌。如無藥處，則用生薑汁或蒜汁一酒杯，沖童便或熱湯一大杯灌之，無有不愈者。

凡中熱、中暑、霍亂、中風、中痰、中氣數症，俱宜用生老薑搗取自然汁一鍾，和童便一大鍾灌服。無藥處此爲簡便方，即有痰亦必如此方妥效。

---

① 中火，原後有“與火門參看”，據目錄删。

② 中暍，原作“中暘”，《普濟應驗良方》作“中渴”，當作“中暍”。張仲景《金匱要略·痓濕暍病脉證并治》：“太陽中熱者，暍是也。”《傷寒指掌》云：“動而得之爲中暍。”

霍　亂[1]

霍亂者，揮霍變亂，起于倉卒，心腹大痛，嘔吐瀉利，憎寒壯熱，頭痛眩暈。先心痛，則先吐，先腹痛，則先瀉，心腹俱痛，吐瀉並作。甚者轉筋入腹則危，須分溼熱風暑虛實施治。而其病原由于中氣不足，或內傷七情，外感六氣，或傷于飲食，往往發于夏秋之時。蓋陽熱逼于外，陰寒伏于內，使人陰陽反戾，清濁相干，陽氣暴升，陰氣頓墜，蓋溼土爲風，木所尅，又爲炎暑所蒸，故吐則暑熱之變也，瀉則溼土之變也，轉筋則風木之變也。治之之法，去脾胃之溼，散諸邪之氣，不可過攻，則脾愈虛，不可過熱，則火愈熾，不可過寒，則火捍格，須開鬱散火。古方用鹽煅，入童便，冷服，不獨降火，兼能行血，故多食凉水瓜菓。四肢重着，骨節疼痛，因于溼也，用二术、朴、陳、茯苓、澤瀉、麝香之類。七情結鬱，手足厥逆，氣少神清者，因于寒也，四逆湯加食鹽。轉筋者，風木尅脾土也，平胃散加木瓜。身熱煩渴，氣粗口燥，面垢者，暑也，香薷、黃連，加益元散，冷服。食滯腹痛不可近，在上者鹽湯探吐，在下者加大黃消之。若吐利不止，元氣耗散，病勢危急，或口渴喜冷，或惡寒逆冷，或煩躁欲去衣，不可誤認爲熱，此陰盛格陽之症，宜以理中湯冷服，或加附子，百無一失。總之，初起霍亂不可用藥，以其氣亂，藥不能理也。惟以鹽湯探吐，或地漿水頻頻與服，即熱水亦不可飲。陰陽水入炒鹽爲佳，或加砂仁末，以探吐之，再進藿香正氣散爲穩，止後不可輕進。飲食惟扁豆葉湯爲妙，無藥時白扁豆湯亦可。有用青蒿葉煎湯冷服兼治轉筋。霍亂轉筋、肢冷、腹痛欲絕、脉洪者，生用銀針刺中指甲一韭葉，又刺兩腿灣，將冷水拍出青筋露起，刺出血即愈。如脉微，舌囊卷縮者不治。霍亂後，陽氣脫，遺尿不知，氣少不語者，死症也。或汗出如膏，大燥欲入水，四肢不收者不治。凡有小腹作

---

[1]　霍亂，後原有“與前暑門參看，附攪腸痧（又名烏痧脹）”，據目録及正文删。

痛，脹緊如石，氣冷並結者不可認爲霍亂，妄投冷藥，立死。須用破血調氣之藥，如紅花、蘇木、當歸、青皮、木香，入童便服。外用葱湯煎温，坐湯中。凡霍亂見代脉者，非死症也。因其上下之氣亂而不伸，俟脾氣平即復。惟脉細欲絶，舌捲囊縮乃不救。凡霍亂悶絶、心口尚温者，以鹽填滿臍中不論數，灸之必甦。凡妊娠患霍亂，只宜探吐，使氣通越，再以青蒿葉湯益元散與服不可亂投湯藥，如氣逆吐不止用四磨飲，再以扁豆葉、青蒿葉，煎温洗下身。

六和湯

治夏月飲食不調，内傷生冷，外傷暑氣，寒熱交作，霍亂吐瀉，轉筋及伏暑，煩悶倦怠，嗜臥口渴，便赤中酒等症。

砂仁、半夏、杏仁、人參、甘草、厚朴、木瓜、赤茯苓、藿香、白术、扁豆、薑棗煎，傷暑加香薷，傷冷加紫蘇，一方無白术有蒼术。

安定湯

治霍亂吐瀉，不拘男女，但有一點，胃氣存者，服之再生。

廣陳皮去白，五錢，真藿香五錢，水煎，時時温服。如不省者，灌之，仍燒磚沃醋，布裹磚，安心下熨之。

理中湯

人參，白术，乾薑，炙甘草。

五茯散

白术，茯苓，豬苓，澤瀉，桂枝，有外感者始用桂枝，無則去之，名四苓散。

四磨湯

人參，檳榔，沈香，天台烏，右四味各磨濃汁小半盞，頓温服。藿香正氣散見瘟疫門。

攪　腸　痧

腹腸痛甚，欲死欲吐，吐不出欲瀉，瀉不下，甚者，登時手足冷如冰，昏沈不醒，如過三時不治即死。

攪腸痧單方

喬麥數合，用瓷盆炒去皮，研末，每服三錢，冷，白湯調下。又方：生白礬三錢，爲末，加食鹽一撮，陰陽水服下，一吐即止。又方：用老薑將唾磨點大眥眼角，轉動即甦矣。

霍　亂

得吐瀉者，名溼霍亂，其病輕；不得吐瀉者，名乾霍亂，其病危。欲吐不吐，欲瀉不瀉，心腹脹痛，煩悶欲死，治不得法，皆能殺人。凡遇此症，斷不可與穀食，即米湯亦不可飲，一入口即不救，須俟愈後平定久久，方可進食些少，亦不宜多。

腹中絞痛

無論乾溼霍亂，食鹽一撮放刀口上燒紅，以陰陽水一鍾，沖服半滾水半冷水名陰陽水。服後腹痛漸止。再服藿香正氣散全愈。若無醫藥處，則有一極效妙法：用鋒利碎瓷片，刺破少商穴、委中穴二處，使出紫血，即時痊愈，萬試萬靈。少商穴在大指頭，刺法詳見中風方內，委中穴在腿灣，須手蘸溫水拍打，打出紫紅紋是也。

華陀危病方

治霍亂神效。白礬一錢，爲末，白滾湯調服。

外治方

霍亂吐瀉將死，藥不可下者，用食鹽填滿肚臍，於鹽上置艾丸灸七壯，即愈。

霍亂轉筋

木瓜煎湯服；外以布蘸熱湯熨之。凡轉筋，男子以手挽其陰，即愈；女子以手牽其乳向兩旁，即愈。

急治方

霍亂吐利及轉筋，鍋底煤、竈額上煤各五分，用白滾湯沖一盞，急攪數十下，以碗蓋之，稍定通口，吞二三口，立愈，以後戒食烏魚。

心　痛[①]

心爲君火，與手少陰之正經，邪皆不得而傷。其受傷者，手心主包絡也。如包絡引邪入心，而痛者則謂之真心痛，手足青至節死，不治。厥心痛，少陰氣逆，上衝爲寒，暴發厥逆，冷汗甲青，乾薑、附子，溫之；厥陰氣逆，上沖爲熱，煩躁吐逆，額汗，川練、玄胡索行之，悸痛爲内虛，參、芩、遠志、甘草、益智、龍骨、硃砂補之。中惡痓痛，蘇合香丸解之。心脉微，急短而數或濇，皆痛浮大絃長死，細者生。

柴胡疎肝散

治氣結心痛。

柴胡，陳皮，川芎，芍藥，桔梗，枳殼，甘草，香附，川鬱金一味，磨汁，酒冲服，可治血鬱心痛女人最宜。

胃脘當心痛，腹脹滿，飲食不下，膈噎不通，是胃之溼土病，上及胸脅，食則爲食痺，連及臟矣，是爲脾疼。凡痛，皆痰粘胃脘，二陳湯主之。痛引下爲寒，厥冷加乾薑、草蔻；痛延上有休作爲熱，加山栀炒；連身重面黃爲溼，加蒼术、川芎；食下則痛，滿悶爲食積，加砂仁、香附；惡心吐水爲痰飲，加白术、厚朴、白螺殼；忍氣則發爲氣鬱，加沈香、木香；口血醒爲瘀血，加韮汁、玄胡索；面斑唇紅吐沫爲蚘蟲，加檳榔、川練肉；火鬱加栀子；按之不痛爲虛，補中益氣湯，倍參、术、當歸；痛急加乳香、細辛。脉沈弦細，動皆痛，甚則伏。

手拈散

治胸腹胃脘痛，如神。

玄胡索醋炒，五靈脂炒，草菓，乳香炙去油，等分爲末，酒下三錢。

---

① 心痛，後原有“附胃脘痛”，據目録及正文删。

血氣痛

延胡索末三錢，酒下或米飲下，鬱金一錢磨酒服，効。

痰積痛

白礬、辰砂糊丸，好酢吞下，神效。

心脾痛

荔枝核末，服一錢，熱酢湯下手拈散亦可。

心脾痛

有黃瘦、食少、腹痛、瘀血者，服理氣則痛甚，宜桃仁承氣湯下，即止。

有因夏月食冰太過積冷于中

用川椒二十一粒，漿水浸碗中一宿，漉出，還以水漿吞之，七日即愈。

寒痛方

用高良薑、香附等分，各炒爲末，空心米飲下二錢。又方：五靈脂、沒藥，酒調下。

通治一切心痛

以生地一味，隨人所食多少，搗取汁，搜麪作飥飥，或作冷淘飲之，良久當利下虫而愈。

火鬱作痛方

川連薑炒，山梔二味爲君；川芎，香附，陳皮，枳殼，開鬱順氣，爲臣，反佐以炮薑，從治一服即止，後以平胃散，加川連、梔子、神麴糊丸除根。

胃脘痛[①]方

以鷄子壳内衣煅灰存性爲末，每服一錢五分，好酒送下，其痛立止。

---

① 痛，原作"疼"，據目録改。

胃 氣 痛

人稱心氣痛即胃腕痛也，脾痛也，若真心痛，則手足青不可治矣。

烏梅一個，紅棗二枚，杏仁七粒，去核搗極爛，男用酒調，女用醋調服。

又方

荔枝核煅存性研末，用七分加廣木香末三分酒服，神效。

又方

麝香一錢，忌火，心前護燥，木香六錢，忌火日爆，硃砂四錢，水飛，汁者內除，一錢爲衣，用黃柏一兩煎濃汁爲丸，桐子大，硃砂爲衣，瓷瓶收貯，勿令出氣，每服一丸，二下丸要在臨痛時先吃砂仁湯一杯後，將藥放於舌上，聽其自化下。孕婦忌服此方目覩百發百中，勿可輕視。

治胃氣方

生礜研細末以飯爲丸，如梧桐子大，每服二三十丸，白滾湯送下，永不復發，惟忌食生冷。

胃腕痛有滯有蟲也

方用：香附醋浸透，炒研，良薑生薑汁浸透，炒研，因寒發者，用良薑二錢，香附一錢；因怒發者，用香附二錢，良薑一錢；寒怒兼者，各錢半以末，調米湯少加鹽與生薑汁，服之立愈。

蟲 心 痛

海螵蛸一塊，以醋磨濃，頓服即愈。〇又方：胡椒、綠豆各四十九粒，同研，滾酒沖服，無論新久，氣痛皆奇效，並治霍亂腹痛，亦效。又方：氣痛常發十年、五年不愈者，小蒜連葉七根以鹽醋煮，熱痛時頓服，竟可除根，永遠戒食腳魚，再無後患。

凡氣痛急切

無藥，以食鹽一撮放刀口上，炭火燒紅，淬入水中乘熱飲之，吐痰愈，後戒食腳魚。

蟲心痛

葱白搗汁，一酒杯飲下喉，隨飲麻油一杯，少頃即愈。蟲當化水除根，即痛至牙閉欲死亦效。

房事後中寒腹痛

生薑、葱白同搗爛，熱酒冲服，強睡片時，汗出即愈。如痛甚，再以葱頭搗炒，熱攤貼臍上，用艾灸之，得鼻尖有汗，其痛立止。又方見中寒下。

土　熨　法

治身受寒熱，心腹疼痛，醫家辨症不清，涼熱混投，或鄉僻之地無藥調理，漸至飲食不進，大便不通，小便短澀，上下關格，渾身捆緊，或六脉沈伏，或緊數之極，甚至手足腰膝殭硬，不省人事，此危篤之症，急用陳乾土塼搗成粗末，約二升許，以鍋炒大溫熱，用青藍布包一半，揉熨胸腹腰背等處，冷則另換。一半周流揉熨約半時久，自覺胸腹氣流通而愈。或再用皂角末少許吹入鼻中，得噴嚏則氣隨通暢。

痧　症

陰痧則腹痛而手足冷，看身上有紅點，以燈草火爆之。陽痧則腹痛而手足煖，用針刺指頭少商穴，使出血即解。少商穴見中風下。無論陰陽二症，忌食熱湯熱物。

又方

用食鹽二斤炒熱，以青布包，更換熨胸腹腰背，久久熨之，氣透即愈。或以葱熨亦可。再以鹽置刀口上燒紅，陰陽水調服，或吐或瀉而愈。

治絞腸痧

用馬糞一兩炒黑、黃土一撮微炒，以黃酒冲熱服五錢，一劑即病去如失。

中痧腹痛①

或昏沈悶脹，試取生芋艿頭食之，如非痧，則難食，是痧則甘美異常，再食一箇，脫然而愈。

又法

以食鹽一握，揉擦兩手腕、兩脇、兩足心並心窩、背心入處，擦出許多紫紅點，漸覺鬆快而愈。一切痧脹及中暑、霍亂等症，雖垂死亦活。此第一簡便良方也。

刮痧法

有人因暴雨後中陰寒痧毒之氣，上為嘔惡，下為胸腹絞痛。以鹽湯探吐，其氣愈升，其痛愈劇，因而上塞喉嗌，不能出聲，水藥毫不可入。乃用刮痧法，擇一光滑細口瓷碗，另用熱湯一鍾，入香油一二匙，將碗口蘸油湯，令其煖而且滑，兩手覆執其碗於病人背心上，輕輕向下刮之，以漸加重，碗乾而澀則再蘸再刮，良久覺胸中脹滯下行，始能出聲，頃之腹中大響，大瀉如注，其痛遂減。睡後通身搔痒，發出疙瘩風餅遍身而病愈。今有於頸臂刮痧者，亦能治病。然五臟之系咸附於背，向下刮之，邪氣隨降，故毒深病重者非治背不可也。此為患痧症者起死回生之方，神效無比。按此證自古原無是名，歷讀各大家及諸名家書，從未言及，今乃彙存各方者，亦不可過聊以從俗耳。

---

① 中痧腹痛，原作"凡中痧腹痛"，據原刻本《雜證良方》目錄刪減。

頭　　痛

川芎茶調散

治諸風上攻正，偏頭痛惡風有汗，憎寒壯熱，鼻塞痰盛，頭暈目眩。

薄荷八錢，芎藭、荆芥各四錢，羌活、白芷、甘草炙，各二錢，防風錢半，細辛一錢，每三錢食後茶調服一方，加菊花一錢、僵蚕三分，名菊花茶調散，治頭目風熱。

加味二陳湯

頭疼常發，名曰頭風。偏于一邊而痛者，名曰偏頭風，俱以此加減治之。半夏，陳皮，茯苓，黃芩，甘草，川芎，細辛，黃連，薄荷，蒼耳，膽星。

三五七散

治寒中風府，頭痛項强緊急者。細辛，防風，乾薑，附子，萸肉，茯苓。

香橘飲

治氣滯頭痛。木香，白术，橘皮，半夏，茯苓，砂仁，丁香，甘草。

清空膏

治風熱頭痛。羌活，防風，黃芩，黃連，川芎，柴胡，甘草。

頭痛方

麝香少許，同皂角末鋪患處，用飛鹽兩包炒熱，逐包換熨，以止爲度。又禁中秘方：用蘿蔔汁一蜆殼，仰臥注鼻中，左痛注右，右痛注左，或注之左右皆可。數十年患者俱愈。

喉　　蛾

凡喉中生毒，須看頭上有紅疙瘩，即用針挑破，或生紅髮即扯去，其毒自解。

治咽喉十八種毒

猪牙皂七根去邊，水二鍾煎六分，去渣，入蜂蜜少許，或鷄蛋清少許，温服即吐出，風痰毒氣自洩，勝用刀針。又外用米醋調皂角末，塗頸與下頦，乾又換塗，乳蛾自破。○又方：單①雙蛾皆治：麻雀屎二十一粒、沙塘少許，和成②三丸，每用一丸以薄綿裹之，吞嚥下甚者，不過三丸，立見其效。

喉中結塊

不通水飲，危急欲死。百草霜即鍋底烟煤，鄉村人家燒草者爲真，少和蜂蜜爲丸，如芡實大，新汲井水化一丸灌下。甚者不過二丸，此名百靈丸。○又胆礬三厘，含口内，惡涎自出，吐之自愈。又方：治一切喉痺及咽腫痛，白僵蠶三錢，水煎服，下咽即效。

雙單喉蛾③

燈草燒灰，吹入喉，神效。

針　　法

尚治喉閉，並治大頭風蝦蟆瘟。用瓷鋒或銀針刺少商穴，使出紫血即愈。少商穴及刺法詳見中風門。但喉閉左腫刺右大指，右腫刺左大指。

---

① 單，原文漫漶不清，據《普濟應驗良方》及上下文改。
② 成，原文漫漶不清，據《普濟應驗良方》及上下文改。
③ 雙單喉蛾，原作“無論雙單蛾及一切喉毒”，據目録改。

若口噤不開，並刺兩大指。以線紮根，方刺。若蝦蟆瘟則並刺左右大指及中指。

治喉閉腫痛效驗方

巴豆一粒不拘用何物，包好塞鼻孔中，男左女右，立愈。

瘧　疾

無痰不成瘧，無食不成瘧，必由于風寒暑濕四氣客于腸胃之外，或客于榮衛之間，深淺不同，皆自秋而發者，以其夏傷于暑，感秋令之氣而發也。有先寒後熱者，先感于寒也；先熱後寒者，先感于熱也。有單寒無熱者，外感必重，單熱無寒者，內病必多。大寒大熱者，邪必深，微寒微熱者，邪必淺。又有久寒久熱，經月不愈者，必其不守禁忌，元氣虛弱故也。但瘧發于子後巳前者，乃陽分受病，易愈；發于午後亥前，乃陰分受病，其病難愈。因在氣分則發，必早，在血分則發，必晏。邪氣淺則日日發，邪氣深則間日發。先寒後熱者，謂之寒瘧；先熱後寒者，謂之溫瘧。但熱不寒者，謂之癉瘧；但寒不熱者，謂之牝瘧。又有肺瘧，則令人心寒，寒甚則熱，熱時常驚，如有所見；心瘧則令人心煩，欲得清水，反見寒多而不甚熱；肝瘧令人面色青，太息其狀若死形；脾瘧令人寒，腹痛腸鳴，汗出甚多；腎瘧令人腰脊痛，大便難，目眴眴然，手足寒。又有三陽受病，皆謂之暴瘧，發在夏至後、處暑前，此傷之淺者也；三陰受病者，謂之溫瘧，發在處暑後、冬至前者，此傷之重者也。又有東南海國風熱不時，多食魚鹽，人多停飲，謂之風瘧。有嶺南溼熱，山嵐瘴氣，溪流毒氣，地土輕燥，諸陽外泄，人感而發瘧者。其脉細而沈，其壯血乘上焦，令人迷悶，甚則發燥，有咽而不能言者，有狂跳而譫語者，皆敗血瘀于心毒，涎聚于脾所致。先涼膈去瘀，扶持正氣為主，如脉變陰沈則不治。然而致病之由于外受之凉，風暑濕又加飲食不節，情慾所傷內，而痰與食交裏外，則暑與熱相攻，流聚于少陽之分。少陽為陰陽往來必由之路，又在人身半表半裏之間。陰血流過，其處激而生寒，陽氣行過，其處激而生熱。或陰陽交會，則寒熱交作，久而不愈則成瘧，痞藏于脇下。脇下者，少陽之分也。然有日數之不同者，以病之所感有淺深也。如冬傷于寒不即病，直至于明年之秋而後發者，則三日一發之瘧也；春傷于溼不即病，至秋而後發者，則間日一發之瘧也；夏傷于暑不即病，至秋而後發者，則一日一發之瘧也。每以得病之遠近爲所發之日期也。治此病者，須先以引經之藥，先至少陽之分，而以消食、化痰、疎風、調氣治之。如三日一發者，得之于寒，當以辛溫之藥散之；隔日一發者，則得之於溫，當以涼藥清之；一日一發者，得之于暑，當以清暑之藥治之。如無汗要有汗，散邪爲主；有汗要無汗，扶正爲主。大約寒熱有常期者，瘧也；寒熱無常期者，雜症也。傷寒有往來，寒熱如瘧；勞病有往來，寒熱如瘧，必先有病，而後如瘧也。如痰飲積聚、癥瘕停食、暑溼燥火、瘡毒各作寒熱之症，須察其原，分別施治，庶無差誤。又須分利其陰陽，有食則消食，有痰則化痰，有風則散風，有寒則攻寒，有熱則驅熱，有氣則開氣。總之，脈實症，實者攻邪，以治標；脈虛症，虛者補正，以治本。細分其痰與食飲與血瘀與勞與牝，數者之中，察其邪之淺深，症之陰陽，由臟由腑，散而引之，提而越之，扶而正之，病情無不得矣。

清脾飲

治瘧來，熱多寒少，口苦咽乾，二便赤澀，脈來弦數等症。

青皮炒，厚朴薑炒，白术土炒，黃芩酒炒，半夏製，柴胡，茯苓，草菓，甘草。

治瘧仙方

用草從左手中指頂尖處量至中指根處爲止摘斷，即用此草從根量至掌，再從掌量至腕爲度，用墨點記，以核桃半箇，盛獨頭大蒜研爛敷於墨點處，以綿紮上一箇時辰即去之，立愈。

三日瘧仙方

雄黃三分，密陀僧三分，共研極細，將滴花燒酒一小杯，炖熱沖藥於內，臨發向東服，勿使四眼見，用棉被蓋煖睡出汗即愈。

又方

威靈仙、柴胡、青皮、半夏各五分，加烏梅三箇，桃、槐、桑、柳向東嫩頭各七枚，水煎，臨發日服，不二飲。

又方

獨蒜一枚，黄丹一錢，搗和分作三丸，於發日早起，向東以井花水送下一丸，連服三日效。

久瘧勞瘧

鱉魚醋制研末，每用二錢，酒服。隔夜一服，清早一服，臨時一服，無不斷者。或加雄黄少許。

久瘧極虛

於潛白术米泔泡，黄土炒，一兩，老生薑連皮，五錢，水煎露一夜，五更時隔水燉，熱服。夜發者加當歸三錢。輕者三服，重者五服。妥效。愈後多服數劑亦佳。

外治方

胡椒、硫黄各三厘研末摻膏藥上，貼背脊之正對肚臍眼處，過期即愈。○又方：明雄黄、製附子、真潮腦各等分，爲細末。於瘧未發前一時，以綿花少許包裹藥末三分，塞鼻孔中，男左女右。塞藥後勿食湯水，睡過此時即愈。重者依法塞二次，必效。小兒量爲加減。

痢　疾

夫痢之爲病，無不本于脾腎二經。皆因二臟爲根本之地，脾司倉廩，土爲萬物之母，腎主蟄藏，水爲萬物之元，須當審其虛實，而察其寒熱，如春夏之淫熱本乎天也。因熱求涼，過食生冷，本乎人也。傷于天者，淫熱居多；傷于人者，陰寒爲甚。而推其致病之由，皆因平日飲食不節，飢飽不時，油膩生冷，恣嗜無忌，又外感暑淫，内傷七情，行房于醉後，弩力于飽餘以傷之也。致腸胃之間煨煉稠粘，有赤有白有赤白相兼，與純黄紫黑各色之異，不見糞而但見積者，皆藉氣血變成也。故傷于血則變爲赤，傷于氣則變爲白，氣血兩傷則赤白相間。若赤白兼黄，則脾家亦受傷。相似之際，猶當細察其虚實，如以口渴爲實熱也，不知瀉痢之久，必亡津液，津液枯涸，安得不渴？當以喜熱喜冷分虚實焉。如以腹痛爲溼熱也，不知痢出于臟，腸胃必傷，膿血剝膚，安得不痛？當以痛之緩急按之。可否腹之脹與不脹，脉之有力無力分虚實焉？如以小便之黄赤短少爲實熱也，不知水從痢去溲，必不長痢，多亡陰溺隨色變，當以便之。熱與不熱，液之涸與不涸，口之枯與不枯，分虚實焉。如以裏急後重爲實熱也，不知元氣陷則倉廩不藏，陰血亡則門户不閉，當以病之新久、質之强弱、脉之盛衰分虚實焉。但世之病痢者虚實雜陳，而人之治痢者，百無一補。氣本下陷，而再行其氣。溼熱傷血而復行其血。津亡作渴，反與滲利，實實虚虚，誰之咎歟？大法初起，當先推蕩而後調理，行血而便膿自愈。理氣則後重自除，病久則帶補兼收，切不可驟用澀藥，積聚不去，多至延纏，又不可因其久痢而用黄芪、升麻之類，使其腹脹、小便赤澀，濁氣提于上焦，深爲辣手，故腎開竅于二陰，未有久痢而腎不傷者。所以治痢而不知補腎者，非其治也。火衰不能生土，不用桂附，門户何由而固耶？徒用參、术亦無用耳。

痢症，多起於暑天之鬱熱，而又感以水溼雨露之氣。紅白相間，如血如濃，甚者如屋漏水，如魚凍水，裏急後重，崩迫瘀痛，欲下而不能，欲不下而不得，一日夜數十次，甚者百餘次。氣息奄奄，坐而待斃，此痢之概也。若驟止其邪，則死生頃刻；不止其邪，則危絶如絲；欲補氣而邪氣轉加；欲清火，則下行更甚。此時惟有因勢利導之方可有。或疑人已氣血虚敗，更加利導，恐其難堪。不知邪氣一刻不去，則正氣一刻不安。古人治痢無止法，信不誣也。方用白芍、當歸各三兩，蘿蔔子一兩，枳殼麩炒、檳榔、車前子、甘草各三錢，水煎服。一劑即止，二劑全安，可用飲食矣。此方之奇效，全在重用歸、芍。蓋水瀉忌當歸之滑，而痢疾則正喜其滑也；芍藥味酸，以平肝木，使木不敢再浸脾土；又有枳壳、檳榔，消逐其溼熱之邪；又加車前子，分利其水溼，而又不耗其真陰之水，所以功勝於茯苓也。尤奇其用蘿蔔子一味，蓋蘿蔔子味辣，而能逐邪去滛，且又能通達上下，消食利氣，使氣行於血分之中，助歸、芍以生新血，而祛蕩其敗污也。少加甘草以和中，則無逼烈之患。此奏功之神奇，實有妙理耳。

痢疾三方

痢爲險症，生死攸關，不惟時醫治之失宜，即古今治法千家，多未得道。惟倪涵初三方，不泥成法，不謬①成說，自然奇妙，有識者切勿更張，遵而用之，百發百中也。

初起方：川連、條芩、白芍、山查各一錢二分，枳壳、檳榔、厚朴姜汁炒、青皮各八分，當歸、甘草、地榆各五分，紅花酒炒三分，桃仁去皮尖、研、木香各二分，水煎，空心服。或紅或白，裏急後重，身熱腹痛俱可服。如單白者去地榆、桃仁加橘紅四分、木香用三分，如滯澀甚者，加酒炒大黃二錢，服一二劑，仍去之，若一劑滯澀已解，則二劑不必再用。若年壯者，大黃可不必拘定二錢。此方惟用於三五日及旬日神效。若半月內外，則當加減，另詳於左。

加減煎方：川連酒炒六分，生者四分，條芩酒炒六分，白芍酒炒四分，橘紅四分，當歸五分，青皮四分，檳榔四分，甘草炙二分，生二分，桃仁六分，紅花三分，木香三分，水煎服。如延至月餘，覺脾胃弱而虛滑者，法當補理，具於方左。

補理煎方：川連酒炒六分，條芩酒炒六分，白芍酒炒四分，橘紅六分，當歸五分，炙草、人參、白术各五分，水煎，空心服。渣再煎服。若貧人無參，則重用於潛白术，亦可白术用米泔水浸透，土炒荷葉包蒸。以上三分，隨用輒效。如孕婦服，則去桃仁、紅花、檳榔。

休息痢②

又經年不愈者，名休息痢。虎骨炙焦搗末，米湯煎服二錢。每日三服。又哺退雞子壳，研極細，每用一分白湯調下。

---

① 謬，原作“膠”，據《普濟應驗良方》改。

② 休息痢，原無，據原刻本《雜證良方》目録補。

噤口痢①

又飲食不下者，名噤口痢。五穀蟲於流水處洗極净，瓦上焙乾，爲末。每服一二匙，米湯或黃糖湯調下，便能思食。大有奇功。如湯水皆不能下，則用蘿蔔切片，蘸蜂蜜入口嚼之嚥汁，味淡再換，久則自然思食。再進稀粥則下矣。

噤口痢疾方

白花菜七箇，尖搗爛，按入肚臍即止。

又痢疾奇效方

不拘紅白，久近皆治。有患痢日夜不止，越二十八夜不能睡，藥窮待斃矣，用此一服即安，三服全愈。

蘿蔔權取自然汁二酒盃，生老薑自然汁半酒盃，生蜂蜜一酒盃，細茶陳者佳，濃煎一盃。和勻服，若無蘿蔔，多用蘿蔔子，冷水浸過，搗取汁亦可。

又方

荸薺十餘觔，浸火酒内，晒過三伏天，服數枚，愈。

增痢疾方

蒼术，用米泔浸陳土炒焦三兩，杏仁二兩，去皮尖，去油，羗活二兩，炒，川烏去皮麪包煨透一兩五錢，生大黃一兩，炒，熟大黃一兩，炒，生甘草一兩五錢，炒，共爲細末，每服四分。小兒減半，孕婦忌服。

赤痢，用燈心三寸，煎濃湯調服；白痢，生薑三片，煎濃湯調服。赤白痢，燈心三寸，生薑三片，煎湯調服，水瀉，米湯調服，病重不過五六服即愈。

陰　　症

一方見傷寒門，一方見中寒門，俱同治。

此症腹痛肢冷昏厥，或面屑青，手足紫黑。多因得於大吐大瀉之後，

---

① 噤口痢，原無，據原刻本《雜證良方》目録補。

又或因房事而厥。男死爲脱陽，女死爲脱陰。方用葱白一大束，去根及青葉畱白約二寸，以布條圍束成餅，烘熱安放肚臍上，以熨斗在葱餅上熨之。葱爛再換。俟熱氣透入即愈。内以連鬚葱白七大根，搗爛，酒煎濃灌之，陽氣即回。

又陰症握陰取汗法

露蜂房三錢，燒存性，和葱白五寸同研爲丸，着手中，男左女右握於陰口，静臥即愈。

治陰症肚痛欲死，立刻見效，並治傷寒夾陰

枯礬、火硝、胡椒、黄丹各二錢，丁香五分，共爲細末，陳醋調團，握在手心，男左女右，以帛絹紮緊手，久之汗出而愈。

治陰症肚痛面青

鴿子屎一大撮，研細末，沖入滚酒。薫被令煖，覆臥一時，汗出即愈，永禁食鴿子，再無後患。

治陰症手足紫黑

用黑料豆三合炒熟，加連鬚、葱白三大根，好酒煎滚，乘熱服，立效。終身忌食黑魚。

脚　　氣

此症起於平居，酒色及勞役之後，外感風寒暑熱，以致手足逆冷或熱，其氣逆從脚下而起上沖小腹作痛，或脹悶，或嘔吐，或昏迷，或兩足脛紅腫，寒熱如傷寒狀。從此或一月一發，或半月數月一發，漸漸四肢攣縮，脚膝腫大，此爲脚氣，非傷寒及中寒也。或發作而手足不病者，亦謂之脚氣。

治寒溼脚氣方

花椒一兩，葱一把，老薑三大片，水數碗，煎湯薫洗，腫消痛止。

脚氣外治驗方

白礬二兩，地漿水十大碗，新杉木數片，煎六七分，用杉木桶新者更

佳盛一半浸腳，畱一半徐徐添入。上以衣被圍身，使略有微汗，洗完隨飲薄粥。如一次未愈，再洗二次，照前方更加硫黃三錢，無有不愈矣。取地漿法：於净土地上掘二三尺深，用新汲井水傾入攪濁，少俟澄定，取半清半濁者，吹去浮沫用之。○又方：治腳氣兩脛紅腫，鳳仙花葉、枸杞葉同煎濃湯浸洗，再搗生汁敷。又方：草烏磨醋塗之，或生南星亦可。又方：細辛，蒼术，生薑，頭髮，大蒜瓣子，奶漢草根，各等分煎水薰洗，以出汗爲度，三四日即愈。有人試驗過的。又方：木瓜爲末，上好酒調敷亦可。又方：靳蛇酒擦腫處，亦好。若能善飲，一二分出汗即愈。

治感冒一切風寒

神白散

白芷一兩，生甘草五分，淡豆豉五十粒，加生薑三片、葱白三箇，水煎服即愈。

感冒初起，發熱頭痛口乾無汗

細陳茶二錢，核桃肉三箇，生薑三錢，連鬚葱白七箇，共搗碎，用水一碗，煎七分熱服，被蓋出汗，愈。○又方，黑豆一合，炒深黃色爲末，分二次黃酒滾沖服，自愈。

藥茶

治天行時氣，頭痛傷風，腹中飽悶，小兒嘔吐，身熱散肚等症。

枳壳，陳皮，神麯，麥芽，紫蘇，烏藥，厚朴，羌活，查肉，石菖蒲。右藥各二兩炮製，再將陳細茶一勷，同藥炒燥收貯。每用二錢煎湯服，頭痛加葱頭，餘引看病，諒加可也。甚爲效驗有力者，施送濟人。

增平安散

專治夏天受暑，頭目昏暈，或患痧腹痛。吹鼻內，立時起死回生，或半受暑也，將此藥吹入即好。

西牛黃四分，冰片六分，蟾酥一錢，火硝三錢，滑石四錢，煅石膏二兩，大赤金箔四十張，共研細末，磁瓶收貯，不可透氣。

救　飢　方

黑大豆五斗，淘净去皮，蒸三次，火蔴子二斗，浸一宿，亦蒸三遍，令口開取仁，去皮，以上二樣各搗爲末，和勻，用水調，做拳大入甑內。從戌時蒸至子時止，寅時出甑，午時曬乾爲末，乾服之，以飽爲度，不得再吃別物。第一頓七日不飢，第二頓四十九日不飢，第三頓三百日不飢，第四頓一千四百日不飢。如口渴，研蔴子湯飲之。如吃別物，先要用葵子三合爲末，煎湯冷服，解下煎藥再吃他物，並無所損。

普濟良方卷二

治疔毒重症

栗子用壞黑不可食者，連壳瓦上焙煨枯，海螵蛸去甲，等分研末，蜜調，徧敷；再以金銀花煎湯調服三錢，奇效。

又家園菊花，多取搗濾汁一大碗飲之，即愈。無花用葉，無葉用根，皆效。此治疔神方也必須多汁，少則無益。

拔疔紅膏藥方

銀硃水飛，曬乾，一錢，萆麻仁二錢，嫩松香五錢，黃丹水飛，曬乾，一錢，輕粉五分，共搗成膏。以銀針將疔頭挑破，用紅膏一小團安膏藥，當中貼之，疔即拔出。或畏痛者不必挑破，即以紅膏攤貼更妙。並治一切無名腫毒。已成未成，已潰未潰，如法用之，無不效驗。○血疔出血不止，飲麻油一大鍾即止。

紅線疔

此症危急。生於足者，紅線漸長至臍；生於手者，紅絲漸長至心；生於唇面者，紅絲漸至喉。如至則不可治矣。急用針或磁鋒刺破其紅絲盡處，使出血，以浮萍嚼塗刺處隨用。白礬二錢敲碎，以葱頭七根搗爛包裹礬末，吞下再飲葱酒一二杯，被遮，臥，汗出即愈，其效如神。

水疔

白鳳仙根同野紫蘇葉搗爛，貼患處，效。

治發背疔瘡

初起用白斂末塗之，可退。

癰疽疔癤

一切重症，以下一切皆妙。

治一切瘡毒方

三七田州者真，醋磨汁塗，即散破者，研末乾摻此。李瀕湖《名醫集簡方》屢效。

梅花點舌丹

滴乳香、没藥各一錢，俱去油净，珍珠三分，同豆腐煮後研，熊膽三分，真麝香三分，西牛黄、冰片各五分，雄黄一錢，沈香五分，葶藶子一錢，要苦，真蟾酥五分，人乳拌化，血蝎一錢，月石一錢，硃砂三分。右藥爲末，以蟾酥爲丸，如桐子大，金箔爲衣。若無名腫毒、對口惡瘡、癰疽發背等症，先以生葱一根，口中細嚼，吐出用陳老酒送下，七丸取汗即愈。乳蛾喉風小毒，服三丸足矣。此乃神方，必須虔誠修合，無不藥到成功。若能虔合施人，必得美報。

菜油飲

治一切瘡毒重症。

陳久菜油三大杯，一時盡飲，並以菜油煎葱白至黑色，趁熱旋塗患處止痛，立愈。

芙蓉散

一切癰疽疔癤皆治。

秋芙蓉葉，或生研或乾研，加蜂蜜調塗周圍，留瘡頭不塗，乾則頻換，更取汁和酒，隨量飲。初起者即消，已成者易潰，已穿者易斂，或用花或用根皮，俱奇效。再加赤小豆一錢，效更遠。但無蜜則粘緊難揭爲囑。

神仙截法

〇治癰疽疔癤一切大毒。

真麻油一觔，砂鍋內煎數十滾，傾出兌酒二碗，通口熱飲一二碗，少頃再飲，急則一日飲盡，緩則分二日飲，無有不愈。獵者凡中毒藥，急飲麻油，藥毒即消，其效如此。

隔蒜灸法

○治一切瘡毒，或大痛，或全不痛，或麻木。痛甚者灸至不痛，不痛者灸至痛，其毒隨火而散。

大蒜頭去皮，切得三文錢厚，安瘡頭上，用艾壯於蒜上，灸之三壯，換蒜復灸。未成者即消，已成者亦減，其勢不能爲害，如瘡大則將蒜搗爛攤於患處，用艾鋪上燒之。蒜敗再換。凡不痛或不作膿、不起發或陰瘡，尤宜灸之。如多灸而仍不痛、不作膿、不起發者，不治。

若背疽漫腫無頭，用溼紙貼腫處，但見一點先乾處，即是瘡頭，可用大蒜十顆、淡豆豉半合、乳香末錢許，研勻，鋪瘡上，攤艾灸之。如上法更換。

葱熨治法

虛怯人肢體患腫塊，或作痛，或不痛，或風襲經絡，肢體疼痛，或四肢痙攣骨痛。又治流注及婦人乳吹乳癰，及便毒初起。

葱白搗爛，炒熱，布包熨患處，冷則易之，再熨再易之，數次腫痛即止而愈。永戒食龜肉。

豉餅灸法

治一切癰疽。既潰不斂，瘡色黑黯。

香豆豉一升，入少水搗成泥，照瘡大小作餅，厚三分。安瘡上鋪艾灸之，但使溫溫，覺熱痛，急去之，患當減快一日。灸二次，如瘡有孔，留孔勿覆，列艾其旁，灸之，聽其出汗爲妙。

礬蠟丸

白礬二兩，黃蠟二兩。先將蠟鎔開，離火傾入礬末攪勻，俟少溫，眾手急丸桐子大。冷則堅凝難撚。此爲托裏消毒、固臟腑、止疼痛之妙藥也。諸毒潰後服之，能護膜止痛，消毒化膿，若腸肺生癰，及徧身生瘡，狀類蛇頭者，更有排膿托裏之效。每日百丸，分三次，服食前酒下。

神燈照法

治一切大毒，不拘已成未成、已潰未潰，始終俱可用也。

雄黃、沒藥、硃砂、血蝎各一錢，麝香二分，共爲細末，用綿紙作撚。每撚用藥三分，蘸香油點撚，離患處寸餘，自內而外，週圍徐徐照之，毒大者連用撚三根，日照二次；毒小者用撚一根，日照一次。重者不過五六日，已成者即消，已潰者即斂。陰瘡不起發者，一照即起紅暈，毒隨火散，百試百驗。

忍冬酒

忍冬藤即金銀花藤，生採五兩，忌鐵器，以木椎搗爛，加甘草節一兩，同入砂罐內，水二碗。漫火煎至一碗，入無灰酒一碗，再煎十數沸，去渣，分爲三服。一日夜服盡。重者一日二劑，以大小便通利爲效。再將藤上花葉，摘取一把，瓦鉢搗爛，少入白酒，調塗四圍，中留一孔洩氣。此方治一切無名腫毒、癰疽瘡背，屢有奇功。

瘡瘍用藥，有因人而異者，有因時而異者，亦有舍時從症者，皆須通變。以上諸方爲通治妥法，百試百效。無論陰症陽症，在上在下，在內在外，一切大小瘡毒及無名險惡症，擇方依用即愈。

治疔初起仙方

生芪四錢，白芷二錢，黃芩二錢，當歸二錢，白芍三錢，雙花五錢，連翹二錢，皂刺二錢，甲珠二錢，生地三錢，防風錢半，草節二錢，黃酒一杯，水三杯，煎八分，溫服。

又方

疔瘡之毒至深，必拔其疔根而後可生用蜈蚣一個，去足、翅，同硇砂五分、白砒三分，共搗爲丸，如小菉豆大，先以三稜針刺瘡約深幾許，將此丸納入以頹簪捺下，須臾大痛，皆變作黃水而出，然後以野菊花搗汁一盞，和酒服之，一日連進三服盡，醉爲度，再以一味人中黃爲丸，日日好酒送下。

指爪燒灰，便壺尿垢調塗，欲拔根加磁石末少許自落。

腸　癰

一足攣，口有臭氣，即是此症。

桑樹上結虆一塊，以陳米醋磨汁服，毒即瀉下。瀉後急服補中益氣湯，以防氣脫，此神效方也。

又方

腹癰腸癰以出過，蠶蛾墜子燒灰，每灰多少，配大黃多少，川山甲、牙皂多少，共爲末，酒調下三錢，膿血皆從大便出。其未成膿者服之，其毒化爲黃水瀉下，兼治痰飲、停飲、肚腹膨脹。或用生皮膠投酒中，煎膿汁送下。太乙膏丸百粒，一日二服，其膿皆從大便而下。太乙膏方：玄參、白芷、當歸、赤芍藥、肉桂、大黃、生地各一兩，爲粗末，用麻油二觔浸十日，入銅鍋中煎至焦黑，去渣再熬，滴水不化爲度。入黃丹一觔，再煉成膏，收貯器中。此藥可貼可服，兼治婦人月水不通。

肺　癰

緑橘葉一把，洗净搗汁服，吐出膿血即愈。

又方

肺癰喘急，坐臥不安，以桑白皮剉炒甜葶藶，隔紙炒各一兩爲粗末，每服五錢，水二鍾，煎七分，溫服以利爲度。或用桔梗一兩、甘草五錢，每服七錢，水二盞，煎一盞，頓服。須臾吐出膿血爲度。或用一味五楛爲末，稀糊爲丸如米大，白滾湯下一二錢，如欲吐惡心，畧嚼生薑即止。此藥能長肺肉，去肺膿，亦治肺痿。調理方用天花粉一兩、桔梗三錢、枳殼二錢、黃芩二錢半、甘草一錢、金銀花一團、桑白皮三錢，水煎，徐徐服。

乳　癌

白礬、雄黃、松蘿茶各一錢，共研細末，飽時服，每用一錢，以豆腐皮包之，吞下，飲酒盡醉。未成者一服消，已成者兩三服愈。

膝上生癌

名牛頭癌。連鬚葱頭切碎，用糯米飯乘熱拌敷。重者五六次必消。

瘰癧[①]

生何首烏日日嚼食，外用藥研爛敷。又方：野菊花根搗爛，酒煎服，以渣敷自消。又夏枯草當茶飲。又方：真川貝母_{去心}，八兩，竹瀝_{兩大碗}，淡竹者更佳。取生竹截作每段尺餘長，水浸一二日，去兩頭節，用兩磚架起，中用炭火炙，則竹瀝從兩頭流出。以貝母入竹瀝浸透，取出陰乾，再浸再乾，以瀝盡爲度，研成細末，每日食。遠後淡薑湯服二錢，四十日必愈。潰者以濃茶蘸青紬洗，不必貼膏藥。肌膚如舊並無瘢痕。又方：肥皂子仁_{去黑皮}，半觔，夏枯草_{一觔}，元參_{一觔}，共爲細末，蜜丸桐子大，食遠後每服三錢，至重者二劑必愈。忌食栗子、猪頭肉、肝、腸、醋及一切發物。

瘰癧潰爛

荆芥梗煎濃湯，溫洗良久，看爛處紫黑，以針刺去血，再洗三四次。用樟腦、雄黃等分爲末，麻油調掃出毒水，次日再洗再掃，以愈爲度。即延至胸前腋下及兩肩四五年不愈者俱治。其效如神。愈後永遠戒食牛肉。

---

① 瘰癧：原後有"并結核在胸者俱治"，據目錄刪。

瘰癧腫硬疼痛久不瘥

用猫頭蹄骨一具，酥炙黃爲末，昆布、海藻，酒洗去鹽水，晒乾各一兩五錢；連喬、黃芩、金銀花、川山甲、皂角、枳殼、香附各一兩，用醋煮乾爲細末，將玄參煎膏爲丸如桐子大，每服七八十丸，一日三服，以薑汁三匙調入好酒下，能收全功。或用丁香五十粒，班蝥十個，麝香一錢爲末，以鹽豉五十粒湯浸研爛如泥，和前藥丸如菉豆大，每服五六丸。食前温酒送下，日進三服至五七日，外覺小便淋瀝，是藥之功也。便下如青筋膜之狀，是病之根也。忌食麵毒物。入黃丹一勺，再煉成膏，收貯器中，此藥可貼可服，兼治婦人月水不通。

頭頸後結核或赤腫硬痛

生山藥一條、去皮，蓖麻子二個，同研貼極效。愈後戒食鱔魚。

洗眼神方

山西太原守樂景錫失明十九年，忽有神人傳一靈方，用厚樸五分，清水一碗，煎至五分，洗之即愈，復爲山東萊州守。未洗之先，預齋戒沐浴，將洗之際，須迎日光焚香，一日三次。其方已傳七代，治好者指不勝屈。其方簡便易行，必有益也。日期正月初三、二月初六、三月初三、四月初五、五月初五、六月初四、七月初二、八月初九、九月初十、十月初三、冬月初四、臘月初四。

血　瘤

甘草熬濃汁，以筆蘸塗周圍，又以芫花、大戟、甘遂等分爲末，醋調。另用新筆蘸塗於甘草圈内，務須離甘草一圈，不可近，蓋兩藥性相反，切勿誤相攙和，塗後次日瘤當縮小。再如前塗三四次，愈後戒食龜肉爲妥。又治瘤膏：生薑汁一碗，葱汁一碗，牛皮膠四兩，砂鍋内熬成膏，去火氣，入麝香末五分，調勻。攤布貼之，三日一换，極效。

治牙疼神方

地骨皮即枸杞子根，不拘新陳，不拘多少，合豬前蹄一隻，炖食立愈加佐料。

治喉疱方

將茅草燒灰存性，用冷水泡汁，澄清去滓，徐徐飲之，其疱立破。如有血出，隨即吐之，切勿嚥下，若誤將血嚥下，心胸間必痛，速以松毛煎湯飲之，其痛即止。

舌　腫

卒然舌大腫硬，咽喉閉塞，至危之症。皂礬量用多少於新瓦上煅紅色爲度，放地下候冷，研細，撬開牙關，以竹管吹入舌上，極效。愈後忌食龜肉及鰍魚二物。

舌　出　血

槐花研細末，敷上即止。

舌　蕈

生舌上，出血不止，即不救，方用五棓子一錢，炙研，烏梅去核炙研，一錢，糠綠三分，共研細末，摻蕈上，以小膏藥蓋之，方能久留於舌上，否則隨津嚥吐矣，日日換之，愈後乃止，屢效。

治舌長數寸方

番木鱉四兩，刮凈毛，切片，川連四錢，水二碗，煎至一碗，將舌浸下即收。

鼻 淵

老刀豆，慢火焙乾，爲末，酒服三錢，不過三服愈。

對 口 瘡

活鯽魚一大尾，入瓦盆內搗爛，加頭上箆下髮垢四兩和勻，敷之極厚，外以紙貼，一二日即愈。

腹內生毒①

凡腹內生毒不可藥治者，皂角刺酒煎，溫服一碗，其膿血下，從小便中出。水煎亦可。角刺不拘多少皆可。

骨疽出骨不止

烏雌雞一隻，去肉取生骨燒成灰，再取三家所用甑罩及砧案，各刮下垢屑一兩，俱燒枯，共研爲細末，納入瘡口，其碎骨即盡出而愈。又方：密陀參研末，桐油調稠攤布貼之，效。又方：蜣螂七枚，同熟大麥搗敷，亦效。

---

① 腹內生毒，原無，據目錄及正文內容補。

穿手①掌毒

生手心，新桑葉研爛塗之，愈後永遠戒食鵞肉。

纏　腰　瘡

腰生紅瘤，兩邊生紅②筋，圍至臍即死。

陳京墨，水磨濃，和雄黃末塗之。

赤　遊　風

脚腿紅腫，芭蕉根搗爛塗之，效。

臁　瘡

麪做油炸饊子，研末，葱白搗爛，和敷，效。又方：羊屎煆紅，研末，麻油調敷。癢則加枯礬、輕粉少許。

臁瘡有蟲蛀爛

馬齒莧研末蜜調服，蟲自出。

脛　瘡

生脚肚，初起如粟，搔之漸開，黃水浸淫，痒痛潰爛，繞脛而成錮疾。酸石榴皮煎水，冷定洗之，日日浸洗自愈。

---

① 手，原無，據目錄補。
② 紅，原作“脚”，據《普濟應驗良方》《驗方新編》改。

鵝掌風癬

手掌脱皮，血肉外露。豆腐熱沫，久久洗之，拭乾後塗以桐油，燒松毛烟薫之，自愈。惟永戒食鵝肉。

又治鵝掌風

白礬、皂礬各四兩，兒茶五錢，研，側柏葉八兩，河水十碗，久煎入桶中，以蔴布遮桶口，塗桐油於掌攔布上，使熱氣薫之，水冷乃已，七日可愈。忌以水湯洗手。

紫癜風

雄黄、硃砂爲末，以茄蒂蘸擦。加蛇蛻并治白癜。

白癜風

硫黄、密陀参爲末，薑汁調擦。加蛇床子并治汗癜丹毒因生瘡服過丹藥，以致火毒發作。水中絲草搗敷，乾又換，極效。

瘑疽作痒難忍

食鹽乾摩其四圍，即止。蟬蜕或末或煎，搽洗亦止。

破傷風

凡瘡破以及刀傷打破，皆須禁風，若受風傷則痙欲死。蟬蜕去頭足翅，六錢，净，瓦上焙乾爲末，陳酒調服即卧，出汗即愈。

瘡破風傷水傷作痛

牛屎燒烟薰之，令汗出即愈。

治瘡中生蛆

綠礬為末，摻貼即化為水。

惡瘡腫痛

叫號不眠，人難別者。獨頭蒜數顆，搗爛。麻油拌和厚敷瘡上，乾又換敷，毒消痛止，無不神效。

惡瘡有肉

如飯粒突出，破之流血隨生。馬齒莧燒枯，研末，以豬脂油調敷，效。永禁食鴛肉。

瘑疽惡瘡膿血不止

生枸杞根皮洗净，先將皮内白瓤成片刮起留用，以粗皮及梗煎湯洗，令膿血净，隨以白瓤貼之，即結痂而愈。倘有惡血，隨洗時出，勿懼，洗净貼瓤自止。

腫毒皮厚不出頭

麻雀屎研細，米醋和成豆大一粒，乘溼安瘡當中，即穿破。又蛇蛻燒灰，豬油和塗，即有頭出。

諸瘡毒不斂口

龜甲煅枯研末摻之即斂，永戒食龜肉。

鼠　　瘻

瘡雖合口，有旁眼出膿不止者。鼠一個去毛搗爛，亂髮一團，以陳豬油或火腿肥肉熬，令鼠髮削盡爲度，以一半塗瘡眼，一半酒服，自愈。永遠戒食鴛肉及兔子肉，再無後患。

蝦蟆膏藥方

此膏治一切無名腫毒，大小瘡癤或腿腫溼氣，俱貼患處，并治大人小人食積痞塊，疳疾身瘦肚大，俱貼肚臍上，痞塊貼患處亦可，兼治四時瘧疾，要在瘧未來先一時貼背心。以上各症貼之百發百中，其效如神。瘡毒無論已成未成俱可貼。凡貼此膏愈後宜永戒食田雞、蝦蟆。真小磨、麻油十兩，槐樹枝青而肥嫩者，三尺三寸，鉛粉四兩，臨用須晒極乾過篩，大癩蝦蟆一個，癩多者佳，小則兩個，要數月前預取陰乾，五月五日午時配合，先將麻油熬滾，即下蝦蟆熬枯，將渣撈起，必要撈淨，不然則貼之作痛，次下槐枝煎枯，亦須撈淨，然後下鉛粉，用大槐枝二根順攪，微火慢熬，俟滴水成珠爲度，取起用磁器收貯，臨用攤貼最效。

下　　疳①

一切陰瘡，人多諱言，漸至患深難治。兹備載諸方，俾自知早治，

---

① 下疳，原後有“陰頭生瘡”，據目錄刪。

以免害也。亂髮一大團，鹽水洗去油，再洗晒乾，瓦上焙枯，棗核七個，火煆紅，共研勻。先用熱水淘米泔洗瘡忌用生水，拭乾敷之，效。

囊　瘤[①]

凡覺玉莖後穀道前腫痛，即多用生甘草濃煎多服，以殺其毒。外用，野紫蘇面青背紫者是葉焙乾爲末，麻油調敷。

楊　梅　瘡

初起即治即愈，免致毒氣染人[②]共食醋碟，共處小便，即能傳染。羊角，核桃殼，俱燒灰存性，等分研細末，每用錢半，好酒調，早晚各一服。四日後，毒從大便出，如血如膿漸減。作每日一服。半月毒盡後，量人虛實，服八珍湯以補之。虛則多服數劑。

魚　口

毒生左胯。槐花一把炒黃，燒酒一碗，煎服。出汗即愈。外用百草霜、五棓子炒黃研末，等分，陳醋調塗，一日夜即消。又方：瓦松焙乾爲末，雞蛋調敷，不出膿，愈。

便　毒

毒生右胯。全蝎去頭足，米炒、生大黃、穿山甲、白芷等分，水煎服。外用葱白搗爛，和蜂蜜厚敷，效。

---

① 囊瘤，原後有"騎馬瘤、懸瘤"，據目録删。

② 人，原作"大"，據《普濟應驗良方》改。

下疳陰癢

生甘草煎湯，久久薰洗，海螵蛸末摻之，愈。

腎子爛出

鳳仙花子，生甘草，等分爲末，麻油調敷，即生肌。

又下疳方

鱉甲炙研，雞蛋清生調服。外用生甘草研末，蜜調頻塗。

陰毛内生蟲

或紅或白。生白果嚼塗，蟲自絶。

八　脚　虱

便毛生虱，其形八脚，嘴入肉裏奇癢難忍，除之不絶。百部煎濃湯久洗，再用水銀以唾津製之，塗上，除根。愈後永戒食脚魚，不致再發。

魚口便毒初起

即大如核桃者可以敷消。方用飛羅麪、黃荳麪、雞蛋清調敷。外用桑皮紙蓋貼。每日早晚換二次，數日愈。

大麻瘋方

鎮江丁糸領得此秘傳治之全愈，又以醫治多人，無不取效如神。但患此症者，眉毛若盡脫落，其症難治。如眉毛未脫，雖手足骨節有塌損者，皆可取效。若初起未深之症，百試百效也。先服湯藥四劑，每日一劑，服完再服丸藥。

湯藥方

陳皮、白芷、苦參、天麻、秦艽、川續斷、防風、荊芥、羌活、青風藤、薏苡仁、牛夕、當歸、海桐皮、蒼术、木香、桂皮、連喬、甘草各一錢，黑棗二枚，生薑一片，水二碗，煎至一碗服。渣再煎二次服。

丸藥方

每丸藥一錢，加楓子膏，春秋八釐，夏六釐，冬一分。大胡麻一斤四兩，小胡麻一斤四兩，牛夕四兩，白蒺藜一斤四兩，苦參一斤，防風、荊芥各八兩，當歸六兩，蒼术六兩，薏苡仁四兩，續斷四兩，共研細末，水泛爲丸，每日早午晚三服，每服三錢或二錢，照數加楓子膏，撚圓攪和，以毛尖茶送服。

楓子膏方

大楓子去殼取仁，銅鍋內炒至三分紅色、七分黑色爲恰好，太過無力，不及傷眼，炒後研成細膏，如紅沙糖一樣，用銅杓盛，向火上熬四五滾，倒在紙上，放地土面，以物蓋之，待用如上面霉，拭去照常用。百日內切忌房事，切忌食鹽，犯之不愈，并忌食醬酒醋及一切雞魚發氣動風等物。

治疔瘡神效方

凡患一切疔毒，服之即愈，或已垂危用箸挑開門牙，灌藥入口，藥一下肚，其人即活，屢用屢驗。硃砂一兩，明雄黃一兩，黃丹一兩五錢，銀砾一兩五錢，熟明礬十兩，共研細末，每用一錢，蜂蜜調成稠糊，再用新汲冷井水調稀，服下即卧，汗出即愈。忌食腥冷，黃豆、綠豆三日，辣椒、蕎麥半月。兼治無名腫毒敬懇。

仁人君子廣傳此方，功德無量。

大　歸　湯

專治一切無名腫毒等症，初起即消，已潰者收功，輕者五劑，重者十劑即愈。全當歸要整的一個，酒洗，八錢二分，金銀花六錢，净連翹五錢，生黃芪三錢，蒲公英三錢，生甘草一錢八分。病在上部加川芎一錢，中部加桔梗一錢，下部加牛膝一錢。水對無灰黃酒各一碗，煎至一碗，去渣，溫服。

敷腫毒五黃散

黃連、黃芩、黃栢、雄黃、大黃各五錢，共研細末，磁瓶收貯，凡毒初起，用好燒酒調擦數次即消。

治疥神方

硫磺、蛇床子每味買七八文錢者，葱連鬚，不拘多少，長頭髮一毬，清油賣六七文錢者，每味共搗細，用青油熬好，取頭髮搽。

膿泡疥瘡

用烟膏一兩，硫黃、焰硝各二錢，飛礬四錢，豬牙皂角二錢，共爲細末。豬脂同研如泥，先以葱、薑、花椒湯沐浴，然後敷藥三四日，即愈。或用黃丹、雄黃、飛礬、大風子、牙皂、輕粉、蛇床子、露蜂房、蛇退、花椒等分，少加白矾、麝香，研細末，柏油爲丸，徧身滾之。

治疝古方

薏苡仁不拘多少，用東方壁土炒黃色，然後入水煮爛，放沙盆内，研成膏，每日用無灰酒，調服二錢，即消。此道人傳辛稼軒治伊疝疾之方。

骨　傷　方

用開通元寶錢，燒紅醋淬爲末，以酒調服。如倉卒間，此錢不易得，即用銅末酒服之，亦見效。

被毆傷風方

紀文達師曰："凡被毆後以傷風致死者，在保辜限内，於律不能不擬抵。呂太常含暉嘗刊一秘方云：以荊芥、黃臘、魚鰾三味魚鰾炒黃色各五錢，艾葉三片，入無灰酒一碗，重湯煮一柱香，熱飲之，汗出立愈。惟百日内不得食雞肉耳。此一方可活二命，須廣布之。"

止血補傷方

用生白附子十二兩，白芷、天麻、生南星、防風、羌活各一兩，共研極細末，就破處敷上。傷重者，用黃酒浸服數錢，青腫者，水調敷上，一切破爛，皆可敷之即愈。並治刀箭、馬踢、跌傷，無不驗。地方官若能於平時預製，以治鬥毆傷，可活兩命。價不昂而藥易得，亦莫大之陰功也。此藥止痛止血，且不必避風。

血　症①

吐血成斗，命在須臾。貫眾五錢爲末，黑頭髮瓦煅研細，五錢，側柏葉多取，搗汁一碗，入末於汁内，隔湯煮一炷香時取起，加童便一茶杯，黄酒一小杯，徐徐飲之，神效。

嘔出全血②

嘔出全是血者，此血從胃中來。用韭菜、茅根草、藕節、側柏葉、荷葉，以上五味或全用或隨便用，俱取汁磨；陳京墨五六分，加薑汁三四匙冷服。寒天則隔湯溫之。如無好陳墨，則用童男剃下頭髮洗净，瓦煅研細過篩，調汁服俱效。

先發痰嗽後吐血

此乃肺中積熱。方用：天冬、麥冬、生地、白芍、紫苑、黑山栀、桑白皮蜜水炒、地骨皮各一錢，水煎，取蘭花根搗汁冲服。氣急者加蘇子二錢炒研，去天冬。

先吐血後痰嗽

嗽出血絲及血粒如米大者，此乃陰虛症。生地二錢，痰多溏瀉者減半，白茯苓、山萸肉、丹皮、麥冬、川貝母、山藥、青蒿、枸杞、白芍各一錢，澤瀉一錢，遺精、小便多則用三四分，五味子三分，鱉甲醋炙，三錢，蘇子

---

① 血症上原有一級標題“雜症各方”，據目錄刪。

② 嘔出全血，原無，據目錄補。

二錢，水煎服。熱盛加犀角磨汁一匙和服。陰火盛加龜膠。此症忌用半夏、白术、姜、桂之燥熱，更忌黃芩、黃連、黃柏之苦寒。

肺肝心脾血辨①

凡吐血者，以水盆盛看，浮者肺血也，以羊肺蘸白芨末食；沉者肝血也，以羊肝蘸白芨末食；半沉半浮者心脾血也，以羊心、羊脾蘸白芨末食。白芨用微火畧焙研。

經云：喉若停物，毫髮必欬，血既滲入，愈欬愈滲，惟飲溲便，則百無一死。若飲寒凉則百無一生。凡勞嗽吐血，急宜得童便之清利者，日日飲之，勿閒。或自己戒食葱蒜等臭濁之物，并戒房事，則小便自清，去其頭尾數滴，盛之日飲二三次，一月見效。久飲除根，身體强健。此百試百驗方，幸勿遲疑誤事。

勞 嗽 方

大白蘿葡一個，挖空入白洋糖填滿，紮緊，取露水二三碗煮極爛，露一夜，燙溫空心服，甚效。

治癆燒香法

元參一斤，甘松六兩，爲末，煉蜜一觔，和勻，入磁瓶内封閉，地中埋窨半日，取出更以炭末六兩，煉蜜六兩，再和勻，復入瓶封埋五日，取出燒，使鼻中常聞香氣，或房中或床下燒之，癆瘵頓愈。

---

① 肺肝心脾血辨，原無，據目録補。

臌　　症

峨嵋山僧奇方，治一切水腫、涇腫、氣腫、肚腹四肢發腫。乾雞屎一斤，炒黃，黃酒三大碗，煮一碗濾去渣，一時飲盡，少傾腹中動，作瀉一二回，次日用田螺二個，滾酒泡熟，食之即止。此方奇效無比，但不可令病者知之。若治小兒，則只用雞屎一兩，加丁香一錢，和蒸餅爲丸，桐子大，每服一錢，米湯下。又方：雄猪肚一個，內入大蒜四兩煮爛，淡食五六個，忌鹽醬醋，百日自消。

水臌小便淋閉

大田螺四個，大蒜五個，車前子三錢，爲末，共研成餅貼臍中，以布束縛，則水從小便出，漸消，終身戒食螺螄。又方：商陸根、葱白同搗填臍中，小便利則腫自消。又方：甘遂爲末，水調塗腹，繞臍周圍，另煎生甘草湯服之，其腫即消，但此二藥切不可誤相攙和食之，蓋其性相反也。

氣　　臌

陳久大麥芽，煎湯服漸消。

黃　　疸

治黃腫五疸神丹。胆礬不拘多少，入瓦罐內，蓋定，炭火煨至白色爲末，煮棗肉和丸如芡實大，每服五丸，日三服，用冷黃酒送下。忌食醋及生冷發物。若有蟲，服之亦吐出，神效。

又方

猪胆一個傾出胆內水，以腐漿冲服，三個即愈。

黃腫通治

純黑豬胆一個，陳黃米炒研末，入胆汁爲小丸，分數次生白酒下。外用白芥子二錢研爛，燒酒調，用布攤貼臍下小肚上一週，時起泡爲度，忌食甜鹽之物。若小兒只用芥子五分。又方：黑髮燒灰研末，水調服一錢七分，每日三服。

痞　積

不拘何膏藥二張，以一張揭開用白信石五分摻膏上小兒只用三分，再用一張合粘，將背面貼患處，以布束緊，數日痞化爲水，治皮裡膜外者效尤速。如貼膏後，腹中脹悶乃痞將散，須服湯藥。枳殼八分，大腹皮鹽水洗，一錢，蘇梗八分，厚朴一錢二分，青皮一錢，莪术八分，山查二錢，烏藥六分，香附一錢五分，砂仁五分，廣木香三分，水煎空心服，三劑全愈。

五　香　丸

此方仙傳，秘於道藏錄出行世，善能消食消積，消痞消痰，消氣消滯，消腫消痛，消血消痢，消蠱消隔，消脹消悶。藥料尋常，功效甚大，即痰迷心竅等症俱治。每服七八分或一錢，薑湯送下，臨睡先一服，次早一服，有病化矣，神效無比也。五靈脂一斤，香附子一斤，去淨毛，浸一日，黑丑二兩，白丑二兩，共研細末，以一半微火炒熟，以一半生用，和勻，醋糊爲丸如蘿葡子大，此藥費小功大，願同志修合濟人。道藏云：施送此丸，救人疾苦，行之三載，福壽綿延，名註仙篇也，此方傳世後，每見修合分送，藥到病除，無不即愈。

食積血痞

木賊研末，三四分，白湯空心服即消。年遠者連服三日。又方：葱白搗和蜜，攤布上貼患處，用熨斗微火熨之。又方：生鶩血好酒滾冲服，盡量飲，消化無形，重者服數次。又方：野鴿子屎，水煎服方書稱爲左盤龍治痞藥，甚效，永忌食鴿子。

蠱　　積

苦楝根取向東不露出土者，去皮及骨，四兩，使君子去殼，二兩，生薑三兩，水五碗煎至三碗，去渣再熬至一碗，加白蜜四兩，又熬至一碗，露一宿，次早隔湯頓熱空心服，一日服完。須於朔日服，蠱頭向上故也。不吐不瀉，蠱從大便成團出。少則一服，多則二服，即除根。一切蠱積皆治，若小兒則分兩，量減可也。

蠱積作痛

口中有涎流出，湯飲不能進，危在旦夕者。烏梅、花椒、生薑等分，水煎服即愈。又方：葱汁半杯、菜油各半杯和服，蠱化爲水，除根鬚，空心服。

隔食反胃

糯米粉以牛口涎拌和作小丸，煮熟食之，神效。取牛涎法：以水浣净老牛口，用鹽塗之，少頃涎自出。愈後永戒食牛肉。

凡病隔食，胸前生二小骨，漸漸交合則不能食，法用生鶩血乘熱飲之數次，胸前二骨自化，永遠戒食牛、鶩二物。又方：小兒胎髮一團，陰陽瓦焙存性，研細末，陳酒送下，效。

嘔　逆

治嘔吐并一切雜病嘔噦。橘皮四兩，生薑一兩，加開口川椒十粒，水二大碗，煎至一碗，徐徐呷之即止。

乾　嘔

蔗糖、薑汁各一杯，和勻服，效。

頭　風

治一切偏正頭風。硫黃一錢，川椒三分，炒研，拌勻，鎔成小餅，左痛塞左鼻，使涕從右出，右疼塞右鼻，使涕從左出，若正疼，則左右換塞，待清涕流盡自愈。內以茯神抱木者佳搗末，熱酒送下二錢，數服效。又方：石菖蒲根搗汁，酒沖服，效。

諸般頭痛

仰臥，用蘿葡汁少許注鼻中左疼注左鼻，右疼注右鼻。

頭眩運倒

鮮白菓三個研，開水沖，空心服，至重不過五服，老少皆治，老人更宜。

風淫癱瘓

治風癱，腰腿手足疼痛不能起卧等症。老楊樹蟲蛀糞，乾菊花連枝葉梗，桑木柴，先將房內土地掃净長五尺許寬二尺許，取上三物鋪勻，加火燒之，以地熱為度，掃去灰燼，乘熱噴黃酒於地上，用乾稻草鋪上，又噴酒於草，再用稻草蓋之，將病人脱盡衣褲，卧於草上，以被蓋煖，俟出透汗，緩緩去被，密室避風數日，行走如舊。

筋骨酸痛腰背軟手足麻痺等症

十大功勞葉即老鼠刺葉，採一筐，剪去葉上刺，好酒一斤，拌蒸晒乾，七蒸七晒，紅花一兩，炒，白當歸一兩，酒浸炒微枯，虎骨一兩，酥炙。同為細末，沙糖調服，每日五錢，作三次服，神效。

一切手足風痛及酒脚風淫作痛[①]

治一切手足風痛及酒脚風、漏肩風、淫氣作痛，其效如神。葱蒜薑各取自然汁一碗，醋一小碗，熬濃，入灰麪二兩、牛膠四兩熬成膏，用青布攤貼患處。或加鳳仙花汁一盞。

鶴　膝　風

三陰之氣不足，風邪乘之，兩膝作痛，久則膝頭漸大、腿漸細、成敗症矣，宜早治之。大何首烏煎酒服，以醉為度，更搗渣敷膝頭數次可愈，永遠戒食鰍魚、黑魚二物。又方：冷飯團草即商陸取葉，入鹽少許搗敷患處，數次自愈。

---

① 一切手足風痛及酒脚風淫作痛，原無，據目録及正文改。

盜　汗

五棓子爲末，津唾和爲餅貼臍，以布束之，一宿即止。又方：經霜桑葉煎水飲亦止。又方：雞蛋五枚，將外殼輕輕敲碎，勿傷破內白皮，以童便浸一晝夜，取出洗凈，冷水下慢火煮熟食之，二次即愈。

自　汗

鬱金研末蜜調，臨臥塗兩乳，何首烏末津涎調塗臍中，效。

乾　血　勞

奇方，過三年者不治。白鴿子一隻，去凈腸雜，入血蝎一兩，以線縫合，無灰酒煮熟食之，瘀血即行。如心中慌亂，急食白煮豬肉一塊，即止。病二年者用血竭二兩，三年三兩。

肝　氣

道地潮烟二兩，白米飯一碗，拌和，槌百杵，分作四餅，用淫草紙包，灶火內煨存性，研末，作四服。肝氣發時，以沙糖調陳酒送下。至重者四服除根。

治豬羊癲瘋

時常跌倒不省人事，竟成廢人，二服除根，奇效方。皂礬一兩煆紅，魚膠一兩切斷、麩炒，鉛粉一兩，炒黃，硃砂三錢，以上研爲極細末，每早空心陳酒調服三錢愈。

金絲萬應膏

治一切風氣寒溼，手足拘攣，骨節痠疼，男子痞積，女人血瘕及腰痛，諸般疼痛，結核轉筋，頑癬頑瘡，積年不愈，腫毒初發，楊梅腫塊未破者，俱貼患處。肚腹疼痛，瀉痢瘧疾，俱貼臍上。痢白而寒者，尤效。咳嗽哮喘，受寒惡心，胸膈脹悶，婦人男子面色痿黃，脾胃等症及心疼，俱貼前心。負重傷力，渾身拘痛者，貼後心與腰眼。諸疝小腸氣等症，貼臍下，治無不效。木香、川芎、牛膝、生地黃、細辛、白芷、枳殼、秦艽、獨活、防風、歸尾、大楓子、黃芩、南星、羌活、半夏、赤芍、貝母、杏仁、草蔴子、白歛、蒼术、艾葉、川烏、肉桂、良薑、續斷、兩頭尖、連翹、甘草節、藁本、丁香、丁皮、藿香、烏藥、荊芥、蘇木、元參、殭蚕、桃仁、山梔、紅花、牙皂、威靈仙、苦參、茅香、文蛤、蟬蛻、草烏、蜂房、鱉甲、全蝎、金銀花、麻黃、白芨、大黃、青風藤以上各二兩，蜈蚣二十條，白蘚皮、五加皮、川山甲、降真節、骨碎補、蒼耳頭以上各一兩，蛇蛻三兩，桃、柳、榆、槐、桑、楝、楮七色樹枝各二尺一寸。右切爲粗片，用真麻油十二觔浸藥在內，夏浸三宿、春五宿、秋七宿、冬十宿方煎，以藥枯油黑爲度，用蔴布一片，漉去滓，貯磁器內。另以片子松香，不拘多少，先下浸鍋鎔化後，方加藥油，量香三觔，用油四兩，試水軟硬，仍漉入水缸中，令人抽扯色如黃金即成膏矣。每製一料，計膏七十觔，約用銀數兩，量攤中大膏藥一萬有餘，可濟人五千之數。所費者少，所濟者眾。富者固不俟言，少有力之家，亦可製此。貧者又可以資身，誠妙方也。此膏嘗施數萬人，無不效，蓋不止於百試百驗矣。

增蠱積食積膨脹皆治

雷丸五錢同蒼术二錢煮熟，將蒼术去了，只用雷丸，去皮炒乾，使君子去殼用肉，五錢炒乾，共研細末，分作六服，同雞蛋去殼，放碗內攪勻，照常加油、鹽、葱、蒜等物煎炒，吃飯時當菜吃，吃完一料即愈。

大　歸　湯

治一切無名腫毒初起者，立消；已潰者，收功萬靈萬效，仙方也。大全當歸重一兩三四錢，大枝者用八錢三分，生黃耆五錢，金銀花五錢，生甘草一錢八分，用黃酒二碗，煎八分服。上部，加川芎一錢；下部，加牛膝一錢；中部，加桔梗一錢。外用紫雲膏貼之。

紫　雲　膏

治一切腫毒初起，未破者即消，已破者即愈。白芨、白薇、馬錢子、商陸根、赤芍、當歸、草麻子、獨活、羌活、生大黃，以上各四兩五錢。男子頭髮五團，用麻油九斤，春夏浸三日，依法熬膏，每浸油一觔，加炒黃丹八兩收之。

太乙萬靈膏

治一切外症，男婦小兒癰疽發背，七十二樣疱癧，三十六種疔毒，并諸般無名腫毒及痰核瘰癧，內損骨節，外感皮肉，手足麻木不仁，走注疼痛，俱貼之，神效。凡癰疽諸毒始作，貼之腫消痛散；既潰貼之，膿乾肉生，大有效驗，不能盡述。大蜂房一具，蜈蚣三四條，蟬蛻一兩，姜虫酒洗，女髮，敗龜板舊久者五六個，槐角經霜的、槐花、大黃、何首烏、皂角、玄參、升麻、南星、大楓子、梔①子、白芨、白斂、羌活、青木香、川烏、草烏、黃柏、黃連、木鼈子、甘草以上各一兩，防風五錢，青

---

① 梔，原爲“枝”。

蒿一把，荆芥穗、細辛、白芷、赤芍、附子、天花粉、菖蒲、黑牛、朴硝、桔梗、黍粘子、皂刺、獨活、黃芩、肉桂、蛇床子、連翹、漏蘆、巴豆、昆布、雀細茶、花椒各五錢，班猫一百個，艾蒿一把，烏蛇退四條，草麻子一百粒，僊人掌一把，無則以脱蓮花代，或以血見愁代，半邊蓮一把，無以旋沸草代，龍膽草、忍冬草、過山龍、地骨皮、蒲公英各二兩，槐、桃、柳枝各一兩，川山甲三兩，以上六十五味皆切片。用青麻油五觔，春浸五日，夏秋三日，冬浸七日。大鍋中熬藥，以净烟爲度。大皮紙濾過，再入鍋中，文武火熬。用槐枝不住手攪，每觔油下黃丹十兩，密陀參一兩五錢，滴水成珠，再入細藥、乳香、没藥，俱用箬葉盛灰火上焙過。螵蛸、雄黃、硃砂、甘松、三奈、朝腦、兒茶、龍骨、赤石脂、龍泉粉、寒水石、雞内金、銀硃各一兩，血蝎、珍珠、琥珀、水銀、輕粉、枯礬、猩紅、百草霜、檳榔各五錢，牛黃、麝香各三錢，雄膽二錢，青魚膽三四個，金銀箔各五十。右用乳鉢内研極細末，入前膏内攪勻，磁器收貯，埋土七日，取出任意貼，百疾如神。

秘傳生肌散

不問諸毒俱用。赤石脂，龍骨少許，輕粉，黃丹，乳香，雞蛋黃一個，没藥，血蝎，兒茶，黃蠟，猫兒骨燒灰，三錢，白蠟，磨鏡陳布燒灰，三錢，右爲細末，篩過用好磁罐盛之。

絕妙生肌散

治遠年近日惡瘡瘻漏、深坑不滿肉者，神效。將出抱雞子一個存性，鱔魚骨一兩存性，乳、没去油，各二錢，石膏煆，五錢。右爲細末，先用楓樹子煎水洗，後乾掩緊緊扎，三日一換。甚者，將兒茶二錢、輕粉二錢，神效。

生　肌　散

　　治一切瘄發無名腫毒膿水，將盡之時敷之，去腐生新，極效。雞内金十餘付，兒茶、螵蛸、雄黄、白芨、赤白石脂火煨、乳香各一兩，箬炙，龍骨火煨，五錢，没藥三兩，用箬葉火炙，龍泉粉、蛤粉、硃砂、血蝎各五錢，熊膽、射香各一錢，珍珠一錢，牛黄二錢，金箔、銀箔各四十張，以上研極細末，用花椒水洗净，瘡口膿乾敷藥一七，平復收口。

荆楚文庫

婦嬰良方

普濟良方卷三

婦　科

血　崩

百草霜三錢，陳京墨磨濃一酒杯，桃枝嫩杪三個，楊梅嫩杪三個，冬月則宜用嫩枝，搗爛用沙糖煎化調服，立止。又方：海螵蛸去甲，研末，三錢，生地一兩，煎湯調服，即愈。

血漏及赤白帶①

治血漏不止及赤白帶下。烏梅七個，連核燒灰存性，研末，白湯調服，止後，再用蓮子燒灰存性、香附炒研，等分爲末，每服二錢，淡醋湯調服。又赤白帶下，亦用海螵蛸水煎濃汁服，效。

年久赤白帶②

赤白帶年久者。貫仲一個，全用，刷净毛，切塊，好醋蘸溼，漫火炙熟，研末，每服二錢，空心米湯調服，效。

---

① 血漏及赤白帶，原無，據目録補。
② 年久赤白帶，原無，據目録補。

血　淋

白雞冠花燒灰存性，米湯調服三錢，數服愈。

血暈救急

分娩甫畢，産婦不醒人事者名曰血暈。此症最急，恐一時對症之藥不及，速取柔軟舊衣挨住産戶，令老成親屬曲膝緊抵，使下面氣不得走。再令一人一手挽住頭髮，一手掩住口鼻，使上面氣不得走，速喚壯盛數人，更換對口接氣，直待氣回色轉方止。不必呼喚啼號，徒占工夫，且驚産婦。稍俟甦醒，速進對症之藥。附血暈驗方，治血暈不醒人事及中風口噤，手足搐搦，角弓反張，或因怒氣發熱悶迷。用荆芥穗微焙，當歸酒洗，各三錢，水半鍾，童便、黃酒各半鍾，煎七分曬之。牙關緊，口對口曬，仍捻其鼻，以手摩其喉，使得下咽則甦。甚則以簪抉開牙關曬下。余以此救人，頗多醒後虛熱不止而無瘀血者用。蒸大懷地黃一兩，甚或二三兩，煎濃汁，或入鹽二三分頓服之，兼治産後大小便不通，或頭痛不止，或作渴不止，審知真屬血虛者，服後睡醒，諸患如失。醒後氣虛，以參湯調之，血瘀者失笑散三五錢，用紅花三錢，蘇木、桃仁、牛膝各一錢，煎湯下，或用回生丹一二丸，氣壯瘀甚者，加九製熟大黃。

月經久閉

蠶砂四兩炒半黃色，用無灰酒觔半，於砂鍋內煎滾，濾去蠶砂，入磁瓶貯之，每溫飲數杯自通。

月經久閉逆從口鼻出血

先以好京墨濃磨一盞服之，其血立止。次用當歸尾、紅花各三錢，水一鍾半煎八分服。

又方

韭菜搗汁一盞，入童便半盞，燙熱服，即止。

治久慣小産神效膏藥方

當歸一兩，生地八兩，白术六錢，甘草二錢，續斷六錢，條芩酒炒，一兩，白芍酒炒，五錢，黃耆五錢，肉蓯蓉五錢，益母草一兩，用麻油二觔，浸七日，熬成膏，加白蠟一兩，再熬三四滾，加飛過黃丹七兩五錢，再熬再加飛過龍骨一兩，攪勻。用時以緞攤碗口大貼丹田上，十四日一換，貼過八個月爲效，保胎萬全。

三合保胎丸

大懷地十二兩，砂仁五錢，廣皮五錢，老薑汁二兩，用木瓜酒二觔泡透貯磁瓶，蒸三晝夜搗爛，三日三夜無絕火。大當歸去頭尾，取身切片十二兩，以好酒洗過，晒乾聽用，綿杜仲十二兩，切片，鹽水拌炒，以絲斷爲度，漂白术取凈乾，十二兩，切片，以黃土研碎拌炒，極黃取起，篩去土。孕婦肥白者、氣虛者加二兩，實條芩枯飄者不用，取小實者切片，六兩酒炒三次，孕婦黑瘦者加一兩，性躁者加二兩，川續斷十二兩，酒炒。右將後五味和爲一處，火焙乾燥，研爲細末，以前地黃膏和勻，少許加煉蜜入石臼內，搗千餘杵爲丸，如綠豆大。每早鹽湯送下三錢，臨臥時酒送三錢，每日如此，不可間斷。孕婦素患小産者，須服兩料。一月服起，服過七月方保無虞。此方百試百驗，因傳此方云。

又治小產

用絲棉一兩入瓦礶內封口，煅灰存性，熱酒冲服，空心服。須於小產月內服，以後永不再墜。

安胎萬全神應方

治胎孕三月前後，或經惱怒或經蹶跌，以致胎傷腹痛腰痛，一服即安。雖見血，一二日未離宮者猶可安之。若曾經三四五個月小產者，再孕後及到月分，稍覺腰痛痠脹，一服即安，數服即萬全矣。當歸、白术土炒、條芩各一錢，川芎六分，白芍酒炒、白茯苓、炙黃耆、杜仲鹽水炒，各七分，熟地姜汁炒，八分，阿膠珠七釐，甘草三分。如胸前作脹加紫蘇、陳皮各六分。如下帶赤白加地榆一錢、蘄艾七分。如見血加續斷一錢、糯米百粒。水煎空心服後載保胎無憂方，亦安胎。

胎前發瘧乍寒乍熱方

夜明砂三錢，空心用茶和服，即愈。

子　　癇①

治懷孕數月之後，忽然中風涎潮仆地，目弔口噤，名曰子癇。羚羊角細屑一錢，獨活、防風、川芎、當歸、棗仁炒、茯苓、杏仁泡去皮尖炒、五加皮、薏苡各五分，甘草三分，生薑引，水煎服。

————————————

① 子癇，原無，據目錄補。

子　懸①

治胎氣不和，湊上胸前，腹滿頭痛，心腹痛，名曰子懸。紫蘇一錢，白芍酒炒、人參、川芎、陳皮、大腹皮各五分，當歸七分，甘草三分，生薑引，水煎空心服或用黨參一錢代人參亦可。

子　煩②

治妊娠心驚膽怯，終日煩悶，名曰子煩。淡竹葉十片，麥冬一錢五分，人參五分，黃芩酒炒，一錢，燈心引，水煎服。

子　淋③

治妊娠小便不利，名曰子淋。細辛一錢，當歸、甘草、黃芩、滑石各五分，共爲末，用麥冬一錢、人參一分、燈心一束煎湯，分二次調服。

妊娠腰痛

故紙二兩炒香爲末，先嚼核桃半個，空心服酒下二錢，此方妙不可言。

治妊娠大便閉塞

枳殼麪炒，阿膠炒珠，等分爲末，蜜丸桐子大，用六一散爲衣，滾湯

---

① 子懸，原無，據目録補。
② 子煩，原無，據目録補。
③ 子淋，原無，據目録補。

下二十丸，如尚未通可加至五十丸六一散即滑石六分，甘草一分。

治孕婦痢疾方

荷葉蒂七個燒灰存性，研末，酒沖服奇效。又胎前產後下痢方，敗龜甲米醋炙，研末白湯下，數服愈。

治婦人臍腹疼痛

不省人事，只一服立止。人不知者云是心氣痛，誤矣。木通去皮、芍藥炒、五靈脂炒，各五分。右㕮咀每服五錢，醋水各半盞，煎七分溫服。

神效保產無憂方

專治一切產症，有胎即能安胎，臨產即能催生。不拘月分，凡胎動不安，腰痠腹痛，一服即安，再服全愈。臨盆艱危者一服即生。橫生逆產，六七日不下及兒死腹中，命在須臾者，亦一服即下。懷孕者，七個月即宜預服，七個月服一劑，八個月服二劑，九個月服三劑，十個月亦服三劑，臨產服一劑，斷無難產之患。紫厚朴姜汁炒，七分，當歸酒炒，一錢五分，川羌活五分，枳殼麩炒，六分，荊芥穗八分，川貝母去心净爲末，一錢不入煎，以藥冲服，川芎一錢五分，蘄艾醋炒，七分，生黃耆八分，生甘草五分，兔絲子揀净酒泡，一錢，白芍酒炒，一錢二分，冬月只用一錢。藥須照方揀選，炮製後用戥稱準，不可加減分毫。引用老生薑三片、水二大鍾煎至八分服。預服者空心服。臨產及胎痛不安並勢欲小產者，皆臨時熱服。如人虛極再加人參三五分更妙。已產後，此藥一滴不可入口，切勿誤服。此方藥劑等分雖輕，功力甚大，不論體之強弱、年之老少，皆宜，效如神助。等分歌訣：歸芎錢半朴艾七分，耆荊八分貝絲一錢，羌甘五分枳六分，一錢二分白芍畢。

加味芎歸湯

專治難產及陰氣虛弱，交骨不開，催生如神。當歸一兩，川芎七錢，龜板手大一片醋炙研末，婦人亂髮蛋大一團，瓦焙存性，水二碗煎一碗，如人行五里之久，即生，若死胎亦即下。

佛 手 散

治胎氣受傷或子死腹中，疼痛不已，口噤昏悶或心腹脹滿，血上衝心。服之生胎即安，死胎即下。又治橫生倒產。須先安臥，俟煎藥服之再安臥，自然順生若兒手足在外未能收入，切不可亂動致傷，惟少以食鹽塗兒掌，以指甲輕搔之，並以鹽摩母腹，安臥一時，自然收入。即前方未加龜板、頭髮，惟用當歸一兩、川芎七錢，水七分，酒三分，同煎至七分服。若治橫生倒產及死胎，則加黑馬料豆一合，炒焦，乘熱淬入水中，加童便一半煎藥服，少頃再服一劑，神效。此方又治產後腹痛、發熱、頭痛，能逐敗血，生新血，除諸疾。

治死胎不下

凡下死胎，只宜佛手散，並加味芎歸湯，或再不下，再用平胃散。蒼朮米泔水浸透炒、厚朴姜汁炒、陳皮去白，各三錢，甘草炒，一錢二分，加朴硝二三錢，一服能令化下，甚易也。古人立法，各有精義，且經屢驗，不吾欺也，勿用奇方怪藥，致傷母命。

治胞衣不下

無名異爲末，三錢，即漆匠所用煎油之鐵是也，以鴨蛋白調勻，再以陳米醋一茶盅①，煎滾冲服，其胞衣即縮小如秤錘產下，倘或未下不必驚惶，再服一劑即下，萬無一誤。又法：將產婦自己頭髮塞口中，打一惡心即下。又用灶腳下泥，放臍眼内，濃煎甘草湯服之亦即下。

治盤腸產下子腸不收

枳殼三錢水煎服即收。又方：用醋半盞冷水七分調匀，噴婦面，三噴三收。

華陀愈風散

治產後中風口噤，手足抽掣，角弓反張，或血暈不省人事，四肢强直，或心煩倒築，吐瀉欲死等症。荊芥穗去根不用，焙乾研末，每服三錢，童便調下。口噤則挑牙灌之，齒噤則不研末，以童便煎之，俟微温灌入鼻中，其效如神。若無童便，則用黑豆酒亦妙。

又產後血暈方

五靈脂半生半炒，研末，白湯調一錢灌之，入喉即活。又方：韭菜切碎入壺内，以熱醋冲入，封口，將壺嘴向鼻，遠遠薰之。又方：生半夏研末，以少許吹入鼻中，自醒。

產後大小便結塞②

治產後五七日大小便結塞，切不可妄服藥餌，惟用大麥芽微炒研末，每用三錢，白湯調服，與粥間服自通。

---

① 盅，原作“鍾”，據《普濟應驗良方》改。
② 原無，據目錄補。

女 經 丹

專治婦人、室女經閉、血瘕，胎前産後，百病神效。

香附一觔，要金華者，去尾，艾葉、益母草、蛇床子各二兩，馬料豆一升，各煎汁一大碗，浸三日三夜，煮乾晒乾，搗碎爲極細末，聽候配藥。白茯苓、白芍酒炒、當歸身各一兩，酒拌炒，生地一兩五錢，酒拌炒，白芷一兩，藁本一兩，於朮二兩，土炒，没藥五分，去油，白薇一兩，川芎一兩，赤石脂一兩，要紅色者，清水飛過，共爲細末，同前製附末一觔，煉蜜爲丸，每丸重三錢，再以飛净硃砂五錢爲衣，每日滾酒化下，一丸或丸如桐子大，服三錢亦可。催生用益母草一錢、歸身三錢、川芎三錢，煎湯連下三丸。胞衣不下，惡露不净，用澤蘭、紅花各一錢，煎湯連下三丸。産後驚風，用防風、蘇葉煎湯化下三丸。婦人室女常服可免百病。産後連服可免蓐勞。經水不調常服百丸可調經安孕，常小産者服此可保。胎死腹中，用官桂三錢、麝香五分溫酒調下一丸。胎動不安，用阿膠三錢、艾錢半煎湯化下三丸。生孕水腫，用猪苓、澤瀉各五分煎湯化下三丸。治漏用當歸、白芍、川芎、白朮各一錢煎湯，連下二三丸。子懸用大腹皮、枳殼各五分煎湯化下二三丸。子癇用柴胡煨天麻、防風煎湯化下二三丸。惡阻用半夏、廣皮、薑黃炒山栀、薑汁炒黃連各三分煎湯化下一二丸。子煩用麥冬、犀角、茯苓、黃連各三分煎湯化下一二丸。血瘕用水紅花子二錢煎湯化下，每日服三丸，早晚數次，服百丸愈。血崩用人參一錢煎湯化下二三丸。凡遇胎前産後婦人百病，筆難盡述，白滾水服之，可也。

治內吹外吹

乳結核腫痛，寒熱交作，甚者惡心嘔血，胎熱所致爲內吹，兒食乳所致爲外吹，並用此方。柴胡、陳皮、川芎、山栀炒黑、青皮、石膏煨、黃芩酒炒、連翹各一錢，甘草五分，橘葉二十片，水二碗，煎八分，食遠服。外用蔥白切碎炒熱，敷乳上，以帛包之，冷則換，數次愈。

乳癌初起

芙蓉根切碎，酒煎，盡量飲，即①內消。

又乳癌方：當歸八錢，生黃耆五錢，金銀花五錢，炙甘草一錢八分，桔梗一錢五分，黃酒一碗，煎八分，半飢半飽時服。

又方：鹿角尖三寸煆紅存性研末，熱酒調服，重者二服即消。

乳作痛方

貝母末吹鼻，神效。

乳汁不通

木通與豬前蹄同煮，并汁食即通。又方：黑芝麻炒焦爲末，每服三錢，熱酒冲服。又雄豬胰子切碎，不另入油，乾炒半熟，以黃酒煮滾，空心服，二次即通。

治陰癢生瘡

蛇床子一兩，艾葉五錢，白礬五錢，杏仁五錢，川連三錢，煎水久洗自愈。

治陰腫極痛

馬齒莧搗爛，敷數次即消。

---

① 即，原無，據《普濟應驗良方》及上下文補。

陰内生蟲癢極難忍

猪肝切成長片，以猪油拌川椒末同碎葱煎乾，待稍温，納入陰内，少頃取出再換，其蟲隨肝而出。如此數次，蟲盡。再以五棓子、川椒、白礬、葱頭煎水洗，自愈。

增　乳　瘡

葱白一劸，搗爛取汁，好黃酒分二次冲服，外用麥芽一兩並煎，頻洗，加鰕醬少許同煎，尤妙。

增生化湯

産後瘀血未净，或患腸痛，或痞積，即服三五劑。全當歸三錢，炮薑炭五分，益母草三錢，川芎三錢，炙甘草一錢，桃仁十粒。水對黃酒各一碗，煎一碗，温服。

一粒仙丹

治婦人乾血癆並赤白帶下，種子如神。巴豆一百二十個，去殼，用新磚一個，將豆紙包放磚上，搥去油，令净如麪白，方可用，斑苗六十個，去翅足，穿山甲五錢，油煎過，大黃、苦葶藶各一兩，皂角一兩，刮去粗皮，火炮。右各爲末，合一處，以棗煮，去皮、核，丸如彈子大。用綿繭張開裹藥在内，穿入三寸竹筒上，頭後仍留二三寸餘，挽一轉，不令藥氣在外。用時先以温水洗陰内，令潔净拭乾；却以葱汁浸溼藥頭，送入子宮極深處，整一日一夜取出，藥不用。少間，耳冷氣下，發寒發熱如傷寒狀，不怕，飲食任意食用無妨，半日即通，或鮮血，或死血，一切惡物悉下。忌生冷發物。自此，子宮和煖而交媾則有孕矣。

通經下取方

曾試驗神效。海蛤粉五錢，苦葶藶、牙皂各二錢五分，巴豆畧去油、天花粉五錢，苦丁香、紅娘子各一錢五分，麝香少許。右爲細末，每用一錢，葱汁同搗爲丸，薄綿裹以五寸竹管，納陰戶中，候熱時先通黃水，次則經行。

前陰諸疾

婦人肝經溼熱下注，或鬱怒傷肝脾，其外症兩拗小腹連陰戶腫痛，或寒熱往來，憎寒壯熱。內症小便澀滯，或腹內急痛，或小腹痞悶。上攻兩脇，名疣疡，又名便癰、便毒，俗名痦子。疾重用龍膽瀉肝湯，輕用逍遙散加木香。若以散血敗毒則誤矣。若風邪與氣血相搏，亦宜逍遙散加荊防。若血氣虛弱下陷，補中益氣湯。陰戶兩傍腫痛，手足不能舒展，以四物湯加乳香末同搗成餅，安陰中立效。陰腫痛極，便祕欲死者，枳橘熨之。陰戶腫痛不閉者，十全大補湯、逍遙散。腫消不閉者，補中益氣湯。溼癢出水又痛者，憂思過也，歸脾湯加柴胡、山梔、丹皮。潰爛者，逍遙散。單方用枳殼半觔炒熱，布包熨之，冷即易。又方：以甘菊苗研爛煎湯薰洗。

陰中①生虫

陰中生虫屬肝經所化，當用龍膽瀉肝湯、逍遙散主之，外以桃仁研爛，和雄黃末或雞肝納陰戶中。一方用新桃葉搗爛，綿裹納陰中，一日三換則虫自死。如脾肝虛，溼熱下注，以歸脾湯加丹皮、山梔、白芍。

---

① 陰中，原無，據目錄及正文補。

如小蛆者，乃溼熱甚而心氣又鬱，凝滯而生，宜藿香養胃湯。生細蟲，癢不可忍，食臟腑即死，令人發寒熱，與勞病相似，先以蛇床子煎湯，洗後，以梓樹皮焙乾爲末，入枯礬、麝香敷之。如下蛆生蛆，所下如柿汁，臭穢及心下疼痛洞泄，虛煩不治。

生瘡陰挺

少陰脉數而滑者，陰中有瘡，名曰䘌，或痛或癢，如虫行狀，膿水淋瀝，亦有陰蝕幾盡者，皆由心邪煩鬱，肝盛脾虛，致氣血留滯耳。宜歸脾湯加芩、連、黃柏、銀花，外以當歸、大黃、芩、連、川芎、雄黃、礬煎，薰洗，再以黃柏、蛤粉等分爲末，摻上即愈。總因七情鬱火，傷損肝脾，溼熱下注。其外症，有陰中舒出如蛇，名陰挺，有翻突如餅，名陰茵，亦有雞冠花，亦有生虫，腫痛溼癢，潰爛出水，脹悶脫墜者；其內症，口乾發熱，體倦，經候不調，或飲食無味，日晡潮熱，胸膈不利，脇肋脹滿，小腹痞塞，赤白帶下，小水淋瀝。腫痛者，四物湯加柴胡、山梔、丹皮、膽草；溼癢者，歸脾湯加梔子、丹皮、柴胡；淋瀝者，龍膽瀉肝湯加白术、丹皮；潰爛者，加味逍遙散；腫悶脫墜者，補中益氣湯加山梔、丹皮，外治俱如前法。

陰挺下脫

此症多因胞絡傷損，或子宮虛冷，或因分娩用力太過所致。當升補元氣爲主。若肝脾鬱結，氣虛下陷，補中益氣湯；若肝火溼熱，小便澀滯，龍膽瀉肝湯；心虛血少，歸脾湯，外以生豬油和藜蘆末塗而散。

陰　冷

陰中寒冷，小便澄清，腹冷食少，大便不實，下元虛寒。桂附八味丸主之。有屬肝經溼熱，外乘風冷所致，小便赤澀，小腹痞痛，龍膽瀉肝湯加減。若內熱、寒熱、經期不勻，加味逍遙散；若寒熱體倦、飲食少思，加味四君子湯；若鬱怒發熱，加味歸脾湯。交接出血作痛。此肝火動脾而不能攝血也，補中益氣湯、歸脾湯。

乳

乳房屬陽明經，乳頭屬厥陰經，蓋飲食入胃，生長氣血，血上則爲乳，下則爲經。而肝統血，血之生長皆由此二經也。無惱怒則肝得養，而血脉和；不饑飽勞碌，則胃得養，而氣血長，乳汁自有，經期自調也。苟平素不能戒惱怒、饑飽、勞碌，則有乳汁不行，乳汁自出、吹乳癰腫、乳妬、乳巖、乳懸等症現矣。

乳汁不行

少壯産後，脹而空痛爲風熱。通草散：用通草、瞿麥、柴胡、花粉各一錢，桔梗二錢，連翹、木通、青皮、白芷、赤芍、甘草各五分，煎服，慢飲，更摩乳房。若經絡凝滯嬭脹腫痛，湧泉散：王不留行、白丁香、漏蘆、花粉、僵蠶、穿山甲火炮，黃色，等分爲末，每服四錢，猪懸蹄煮湯調下。兼氣惱，加味逍遙散。年長屢産，氣血虛弱，津液不足，八珍湯、十全大補湯，俱加枳殼、桔梗、通草，以引導之。若痰凝氣滯，六君子湯，加芎歸、白芷、木通、通草。尋常乳少，以猪蹄一隻、通草四兩煮爛，頻食，或赤小豆粥，常煮服之。又麥冬末，以犀角磨酒約一錢，調麥冬末二錢服，自下。

乳汁自出

氣血俱虛者，十全大補湯；肝經血熱者，加逍遙散；惱怒動火者，四物湯加柴、栀、芩、連；肝脾鬱怒者，加味歸脾湯。一産婦因勞，忽乳汁如湧，昏昧吐痰，急灌獨參湯而甦，更用十全大補湯而安。若婦人氣血方盛，乳房作脹，憎寒發熱，無兒食乳，用麥芽二三兩，炒熱煎服，立消。免懷湯以通經，則乳自回，用歸尾、赤芍、紅花、牛膝煎服。

吹乳癰腫

吹乳者因兒喫嬭之次忽自睡熟，爲兒口氣所吹，令乳汁不通，蓄積在内，遂成腫硬，壅閉乳道，傷結疼痛，亦有不癢不痛、腫硬如石者，皆名曰吹乳。若不急治，腫甚成癰，致不能救。急用遠志一兩甘草湯泡去心酒煎服，渣搗爛，敷患處。或貝母末溫酒調下二錢，即以兩手覆按于棹上，垂乳良久自通。或芎歸、花粉、銀花、蔞、霜、穿山甲、白芷、貝母、甘草節、橘葉，酒煎服。若母自不知調養，急怒鬱悶，厚味所釀，以致肝氣不行，竅塞不通，胃熱騰沸，熱甚成膿，或子膈痰滯，口氣燉熱，含乳而睡，熱氣所吹，遂成結核。初起急，宜忍痛揉軟吮透，自可消散；因循不治，必成癰癤。若不痛不癢，遷延日久，便成乳巖，極難收功。乳巖見後。癰癤治法，用青皮、橘葉、石膏、甘草、瓜蔞、芎歸、銀花、皂刺、没藥、貝母、連翹之類，隨症加減，酒水煎服，初起即以艾火灸三五壯于核腫處，其效尤捷。切勿妄用針刀，一破便難收口。婦兩乳，男外腎，皆命根也。最宜慎重。一方：用香附去毛，薑汁浸一宿爲末，米湯調下二錢，立效。

妒　乳

由新産後兒未能飲，致乳不洩或乳脹，捏其汁不盡，皆令蓄結，與氣血相搏，即壯熱大渴引飲，牢強掣痛，手不得近。初覺便知，忍痛以手捏去乳汁，更令旁兒助吮引之，可以即消。不急治或作瘡有膿，其勢漸盛，必成癰也。輕則爲吹乳、妒乳，重則成巖矣。凡婦女乳頭生小淺熱瘡，搔之黃汁出，浸淫漸長，百治不效，動經年月，宜赤龍皮湯用槲皮三升，水一斗，煮五升，溫溫洗之。內服瓜蔞散：瓜蔞一個，半生半炒，粉甘草一寸，半生半炙，生薑二片，半生半煨，或用麥芽二錢，半生半熟，去生薑，用酒水各一碗煎服，少頃痛不可忍，即搜去敗乳汁。臨臥再一服，順所患處乳側臥于牀上，令其藥行故也。外敷鹿角散：鹿角一錢，甘草一錢爲末，和以雞子黃於銅器中，置溫炙上，傅之，日二三次即愈。或以芙蓉花或葉、乾爲末摻之亦良。

乳　巖

乳巖有吹嬭結核，既久，不痛不癢，輕忽不治，二三年後漸漸而成；又有厚味溫熱之痰停蓄膈間，與滯乳相搏而成；又有拗怒氣激滯而生者，亦有婦人不得於夫，不得於舅、姑，舅、姑夫待之太嚴，自又不善寬解，悶氣在胸，無人可訴，憂怒鬱過，時日積累，脾氣消阻，肝氣橫逆，遂成隱核，如鱉棋子不痛不癢，十數年後方成。以其病形，嵌凹似于巖穴，故名。此病已成，多難收功，宜於初起之時便能自覺急治消釋病根，使心和氣平，遠房幃，戒厚味，如少壯者則以疎氣行血之劑，或以青皮、甘草末、淡薑湯，時時細呷，或以三因七氣湯見前氣門、流氣飲之類治之。若年久者，或體弱，或日久，則宜補益養榮湯見前血門、歸脾湯見血門，以十全大補湯之類治之。初起急用蔥白寸許、生半夏一枚，搗爛爲丸，如芡實大，以綿裹之，如患在左塞右鼻孔中，患右塞左，二宿而消。

乳　懸

產後瘀血上攻，忽兩乳伸長細小如腸直過，小腹痛不可忍，名曰乳懸。急用當歸、川芎各一觔煎濃湯，不時溫服，再用芎、歸二觔逐旋燒烟，安病人面前棹子下，令病人曲身低頭，將口鼻及病乳常吸烟氣，未甚縮，再用一料則瘀血消而乳頭自復矣。如仍舊用草麻子搗爛貼頭上，片時收，即洗去。

橫　產

橫產者，兒居母腹，頭上足下，產時則頭向下，產母若用力逼之，胎轉至半而橫，當令產母安然仰臥，令其自順。穩婆以中指挾其肩，勿使臍帶羈絆。用催生藥，努力即生。當歸、紫蘇各三錢，長流水煎服即下。一方用好京墨磨服之即下；一方用敗筆頭一個，火煨，以藕節自然汁調服之即下；一方用益母草六兩濃煎，加童便一大杯調服即下。

盤　腸　生

盤腸產者，產則子腸先出，然後生子，其腸或未即收。以萆麻子四十九粒研碎，塗頭上。腸收急急洗去，遲則有害。又方：止用四十粒，去皮，研爲膏，塗頂中，收即拭之。如腸燥，以磨刀水潤之，再用磁石煎湯服之。須陰陽家用過有驗者。

難　產

難產者，交骨不開，不能生產也。服加味芎歸湯，良久即下。

小川芎一兩，當歸一兩，敗龜版一個，酒炙，婦人髮灰握，須用生過男女者，爲末，水一鍾，煎七分服。

死　產

死產者，子死腹中也。驗母舌青黑，其胎已死，先用平胃散一服，酒水各一鍾，煎八分，投朴硝煎服，即下。用童便亦好，後用補劑調理。

下　胞

胞衣不下，用滾酒送下，失笑散一劑，或益母丸，或生化湯送鹿角灰一錢，或以產母髮入口作吐，胞衣即出。有氣虛不能送出者，腹必脹痛，單用生化湯。

全當歸一兩，川芎三錢，白术一錢，香附一錢，加人參三錢更妙，用水煎服。一方，用萆麻子二兩，雄黃三錢，研膏，塗足下湧泉穴，衣下，急速洗去。

平　胃　散

南蒼术米泔水浸炒、厚朴薑炒、陳皮、炙草各二錢，共爲粗末，或水煎，或酒煎，煎成時加朴硝二錢，再煎一二沸，溫服。

斷　臍

斷臍，必以綿裹咬斷爲妙。如遇天寒，或因難產，母子勞倦，宜以大麻油紙燃，徐徐燒斷，以助元氣。雖兒已死，令煖氣入臍，多得生，切勿以刀斷之。

滑　胎　散

臨月常服數劑以便易生。當歸三五錢，川芎五七錢，杜仲二錢，熟地三錢，枳殼七分，山藥二錢，水二鍾，煎八分，食前溫服。如素體虛弱人，加人參、白术，隨宜服之；如便實多滯者，加牛膝二錢。

治産秘驗良方

治橫生逆産，至數日不下，一服即下；有未足月，忽然胎動，一服即安；或臨月先服一服，保護無虞，更能治胎死腹中，及小産傷胎無乳者，一服即如原體。

全當歸、川芎各一錢五分，川貝母一錢，去心，荊芥穗、黃耆各八分，厚朴薑炒、蘄艾、紅花各七分，兔絲子一錢二分，白芍一錢二分，冬月不用，枳殼六分，麩炒，羌活六分，麩炒，甘草五分。上十三味，只用十二味，不可加減。安胎去紅花；催生去蘄艾，用井水鍾半，薑三片引，熱服，去渣用水一鍾煎半鍾熱服。如不好，再用水一鍾煎半鍾，服之即效，不用二劑。

橫生逆産神效方

催生兔腦丸：臘月兔腦髓一個，母丁香一個，乳香一錢，另研，麝香一分。兔腦爲丸，芡實大，陰乾密封，用時以溫酒送下一丸。

奪 命 丹

臨産未産時，目反口噤，面黑脣青，口中吐沫，命在須臾。若臉面微紅，子死母活，急用蛇退、蠶故紙燒灰不存性、髮灰一錢、乳香五分，共爲細末，酒下。

治子宮不收産門不閉

加味芎歸湯：人參一錢，黃耆一錢，川芎一錢，當歸二錢，升麻八分，炙草四分，五味子十五粒。再不收，加半夏八分、白芍八分，酒炒。

新産治法

生化湯先連進二服。若胎前素弱婦人，見危症熱症墮胎，不可拘貼數服，至病退乃止。若産時勞甚，血崩形脫，即加人參三四錢在內，頻服無虞。若氣促亦加人參，加參於生化湯者，血塊無滯，不可以參爲補而弗用也。有治産不用當歸者，見偏之甚。此方處置萬全，必無一失。世以四物湯治産，地黃性寒滯血，芍藥微酸無補，伐傷生氣，誤甚。

産後寒熱

凡新産後，榮衛俱虛，易發寒熱，身痛腹痛，決不可妄投發散之劑，當用生化湯爲主，稍佐發散之藥。産後脾虛，易於停食，以致身熱，世人見有身熱，便以爲外感，遽然發汗，速亡甚矣，當於生化湯中加扶脾消食之藥。大抵産後先宜補血，次補氣。若偏補氣而專用參耆，非善也。産後補虛，用參、耆、芎、歸、白术、陳皮、炙草，熱輕則用茯苓淡滲之藥，其熱自除，重則加乾薑。或云大熱而用薑，何也？曰：此熱非有餘之熱，乃陰虛內生熱耳。蓋乾薑能入肺分，利肺氣，又能入肝分，引眾藥生血，然必與陰血藥同用之。産後惡寒發熱腹痛者，當主惡血；若腹不痛，非惡血也。産後寒熱，口眼歪邪，此乃氣血虛甚，以大補爲主。左手脉不足，補血藥多於補氣藥；右手脉不足，補氣藥多於補血藥，切不可用小續命等發散之藥。

血　塊

此症勿拘古方，妄用蘇木、蓬、稜，以輕人命。其一應散血方、破血藥，俱禁用。雖山查性緩，亦能害命，不可擅用，惟生化湯係血塊聖藥也。

生化湯原方

當歸八錢，川芎三錢，桃仁十四粒，去皮尖，研，黑薑五分，炙草五分，用黃酒、童便各半，煎服。

又益母丸、鹿角灰，就用生化湯送下一錢，外用烘熱衣服，煖和塊痛處，雖大暑亦要和煖兜痛處。有氣不運而暈迷厥，切不可妄說惡血搶心，只服生化湯爲妙。俗有生地、牛膝行血；山稜、蓬术敗血；山查、沙糖消塊；蘄艾、椒酒定痛，反致昏暈等症，切不可妄用。二三四日內，覺痛減可揉，乃虛痛也，宜加人參生化湯。

血　暈

分娩之後，眼見黑花，頭眩昏暈，不省人事者，一因勞倦甚而氣竭神昏；二因大脫血而氣欲絕；三因痰火乘虛泛上而神不守。當急服生化湯二三帖，外用韭菜細切，納有嘴瓶中，用滾醋二鍾冲入瓶內，急冲產母鼻中，即醒。若偏信古方，認爲惡血搶心，而輕用散血之劑；認爲痰①火，而用無補消降之方，誤甚矣。如暈厥牙關緊閉，速煎生化湯，挖開口，將鵞毛探喉，酒盞盛而灌之。如灌下腹中漸溫煖，不可拘帖數，外用熱手在單衣上，從心揉按至腹，常熱火煖之一兩時，服生化湯四帖完，即神清。始少緩藥，方進粥，服至十服而安。故犯此者，連灌藥火煖，不可棄而不救。若在冬月，婦人身欠煖，亦有大害，臨產時必預煎生化湯，預燒秤錘硬石子，候兒下地，連服二三帖。又產婦枕邊，行醋韭投醋瓶之法，決無暈症。又兒生時，合家不可喜子而慢母，產母不可顧子忘倦，又不可產訖即卧，或忿怒逆氣，皆致血暈，慎之！慎之！

---

① 痰，《傅青主女科》作“疫”。

加味生化湯

治產後三等血暈症。川芎三錢，當歸六錢，黑薑四分，桃仁十粒，炙草五分，荊芥四分，炒黑，大棗，水煎服。勞倦甚而暈，及血崩氣脫而暈，並宜速灌兩服。如形色脫，或汗出而脫，皆急服一帖，即加人參三四錢，一加肉桂四分，決不可疑參爲補而緩服。痰火乘虛泛上而暈，方內加橘紅四分。虛甚加人參二錢。肥人多痰，再加竹瀝七分、薑汁少許，總不可用稜、术破血等方。其血塊痛甚，兼送益母丸，或鹿角灰，或元胡散，或獨勝散，上消血塊，方服一服即效，不必易方，從權救急。

治產後形色脫暈或汗多脫暈

加參生化湯：人參三錢，有倍加至五錢者，川芎二錢，當歸五錢，炙草四分，桃仁十粒，炮薑四分，大棗，水煎服。

脈脫形脫，將絕之症，必服此方，加參四五錢，頻頻灌之。產後血崩、血暈，兼汗多，宜服此方。無汗不脫，只服本方，不必加參。左尺脈脫，亦加參。此方治產後危急諸症，可通用，一晝一夜，必須服三四劑，若照常症服，豈能接將絕之氣血、扶危急之變症耶！產後一二日，血塊痛雖未止，產婦氣血虛脫，或暈或厥，或汗多，或形脫，口氣漸涼，煩渴不止，或氣喘急，無論塊痛，從權用加參生化湯。病勢稍退，又當減參，且服生化湯。

加減法：血塊痛甚加肉桂七分；渴加麥冬一錢，五味十粒；汗多加麻黃根一錢。如血塊不痛，加炙黃耆一錢以止汗；傷飯食麪食，加炒神麴一錢，麥芽五分炒；傷內食，加山楂五個、砂仁四錢炒。

産後血崩

生血止崩湯：川芎一錢，當歸四錢，黑薑四分，炙草五分，桃仁十粒，荊芥五分，炒黑，烏梅五分，煆衣，蒲黃五分，炒，棗，水煎。忌薑、椒、熱物、生冷。

鮮紅[①]血大來，荊芥穗炒黑、白芷各五分。血竭形敗，加參三四錢。汗多氣促，亦加參三四錢；無汗，形不脫，氣促，只服生化湯，多服則血自平。有言歸、芎但能活血，甚誤！

塊痛妄言見[②]

産後塊痛未止，妄言妄見。安神生化湯：川芎一錢，柏子仁一錢，人參一二錢，當歸二三錢，茯神二錢，桃仁十二粒，黑薑四分，炙草四分，益智八分，炒，陳皮三分，棗，水煎。

寒熱有汗[③]

滋榮養氣扶正湯：人參二錢，炙黃耆、白朮、川芎、熟地、麥冬、麻黃根各一錢，當歸三錢，陳皮四分，炙草五分，棗，水煎。

類瘧[④]

加減養味湯：炙草四分，白茯苓一錢，半夏八分，製，川芎一錢，陳皮

---

① 紅，原作“血”，據《傅青主女科》改。
② 塊痛妄言見，原無，據目錄補。
③ 寒熱有汗，原爲“産後寒熱有汗午後應期發者”，據目錄改。
④ 類瘧，原爲“産後類瘧頭痛無汗”，據目錄改。

四分，當歸二錢三錢，蒼术一錢，藿香四分，人參一錢，薑引煎服。有痰，加竹瀝、薑汁、半夏、神麯，弱人兼服河車丸。凡久瘧不愈，兼服參术膏以助藥力。

類　風①

產後口噤項強筋搐類風症。滋榮活絡湯：川芎一錢半，當歸、熟地、人參各二錢，黃耆、茯神、天麻各一錢，炙草、陳皮、荊芥穗、防風、羌活各四分，黃連八分，薑汁炒，有痰，加竹瀝、薑汁、半夏；渴，加麥冬、葛根；有食，加山查、砂仁以消肉食，神麯、麥芽以消飯食；大便閉，加肉蓯蓉一錢半；汗多，加麻黃根一錢；驚悸，加棗仁一錢。

中　風②

產後中風語澀四肢不利。天麻丸：天麻一錢，防風一錢，川芎七分，羌活七分，人參、遠志、柏子仁、山藥、麥冬各一錢，棗仁一兩，細辛四兩，南星麯八分，石菖蒲一錢，研細末，煉蜜爲丸，辰砂爲衣，清湯下六七十丸。

產後盜汗

產後睡中汗出，醒來即止，猶盜瞰人睡，而謂之盜汗，非汗自至之比。《雜症論》云"自汗陽虛，盜汗陰虛"。然當歸六黃湯又非產後盜汗方也，惟兼氣血而調治之，乃爲得耳。

止汗散：治產後盜汗。人參二錢，當歸二錢，熟地一錢半，麻黃根五

---

① 原無，據目錄及正文補。
② 原無，據目錄及正文補。

分，黃連五分，酒炒，浮小麥一大撮，棗一枚。又方：牡蠣煆細末，五分，小麥麵炒黃，研末。

遺　　尿

氣血太虛，不能約束，宜八珍湯加升麻、柴胡，甚者加熟附子一片。

誤破尿胞

產理不順，穩婆不精，誤破尿胞，因而傷損膀胱者，用參、耆爲君，歸、芎爲臣，桃仁、陳皮、茯苓爲佐，豬羊尿胞煎藥，百服乃安。又方云：用生黃絲絹一尺，白牡丹皮根爲末，白芨末各二錢，水二碗，煮至絹爛如飴，服之，宜静臥，不可作聲，名補脬飲，神效。

便　　數

由脬内素有冷氣，因產發動，冷氣入脬故也。用赤石脂二兩，空心服。又方：治小便數及遺尿，用益智仁二十八枚爲末，米飲送下二錢。又桑螵蛸①散：桑螵蛸三十個，人參、黃耆、鹿茸、牡蠣、赤石脂各三錢，爲末，空心服二錢，米飲送下。

產後患痢

產後七日内外，患赤白痢，裏急後重頻併，最爲難治。欲調氣行血，而推蕩痢邪，猶患產後元氣虛弱；欲滋榮益氣，而大補虛弱，又助痢之邪，惟生化湯減乾薑，而代以木香、茯苓，則善消惡露，而兼

---

① 蛸，原缺，據《傅青主女科》補。

治痢疾，並行而不相悖也。再服香連丸，以俟一二日後，病勢如減，可保無虞。若產七日外，有患褐花色後重，頻並虛痢，即當加補無疑。若產婦稟厚，產期已經二十餘日，宜服生化湯，加黃芩、厚朴、芍藥行積之劑。

加減生化湯治產後七日內患痢。川芎二錢，當歸五錢，炙草五分，桃仁十二粒，茯苓一錢，陳皮四分，木香磨，三分。紅痢腹痛，加砂仁八分。

青血丸治禁口痢。香連為末，加連肉粉，各一兩半，和勻為丸，酒送下四錢。

嘔逆不食

產後勞傷臟腑，寒邪易乘於腸胃，則氣逆嘔吐而不下食也。又有瘀血未淨而嘔者，亦有痰氣入胃，胃口不清而嘔者，當隨症調之。

加減生化湯治產婦嘔逆不止。川芎一錢，當歸三錢，黑薑、砂仁、藿香各五分，淡竹葉七片，水煎，和薑汁二匙服。

溫胃丁香散治產後七日外嘔逆不食。當歸三錢，白朮二錢，黑薑四分，丁香四分，人參一錢，陳皮五分，炙草五分，前胡五分，藿香五分，薑三片，水煎服。

石蓮散治產婦嘔吐心沖目眩。石蓮子去殼、去心，一兩半，白茯苓一兩，丁香五分，共為細末，米飲送下。

生津益液湯治產婦虛弱，口渴氣少，由產後血少致生內煩，不生津液。人參、麥冬去心、茯苓各一兩，大棗，竹葉，浮小麥，炙草，栝蔞根，大渴不止，加蘆根。

產後咳嗽

治產後七日內，外感風寒，咳嗽鼻塞，聲重惡寒，勿用麻黃以動汗；嗽而脇痛，勿服柴胡湯；嗽而有聲，痰少面赤，勿用涼藥。凡產有火嗽，有痰嗽，必須調理半月後，方可用涼藥，半月前不當用。

加味生化湯治產後外感風寒咳嗽及鼻塞聲重。川芎一錢，當歸二錢，杏仁十粒，桔梗四分，知母八分，有痰，加半夏麴；虛弱有汗咳嗽，加人參。總之產後不可發汗。

加參安肺生化湯治產後虛弱，旬日內外感風寒，咳嗽聲重有痰，或身熱頭痛及汗多者。川芎一錢，人參一錢，知母一錢，桑白皮一錢，當歸二錢，杏仁十粒，去皮尖，甘草四分，桔梗四分，半夏七分，橘紅三分，虛人多痰，加竹瀝一杯，薑汁半匙。

加味四物湯治半月後乾嗽有聲痰少者。川芎、白芍、知母、瓜蔞仁各一，生地、當歸各二錢，訶子二錢，冬花六分，桔梗四分，甘草四分，兜鈴四分，生薑一大片。

產後骨蒸

宜服保真湯。先服清骨散。柴胡梅連湯，即清骨散作湯，速效。柴胡、前胡、黃連、烏梅去核各二兩，共爲末聽用；再將豬脊骨一條，豬苦膽一個，韭菜白十根，各一寸，同搗成泥，入童便一酒盞，攪如稀糊，入藥末，再搗，爲丸如菉豆大，每服三四十丸，清湯送下。如上膈熱多，食後服。此方凡男女骨蒸皆可用之，不專治產婦。

保真湯：黃耆六分，人參二錢，白术二錢，炒，炙草四分，川芎六分，當歸二錢，天冬一錢，麥冬二錢，白芍二錢，枸杞二錢，黃連六分，炒，黃柏六分，炒，知母二錢，生地二錢，五味十粒，地骨皮六分，棗三枚，去核，水煎服。

加味大造湯治骨蒸勞熱。若服清骨散、梅連丸不效，服此方。人參一兩，當歸一兩，麥冬八分，石斛八分，酒熬，柴胡六錢，生地二兩，胡連五錢，山藥一兩，枸杞一兩，黃柏七分，炒。先將麥冬、地黃搗爛，後入諸藥同搗爲丸，加蒸紫河車另搗，焙乾爲末，煉蜜丸。

産後心痛

　　加味生化湯：川芎一錢，當歸三錢，黑薑五分，肉桂八分，吳萸八分，砂仁八分，炙草五分。傷寒食，加肉桂、吳萸；傷麪食，加神麴、麥芽；傷肉食，加山楂①、砂仁；大便不通，加肉蓯蓉。

産後腹痛

　　先問有塊無塊。塊痛，只服生化湯，調失笑散二錢，加元胡一錢；無塊，則是遇風冷作痛，宜服加減生化湯。川芎一錢，當歸四錢，黑薑四分，炙草四分，防風七分，吳萸六分，白蔻五分，桂枝七分，痛止去之。隨傷食物，所加如前。

産後小腹痛

　　産後虛中，感寒飲冷，其寒下攻小腹作痛；又有血塊作痛者；又産後血虛臍下痛者，並治之，以加減生化湯。川芎一錢，當歸三錢，黑薑四分，炙草四分，桃仁十粒。有塊痛者，本方中送前胡散，亦治寒痛；若無塊，但小腹痛，亦可按而少止者，屬血虛，加熟地三錢，前胡、肉桂各一錢爲末，名前胡散。

産後徧身疼痛

　　産後百節開張，血脉流散，氣弱則經絡間血多阻滯，累日不散，則筋牽脉引，骨節不利，故腰背不能轉側，手足不能動履，或身熱頭痛，

---

　　① 楂，原作“查”，據《傅青主女科》改。

若誤作傷寒，發表出汗，則經脉動蕩，手足發冷，變症出焉，宜服趂痛散。當歸一錢，甘草、黃耆、白术、獨活各八分，肉桂八分，桑寄生一錢，牛膝八分，薤白五根，薑三片，水煎服。

産後腰痛

由女人腎位繫胞，腰爲腎腑，産後勞傷腎氣，損動胞絡，或虛未復而風乘之也。

養榮壯腎湯治産後感風寒，腰痛不可轉。當歸二錢，防風四分，獨活、桂心、杜仲、續斷、桑寄生各八分，生薑三片，水煎服。兩帖後痛未止，屬腎虛，加熟地三錢。

加味大造丸治産後日久，氣血兩虛，腰痛腎弱。方見骨蒸條。

青娥丸：胡桃十二個，破故紙八兩，酒浸，炒，杜仲一斤，薑汁炒，去絲，爲細末，煉蜜丸，淡醋湯送六十丸。

産後脇痛

乃肝經血虛氣滯之故。氣滯，用四君子湯加青皮、柴胡；血虛，用四物湯加柴胡、人參、白术。若概用香燥之藥，則反傷清和之氣，無所生矣。

補肺散治脇痛。山萸、當歸、五味、山藥、黃耆、川芎、熟地、木瓜、白术、獨活、棗仁各等分，水煎服。

産後陰痛

産後起居太早，産門感風作痛，衣被難近身體，宜用祛風定痛湯。川芎一錢，當歸三錢，獨活、防風、肉桂、荆芥各五分，炒黑，茯苓一錢，地黃二錢，棗二枚，煎服。又附陰㿗陰蝕。陰中瘡曰䘌瘡，或痛或癢，如虫行狀，濃汁淋漓。陰蝕幾盡者，由心腎煩鬱，胃氣虛弱，致氣血流滯。經云："諸瘡痛癢皆屬於心。"治當補心養腎，外以藥薰洗，宜用十全陰疳散。川芎、當歸、白芍、地榆、甘草各等分，水五碗，煎二碗，去渣薰，日三夜四，先薰後洗。一方：用蒲黃一升，水銀二兩，二味調勻搽。一方：用蝦蟆、兔糞等分爲末，敷瘡。一方：治疳虫食下部及五臟。取東南桃枝，輕打頭散，以綿纏之。一方：用石硫黃末，將縛桃枝燃之。一方：截一短竹筒，先納陰中，以桃枝燒烟薰之。

產後不語

乃惡血停蓄於心，故心氣閉塞，舌強不語，用七珍散。人參、石菖蒲、川芎、生地各一兩，辰砂五分，研，防風五錢，細辛一錢，共爲細末，用薄荷湯下一錢。因痰氣鬱結，閉口不語者，用好明礬一錢，水飛過，沸湯送下。

一方治產後不語：人參、石蓮子去心、石菖蒲各等分，水煎服。《婦人良方》云：產後瘂，心腎虛不能發聲，七珍散；脾氣鬱結，歸脾湯；脾傷食少，四君子湯；氣血俱虛，八珍湯，不應，獨參湯，更不應，急加附子，蓋補其氣以生血；若單用佛手散等破血藥，誤矣。

遍身浮腫①

是脾虛水溢之過。凡浮腫者可通用，俱神效。

真縮砂仁四兩，萊菔子二兩四錢，研末，水浸濃取汁，浸砂仁，候汁盡，曬乾，研極細末，每服一錢，漸加至二錢爲度，淡薑湯送下。

---

① 遍身浮腫，正文中原缺該段內容，僅存目錄，現據目錄及《傅青主女科》補。

保産神效方

未産能安，將産能催，偶傷胎氣，腰疼腹痛，甚至見紅不止，勢欲小産，危急之際，一服即愈，再服全安。臨産時交骨不開，橫生逆下，或子死腹中，命在垂危，服之奇效。

全當歸一錢五分，酒洗，真川芎一錢五分，紫厚朴七分，薑汁炒，兔絲子一錢五分，酒泡，川貝母二錢，去心，净煎好方和入，枳殼六分，麪炒，川羌活六分，荊芥穗八分，黃耆八分，蜜炙，蘄艾五分，醋炒，炙草五分，白芍一錢二分，各用二錢，酒炒，生薑三片，水二鍾煎八分，水一鍾煎六分，産前空心預服二劑，臨産隨時熱服。此方仙傳奇方，慎勿以庸醫輕加減其分兩。

普濟良方卷四

幼　　科

小兒初生不啼

急看上齶有泡，用銀器磨利挑破，指裹軟絹，拭去惡血即活。但挑破時須低覆兒頭，使血往外出，切不可使其吞血下喉，致生他疾。

初生二便不通腹脹欲死

急令老成人漱净口，吸咂兒前心、背心、兩手足心及臍下共七處，以紅赤色爲度，少頃自通。又方：甘草、枳殼各一錢，水煎服即通。或以糞清灌之，立通。

初生週身無皮

速用白米粉乾撲之，俟生皮乃止。或用陳壁土研細末撲之，即生皮。

初生體如魚胞水晶[①]

密陀僧生研撲之，内服蘇合丸自愈。蘇合丸藥店中有現成者售。

---

① 原爲“初生遍體如魚胞如水晶，破則水流又生”，據目録改。

預防小兒臍風馬牙簡驗方

枯礬二錢五分，硼砂五分，硃砂水飛，二分，冰片五釐，麝香五釐，共爲細末。凡小兒生下洗過，即用此末摻臍眼上，每換尿布必摻之，摻完一料，永無臍風等症。

臍風撮口方

臍內受風以致面赤，喘急啼不出聲，其下身必發青筋一道，須臾行至腹，却開兩叉遲則行至心胸，難救。急用香油燈草火於青筋起處灸三次，於兩叉盡處各灸三次，臍上灸三次。再用紫蘇、前胡、殭蠶炒各等分，水煎，俟溫，以綿蘸滴口中，頻滴以口開爲度。開口後，切勿即令吮乳。

又臍風拔毒方

上硃砂如生四日則用四分，按日加減，麝香每日用三釐，按日加用，未足月小雞雛一隻，不論公母。先將硃砂、麝香研細末，用刀將雞雛背脊剖開，去淨腸雜，乘熱將藥末團放雞脯子中間，如酒盃大，急合於兒臍上，以紬帕縶緊一炷香，久解下看，雞必青黑，毒氣拔出而愈。

臍風撮口藥例

大法即以小兒脫下臍帶，洗淨，先以水煎至五六沸；去帶，入牙皂、僵蠶、穿山甲、麻黃、防風、荊芥、甘草、半夏、南星之類，又煎五六沸；入生大黃，畧煎一二沸；澄清，入麝香末少許，薑汁、竹瀝調勻，徐徐以匙灌下。若得通利，即有三四可生，不然必死。其臍上以生南星末封之，亦可以追去餘風。

或用牛黃三四釐，麝香分半，爲細末，薑汁、竹瀝調之，滴入口中，亦可。若口噤不開，以南星爲君，麝香爲佐，研細，擦其齦，自開。

治小兒急漫驚風

無論輕重，發寒發熱，飽悶等症。奇效方：杏仁七粒，桃仁七粒，梔子七個，飛羅麵五錢。以上之藥共搗爛，量用眞好燒酒調勻，塗在兩手腳心。男塗左手腳心，女塗右手腳心，或紬或布包緊一日，乾則自落，重者再塗一次，自愈。

急　驚　風

方見中風門，又驚風起死回生方。硃砂五釐，烏梅三釐，研極勻，用乳調灌。又方：以雞蛋煎熟，取芙蓉嫩葉搗爛作餅，包裹煎蛋，再煎至熟，貼兒臍上立甦。

仙授清火散驚湯

白芍一錢，白茯苓二錢，陳皮一分，甘草一分，山梔炒黑，三分，白朮土炒，三分，法半夏一分，柴胡三分，水煎服即愈。

小兒痰涎壅塞牙關緊閉

方見中風門。

至　寶　丹

治小兒一切驚風痰迷等症，可以回生用。桔梗、柴胡、防風、荆芥、薄荷、川芎、羌活、獨活、青皮、天麻各三錢，黃芩二錢，查肉五錢，礞石五錢，醋煆，麝香錢半，另研，葱乾五錢，鈎籐五錢，陳膽星三錢，半夏曲三錢。以上各藥焙乾，磨末，蜜丸如黃豆大，以硃砂五錢、飛赤金一張同拌爲衣，磁瓶收貯，勿令洩氣爲妙。小兒大者，每服二丸，小兒小者，每服一丸，仍用鈎籐湯化下，屢試屢驗，勿忽價約六星。

驚風藥例

急驚屬陽屬熱，其症在表，法宜涼瀉。以茯神爲君，麥冬、菖蒲、遠志、燈心之類爲佐，以安心神；青皮、芍藥、黃連之類以瀉肝氣，羌活、柴胡、薄荷、防風、荆芥之類以疎其風，半夏、膽星、薑汁、竹瀝以治其痰。此治急驚煎劑之大略也。

漫驚屬陰屬寒，其症在裏，法宜溫補。其安心神、抑肝氣、疎風化痰之藥，皆與急驚同。但加川烏、木香以溫其裏，更加人參、白术以補其虛。此治慢驚煎劑之大略也。

漫脾屬大虛大寒，法宜溫熱大補。以附子爲君，川烏、乾薑、炙甘草之類爲佐，以溫其裏；人參、白术以補其虛，薑製半夏、薑製南星以治其痰。而安心神、抑肝疎風之劑，且勿用。此治慢脾之大略也。

急驚、漫驚、漫脾，非金石之藥不能速效。今有一方，統治三症。用硝煆礞石一兩，醋淬，蛇含石半兩，硃砂半兩，全蝎半兩，薑製半夏一兩，牛膽南星一兩，茯神一兩，豬心血曬乾半兩，麝香三錢，金箔一百片，銀箔三百片，各爲末，又共研極細，以僵蠶、牙皂、菖蒲、麥冬各等分，水煎成膏，拌前藥爲丸，如櫻桃大，量兒大小加減。急驚爲熱，以黃連、薄荷、生甘草煎湯，加薑汁、竹瀝，磨服；漫驚爲寒，以熟附子、炙甘草煎湯，加薑汁、竹瀝，磨服。每以一丸二丸爲止。凡小兒一二三歲爲驚風，十歲以上爲癲，十歲以下爲癇，不論大小，凡角弓反張，不能言語者爲痙，宜皆以此治之。修合忌雞、犬、婦人，及有喪服之人。藥成收貯甕器中，以蠟塞其口，勿令出氣，用時隨症換湯治之。此統治驚症之仙藥也。

論小兒驚風

第一險症。故因受熱、受寒、受風以及傷食、痰火皆爲患。但富貴人家，惟恐小兒受凉，過於愛護，莫不由於受熱而起，醫家最爲辣手。歷來小兒因而喪命的故多，療治錯訛的也就不少。今人凡遇小兒驚風，不問寒熱，不問虛實，總以一派金石寒凉之藥。受了金石之毒，就如癡獃，一般已成廢人。總而言之，要曉得小兒驚風必須細細查他是因何而起，如因熱起則清其熱，因寒起則去其寒，因風起則疏其風，因痰起則化其痰，因食起則消其食。如此用藥，不須治驚，其驚自愈。再以活蝎一個，足尾俱全，用薄荷葉四片包定火上炙焦，同研爲末，白湯調下，最治驚風、抽掣等症。蓋蝎産於東方，色青，屬木，爲足厥陰經要藥。凡小兒抽掣，莫不因染他疾引起風木所致，故用活蝎以治其風，風息則驚止矣。

五　疳　丸

統治小兒五種疳症。羊肝一具，竹刀切片，瓦上焙熟。海螵蛸二兩醋浸，炒黃色，老粳米五錢炒，共爲細末，和羊肝搗爲丸，如黍粒大，日服二三錢，米湯下。

疳積腹大黃瘦①

又治五疳八積、腹大黃瘦骨立，頭生瘡，髮生結。大蝦蟆一個放瓶中，綿紙封口，七日後，取糞中蛆，洗净不拘多少，入瓶中，俟蟆食完，

---

① 原無，據目録補。

取蟆去頭爪與肝腸，以麻油涂蟆身，瓦上焙枯爲末，米湯調服或用蜜爲丸服，連服五六個，一月後形容頓解，病除體壯。兼治小兒癬瘡、口耳瘡，久不愈者，謂之月蝕，俱用此藥末，調香油涂之。

走馬牙疳

急用大針縛箸上，將牙齦白點盡挑破，出血要擠出。白點如半粒米者擠盡，隨用青絹絞净口涎，以薄荷湯磨好京墨，徧塗滿口，勿即令吮乳。待睡片時，無不立效。若爲兒護痛，多致夭傷。又方：女人尿桶中白火煅，研末一錢，銅緑二分，麝香一分，爲末，擦牙齦亦效。

人中白散

治小兒口疳、走馬牙疳及牙齦爛臭者俱效。人中白二兩，溺壺者佳，煅紅，兒茶一兩，黃柏、薄荷、青黛各六分，冰片五分，先各研末，再共研極細。先用温湯漱口吹藥疳上，日六七次，看涎從外流則吉，涎毒入裏則凶也。

口　　疳

甘蔗皮燒灰，研末吹之，效。

疳症藥例

小兒十歲以上，疳勞壯熱，形體羸瘦者，宜服雞肉煎丸。宜黃連二兩、銀柴胡一兩、蕪荑半兩、去皮川鶴虱半兩、秦艽一兩、知母一兩、紫芩一兩、使君子肉一兩，共爲末。以黃雌雞一隻，重觔許者，專以大麻子飼之，五六日後，去毛令净，於尾下開一孔，取出肚腸洗净，拭乾，入前藥末於内，以線縫之，用小甎先以黑豆鋪甎底，厚三寸，安雞在甎内，四旁以黑豆圍裹，面上亦以黑豆蓋之，亦厚三寸，自日出時蒸至晚後，温冷，取雞出，去腹中藥及筋骨頭翅，以浄肉研和得所，如乾，入酒少許，爲丸，如大麻子大，每服十丸。十五歲者，二十丸，以意加減，空心或臨臥用麥冬湯送下。若小兒疳癆骨蒸，年十五歲以上，用酒送下，忌食……①

小兒痢疾②

……③土木鱉半個，母丁香四粒，麝香一分，研爛唾津，和丸如芡實大，納一丸於臍中，以膏藥貼之，自愈。又痢疾食積用黄芩、陳皮、甘草煎服；赤痢加紅花、桃仁；白痢加滑石末。又治食積痢用炒麯、蒼术、滑石、芍藥、黄芩、白术、甘草、陳皮、茯苓，共㕮咀，煎，下保和丸。

痢疾藥例

凡初痢腹痛後重，宜先以消積等藥治之。問其所傷者何物？若穀食則麥芽、神麯爲君，肉食則山查、蓬术爲君，麪食則萊菔子爲君，冷食則草菓爲君，宿食則黄連、枳實爲君。而又用蒼术以燥其溼，厚朴以寬其腸，木香、檳榔以調其氣，當歸以養其血，木通、茯苓以分利小水。則利自通快，若不通快，少加大黄以利之。初痢無止法，切不可用粟殼，雖烏梅亦未可便用。初痢無補法，切不可用人參，雖白术亦未可便用。若見其去後多次，欲升提其氣，而用升麻，立見危殆，戒之！戒之！

痢疾半月後始可用白术，一月後，始可用烏梅；若猶有腹痛，亦未可用也。痢久而虛，乃可用人參，而必佐之以陳皮。如胃寒則肉豆蔻、

---

① 忌食……：原書缺“忌食”以下至“土木鱉”之前相關内容。

② 小兒痢疾：原書缺，據目録及正文内容補。

③ ……：原書缺“土木鱉”之前内容。

肉桂之類，亦可通用。蓋痢本溼熱，若遷延日久，入於秋冬之交，則變爲寒痢，故可用温藥也。

瘧痢兼作，莫重之病。若以風食治，則得之矣。宜防風、羌活、紫蘇以解其表，柴胡、芍藥以定其寒熱，黃連以瀉其火，檳榔、枳實、麥芽、神麯以消其積。而蒼术一味，尤不可不多用，以其氣雄，能治内外之邪也。瘧痢傳染者，即名疫痢，禁用補劑，若下人參，其危可待。

久痢不止，去後無度，非補不可。必以人參、白术爲主，茯苓、肉豆蔻、訶子、烏梅、蓮肉、大棗、煨薑之類爲佐，補中帶收，乃妙。若餘血未盡，宜加當歸、芍藥、側柏葉、地榆之類，補中帶止，庶乎不寬不驟，得調理之宜，而蒼术、厚朴、檳榔、黃連等劑，又不可用矣。雖木香一味，本爲治痢之良藥，但行氣太甚，久痢用之，反助下行之勢，又豈可以常用哉！

小兒瘧疾外治方

未發前一刻，以蛇蛻塞鼻，男左女右，過時取去，效。

瘧疾藥例

風瘧，寒多熱少。以防風爲君，川芎、紫蘇、升麻、柴胡、甘草爲佐，加檳榔、草菓以消食，半夏、黃芩、陳皮、生薑以化痰。

食瘧，熱多寒少。以草菓爲君，檳榔、枳實、陳皮、山查、麥芽、柴胡、甘草爲佐，加半夏、生薑以化痰，防風、紫蘇、川芎以疏風。

痰瘧，寒熱交作，嘔吐痰涎。以半夏爲君，貝母、瓜蔞、生薑、甘草、枳殼、橘紅、柴胡、黃芩爲佐，加檳榔、草菓以消食，紫蘇、防風以疏風。

久瘧不愈，以酒炙鱉甲爲末，每服一錢，一日三服，薑湯調下。或用常山一兩，剉碎，以好酒浸一宿，瓦器内煮乾，爲末。每服二錢，水一盞，煎半盞，去渣，停冷，五更初服之。不吐不瀉，大效。或用知母、貝母、常山、檳榔等分，水酒各半盞，煎至半盞，去渣，綿覆露一宿。五更，面東服之，即效。但不可令婦人見。

蟲　疾

使君子炒、榧子各十枚，去殼，檳榔、甘草各一錢，爲末，飯和搗爲丸，如桐子大，每日早服十丸，五日蟲盡下宜上旬日內服，蟲頭向上故也。

蚘　蟲

練樹根爲君，佐以二陳湯煎服。

萬　全　湯

治小兒感冒發熱，無論早晚皆可服之。柴胡五分，白芍一錢，當歸五分，白术三分，土炒，茯苓二分，甘草一分，山查三粒，黃芩三分，蘇葉二分，麥冬一錢，神麯三分，水煎熱服。春加青蒿三分，夏加石羔三分，秋加桔梗三分，冬加麻黃一分。有食加枳殼三分，有痰加白芥子三分，瀉加豬苓一錢，吐加白荳蔻一粒，有驚加金銀器各一件，同煎，照方按時對症服之。

傷風寒藥例

傷寒一二日間，頭頂痛，腰脊强，惡寒發熱，無汗者，乃太陽經症也。宜以羌活爲君，防風、紫蘇、甘草、生薑、葱白頭爲佐。若無汗，少加麻黃。

傷風二三日間，目疼鼻乾，不得眠，發熱不惡寒，乾嘔，有汗者，乃陽明經症也。宜以白芷爲君，防風、紫蘇、芍藥、桂枝、生薑爲佐。

冷汗多者，少加桂枝。

傷寒三四日間，胸膈痛，兩耳聾，往來寒熱者，乃少陽經症也。宜以柴胡爲君，黃芩、半夏、枳實、防風、紫蘇、甘草、生薑、葱白爲佐。

傷寒四五日間，腹滿咽乾，身無大熱，自利不竭者，乃太陰經症也。宜以蒼术爲君，乾薑、甘草、葱白爲佐。

傷寒六七日間，煩悶，舌卷囊縮，身不熱者，乃厥陰經症也。宜以桂枝爲君，附子、青皮、甘草、生薑爲佐。

四時感冒風寒，宜以九味羌活湯爲主。春傷於風，宜以川芎爲君，柴胡、紫蘇、羌活、防風、甘草、葱、薑爲佐。夏傷於風，宜以羌活爲君，川芎、紫蘇、防風、甘草、柴胡、葱、薑爲佐。秋傷於風，宜用柴胡爲君，川芎、羌活、防風、甘草、紫蘇、半夏、黃芩、葱白、生薑爲佐。冬傷於風，宜以桂枝爲君，升麻、葛根、羌活、防風、甘草、紫蘇、葱白、生薑爲佐。已上傷寒傷風二症，若挾食則兼消食，挾痰則兼消痰。俱禁用茯苓，以其滲泄，能引邪入內也。又有挾驚者，當兼驚治，加鈎藤、膽星。

燒　針　丸

治小兒吐瀉如神。黃丹水飛、硃砂水飛、明礬火煅，各等分爲末，紅棗肉和丸黃豆大，每用三四丸，戳針尖上，燈火燒紅存性研爛，涼米泔水調服。瀉者食前服，吐者不拘時服。外用雞蛋清調和真綠豆粉作膏，吐者塗兩足心，瀉者塗顖門。

吐瀉藥例

小兒吐瀉交作，其氣潰亂，一時未能清理，只宜益元散，泡湯冷定，時時進之，自能分調其氣。待勢稍緩，然後進以他藥，先止其吐，後治其瀉。止吐以順氣爲正，如藿香、陳皮、砂仁、蘇子、黃連、生薑、茯苓之類；治瀉以養脾爲主，如白术、大棗、茯苓、神麯、陳皮、半夏、炙甘草之類。若邪氣已盡，能略進飲食，而脾胃虛怯，氣短不能呼吸，須用人參，倍加白术，而又佐以陳皮，可也。

吐酸苦者，宜從熱治。以薑汁炒黃連爲君，半夏、藿香、茯苓、砂仁、蘇子之類爲佐。吐清痰者，宜從寒治。以生薑爲君，白豆蔻、茯苓、蘇子、藿香、半夏之類爲佐。瀉臭穢者，宜從熱治。以黃連爲君，神麯、麥芽、陳皮、白术、茯苓、芍藥、滑石、生甘草之類爲佐。瀉清薄者，宜從寒治。以肉荳蔻爲君，白术、蒼术、厚朴、茯苓、肉桂、炙甘草、大棗、生薑之類爲佐。

吐瀉交作，手足轉筋，乃肝勝脾也，爲霍亂之極候。宜以木瓜爲君，青皮、黃連、扁豆、芍藥之類爲佐，以制肝而養筋。又用大劑藿香以正其氣，砂仁、木香以調其氣，茯苓、蘇子以順其氣。而手與足，亦須浸於冷水中，則其筋自然調暢矣。吐瀉之後，口乾舌燥，引飲不休，小便短少者，津液亡也。宜用人參生脉散，加烏梅、酒炒黃柏、知母、生甘草之類。吐瀉之後，脾虛欲發慢驚者，必手足微搐，急以人參、白术水煎，加薑汁、竹瀝，調下硃砂、礞石、膽星、半夏等末，亦可以彌患於未然。若已發漫驚，則難救矣，宜理中湯。

中暑吐瀉[①]

小兒中暑吐瀉或卒然昏倒。背陰側柏葉搗汁三匙，生蜜三匙，井水三小盃，調灌即愈。

口舌生瘡

乳藥不能下。白礬、吊吊灰即厨中灰塵吊各等分爲末，雞蛋清和成餅

---

① 原無，據目録補。

敷兩腳心，布包過夜即愈。又方：桑樹皮中白汁搽之，人中白煅研吹之，俱速效。

治小兒口內生卵子

用巴豆肉半粒搗爛，取貼瘤小膏藥一張，將巴豆肉放於中間，貼眉心中，不可歪斜。約一炷線香時，看膏藥傍邊有微微紅色即將膏藥揭起。上有一泡，聽其自隱，不可刷破，其口中卵子自消矣。效驗如神。

小兒開口方

防風二分，荊芥穗二分，蟬退三個，去頭足，艾葉二分，甘草五分。

口　糜

戴云謂滿口生瘡者便是，江茶、粉草傅之。又方：苦參、黃丹、五棓子、青黛各等分，傅之。

木　舌

戴云：木舌者，舌腫硬不和軟也。又言重舌者亦是。此類二者，皆是熱病。用百草霜、滑石、芒硝爲末，酒調敷。

重齶重齦重舌俱治

上齶皮腫、牙齦腫二症。以大針刺患處，使出惡血，用生蒲黃、海螵蛸共研末摻之。若舌下生舌，則用大針刺舌下紫脉出血，以蒲黃、螵蛸末摻之。又舌腫滿口者，亦以此末摻之俱效。

重舌鵞口藥例

重舌，宜瀉心，而不瀉脾。以黃連爲君，生地、甘草、石蓮、木通、連翹、燈心爲佐。臘雪水煎，待温，時時滴入鼻中，令嚥。欲吐則任其吐，亦可以發散熱邪。

鵞口，以瀉心而兼瀉脾。以黃連爲君，生地、生甘草、山梔、煅過石膏、木通、燈心爲佐。臘雪水煎，如前法服。口中舌上，並用軟帛裹指，蘸水拭净，用黃柏、青黛、風化硝、硼砂、黃連、人中白之類，爲細末，敷之。亦可以治口疳。

胎毒並諸毒①

治小兒一切胎毒並解諸毒。金銀花鮮者曬乾不炒，研末，四兩，白洋糖一兩，拌匀磁瓶收貯，隨時服之，或作糕餅食，或以物蘸食，甚妙。

胎熱藥例

胎熱以生地爲君，赤芍、當歸、川芎、丹皮、黃連、山梔、連翹、犀角、澤瀉、猪苓、赤苓、天花粉、木通、生甘草之類爲佐。

胎寒藥例

胎寒以熟地爲君，當歸、川芎、酒炒白芍、大小茴香、木香、乳香、没藥、官桂、熟附子、炙甘草之類爲佐。

———————————

① 原無，據目録補。

咳嗽藥例

風嗽，以牛膽南星爲君，半夏、黃芩、薄荷、防風、荆芥、瓜蔞、甘草、桔梗爲佐，兼以蘇子、橘紅以順氣。若壯熱無汗，氣壅喘急，少加麻黃以解其表。蓋麻黃亦肺經發散之藥也。紫蘇亦可。

熱嗽，以貝母爲君，半夏、瓜蔞、天花粉、黃芩、山梔、竹茹、茯苓、桔梗、甘草爲佐，兼以蘇子、橘紅、枳殼順氣。若有食加萊菔子、枳實、黃連、山查、麥芽之類。

寒嗽，以欵冬花爲君，麻黃、杏仁、半夏、南星、炙甘草、桔梗、生薑、橘紅爲佐。或以蘆吸散，爲極細末，蜜丸如肥皂核大，薑湯磨化，徐徐服之。

諸嗽初起，宜瀉白散，而桑皮、杏仁，可以兼用，久則宜補宜收；而麥冬、五味，可以量用。如喉痒加玄參，痰盛加薑汁、竹瀝，頭眩加天麻，内熱加茯苓、梔子，煩渴加天花粉、葛粉。而桔梗乃本經之藥，尤不可缺，惟少用則不覺飽，多用則痰反不能降，以其承載諸藥，爲舟楫之劑也。

丹毒藥例

丹瘤，如櫻桃狀者是也。宜以綿羊腦子，同朴硝研爛，貼患處，立效。或以萆麻子，同麪研和，敷之。

丹疹，徧身紅點如灑朱是也。宜以漢防己半兩，朴硝、犀角、黃芩、黃芪、升麻各一錢，加竹瀝，煎服。

火丹，徧身紅腫是也。宜以當歸、赤芍、甘草、大黃等分，每服三錢，水半盞，煎三四分，食後服。或用前丹疹方服之，亦妙。

赤遊丹，流行不止於一處是也。此爲至急，救遲則死矣。宜用積年袍衣所化之水，和金汁塗之，神效。若無金汁，單以袍衣水，和風化硝、冰片，塗之。若無袍衣水，單以金汁，和甘草、大黃末，塗之，皆能取效。或用野人糞下土，鷄子清調塗，又以人中黃二三錢煎服之，能去胎毒。或用麻骨燒灰。先將香油調塗，次用麻骨點火，倒持之，將不點火一頭出烟燻患處，立愈。或用雄黃、五棓等分，爲細末，醋調塗之。

丹毒煎方，黃連、黃芩、黃柏、生甘草、連翹、天花粉、皂角刺各五分，水一盞，煎五分飲之。丹毒入腹者，加大黃一錢。

五種丹毒

用鬱金、甘草、桔梗、天花粉、葛粉，等分爲末，每服二錢，薄荷湯入蜜調下。

十種丹毒

如三日不治，毒入腸胃，則不可治。宜仔細辨認，依方治之，萬無一失。

一從頂頭起腫，用葱白研取汁，塗之。

二從頭上起紅腫痛，用赤小豆末、鷄子清調搽。

三從面起赤腫，用竈心土、鷄子清調搽。

四從背起赤點，用桑白皮爲末，羊脂調塗。

五從兩肩起赤腫黃色，用柳木燒灰，水調塗。

六從兩脅起虛腫，用生鐵屑，和豬糞調塗。

七從臍上起黃腫，用檳榔末，米醋調塗。

八從兩脚赤腫，用乳香末，羊脂調塗。

九從兩脚赤白點，用豬槽下土，麻油調塗。

十從陰上起黃腫，用屋漏處土，羊脂調塗。

中惡、天吊、客忤、夜啼藥例

中惡、天吊，宜先安心神，使權歸君主，如茯神、遠志、菖蒲、燈心、麥門冬之類，煎湯，調下辰砂末，量兒大小用之。外用辟鬼之法，如蒼术、檀香、麝香、沉香、安息香之類，近兒旁週圍燒之，香烟如霧，則鬼不能容。待兒稍甦，以桃葉湯浴之。

客忤，亦安心爲主。或爲生人所忤，即當令此人見之，使兒習慣；如爲物所忤，若貓犬之類，亦令兒習見，自不驚駭。其所服之藥，亦如前茯神等劑，可也。

夜啼由於心虛有熱，宜用人參、麥冬、炒鹽之類，以補其虛；茯神、遠志、菖蒲之類，以安其神；石連、黃連之類，以去其熱；燈草、木通、薄荷之類，以清其氣。外用壓鬼之法，或以井中四旁草，暗置兒蓆下；或寫父名倒貼牀腳裏面，不令人知；或以桃木杖，擊兒四旁，如趕逐狀；念咒曰：天蒼蒼，地皇皇，小兒夜啼疎客堂。多誦幾遍。內服藥而外施法，則啼自止矣。又方：人參一錢五分，黃連一錢五分，薑汁炒，甘草五分，竹葉二十片，作二服加薑一片，煎服之。

痘　疹

小兒未生之前，積受胎中穢濁之毒，足十月而始生，五臟六腑，受毒已久，一時不能發洩，雖瘡癗疥癬之類，未必非胎中所受，然亦毒之在皮膚間耳。而臟腑積緼，全然未動，必待天行時氣，運於下土，侵入人身，觸發其根，而後向之所受於十月中者，一齊而起。一兒出痘，羣兒隨之，不論富貴貧賤，咸受之瘡瘍之苦，改形易貌，輕重不齊，自幼至長，必生一次，故名之曰百歲瘡焉。其未出之先，或時發驚悸者，心之症也。呵欠煩悶者，肝之症也。面燥腮赤，咳嗽噴嚏者，肺之症也。乍寒乍熱，手足稍冷，而多睡者，脾之症也。惟腎在臟腑之下，不受穢濁，獨無其症。若未發而先腰痛者，必其腎氣不足，亦爲毒所干，俗謂之折腰痘。痘雖未出，而可以預思主治矣。故當天行出痘之際，須要愛惜保護，必倍於平時而後可。雖有可怒，不可驚嚇；雖有可撻，不可趕擊；雖有可責，不可詈罵；雖有暴熱，不可解脫；雖有甘肥，不可多喂。蓋驚嚇，則兒必震懼而傷其心；趕擊，則兒必傾跌而傷其腎；罵詈，則兒必忿悶而傷其肝；解脫，則兒必感邪而傷其肺；多喂，則兒必作瀉而傷其脾。五臟受傷，血氣已亂，而偶值出痘，必有變異，此非爲父母者，有以致之耶，然五者之中，惟傷脾傷腎，尤爲利害。傷脾則瀉不止，痘必內縮；傷腎則血已凝，痘必變黑。內縮者，或可急補而充發之，變黑者，必不能返之，而使紅活也。故苟能調護，則重者庶可以變輕，不善養者，則輕者或反至於變重，甚哉！保嬰之道，不可不知也。且以痘疹之朝數言之，二日三日之間，始見微茫纔出，如粟米大，或黍米大，或菉豆大，員似水珠，光澤明凈朗朗而勻者，上也；若如蟻子成簇，壯熱通手者，其出必繁，斯爲下矣。四日五日之間，大小不一，根窠紅潤，纍纍堅實者，上也；若頂陷灰白，及軟不堅者，其勢必危，斯爲下矣。六日七日之間，顆顆肥健，淡紅光澤者，上也；若氣促口渴，腹脹不寬者，其毒必太盛，斯爲下矣。八日九日之間，充足肥滿，色如蒼蠟者，上也；若寒戰悶亂，煩渴咬齒者，其毒必內攻，斯爲下矣。十日十一日之間，當靨而不靨者，內氣必虛也。十二日十三日之間，瘡痂漸落，而瘢尤黯，或凹或凸者，氣血未勻也。醫者視其朝數之或近或遠，毒氣之或淺或深，正氣之或虧或足，身體之或熱或寒，病勢之或輕或重，當隨其症而加減之，不可執一定之方，而治多變之疾也。大抵痘未出，喜微熱而微汗，痘既出，喜熱漸退，而汗止。身熱太甚，宜利小便，不可妄用發表之劑，一發表，則元氣易散，必成斑爛。洩泄未止急補脾胃，不可妄投收澀之劑，一收澀則毒不出，必發腹脹。自始至終皆宜以解毒爲主，而兼治之以活血理氣，終無誤病之失。凡看痘疹，先看小兒之大小、壯怯。或嬰孩一二三歲間，而形體瘦弱者，出痘雖稀，必須謹慎，縱毒氣淺薄，而元氣猶未足，使或卒患洩瀉，亦令危殆。若十歲前後，形體長大，出痘雖多，苟無他症，亦無所防，以其元氣將實，足以勝之故也。設有痢疾、下血、驚風、傷寒等候，則不論痘之已出未出，兒之或大或小，總歸於不治而已。不治之痘，人皆以歸腎變黑者當之。故凡有黑色者，莫不指之曰腎經痘也。而不知痘疹之中，惟黑者最難識。若初出時，隱隱有黑點，自三四朝至五六朝，其黑色如故，不見紅色，但如玄珠，而亦有光彩者，名曰黑痘。不拘男女，如有此痘，必主非常之貴，與歸腎變黑者，不可同日而語也。蓋歸腎變黑者，初出非不紅，至後反黑陷，醫者又當識之。

痘疹藥例

痘疹將出未出之際，身體壯熱無汗，乃腠理密也，法宜疎解，以升麻、葛根起劑，佐以紫蘇、柴胡、防風之類以疎其表，連翹、白芷、天花粉、甘草之類以解其毒，當歸、川芎、紅花以活其血，陳皮、枳殼、烏藥以調其氣，木通以行十二經絡。此用藥於未出之時則然也。

痘疹初出，一朝至四朝，若有微汗即去升麻、葛根、紫蘇、柴胡、防風解表之劑，若無汗仍用紫蘇、柴胡略帶疎表，宜以白术起劑，佐以白芷、連翹、天花粉、甘草、當歸、川芎、紅花、陳皮、枳殼、烏藥，以解其毒、活其血、勻其氣而已矣。此用藥於既出之後，則然也。

痘疹五朝至九朝，不用解毒之劑，宜以黃芪起劑，佐以白术、人參，以補其裏，不用當歸，但用川芎，以行血中之氣，少加木香以助之，仍用白芷、連翹、天花粉、甘草以解其毒。若身熱未解，宜以茯苓、木通清利小便。若或覺飽，仍用陳皮些少，以制人參；枳殼些少，以制黃芪。此用藥於發漿之際，則然也。

痘疹九朝至十二朝，瘡已回盡，宜用八物湯起劑，加天花粉、連翹、木通之類。若有餘熱，少加芍藥、黃芩，此用藥於已回之後則然也已上皆太平痘疹，故用此藥。

痘疹黑陷倒靨，乃必死之症也，而亦不可坐視。宜用無價散，以人猫猪犬四者之糞先曬乾，至臘月辰日，燒灰，研細，用熱蜜作餅子，白滚湯磨服。一歲一字，二歲一錢，三歲二錢，以意加減，即時變爲紅活，無不神效。或用人牙燒灰，入麝香少許，共研極細，蜜作餅子，以溫酒調下二三服。或用小猪尾尖血三四點，研入冰片少許，新水調下。或用鐵，鐵脚靈仙一錢，炒爲末，冰片一分，溫水調服，取下瘡痂，爲效。

痘疹出不快，以蟬殼取去土，曬乾爲末，每服一錢，溫酒調下。若不善酒，以白滚湯送下。

痘疹漿不足，以人參、黄芪各三錢，炙甘草、白术各一錢，大棗五枚，肉桂五分，用大米泔二盞，煎至半盞，溫服。若回不快，即於此方中，去桂、甘草，加五味五分，煎服。

痘疹入眼，用白蒺藜炒、炙甘草、羌活、防風，等分爲末，每服二錢，熟水調下。或用黑狗耳，刺血滴入眼内，其瘡自散。

痘疹眼内有雲翳，用輕粉、黄丹等分，以竹筒吹入耳内，左眼有翳吹右耳，右眼有翳吹左耳，内翳即退。或用瓜蒂根五分，蛇退、蟬退各二錢半，爲末。用羊肝一兩，薄切數片，將藥末一錢，揉匀，用紙包線繫之於淘米水内，懸煮令熟，去紙，臨用湯下，日三服。

痘疹不治有十

當靨不靨，或熱不熱，悶亂不甯，臥則哽氣，寒戰戛齒，大便泄瀉，譫語不止者，一不治也。瘡正出，而嘔吐瀉痢不止者，二不治也。大便下血，乳食不化，而脾虛者，三不治也。瀉血而瘡爛無膿者，四不治也。大小便閉，目閉聲啞，瘡如灰色，無漿者，五不治也。面黑或臭，有黑氣者，六不治也。口燥渴，小便澁，泄瀉不食者，七不治也。面目閉暗，濛昧無魂者，八不治也。頭面至胸，盡抓破碎，下半身雖好，或身熱引飲不止，足冷至膝者，九不治也。不光澤，不起發，根窠不紅，腹脹氣促者，十不治也。

痘疹忌觸臭氣者十四

腋下狐臭氣，一也。溝渠濁惡氣，二也。房中淫液氣，三也。婦人經血氣，四也。諸般血腥氣，五也。酒醉葷腥氣，六也。硫黄毒藥氣，七也。麝香臊穢氣，八也。疫汗蒸溼氣，九也。誤燒頭髮灰氣，十也。魚骨諸臭氣，十一也。葱蒜韭薤氣，十二也。烹煎油膩氣，十三也。坑厠尿糞氣，十四也凡此臭氣，有犯之者，立見變異。慎之！慎之！出痘之家，必須多用胡荽搗汁，和酒各處噴之，門户牆壁，幃帳牀榻，皆令噴過，甚能辟臭氣，此第一件事也。

防痘入眼方

凡見痘引，即嚼牛旁子，貼顖門，則痘不入眼。

治痘不起漿

凡痘至七八九日無漿者，生捉大蝦蟆三個，要肚皮紅色者為佳。用布包其身爪，只留頭在外，手持蝦蟆，使其口與出痘者之口相對約一頓飯時，將蝦蟆放去，再以第二個，如前法為之，連用三個，則漿自起滿足，屢試屢驗。

治痘後餘毒方

赤豆為細末，以雞蛋清調塗患處，已成者露頂不塗，未成者滿塗之，效。

稀痘仙方

天麻子三十粒，去殼去皮，揀肥大者佳，硃砂一錢，揀明透者佳，麝香五釐，揀真净者佳。以上三味，先將硃砂、麝香同研極細末，後入天麻子，共研成膏。於五月五日午時，擦小兒頭頂心、前心、臂心、兩手心、兩腳心、兩臂灣、兩腳腿灣、兩脇肋，共十三處，俱要擦到。不可短少一處。每處擦如錢大一塊，勿使藥有餘剩，擦完後不可洗動，聽其自落。本年端午日擦過一次，出痘自即稀少；次年端午如法再擦一次，出痘不過數粒；第三年端午如法再擦一次，永不出痘。如未過週歲小兒，於七月七日或九月九日，照方合藥如法擦之，更妙。男女治法皆同。此方授自異人傳方之家，小兒不出天花十餘代矣。因有神效，今特廣傳以公諸世焉。又方：羌活、防風、升麻、麻黃、生地、黃柏酒洗，以上各五分，川連、當歸身、甘草，以上各三分，柴胡、乾葛、川芎、藁本、黃芩酒洗、蒼术，以上各二分，細辛、白术土炒、陳皮、蘇木、紅花，以上各一分，連翹去心，五釐，吳茱萸五釐，共藥二十二味，合爲一劑，每逢立春、立夏、立秋、立冬之前一日預備，臨晚用水二鍾煎至八分，放天井內露一夜，如遇下雨天，露在屋簷下，次早溫服。爲父母者，於一年內，當記明此四日如法備藥，令小兒服之，至期不可忘，則永不出痘矣。即或服過一二劑，出痘亦少，惟是一年已如法服過四劑，不可再服。但小兒初服，如或腹瀉，係胎毒去矣。爲父母亦不必驚慌，再臨節期二次服之，則不瀉。此方不但稀痘，並免小兒急漫驚風等症，屢試屢驗也。

痘 瘡

分氣虛、血虛補之：氣虛用人參、白术，加解毒藥；但見紅點，便忌升麻葛根湯，發得表虛也。吐瀉少食爲裏虛，不吐瀉能食爲實。裏實而補，則結癰腫。陷伏、倒靨、灰白爲表虛，或用燒人屎。黑陷甚者，燒人屎。紅活綻凸，爲表實，而復用表藥，則要潰爛不結痂。二者俱見，爲表裏俱虛。痘瘡或初出或未出時，人有患者，宜預服此藥，多者或少，重者或輕，方用絲瓜近蒂三寸，連瓜子皮燒灰存性，爲末，砂糖拌喫，入硃砂末亦可。

解痘瘡毒藥

絲瓜、升麻、酒芍藥、生甘草、糖毬、黑豆、犀角、赤小豆。又方：硃砂爲末，以蜜水調服，多者可減，少者可無。已出未出皆可用。

解痘毒奇方

當歸六兩，川芎六兩，升麻六兩，甘草六兩，共剉爲細末，用東流水七大碗煎至三大碗，去渣，選上上明淨完體硃砂四兩捼入細絹袋中，用線拴緊，又用砂鍋一個，將砂袋懸胎安定，約離鍋底一指，將前藥水旋添入之，火不可烈，必用桑柴爲佳，以藥汁盡爲度，研極細末，聽用。臘月初八日，取東方水，效。

小兒痞塊肚大飢瘦面黃

白芙蓉花陰乾研末，入雞肝內，紮合，飯上蒸熟食之，數次愈。

週歲小兒尿血

大甘草一兩三錢，水六碗，煎二碗，服完即愈。

大小乳鵝

雞肫皮焙乾爲末，吹入咽喉即止。

小兒不吮乳

黑豆十九粒，茅草根七節，每節長寸許，赤金器一件，紋銀器一件，用人乳一盃煎至五分，服完後即能食乳。

吐　　乳

白荳蔻七粒，砂仁七粒，甘草二錢，生炙各半，共研細末，頻摻口中，任其咽下自愈。

陰囊腫痛

燈草煎湯，時時服之，腫消痛止。

脫囊腫大

戴云：脫囊者，陰囊腫大墜下不收上之説。用木通、甘草、黃連、當歸、黃芩煎服。脫囊，紫蘇藥爲末，水調傅，上荷葉裹之。

脫　　肛

戴云：脫肛者，大腸脫下之説。取東北方陳壁上土湯泡，先薰後洗，亦可用脫囊藥服之。

治小兒羊鬚瘡

小紅棗燒灰存性，香油調塗即愈。

楊梅起口延及身[①]

治小兒楊梅起於口，漸延及徧身者。用上草蘚末，乳汁調服，月餘自愈。

腹　　脹

蘿蔔子蒸、紫蘇梗、陳皮、乾薑各等分，甘草減半，食減者加白术煎服。

癮　　疹

黑斑、紅斑、瘡癢，用通聖散調服。

咯　　紅

戴云：咯紅者，即唾內有血，非吐血與咳血。用黑豆、甘草、陳皮煎服。

喫　　泥

胃熱故也。軟石膏、甘草、黃芩、陳皮、茯苓、白术，共煎服。

---

① 原無，據目錄補。

解　顱

乃是母氣虛與熱多耳。戴云：即初生小兒頭上骨未合而開者。宜用四君子湯、四物湯，有熱加酒芩、炒黃連、生甘草煎服，外以帛束緊，用白蘞末敷之。

風　痰

南星五錢，切，白礬五錢，入器中水高一指浸，曬乾研細末，白附子一兩，用飛白麪爲丸如雞頭大，每服一丸或二丸，薑、蜜、薄荷湯化下服之。

癩　頭

用紅炭淬長流水，令熱洗之。又服酒製通聖散。除大黃酒炒外，以胡荽子、伏龍肝、懸龍尾、黃連、白礬爲末調敷。又方：松樹厚皮燒灰，一兩，白膠香熬沸傾石上，二兩，潰丹一兩，飛，白礬五錢，火飛，軟石膏一兩，黃連五錢，大黃五錢，輕粉四盃，共極細末，熬熟油，調敷瘡上。須先洗了瘡口①敷乃佳。

鼻　赤

雄黃、黃丹同敷。

_____

① 口，《平治會萃》作“痂”。

小兒誤吞鐵物方

用剥新炭皮研爲末，調粥與小兒食，其鐵自下。漳浦蔡文公一幼孫誤吞鐵釘，醫家以朴硝等藥攻之不下，日漸尫瘵。後校蘇沈良方依法治之，果炭屑裹鐵釘而出，乃知雜書亦有益也。

救　急　方

凡自刎、自縊、凍死、溺死等症，事關人命，人多畏懼不救，不知律書末載《洗冤録》一卷，原示人救治之法。今悉遵載入，以便檢閱，有定識者依此出力救之，起一人之生，息兩家之訟，功德最宏，善莫比焉。

救　縊　死

凡縊從早至夜，雖冷猶可救，從夜至早稍難，若心下温，一日以上猶可救。不得截繩，但緩緩抱解，放臥，令一人踏其兩肩，以手提其髮，常令緊，不可使頭下垂，一人微微撚整喉嚨，以手擦按胸腹，散動之，一人摩擦臂足屈伸之，若已僵，但漸漸强屈之，如此一飯久，即氣從口出，得呼吸眼開甦醒，後又以官桂湯及粥飲與食之，令潤咽喉，更令二人以筆管吹其耳內，若依此救，無不活者。

官桂湯：陳皮八分，厚朴一錢，肉桂五分，製半夏一錢，乾薑五分，甘草三分。

又法：用手緊掩其口，勿令通氣，兩時許氣急即活。

又法：用皂角、細辛等分爲末，如豆大許，吹兩鼻孔。

又法：用真野山羊血二三分研極細，以好酒灌下，立活。

又法：凡男女縊死，身雖僵冷，尚可救活。不可割斷繩索，抱起解下安放平坦處，仰面朝上，頭要扶正，先將手足漫漫曲彎，然後將大小便用綿軟之物裹塞，不令泄氣，一人坐於頭前，兩腳踏其肩，揪住頭髮，將縊人之手拉直，令喉項順氣，再用二人將筆管入耳內不住口吹氣，不住手撫摸其胸前，用活雞冠血滴入喉鼻之中，男左女右，男用雄雞，女用雌雞，刻下即甦活，如氣絕時久，照此救法，務要多吹多摸，勿謂已冷忽略不救以上見《洗冤錄》註明詳解。

又灸法：如前法救治，再將其兩手大指拇並排平正，以小帶縛定，於兩指縫中離指甲角一分半之處名鬼哭穴，用艾火灸三七壯，即活。凡無故中邪而縊者，以久灸爲要。

救 溺 死

水溺一宿者尚可救。撈起時，急將口撬開，橫唧筯一隻，使可出水，以竹管吹其兩耳，研生半夏末吹入其鼻孔，皂角末置管中吹入穀道，如係夏月，將溺人肚皮橫覆牛背①上，兩邊使人扶住，牽牛緩緩行走，腹中之水自然從口中并大小便流出，再用生薑湯化蘇合丸灌之，或用薑汁灌之，若無牛，則用大鍋覆寬櫈上，將溺人肚臍覆對鍋底，兩人擡櫈搖動。如係冬月，急將溼衣解去，爲之更換，一面炒鹽，用布包熨臍，一面厚鋪被褥，取竈內初熄草灰，多多鋪於被褥之上，將溺人覆臥於上，以綿枕一個墊臍下，再以草灰將渾身厚蓋之，灰上再加被褥，不可使灰瞇於眼內，其撬口唧筯灌蘇合丸薑湯，吹耳、鼻、穀道等事，俱照夏天法，甦醒後冬天宜少飲溫酒，夏天宜少飲粥湯。按灰性煖而能拔水，凡蠅溺水死者，以灰埋之，少頃即活，此明驗也。溺人倘或微笑，必爲急掩其口鼻，如不掩則笑而不止，不可救矣。切不可驟令見火，但一近火，

① 背，原作"臂"，據文義改。

則必大笑，凍死者亦然。

　　又法：先打壁泥一堵置地上，以溺人仰臥其上，更以壁土覆之，止露口眼，自然水氣噏入泥間，其人遂甦，雖身僵氣絶，用此法亦可救。又醋灌鼻中，綿裹石灰納下竅，水即出。

　　又法：以酒罈一個，燒紙片一把放罈內，急以罈口覆臍上，冷即再燒紙片入罈覆臍去水，即活俱見《洗冤録》集解。

救　刀　傷

　　凡殺傷不透膜者，用乳香、没藥各一皂角子大，研爛，以小便半盞，好酒半盞，同煎至半盞温服，然後用烏賊魚骨或龍骨爲末，敷傷處即愈。若有預製花蕊石散敷之更妙。又葱白炒熱，徧敷傷處，繼而呻吟，再易葱白，效。

　　又被刀傷血流不止，用真降香磁瓦刮末，於石碾研細敷之。

　　自刎斷喉：須救宜早，遲則額冷氣絶，乘初刎時氣未絶身未冷，一面將頭墊曲，合攏刀口，拭去血，一面急用大雄雞一隻，快手輕去其毛，生剥皮，乘熱包貼患處，完好。安穩枕臥，自然漸漸甦醒，後善爲調理，痊愈。

　　七釐散方：此藥必須預爲製合，以備送人救急之用，專治金刀跌打損傷，骨斷筋折，血流不止者。先以此藥七釐冲燒酒服之，量傷之大小再用燒酒調敷。如金刀傷過重，或人食嗓割斷，不必用雞皮包緊，急用此藥，乾摻傷處，定痛止血，立時見效。此方傳自軍營，凡打仗受傷有起死回生之功，兩廣雲貴得此方者，調治鬭毆諸樣重傷，無不應手立痊。竊念藥既平淡，配製甚易，而奏功神奇，視鐵扇散爲更捷，既救人生且息訟端，願同志者共寶之，以互傳濟世焉。硃砂一錢二分，麝香一分二釐，冰片一分一釐，乳香一錢五分，没藥一錢五分，兒茶二錢四分，紅花一錢五分，血竭一兩。以上之藥共研極細末，於端午日正午時製合，磁瓶收貯，黃蠟封口，勿令洩氣，貯久更妙。或未預備此藥者，即選擇天德月德日或臨時配合亦可。然服之只須七釐，不可多服，孕婦忌服。

燙[①]火傷

切勿以冷水冷物淋榻，恐熱氣內逼。有爛入筋骨之患，傷甚，則急飲小便一碗，免火毒攻心。急切無藥，先以鹽末摻之，護肉不壞，然後用藥敷之。生大黃研細末生泡，敷真桐油，隨將藥末撒上，即覺清涼，其痛即止，愈後且無痕跡。一切單方皆不及此方能立刻止痛也。又方：用尿桶中宿尿，或澆或浸一時之久，再以蜂蜜麻油調敷。此二方取之至便，即火燒湯潑徧身垂危者皆能治之。又湯火傷有治不得法，以致嫩赤腫痛，毒腐成膿，用此膏拔之止痛斂口。麻油四兩，當歸一兩入麻油內煎焦去渣，再入黃蠟一兩，攪化，隔水拔火氣，以布攤貼，取，效。

救　凍　死

切忌見火詳救溺下，雖四肢直口噤，但胸前微溫皆可救用。大鍋炒灰令極煖，袋盛熨心上，灰冷即換，俟目開爲度。以溫酒或清粥稍灌之，已救活，宜用生薑陳皮煎湯溫服。

又法：用氈或草荐捲之以索繫定，放平坦處，令二人相對推踏，令滾轉往來如扞氈法，候四肢溫即活以上《洗冤錄》詳解。

又方：用生半夏末吹少許入耳鼻內。又凡凍死溺死者，飲湯酒切忌太熱，恐傷齒盡落。

---

① 燙，原作“湯”，據《普濟應驗良方》改。

救　魘

不得用燈火照，并不得近前急喚，但痛咬其足跟及足大拇指，頻頻呼其名及唾其面，再灌以薑湯，必活。

魘不醒者：移動些小臥處，徐徐喚之即醒。凡夜間魘者原有燈則存燈，原無燈不可用燈照。又用筆管吹兩耳，以皂角末如豆大許吹兩鼻，得噴嚏則氣通。三四日者尚可救。又酒調蘇合丸灌之。又灸兩足大拇指向上生毛處三七壯俱見《洗冤錄》。

中惡卒死

凡中惡客忤卒死者，或先病及睡臥間忽然而絶，或猝然仆地，及一切痰壅，手足搐扯皆是。用韭菜心於男左女右鼻内刺入六七寸，令目開血出，即活。或搗韭汁灌鼻。更視上唇内沿有如粟米粒者，以針挑破取出。或皂角末或生半夏末如豆大各吹兩鼻中俱《洗冤錄》詳解。燒炭一爐，以陳醋潑炭上，使患者鼻中得聞醋氣即活。須捉其兩手，勿令驚或灌醋於鼻中。此症切忌以白湯水灌之，蓋湯入則痰涎永繫心絡，致生他疾。

驚　斃

以醇酒一二杯，温灌之，自活《洗冤錄》集注。

撲打猝死

五絶及撲死等症，但須心頭温煖，雖經日亦可救。先將死者盤屈在地上，如僧打坐狀，令一人將其髮控住，放低。用生半夏末以竹管各吹於兩鼻內，久之即活。再以生薑自然汁灌之，兼解半夏毒五絕者、産暈、邪魅、自縊、溺死、魘死，治法俱用生半夏末，每鼻孔各吹如豆大許。又諸症俱宜以酒調蘇合丸灌之，但身未冷，下喉即活俱《洗冤錄》注。

跌壓傷死

　　凡跌壓傷重之人，口耳出血，昏暈不醒，但看面色尚有生氣，身體尚爲綿軟，皆可救。但不可多人環繞嘈雜驚慌，急令驚魂不復，急令親人呼而扶之，且就坐於地，緊爲抱定，曲其手足，如僧打坐樣，隨以熱童便灌之，即大人溺亦可。須未食葱蒜而清利者，去其頭尾數滴，若有馬溺更妙。但强灌得一二杯下喉，便好。然後輕移於相呼之人懷中，抱入室內，如前坐法，更以足緊抵糞門，不令洩氣，並將窗櫺遮蔽令暗。一面以加味四物湯，近身旁煎之傾入碗內，即於鼻下薰之。總要傷者聞藥氣入腹，則不致入口惡逆，乘熱用小鍾灌之，如難急受，少頃再灌，陸續灌完，不可使臥，其糞門更須頂緊，恐其氣從下洩，以致不救也。必俟其腹中動而有聲，上下往來數徧，急不能待，方可使解，所下盡是淤紫。毒已解，下方可令睡。必至淤盡，所下是糞始停前藥。否則再用一劑，次第調理，不可輕用補藥。加味四物湯：桃仁去皮尖，一兩，紅花一兩，山查二兩，生大黃二兩，當歸二兩三錢，川芎二錢，炒白芍三錢，熟地九錢，用急流水急火煎數沸，和童便一大杯服見《洗冤錄》詳解。

　　又一切撲折及從高墜下、木石傾壓、落馬墜車，以致淤血凝滯氣絕欲死者，倉卒無藥，急以熱小便灌之，免惡血攻心，再用乾淨黃土五升，椎碎，甑蒸熱，舊布重包二包，更熨傷處數次痛止傷消，但不可太熱，恐燙傷皮。

骨折筋斷痛不可忍

取路旁牆腳來往人小便處日久碎瓦片，洗净，火煅醋淬五次，黃色爲度，刀刮爲細末，每服三錢，好酒下，此藥極效，不可輕忽。

治接骨方：自然銅三個，燒紅醋炙七次，古銅錢三個，燒紅醋炙七次，土鱉魚二個，陰陽瓦炙乾，麝香三分，以上共爲細末，每服七釐，用酒調服，甚效。

又接骨方：五加皮四兩，小雄雞一隻，去毛，連骨不去血不沾水，同搗極爛，敷斷處，骨即響，聽至不響，即將藥刮去，遲則多生骨矣。又活蟹一隻，生搗爛滾酒冲服，即效，無後患。

凡跌打及刀傷血流不止，多用葱白搗爛，炒透，少和以蜜沙糖亦可，乘大温熱撲上，冷則再換。此方止血定痛，且無瘢痕。又用白蠟二三錢刀刮爲末，酒調服。

杖　　傷

急飲童便一碗，外用熱豆腐鋪在傷處，其氣如蒸豆腐，漸成紫色，再換豆腐鋪之，須得紫色散盡，轉淡紅色爲度。

回　生　散

治徧身内傷、打跌傷、瘀血、疼痛，無有不效。香白芷五錢，甘松五錢，山奈五錢，麝香一分，另研，三味共爲細末，入麝香再研匀。每服二錢，熱陳酒調服，盡醉爲度。蓋煖睡取汗，至重者再一服，立效。

打傷眼睛方

生豬肉一片，以當歸、赤石脂二味研末，摻肉上貼之，拔出瘀血，眼即無恙。

受傷瘀血注痛

生大黃末，薑汁調塗，一夜黑者變紫，二夜變白。

鳥 銃 傷

蜂蜜八兩，煎沸入好燒酒一斤，隨量熱飲，被遮取汗，安臥一夜，鐵砂自出粘被上。

箭 鏃 傷

陳醃豬肉紅活美好者，用其肥，細切搗濃，再以象牙及人所退爪甲，研極細，入醃肉內拌勻，厚敷週圍一飯時，箭鏃自迸脫出《洗冤錄》詳注。

箭鏃入目

用寒食餳糖清明前一日所作餳糖點入目，待其發癢，一鉗即出。

中藥箭毒

真麻油內服一碗，外時刻塗之，必保無恙。

人　咬　傷

以濃糖雞糞塗之，止痛不作膿。又方：生栗子嚼爛敷，效。

魚骨鯁喉

獨頭蒜塞鼻中骨自出。橄欖研爛，水冲連渣服。或以橄欖核磨水飲亦效。含硼砂一粒徐徐咽津下之。有鯁傷至重，數日不出者，鯉魚鱗皮燒灰，水調服，或用真象牙磨濃汁飲，立愈，永遠戒食鯉魚，不致後患。

骨鯁咽腫食不下①

一切骨鯁咽腫水食不能下。人指甲燒存性爲末，吹入喉，立效。

救蟲毒及金蠶蠱

先以白礬末令嘗之，不澀反覺味甘，次再食黑豆，又不腥，乃中毒也。即濃煎石榴皮根湯飲也，吐出蟲皆活，無不愈者。又凡中毒以白礬、芽茶搗爲末，冷水調下即愈。

蛇　蟲　傷

毒蛇嚙死，用香白芷一味爲末，麥冬煎湯調服，雖至死亦活。又方：五靈脂一兩，雄黃五錢，爲末，酒調灌服二錢，並敷傷處俱《洗冤録》詳注。

---

① 原無，據目録補。

蜈 蚣 咬

先用鹽湯洗傷處，痛止隨取雄雞冠血擦之。或以手指攪取雞口中涎擦之，又鍋底煤、草紙煤擦之俱效。

蝎 螫 毒

取井底泥敷，乾則再換，或以明礬爲末，水蘸擦。

諸毒蟲咬傷

痛至危甚。青黛、雄黃各二錢，麝香一分，冷水調敷。

蜘 蛛 毒

焮熱成片如痱子，痒痛難忍。苧蔴葉連梗洗净，搗汁，調青黛或藍靛，不必太濃，鴨翎蘸敷，日敷十餘次苧蔴汁須鮮搗，隔宿者不可用。

誤吞螞蝗

多以蜂蜜調水飲，蝗即化水，無害。又螞蝗入腹生子，腸痛黃瘦，取田中泥和水飲數碗，蛭必盡下，或用牛羊熱血，生調豬油飲之亦可。

蚯 蚓 毒

形如大麻瘋，眉髮皆落，每日聞身中有聲如蚓鳴。多用白鹽煎湯浸洗，數次即愈。

百蟲入耳皆治

麻油滴入蟲即出。韭汁、雄雞冠血俱效。

癲　狗　咬

乘毒未發用斑蝥①七個，去頭足翅净，用雞蛋二枚，打破同蒸，去斑蝥，淡食雞蛋，於小便内取下血塊。痛脹不解則血塊未净，仍再食，塊盡乃止，或用斑蝥同米炒黃色，以米研末，蒸蛋食見《洗冤録》注，斑蝥有毒，中其毒者用玉簪花擂水飲之即解，但須張大口吞，不可使水近齒，近則齒傷。又方：用槐樹老皮内軟白皮一塊，安上傷處，再以麵粉，水和作圈，圍之内以人糞填滿，上蓋槐樹白皮一塊，用艾丸如芡實大，灸二七壯，俟熱透，身上出汗爲度。

癲狗咬若不急治，至一月則腹懷狗胎，其人作狗吠，毒深不可治矣。被咬後其毒上攻，頭上生有紅髮，須扯去，此方男子一十一日可治，女子十四日可治，過期則難治。

斑蝥七個，去頭足翅，同米炒黃色，去米不用，如人虚弱者只用三四個，生大黃五錢，金銀花三錢，僵蠶七個，酒水各一碗，煎至碗半，飽時服，服後小便解下血塊，候至小便清白方爲毒盡，然後食温粥一碗，則止而不解矣。但百日内忌聞鑼鼓聲，須避處幽僻之所，又忌食猪、羊、雞、魚、酒、葱及發氣動風之物，又忌穿蔴布衣帳，又忌往蔴地、茄地、赤豆地上行走，犯之復發不可治。

---

① 斑蝥，原作“斑猫”，《普濟應驗良方》作“斑矛”，應作“斑蝥”。《本草綱目》：“斑蝥，人獲得之，尾後惡氣射出，臭不可聞。故其入藥亦專主走下竅，直至精溺之處，蝕下敗物，痛不可當。”斑蝥具有破血逐瘀、散結消癥、攻毒蝕瘡的功效。下同。

中砒霜信石毒至重者

黑鉛一塊，重四兩，以井水於石上磨出黑汁，旋磨旋灌，灌盡則愈。又熱鴨血灌之立解《洗冤錄》注。又白礬三錢，新汲井水調灌，吐出即愈。

中蒙汗藥毒

飲冷水即解。

中藥毒鴆毒

已死，但心頭尚溫皆可治。綠豆粉二合，井水調灌。

中諸毒藥煩悶欲死

俱用葛根煎濃汁服無患。凡中一切毒藥及一切飲食毒，飲糞清立解取廁中宿糞布包濾汁，效。倉猝欲取亦便。統解諸毒他藥不及，若症勢危急，最宜飲此，惡死甚於惡穢也。

飲　食　毒

飲饌中毒，倉卒不知何物，急以甘甘草、薺苨等分煎湯飲之，入口即活《洗冤錄》詳解。

服鹽滷毒

將常用抹桌布搓出濁水灌之使吐，吐出即安，但切不可用熱水《洗冤錄》注。豆腐漿、肥皂水皆能令吐而安。又白洋糖四兩湯調灌之即活。

中諸魚毒

橄欖搗汁飲，或飲麻油亦解。

中　蟹　毒

蘇葉煮濃汁飲或蒜汁或麻油亦解。

中　鱉　毒

靛青水或鹽汁俱可解。

蕈毒及諸草藥毒[①]

一切蕈毒，笑蕈、毒蘑菇；諸草藥毒，閉口椒毒，斷腸草毒，俱飲地漿可解。於净土地上掘三尺深，用新汲水傾入攪濁，少俟澄定，上去浮沫，取半濁半清者飲之，所謂洗盡腹中毒，全憑地上漿，愈後永戒食鱔魚。

中諸果毒

廣木香水磨汁，研入麝香一釐，服之即愈。

---

① 原無，據目録補。

中六畜肉毒

伏龍肝研末水調服，取吐即解。

中水銀毒

以炭末煎汁飲即解。

水銀入耳

以黃金或金飾器枕耳自出。如水銀入肉，令人筋攣疼痛，以金物熨之，水銀仍出蝕金，其病即愈。

中鉛粉毒

以麻油調蜂蜜，如餳糖，與食即解。

煤毒昏暈惡心跌倒

急移於風涼處，用鹽菜水灌之即愈。如無水，則以新汲井水灌之。

烟火薰至死

白蘿蔔搗汁灌之立醒，無則用葉乾者水泡搗亦可。

誤吞諸物

吞銅鉄者，砂仁煎濃汁服，即從大便出。又吞鐵者，用燒紅栗木炭乘紅即研細末，沙糖調服三錢，即從大便出。吞鐵骨之類，腸中不能轉送，覺重墜者，多食青菜豬脂，自然送入大腸而出。誤吞銀銚，服黃泥水一二碗即愈。誤吞竹木屑嗆喉不下，用鐵斧於石上磨水，隨取灌之即下。小兒誤吞銅錢，食荸薺、核桃，銅自化。小兒誤吞針，生取蝦蟆眼一枚，木通煎湯，整吞下，針自穿眼內從大便出。又韭菜、鹽豆同煮食，針隨大便出。

吞　金　銀

中黃金毒者食鷓鴣肉，中白銀毒者以黃連、甘草解之《洗冤錄》註詳。又方：誤吞金銀，胸膈痛甚，用羊脛骨燒灰米湯調下三錢，立從大便出。

炙　鬼　法

治一切邪祟驚狂、譫妄、踰牆、上屋、尋死等症。將病者兩手大拇指用細麻繩縛并平正，於兩指縫中離指甲角一分半之處名鬼哭穴，用艾火灸三七壯，自愈。

癇病神方

治男婦抑鬱顛狂及風痰迷悶。用鬱金七兩、白礬三兩共爲末，麵和丸滾水下三錢，藥完病愈。昔一婦人，病狂十餘年，遇異人授此方，初服心間如有物脫去，神氣灑然，二服全愈。

男女爲鬼怪所迷

以桐油多塗陰處，數次自絕。

醒迷至寶丹

治痰迷心竅，痴呆癲狂，不論新久，其效如神。用胆南星、生棗仁、遠志肉、茯神、柴胡各三錢，川貝母、半夏各二錢，陳皮、生甘草、廣木香、砂仁各一錢，共爲末，蜜丸桐子大，硃砂三錢爲衣。每清晨開水送下三四十丸。

下 頦 脫

此症起於腎肺虛損，元氣不足，或談笑高興忘倦。一時元氣不能接續所致。治法：患者須平心正坐，令人以左右兩手托住下頦向腦後送上關竅，隨用絹條挷頦於頂上，須避風。外用天南星研末，薑汁調塗兩頦，一夜即止。次日當服煎劑調理，恐風邪外受致痰涎塞盛、口眼歪斜。風中臟腑則十無一瘳矣。煎劑宜用人參如無，以黨參代之、製白术、白茯苓、製半夏各五錢，當歸、殭蠶各二錢，天麻、陳皮各一錢，川芎八分，甘草三分，製附子六分，燈心四十根，生薑三片，水煎服。

病後失精

凡男子病後傷於交接，以致陰莖腫痛或縮入肚内，絞痛欲死，此症無藥可治，惟急取本婦陰毛燒灰爲末，水調服，更取洗陰水飲之，可保無恙，遲則不能救矣。

交　腸

小便出屎，大便出尿，名爲交腸。用舊襆頭燒灰，酒調服五分，即愈。

腎　漏

陽痿不舉，精流不止，痛如針刺。用韭菜子、破故紙各一兩共爲末，每服三錢，水調，日三服即止。

救男婦尸厥

凡人奄奄死去，脉動無氣，氣閉不通，名爲尸厥。將菖蒲屑納入鼻孔中，再用肉桂屑放舌下。或剃取本人左角髮方寸，燒灰研末過細篩，和熱酒灌之，立愈，并以竹管吹其兩耳更妙。

救舌腫神方

凡人舌猝然腫硬，咽喉閉塞，即時氣絶欲死者，用皂礬不拘多少，瓦上煅紅色，放地候冷，研爲細末，將患者口齒撬開，以此礬末搽其舌，即愈。

親驗救饑方

白麵六斤，白蜜二斤，茶油二斤，茯苓四兩，去皮净，研末，甘草二兩，剉片，焙燥，研末，生通薑四兩，去皮，切碎，乾薑二兩，取堅，剉片，炒燥，研末。將油、蜜拌麵及藥末石臼內打匀，作餅蒸熟，陰乾，每服一兩，用冷水送下，可飽半日以上。所費約銀五星可造十斤，每日一飯一餅，一人可度五月，誠費少而功多也。捐資造捨，積德無量。

增湯火傷

鮮秋葵花用箸夾下，用蔴油半瓶將鮮葵入瓶内裝滿。遇傷將油搽上，立時敗毒止痛。傷重搽數次，無不神效。凡遇此患急切無藥，用蔴油調大黄末敷，亦效。

跌打損傷

無論輕重，用童便兑黄酒吃，行瘀止痛；外用燒酒調七釐散敷。

斷筋折骨

過重當用童便兑熱酒冲服。即用鮮生蟹搗爛，以好燒酒冲服，其渣敷患處，日日服之，亦能接筋續骨。童便黄酒每日不可缺。如無生蟹，乾蟹燒灰亦可。

刀傷食顙①

凡刀石破傷，割斷食顙或腸破腸出。用藥敷口，以扇搧之，立時收口結疤。忌臥熱處，如傷發腫，煎黄連水以翎毛蘸水塗之，即消。

---

① 原無：據目録與文義補。

鐵扇散方

象皮切片，用篩，微火焙黃色，以乾為度四錢，上白龍骨四錢，數百年陳石灰四兩，枯白礬入鍋內熬透四兩，寸白香松香色黑者即是，用四兩，松香四兩，與寸白香一同鎔化傾入水內，取出晾乾。共研細末。磁瓶收貯。

二便秘結

二便脹閉不通，用葱連鬚一觔，帶泥不洗，生薑一大塊，淡豆豉一撮，食鹽一匙同搗作餅，烘透熱，安肚臍上，以帛束定，逾時自通，否則再換一個必通。

大便秘結

生蜜一大盃，元明粉三錢，開水調服，立通，不傷脾胃。

小便閉塞

木通、生地、滑石、車前子、甘草等分，水煎服即通。

小便不通

蝸牛數個搗爛，麝香一分和勻，安臍上，以温布蓋之，用手摩擦即時便通。

洩　瀉

立止水瀉方：車前子、澤瀉各一錢，厚朴薑汁炒，一錢二分，共爲末，水調。

洩瀉初起此方神效。細陳茶一錢，核桃五個，燒枯，生薑二錢，紅沙糖三錢，水二碗，煎八分，清早服。

久　瀉　丸

治一切久瀉諸藥無效，服此一劑自止。黄丹水飛，一兩，枯礬一兩，黄蠟一兩，用銅杓鎔蠟，投入丹、礬二末調勻，乘熱爲丸，如黄豆大。每服止用二丸，開水送下。

脾虛洩瀉

老人五更瀉。黄老米三合炒，蓮子三兩，去心，猪苓五錢，澤瀉炒，五錢，廣木香一錢五分，白术土炒，五錢，白洋糖一兩，煨乾薑二錢，共爲末，和勻，每服三錢，空心白湯下，其效如神。

神授遺精泄瀉丸

茯神一兩，山藥一兩，没藥一兩，破故紙二兩，硃砂一錢五分，用米糊爲丸，每服三錢，十日奏功。屢試屢驗，其妙如神。

柏子養心丸

治神不守舍，合眼則夢遺。蓮子心二錢，硃砂一分，共研勻，開水調服，數劑愈。

心腎兩交湯

治勞心過度而遺者。熟地、麥冬各一兩，山藥五錢，芡實五錢，川連五分，肉桂三分，水煎服經云：黃連、官桂同行，能使心腎交於頃刻。

淋　症

血淋、石淋、肉淋、膏淋、勞淋，總以疏通清熱爲主。用韭菜搗汁酒冲，空心飲，再以韭煎湯洗陰莖，效。又方：船底青苔煎水服。苧蔴根、白扁豆根煎水飲，皆效。

五　淋　症

極難見效，惟用牛膝一兩加乳香一錢，水煎服，連進數服即安。如夢遺失精，則不可服。

血　淋

川鬱金一錢，血餘二錢，瓦煨存性，研，爲末，韭汁調服。

赤　　濁

生白果十枚擂水飲，一服取效。

便　　血

鮮枸杞根煎濃汁，每服一盞，少加酒，食前温服。此方清心胃、開鬱結，兼以分利小便自清。又方：蘇苧根煎湯服，亦效。

白　　濁

生白果十枚擂水飲，一服取效。

小便出血痛不可忍

木通、滑石各一兩，黑牽牛五錢，共研末，每服二錢，燈心葱白湯送下，食前服。

小便不通尿血

紫苑一兩煎服，立效。

房勞小便溺血

鹿角膠五錢，用鹿角霜炒成珠，没藥、血餘瓦煨存性，各二錢，共研末，每服三錢，茅草根搗汁調下。

大便下血

當歸身、山萸肉、生地、阿膠石膏炒珠各一兩，棉花子一勺以上，五味俱炒焦黑色爲度，研末，用柿霜一二兩和勻，每早服四錢，白湯調下，臨晚再服三錢。俟糞色變黑，血漸止矣。忌食花椒、胡椒、燒酒。

腸氣下血

豆腐末曾入袋濾漿者，取來安鍋内，炒黃色至可研末爲度。血紫者，白洋糖湯調三錢，清早服。血紅者，黃沙糖調服。雖年遠至面色黃瘦垂危者亦神效，每日三服。

疝　　氣

治諸疝痛不可忍。荔枝核焙脆爲末，空心白湯調服，或加青皮、山栀、山查、茱萸、橘核各等分，炒研末，仍白湯下。

斗大疝氣並偏墜[①]

消斗大疝氣並治寒疝偏墜。沉香、紫蘇各五錢，老香橼一個，以雄猪尿泡一個，洗净，入藥於内，好酒四五勺，煮爛搗，麵糊爲丸，桐子大，酒送下四五十丸，藥服完病愈。終身戒食黑魚。

---

① 原無，據目録補。

又疝氣奇效方

用葫蘆子五枚，大茴香五枚，小茴香五分，陽瓦炙末，老酒送下。

小腸氣痛繞臍衝心

老絲瓜連蒂燒灰，研，酒服三錢，重者三服。

治小腸疝氣方

荔枝核十四個，沉香一錢，大茴香一錢，小茴香二錢，木香一錢，苦楝子肉二錢，去皮淨，共爲細末，每服二錢，空心温酒送下。藥完病愈。

腎　囊　風

地骨皮二兩，吳茱萸一兩，煎湯久久重洗即效。

腎陰腫大

荔枝核燒研末，蜜調敷，并煎湯服即愈。

增大便下血

柏葉炒成炭，每日米湯調服二錢，連進十服即愈，神效。

方書甚多，倘或稍涉奇僻，不獨病家購製爲難，且服之猶恐，有偏勝之弊。茲特擇簡易諸方，又經各名家選定者，筆之於書，俾貧而無力及僻遠鄉村者易於投治，濟益良多。尤願諸大君子樂善好施，廣爲刊送，則陰騭普蔭，必獲美報於無涯矣。

同治二年癸亥秋，湖北孝感縣屠道和燮臣氏誌於長沙省寓

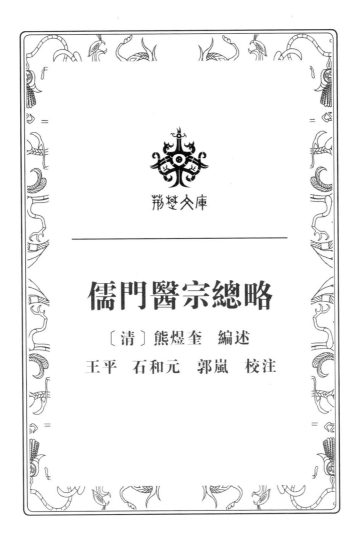

儒門醫宗總略

〔清〕熊煜奎　編述

王平　石和元　郭嵐　校注

前　　言

《儒門醫宗總略》爲清代醫家熊煜奎編述，成書於 1871 年。

熊煜奎，字吉臣。清代湖北武昌縣靈一里人，約生活於清代同治年間，具體生卒年月不詳。邑儒醫熊昌秀子。自少習儒，長爲諸生，督學孫家器重之。家貧，平生寡交遊，乃檢伯父惺齋所遺醫書，勤習，漸精醫，深通家傳醫學，凡鄰里以病延請，寒暑晨夜必至，遇貧困者贈以藥。晚年家境益貧，而好學之志益篤。嘗鈞稽《靈樞》《素問》，宗法長沙，著《寒熱條辨合纂》八卷，巡撫潘霸極稱之。此外尚有《救急良方》一卷，皆未見。今存者僅《儒門醫宗總略》，爲同治十年（1871 年）崇訓堂刻本。

本書分爲《醫學源流》和《方藥類編》前後兩集。前集卷一《玉函演義》論及醫非小道、讀書宜審、操術宜慎、變通有法、訛誤當闢等；卷二《靈素引端》論及內景賦、臟腑十二官、五臟分主氣化、十二經氣血多少訣、十二經營行逆順訣、十二經脉起止訣、奇經八脉、宗營衛三氣解、中氣二氣六氣會通解等；卷三《靈素秘旨》論及陰陽變化、五行生克、臟腑生成、氣血原本、精神化生、形體結聚、五官開竅、五情緣起、五味根原等；卷四《金匱典要》論及四診易知、證治總略等，旨在正本清源，發明經義。後集卷一《內臺遺法》論及方劑機宜、五臟補瀉、五行相克、五病所禁、五味所傷、六淫證治等；卷二《內臺緒餘》論及補劑主治、上下內外主治、氣病主治、血病主治等；卷三《內臺緒餘》論及風證主治、寒證主治、濕證主治、火證主治、暑證主治、痰證主治等；卷四《雜論增補》論及風兼百病、中風辨似、汗分陰陽、治病各有取象、權變諸法等，采摘歷代醫家方藥精義，闡述藥性補瀉及氣味宜忌辨異，按證列舉方治。全書理、法、方、藥兼備，發皇古義，融匯心得，解說前人之莫解，立其獨見之明，語之切切，言之有據。

　　《儒門醫宗總略》是一部以臨床醫學爲主，結合基礎理論的綜合性醫書。熊煜奎醫術精湛，聲望素著，畢其一生，除了行醫治病，便是從事醫學理論著述，其在醫學經典著作的研究上，結合臨床經驗大膽發揮。本書將醫理、醫術、醫道融於一體，具有較高的文獻價值和臨床應用價值，值得進一步發掘研究。

　　本書現存清同治十年崇訓堂刻本，藏於湖北省圖書館。本次點校以湖北省圖書館館藏刻本爲底本，同時以《傷寒論》《金匱要略》《温病條辨》《本草備要》《長沙藥解》《素靈微蘊》《四聖心源》等書進行參校。點校者才疏學淺，書中諸多訛誤及不當之處，敬請讀者批評指正。

目　録

醫學源流

方藥類編

荆楚文库

醫學源流

前後集兩冊

儒門醫宗總略

其續集四診彙要、寒熱條辨合纂、程氏醫學心悟摘錄、張氏育嬰心法附翼俱經分卷編次待定續出。

崇訓堂訂

崇訓堂醫學源流總叙

　　憶自先人見背，經畬就荒，接遇時艱倖免，不甘朽同草木，廼撿先伯父惺齋公活人遺書數卷，寢饋十餘年，擬偕二三知己，勉述其所學，徐以公諸同道，而自分無徵不信，齎志久之。辛未秋九月，客蘄春，晤戚好賀君靜軒，盛稱戴旭齋少府傷寒正解，為生平未見書，比授讀之，煜奎驚為仲景復生，以謂今而後有此述者之明。行見儒術醫術，道會一貫，人人皆可言醫，人人可不至為庸醫所誤也。良相之功，豈僅在當時已哉。竊維醫學倡自靈素，其內臺正方，集成於漢太守張公仲景之玉函金匱。醫門有仲景，不啻儒門之孔子也。古方書無專重傷寒之文，緣仲景救一時急病，惟傷寒證治居多，後人演其學，遂因以傷寒論名篇，而另列雜病，分卷附焉。抑又有説，天氣始於冬至，而一陽初動，寒於是乎始來，準此立論，則百病之權衡具在。故有識者解熱病原於內傷，必引內經所云冬不藏精，先損傷寒水經藏為證。葢誠見夫天一生水，寒水周流天地，非巨陽不能舉運。人之一身具小天地，可知太陽寒水一經，實六經之綱領，無論傷寒熱病，其證之遞傳變化，總不能外太陽而別稱營衛，別為表裏也。第仲景書遭漢季兵燹剝蝕之餘，殘編斷簡，不無訛誤。重以文義古奧，披讀尤難。晋太醫令王叔和撰次於前，數傳至宋，經宋臣林億等校正，金聊攝成無已註解，此為原本。繼起者旁搜遠經，代有達人。一綫之緒，衍之未絶。後世王安道、王肯堂、張隱庵、張令韶，皆恪守其舊，不敢稍背經旨。惟方中行、喻嘉言、程郊倩、程扶生、魏念庭、柯韻伯輩，傑出一時，乃更易舊文，互相闡發，承派綦數十家。終晚近如沈目南註、程雲來集註、舒馳遠集註，正以徐靈胎之類方，尤在涇之貫珠集，始均能因端竟委，大有便於後學。迨黃坤載之懸解，自負無雙，陳修園之淺註，復開法門，醫學迄今，洵為之一盛。奈世醫自命專家，未必盡見此書。縱見此書，亦未必能善用此書。至於學士文人，

株守儒業，目醫為小道，全不察其為性命所攸關，生人之要務，而輒以
雜流卑之，置諸度外而不屑。致先正救世扶危之苦衷，俱歸泯没，可為
太息也。所以然者，庸工因陋就簡，視仲景之書不可學而幾，亦猶俗儒
尋章摘句，視先聖之書不可學而至，殆同一畏途耳。不謂旭齋氏正解書
出，閱之始嘆其章法文法之妙，引人易入，非但可以示醫學之簡易，並
可以廣醫學之流傳。意方喻泊當代諸賢有知，亦必自謝以前賢畏後生，
而深幸吾道之不孤也。爰於本年冬，僭輯醫學源流十則，以玉函演義名
篇、次靈素引端、次靈素秘旨、次金匱典要，共四卷，而預紀其巔末如
此，願與有志斯道者，述而識之。

　　附記旭齋江右臨川人，幼隨尊人避亂湘南。年十二，即淹貫經卷，
於羣書無不讀，甫成童出塾，每嗟時藝之工，無補於世，而醫學不明，
久為蒼生大患，乃取古方書畢力探討，學究天人。既由湘南流寓楚北，
寄跡蘄之茅山鎮，以閒散得便著述，其與世無求。有古徵士之高風，而
存心愛物孳孳□善之忱，似又過之。傷寒正解，告成於本年夏，凡梓工
雜項捐欵，共計三百餘貫，悉取之於家。署中陋規，概刪革無染。平居
軫念時艱，安民息訟，蔬水自甘，晏如也。又善書，尤長水墨大筆，其
墨梅追倣彭雪琴宮保，蒼勁樸茂，生氣橫逸。隨畫隨題，援筆立就，無一
定之稿，無重複勦襲之獘，見者嘆為三絶，即此筆具化工，胸羅萬象，亦
可為旭齋之醫學寫照矣。現年方逾壯，知將來深造，遠到其未可量乎。會
因其戚誼程竹可明府，與談醫學甚洽，輒訂傾蓋之知，旋同賀靜軒，藉效
棹訪見戴，風雨聯床，得證此生甘苦，抱殘守缺之心情，為之一慰。用是
感成二律，其贈程竹可云：三霄霽月歡初晤，半褐祥雲話夙因。贈旭齋
云：千仞茅山高隱吏，一灣秋水謫仙鄉。非溢譽，葢誌朂也。

　　峕①

　　同治十年歲在辛未季冬月中浣楚樊熊煜奎曉軒氏題

---

　　① 峕，同“时”。

凡　例

一、是集非敢云著作也，緣生平零星遺稿，未竟厥功。今幸借他山之助，希冀玉成有日，用是綱羅散軼，聊撮其千慮之一得，節次成卷。其分卷彙要，徹始徹終，不必定主某病某法，而所以臨幾應變，一切證治之準繩，大略已具。同教先生長者，慫惠付梓，謂其可為初學程式，下學階梯，雖未能信，厚望屬之。

一、集中臚列古書，軒岐之靈樞素問，仲景之金匱玉函，誌體用兼該也。其未及者，如秦越人之難經、唐人之千金外臺，皆可補古書所未詳，以備參考，至後世著名之書，除集中所登之十數家以外，其餘各大小書，或瑕瑜不揜，或失之紛歧，或失之浮濫者，有之，明者善為去取，庶不致悮。

一、本集敘次大證，以傷寒熱病為最。內經略於傷寒，而詳於熱病。仲景書略於熱病，而詳於傷寒。後世荒經蔑古者，直舉傷寒熱病，混而為一。是以遇輕淺感冒，及內傷雜病，或間有能展其一得之長，應手取效，至猝遇傷寒熱病兩門，則茫無所措，輕或倖免，重則付之不治。中古以降，求其能精察而明辨之者，數人而已。

一、大證除傷寒熱病而外，更有若瘟疫痘疹瘡痒等證，痘疹瘡痒，另有專書。其方證論定於中古以後，瘟疫亦另有專書。其方證論定於有明之季，而理明法備。又集成於當今諸賢，內經及仲景之書，於瘟疫等證，豈無微示其端倪者，而方證未詳，則有待於後賢之啟而發之也。

一、古方人參有用至數兩者，半夏、五味子，或以升計，今人莫悟其旨，不知古以二十四銖為一兩，一兩分為四分去聲，六銖為一分，計二錢半，故古方書開載某方某藥，又有不開兩與錢數若干，而但開分數若干者，須明及此義。至所謂方寸匙者，即一寸大之方匙也。一錢匙者，即如錢大之圓匙也。一字者，以一錢有四字，一字二分半也。刀圭者，十分方寸匙之一也，又四刀圭為一撮也，度量照此類推。

一、方有奇偶，奇方如俗所稱單方者是，偶方加倍不等，惟視病之專證與兼證以為衡，湯劑之分兩，即照古制折減。而每劑服法，又必分作二三次，是古與今之方劑，輕重不甚相遠也。奈俗醫最下者，則直謂古方不可用，甚至闢仲景書不可學，其稍閱古書者，又往往囿於一偏之見，拘守陳文，不知變通，殺人於不覺，此等積獘急宜力矯。

初學示例

一、夏禹鑄先生，謂醫有十三等人不可學，其目云，殘忍者無仁心，不可學；馳騖者無靜氣，不可學；愚下者無慧思，不可學；固執者無活法，不可學；猶豫者少定見，不可學；急遽者常欲速，不可學；輕浮者多粗疎，不可學；怠緩者多因循，不可學；剛僻者多自是，不可學；鹵莽者不耐思索，不可學；忌克者諱稱人善，不可學；慳吝者藉此居奇，不可學；貪婪者恃此網利，不可學。有志者能內省自察，除去此等病根，則不特可為真醫，亦不愧為真儒矣。

一、古稱良醫有三拆肱九拆臂之說，又禮云醫不三世，不服其藥，誠以斯道為生命關係，未可輕為嘗試也。昔吳鞠通先生著條辨一書，薈醫學大全，上下古今，囊括眾方，去取增刪，旁參互證，必求折衷至當而後已。原其先讀書十年，未敢為人擅治一病，輕開一方，非秘而不傳，蓋恐傳之失其真，不如不傳之為愈也。今世俗術家無足論，乃有儒林中聰明才智之士，局於唐宋以後各家通套之書，耳熟先入之言，動與人開方治病，致誤人不覺，是皆未嘗通閱先聖後賢真書之過也，學然後知不足，願與同教共勉之。

一、汪訒庵曰，食能養人，不能醫病，藥能醫病，不能養人。無病而服藥，有病而議藥，此人之大患。茯苓甘草，悞用亦能殺人；巴豆砒霜，對病即能起死。舍病而論藥，庸人之通病也。乃今復有等最庸最陋之人，不信醫藥，而專重口腹之養，以倖而延生，及至治病，又妄取生物之血肉湯液，用代藥方，致成痼疾不起者，往往有之。又其甚者，近多以洋煙為妙藥，而治風寒腹痛咳嗽下痢諸疾，及挽救一切敗證，尤屬悖謬，就令偶爾見功，漸而病必反覆，舍煙不能暫救，是本病未除，煙病轉劇，適以速其亡而已，曷弗鑒之。

一、汪訒庵曰，今世術家學醫，惟求其便，病家擇醫，惟求其穩，然非通何由得便，非當無所謂穩，舍通而求便，舍當而求穩，必天人性命矣。葢所謂便者，或以訛傳訛，或愈難愈遠，或投方而鮮能對證，或用藥而多不如法，掛一漏萬貽誤必多。所謂穩者，非依遠於兩可，即調停而執中，其弊也，或為開門揖盜，或為闔門殺賊，而失則固，抑或為養蠱遺患，或為杯水救火，而失則怯，幸而病輕，獲愈者居功不幸而病重難起。醫者無過，是穩醫之害人，殆與儒教中之所稱鄉愿，無以異也，好學者其知之。

一、晚近稍知醫者，皆習聞世俗常用之通套數方，而若無活法。如俗多拘守金匱腎氣定方治水腫，而葉天士則按本方茯苓用八兩，熟地減至四兩，藥即對證矣。東垣之升陽益胃，補中益氣，主治中氣下陷，或者謂經脉運行，脾主升，胃主降，茲胡云升陽開胃，葢胃分陰陽清濁，升清陽而降濁陰也。活人之人參敗毒，治時行感冒。局方之藿香正氣，治內傷外感諸客邪。亦輕者可勝任，重證不足恃也。張元素之九味羌活湯，舊註皆謬，惟用治風寒兼疫，乃為活法。吳又可論瘟疫，初治主達原飲，世多遵之，不知草果刼痰，檳榔墜氣，俱屬峻藥，必證見胸膈緊悶，邪實者宜之，否則鮮當也。略舉數端，聊備法程，三隅之反，可以類推。

一、凡病皆有表、裏、陰、陽、寒、熱、虛、實之辨，初治得法，以後自可次第奏效。倘初病不知早治或倒行逆施而誤治，則生死未可知矣。即幸而不死，而損元氣，成痼疾，愈無定期。過有攸歸，諸病皆然。至急證尤生死反掌，延醫合藥每迫不及待，則急救法與急救方。若非預講於平日，安能不失措於臨時哉？故拙稿另有衛生便方一編，久經付梓匪所未逮，是所望於後之明者。

一、世俗醫學，傳派不清，於軒岐仲景之書，未能真切體認，以致謬□□見，泛濫歷代諸名家及時賢藍本，各持一家言，偶有會心，遂驚為獨得之秘，由是大概論證。每遇四時感傷之疾，或混稱為傷寒，或混稱為熱病，或混稱為瘟疫，輒使輕病致重，重病致死。死於病者猶少，死於醫者轉多也。且更有誤於病家之任醫，而去取失宜者，有誤於旁觀之品醫，而真假莫別者，流弊大抵如斯耳。抑病證之遞變，天運與地氣不常，即如瘧疫兩證，在道光以前，瘧皆發於夏秋之交。以陰氣先傷，復因於暑，陽氣獨發也。至咸豐以後，則春夏秋冬四時皆有之，往河南、山西等處名瘧為擺子，其忌諱等於瘟疫。明崇禎間，瘟疫大作，山東浙省、南北兩直，感者尤多。迄昭代道光壬辰，近地為患劇甚，嗣後各地方，歲時或間一傳染。今歲壬申，自上春延及夏秋，正傷寒絕少，惟溫病、熱病與瘧疫、痧痢等病。有專證、有兼證，每錯雜而見，此證候之又一變局也。藉非熟讀吳鞠通先生之溫病條辨，而漫以管窺蠡測之學，與之師心自用，遺禍蒼生，是軒岐仲景之罪人也。降而偽醫欺世盜名，又下之以詐術射利，則更非所思道矣。

儒門醫宗前集卷一

玉函演義

一論醫非小道

粵稽上古開天明道之聖人，無不究心於醫，而紹醫學之傳，發方書之秘者，必首推仲景玉函經為正統。程郊倩曰，余讀傷寒論，閱仲景之自序，竟是一篇悲天憫人文字。蓋仲景之在當時，猶夫春秋之有孔子也，道大莫容，一時驚怖其言而不信，是以目擊宗族之死亡，徒傷之而莫任救，則知仲景之生前未遇。宗族且東家某之矣，此外更何待言。仲景原序有云，怪當今居世之士，曾不留神病藥，精究醫方，上無以療君親之疾，下無以救貧賤之厄，中無以保身長全而養其生，但競逐榮勢，企踵權豪，孜孜汲汲，惟名利是務，華其外而悴其內，皮之不存，毛將安附。卒然遭邪風之氣，嬰非常之疾，患及禍至，而方震慄弗遑，降志屈節，欽望巫祝，告窮歸天，賷百年之壽命，持至貴之重器，委付凡醫，恣其所措。嗚呼，厥身以斃，神明消滅，變為異物，幽伏重泉，痛夫舉世昏迷，莫能覺悟，至於如是也。是醫學之不明，在仲景不獨為宗族憾，為當時誠直為千古憾矣，奈何生其後者。精神耗於貼括，意氣銷於科名。於仲聖之書，獨棄而置之。非不遑讀，即不敢讀，可慨也夫。

二論醫同正學

世俗動稱儒醫，須知通天地人三才謂之儒，亦須知通天地人三才乃謂之醫也。今之儒者，僅知談天地人當然與所以然之理，全不察天地人生剋制化之五運與六氣，亦猶今之醫者，粗知講天地人生剋制化之五運與六氣，全不問天地人當然與所以然之理可同發一嘆也。《周易》《洪範》《月命》《左史》，儒書也，而醫道寓焉。《靈樞》《素問》《金匱》《玉函》，醫書也，而儒術深焉，在善讀者之能神明其意耳。竊愧我輩，馳騖聲華，但工典麗於月露風雲，敝精神於草木鳥獸，觀其象，不玩其占，考其名，不究其實。夫一事不知，儒者之恥，此何事也，性命繫之，而竟逐末忘本，輕重倒置如是，不可解矣，抑仲景儒醫中聖人也。由仲景而上，太古有神農、黃帝、岐伯、伯高、雷公宋有書名雷公炮製是冒名者、少俞、少師、仲文，中世有伊尹、長桑、扁鵲、和緩，漢有公勝、陽慶、倉公，皆仲景師承也。仲景而下，有淳于①意、華元化，唐有王燾、孫思邈，以及後世諸賢，又仲景之支派也。上之稱聖稱神，次之亦不失為良醫真醫，神聖不可學而能良醫真醫豈不可學而至哉。

三論讀書宜審

醫學必先審讀書，軒岐靈素仲景玉函金匱，比之儒書四書五經。有志斯道者，於若數種必讀之書，雖不能全讀，亦必擇其緊要者，熟讀講貫，以為醫學之根柢。次脉法，初學入門宜，陳修園之八脉易知，由是參究夫徐黃吳葉各家所解內經與仲景之脉法，期旨宗一派。次本草，則以徐靈胎並陳修園所註之神農本草經，及黃坤載之長沙藥解，為斷。而吳儀洛之從新，黃宮繡之求真，亦可旁覽及之，與為斟酌去取而善其用。

---

① 原文爲"如"。

至其分別證治各方書，傷寒雜病外，歷唐宋元迄有明之季，始增以吳又可之瘟疫論，粗定法方。迄今之吳氏鞠通集醫學大成，著溫病條辨一書，此又可與先聖及時賢心法，補偏救弊，互相發明，學者統此以觀其會通，臨機應變，頭頭是道矣。其他世俗通行之各大小書，以餘力搜輯之，亦必另有心得，能擴聞見所未逮。陳氏謂諸家書屬濫套，不可一字入目，殊非平允之論，然陳氏本意，是推究學者始終以先入之言為主，在初學審端用力，必如此幀嚴，庶可入於精微之奧，此意又不可不知。

四論操術宜慎

經云，知其要者，一言而終；不知其要，流散無窮。此即儒家之學所稱，一理貫通之謂也。故曰，醫者意也。得此意，凡術家星學堪輿之學，均可與醫學參會其旨。試以天地陰陽申言之，天時有春夏秋冬之殊（春生夏長秋斂冬藏），地氣有高下燥濕之分，而戴天履地者為人，則有東西南北之互異。至人之身，復有長短肥瘦之不齊，人之性，復有緩急剛柔之難一，是皆在醫者審證辨方，變通化裁，庶可期萬全無弊。經又有云，治病不失人情，則舉喜怒哀懼愛惡欲之發於不覺者，皆可證之以察其病因，而臨病問所便之說，亦即準此矣。推之一切暴病詐病反常之病，莫不具有方外之方，修園因是引其緒，與同道相誡曰，凡病家不能相信，此有理數存乎其間，宜聽之自然，斷斷不可相強，蓋藥之所以流行於臟腑內外，無有不到者，氣為之也。今彼既疑我，則心氣亂而妄行。或胆氣怯而不行，均難免增病遺患。是不能活人，反以誤人矣。抑且不必言及治當何法，應用何方，恐後到劣醫，矯吾言而走入錯路，尤恐其翻吾言而轉致相诬，亦階屬非淺此外有病屬不治，而主人再三求醫，情不能却者，亦須先與言明，免後一切非議之加必以此為戒。則道愈彰而活人愈衆。修園又為不知醫者，著醫學實在易一種，其序例則曰，是書非以易示時醫，蓋甚憫夫病家不知擇醫，誤致輕者重，重者死，故不得不撮其大綱，而示之以易，俾儒門咸知粗略，然後與醫者周旋，一問答便識其可否，而去取不誣耳，又慮因此一言，開後學簡便之門，遂於每證後，節錄內經原文指實，用示學有自來，以為難則非難，以為易則非易也。

五論折衷貴當

首倡傷寒熱病之辨，黃坤載懸解尚矣。若專論傷寒一病，簡明則莫如旭齋正解。以六經表裏為綱目，其層次之高下淺深，皆有條而不紊，詳悉則莫如修園淺註，就六經標本察氣化（標本間又有中見氣化詳本卷圖註）。其樞機之出入開闔，更無法而不備六經層次標本樞機之説詳後。修園學問，首在傷寒淺註，所有本卷序例讀法，與夫長沙歌括卷首之三徵引、十勸讀，並卷末所載徐靈胎之六論等篇，俱須逐一閱過，不可疏忽。惟尊信叔和處，於古法古方，未免多涉膠柱，稍滋後人之疑。徐靈胎尤在涇之書，歷行於吳楚南北，黃坤載四種，凤重京華，上下江近亦有奉行者，皆可與修園互為羽翼。黃氏才傾一世，懸解而外，如《長沙藥解》《素靈微蘊》《四聖心源》各書，其博辨宏深，誠能發前人所未發，第以論證專重中氣，崇陽抑陰，而元陰元陽，幾致混淆莫別，是其所短。又每論陰陽氣化，必以干支分配，參伍錯綜，曲盡其變，非不入精入妙，所嫌近貼括空套，務於過高而無實，反令末學益苦其荒渺，不得謂非千慮之一失也。至其卓犖不可企及者，自叔和渾傷寒於熱病，啟後人傳經為熱之訛，累代宗之，遵守不易。黃氏獨原本內經，以傷寒熱病對待分析，力闢諸家，一掃繁蕪，而傷寒六經，以次論列方證，部署井井，又於卷末另註傷寒類病，並類病熱病各證治，均能使閱者一目了然。其人其書，仲景後豈易數數見哉。吳鞠通考據內經，更溫病該熱病，薈集諸家，取長去短，以上中下三焦辨證主方，則與傷寒之分屬六經尤不容相假，知溫病益知傷寒，既可兩而化，又可一而神，方書明備，至是嘆觀止矣。

六論變通有法

據經謂風為百病之長，又謂風者善行而數變，可知六淫之邪皆可以風相為錯雜，而《金匱》之雜病，皆不外是。吳鞠通風論詳哉，其言之矣，凡輕淺風寒感冒，即時方荊防香蘇之類，亦能治之，可不必拘守仲景之法。仲景《傷寒論》是論大證，非感冒證也，其首列太陽經，以中風此中字即傷字，雜證中風有辨與□伤寒舉謂風為陽邪，寒為陰邪，不過粗指其大概耳。其實風原兼有陰陽寒熱之不同，後人不達其意，乃漫云風傷衛，而屬陽屬熱，寒傷營，而屬陰屬寒，甚而誤傳經為熱，傳臟為寒，種種荒謬，積獘日深。至營衛虛實之解，雖在醫林豪傑，且罕有觀其通者。今旭齋云，風能傷衛，亦能傷營；寒能傷營，亦能傷衛，學者但當以有汗無汗辨營衛，不可以營衛辨風寒也。此說適與尤在涇先生為不謀之合。尤氏貫珠集曰：太陽病，無論中風傷寒，未有不涉於衛者，其甚者乃並傷於營耳，是以寒之淺者，僅傷於衛。風而劇者，必入於營。衛之實者，風亦難除，衛而虛者，寒猶不固。學者但當分病證之有汗無汗，以嚴麻黃桂枝之辨，不必執營衛之孰虛孰實，以證傷寒中風之殊，且無汗為表實，何云衛虛。麻黃之去實豈獨遺衛，此解雖矣。又曰：太陽一經，其類緒之繁多，法方之旁雜，實甚於他經。明於太陽一經，則各經證治，可不煩言而解，謹列其說於左。

七論條目相貫

再按貫珠集，以太陽為總六經，有曰太陽原出之病，與正治之法，止二十餘條，其他則分權變法、斡旋法、救逆法、類病法也。如治此者審其脉與證皆表病，以麻桂等法，從而汗之解之，斯病去矣。其或合陽明或合少陽，或兼三陽者，則以柴葛黃苓白虎等法，從而解之清之，亦邪分而病除矣，此為正治法或兼三陰者另論。顧人同是病，而氣體有虛實之異，臟腑有陰陽之殊，或素有痰飲、積痞、頭痛、咽燥、腳氣淋、瘡、汗、衄等疾，或適當房室經產，跌扑損傷之餘，則不得混同麻桂主治矣，於是有小建中、炙甘草、大小青龍，及桂枝二麻黃一，柴葛梔豉瓜蒂等方也，此為權變法。而用麻桂等方，又不能必其無過與不及之弊，或汗出不徹，而邪不外散，則有傳變淺深，及蓄水蓄血等病。或汗出過多而並傷陰陽真氣，則有振振擗地，肉瞤筋惕等證。於是有可更發汗更藥治表治裏及真武四逆等方也，此為斡旋法。且醫學久蕪，方書罕悉，或當汗而反下，或既下而復汗，以及溫鍼、艾灼、水噀，種種混施，因致結胸痞滿，挾熱下利，或煩躁不得眠，或飢不欲食，或驚狂不安，或肉上粟起。於是有大小陷胸，諸瀉心湯、並薑附參等方也，此為救逆法。至於天之邪氣，氣共有六淫，太陽受邪，亦非一種，是以傷寒之外，又有風溫、溫病、風濕、中濕、濕溫、中暍、霍亂等證。其形與傷寒相似，其治與傷寒各別，於是有桂附甘术、瓜蒂理中等方，此為傷寒類病法也。凡此引其緒於太陽，更會其旨於三陰三陽，條貫兼綜，法方明備，傷寒之全書，思過半矣。

八論訛誤當闢

閱正解凡例曰：春溫夏熱各證，嘉言謂當另立大綱，專自名篇，誠得其旨。至陰陽易一條，及瘥後勞復，並復脉數條，方證彼此不合，皆略去，以免滋惑，尤為旭齋卓見，抑諸家有明於治傷寒，即能明於治雜病之說，此可為上智言之。而中材以下未易幾也，故朱武曹序《溫病條辨》云天以五運六氣，化生萬物，不能無過不及之差，於是有六淫之邪，非謂病寒者不病溫，病溫者不病寒也。後漢仲景傷寒論，如日星河嶽之麗天地，任百世鑽仰，而義蘊終難窮盡。然其書專為傷寒而設，原未並詳夫六淫，奈後之醫者，概以治傷寒之法，應無窮之變，勢必至於枘鑿之不相入。迨明陶節庵六書，大改仲景之法，而後之學者，苦張之艱深，樂陶之簡易，莫不奉為蓍蔡。遂將六淫之邪，渾而為一，以是死於病者十二三，死於醫者十八九。而仲景之説，視如土苴矣。余來京師，獲交吳子鞠通，見其治疾，一以仲景為依歸，而變化因心，不拘常格，往往神明於法之外，而究不離乎法之中。非有得於仲景之深者不能久之，乃出所著《溫病條辨》七卷，自溫而熱、而暑、而濕、而燥，一一條分縷析，無不究其病之所從生，推而至於所終極。其為方也約而精，其為論也閎以肆。俾二千余年之塵霧，豁然一開。昔人謂仲景為軒岐之功臣，今而知鞠通亦仲景之功臣也。審此，而正解之為功，又差可想見矣。

九論俗不可徇

再按《溫病條辨》汪瑟庵序云，六氣之中，君相二火無論已，風濕與燥，無不兼溫，惟寒水與溫相反，然傷此者必病熱，天下之病，孰有多於溫病者乎瀉方書始於仲景，仲景之書重論傷寒，此六氣中之一氣耳。其中有兼言風者，亦有兼言溫者，但所謂風者，寒中之風，所謂溫者，寒中之溫，以其本論傷寒也。此外五氣，論中未詳言之，是以後世無傳焉。自叔和而下，大約皆以傷寒之法，療六氣之疴，迨試而輒困，亦自知其術之疎也。因而沿習故方，略變藥味，冲和解肌諸湯，紛然雜錄。至陶氏之書出，遂居然以杜撰之傷寒，治天下之六氣，不獨仲景之書所未言者，未能發明，並仲景已定之書，盡遭竄易。世俗樂其淺近，相與宗之，而生民之禍亟矣！又明季吳氏又可，著《溫疫論》，其方本治一時之時疫，而世誤以治常候之溫熱。其時方中行、喻嘉言諸子，雖別溫病於傷寒之外，而治法則終未離乎傷寒之中。惟金源劉河間守真氏者，超出諸家雖如元之朱氏丹溪亦不能及。著書分三焦論治，不墨守六經疫邪客表裏界膜原間者不拘六經。庶幾中流一柱，惜其人樸而少文，其論簡而未暢，其方時亦雜而不精。承其後者，又不能闡明其意，俾補其疎。而下士聞道，方且怪而訾之。於是其學不明，其説不行。而世之俗醫，遇溫熱病，無不首先發表，雜以消導，繼則峻投攻下，或妄用溫補，輕者以重，重者以死，倖免則自謂己功，致死則不言己過。即病者亦但知①膏肓難挽，而不悟藥方殺人，舉世感風，牢不可破，二千餘年，略同一轍，可勝慨哉！錄此以與共贊之，解者訾而識焉。

十論藝必歸真

溫病乃寒水損傷，經有明文，既曰冬傷於寒，春必病溫，又曰，精者身之本也，藏於精者，春不病溫，冬傷於寒，即冬不藏精之變文也。古人攝生要旨，春夏養陽秋冬養陰，是以□□□夏至絶嗜慾冬至禁嗜慾之語，皆惟此寒水之經臟□□□意也。後世漫不加察，乃誤引內經解熱病者以解傷寒。□□遇溫熱病也，則又泥仲景治傷寒病者，以治溫熱病。黃坤載曰，傷寒熱病□不相同，惟按日傳經一候，則無甚區別，□以傷寒傳變論，或因陽盛而入三陽之腑，或緣陰盛而入三陰之臟。斯遲速久近，遂不應經傳經盡之期，諸家乃以傳腑傳臟為傳經，則寒熱混矣。熱病之刻日挨經者其常也，間有裏氣之偏者，則亦不悉應此期。故凡治溫病均須隨宜變通，審內證虛實為斷。又曰，論溫病易溫名熱者，以夏至前為溫，夏至後為暑，溫不足該之也。總之是多熱少寒，傷寒之形證必惡寒，表雖熱而裏無熱，溫病一起，表裏俱熱五臟熱病初起，惟肺病多先見惡寒，餘初證或間亦有之，總不若肺病惡寒之甚。挨日而日增劇，其勢自不等於傷寒，然熱即從經過，未連及臟，故熱雖甚不死。叔和將傷寒營衛之病，混作內傷熱病，而以熱雖甚之，熱渾傷寒發熱之熱，謬矣。熱病兩感於寒而病者，必不免於死。兩感者，冬不藏精，相火發洩，故冬去春來，風露外襲，遏其內熱，感應更速於是表裏雙傳，陽亢陰枯，所以不免於死，而非正傷寒病兩感之謂也。要之傷寒病是偏重於傷陽，溫熱病是偏重於傷陰，病機之所爭，如斯而已。又曰，傷寒有三解，曰傷寒，寒水之經病，仲景以傷寒名書者主此。曰傷寒病，係六經之一，即素問所云

---

① 但知，原作“自□”，據《溫病條辨》改。

重感於寒，內外皆然之病。仲景論，太陽病或已發熱或未發熱，至脉陰陽俱緊名曰傷寒者，主此。曰傷於寒，則非現今病也，乃溫病所受之源頭，素問所云冬不藏精，陽①强不密，精氣乃絶之謂。其發為病，則如仲景論太陽病，發熱而渴，不惡寒為溫病者，是也。此則溫熱病之□□於傷寒論者，惟黃氏惟能洞悉其微也。陳修園全書□□□□□氣之理，亦與經旨不悖。迨吳鞠通溫病條辨書□則□□□□□軒岐靈素，分別仲景玉函金匱參會六氣雜病，並吳又可所論之厲氣瘟疫疫病多□□□□□足□□病甚夜臥不安□□凜凜惡寒後□□不惡寒脉數實有力右關更甚為常侯無不逐一辨似□□□□□窮其蘊奧。至其於著名各家，若劉河間李東垣朱丹溪葉天士，諸子之書，品其優劣異同，均有定論，是醫林中又唯先生能集諸名家之大成。而金聲玉振，上承先聖之統，斯道以明，可俟之百世而不迨矣。

---

① 陽，據《素問·生氣通天論》補。

儒門醫宗前集卷二

靈素引端

內 景 賦

此張景岳著也。景岳學行純粹，不愧真儒良醫，於岐黃之道，殆將开堂，而未入室耳。論者詆之，揭其短而並沒其長門戶角立，持之過嚴，斯道誰與共維繫乎。余向閱其類內經及全書，已胸有成竹，每撮其精義，登之四診彙要各卷。茲故特為闡表之。

嘗計夫人生根本兮，由乎元氣。表裏陰陽兮，升降沉浮。出入運行兮，周而復始。神機氣立兮，生化無休。經絡兮行乎肌表，臟腑兮通於咽喉。喉在前，其竅堅健。咽在後，其質和柔。喉通呼吸之氣，氣行五臟。咽為飲食之道，六腑源頭，氣與食何以不亂？主宰者會厭分流，從此分下咽入膈。臟腑兮陰陽不侔，五臟者肺為華蓋，而上連喉管。肺之下，心包所護，而君主深宮，膻中在此，宗氣所從，膈膜周蔽，清虛若空。脾居膈下，中州胃同，膜連胃左，連化乃功。肝葉障於脾後，胆腑附於葉東。兩腎又居脊下，腰間有脉相通，主閉蜇封藏之本，為二陰天一之宗。此屬喉之前竅，精神須賴氣充。又如六腑，陽明胃先，熟腐水穀，胃脘通咽。上口稱為賁門，穀氣從而散宣。輸脾經而達肺，誠臟腑之大源。歷幽門之下口，聯小腸而盤旋。再小腸之下際，有闌門者在焉。此沁別之關隘，分清濁於後前。大腸橫其右道，渣穢於大便。膀胱無上竅，由滲泄而通泉，羨二陰之和暢，皆氣化之自然。再詳夫三焦屬火，水道出焉。號孤獨之腑，擅總司之權。體三才而定位，法六合而象天。上焦如霧兮，靄氤氳之天氣。中焦如漚兮，化營血之新鮮。下焦如瀆兮，主宣通乎壅滯。此所以上焦主納而不出，下焦主出而如川。總諸臟之所居，隔高低之非類。求脉氣之往來，果何如而相濟。以心主之為君，朝諸經之維系。是故怒動於心，肝從而熾。欲念方萌，腎經精沛，搆難釋之苦思，枯脾中之生意。肺脉濇而氣沉，為悲憂於心內，惟脉絡有以相通，故氣得從心而至。雖諸臟之歸心，實上系之聯肺。肺氣何生？根從脾胃，賴水穀於廒倉化精微而為氣，氣旺則精盈，精盈而氣配。此化源所從出，坎裏真命寄。撫內景之緣由，尚根苗之當究，既云兩腎之前，又曰膀胱之後，出大腸之上口，居小腸之下右，其中果何所藏？蓄坎離之交姤，為生氣之海，為元陽之寶，闢精血於子宮，司人生之夭壽，稱命門者是也，號天根者非謬，使能知地下有雷聲，方悟得春光彌宇宙。

凡方書分門別類，其綱領處，多撰以詞調歌括，取其便於記誦也。諸家之作，載之各大小書者，不能悉數，然非繁而無緒，即簡而不該。且半狃於世醫先入之言，殊罕善本，茲本前後所彙，語必明切，法求精詳，熟之可以變化無方，其略具列於左。

臟腑十二官修園按經補，正脾胃二官

素問經曰，心者，君主之官也，神明出焉。肺者，相傳之官，治節出焉。肝者，將軍之官，謀慮出焉。胆者，中正之官，決斷出焉。膻中者，臣使之官，喜樂出焉臟本五，居裏，因腑有六，增心包絡膻中，以與腑表分配。脾者，諫議之官，智周出焉藏意與志。胃者，倉廩之官，五味出焉。大腸者，傳導之官，變化出焉。小腸者，受盛之官，化物出焉。腎者，作強之官，主骨，技巧出焉藏精與智。三焦者，決瀆之官，水道出焉。膀胱者，州都之官，津液藏焉，氣化則能出矣。

此與儒書所言五官者有別。

五臟分主氣化編經文

心火臟，藏神，色赤味苦臭焦，其合脉，其榮色，開竅於舌。肝木臟，藏魂，色青味酸臭臊，其合筋，其榮爪，開竅於目。脾土臟，藏意與志，色黃味甘臭香，其合肉，其榮唇，開竅於口。肺金臟，藏魄，色白，味辛臭膻，其合皮，其榮毛，開竅於鼻。腎水臟，藏精與智，色黑味鹹臭腐，其合骨，其榮髮鬚，開竅於耳。

經言隨神往來者，謂之魂。並精出入者，謂之魄。

臟腑納甲訣景岳編定

甲胆乙肝丙小腸，丁心戊胃己脾鄉，庚屬大腸辛屬肺，壬屬膀胱癸腎藏，三焦陽火須歸丙，包絡從陰丁火旁。

此以天干地支分別諸腑配陽，諸臟配陰。

臟腑各六分主手足十二經脉訣編經文

手太陽小腸，足太陽膀胱，手陽明大腸，足陽明胃方，手少陽三焦，足少陽經胆，手厥陰包絡，足厥陰肝鄉，手少陰心兮，足少陰屬腎，手太陰肺經，足太陰脾當註詳三卷。此經脉應六氣名目也，臟腑藏於腹內，經脉行於周身臟腑肌肉筋骨之間，於此見氣化周流，人身一小天地云。考《內經》，風寒暑該熱字在內濕燥火，天之陰陽也，三陰三陽上奉之。木火土金水，地之陰陽也，生長化收藏下應之。天以陽生陰長，地以陽化陰藏，而陰陽之交，又以地之五行，分應天之六氣。春主生，而風木生之。夏主長，而火熱長之。長夏主化，而濕土化之。秋主收，而燥金收之。冬主藏，而寒水藏之。故曰，五行為六氣之魄，六氣即五行之魂也。又《素問・陰陽應象論》，在天為元，在地為化，元生五神，神在天為風，在地為木，在天為熱，在地為火，在天為濕，在地為土，在天為燥，在地為金，在天為寒，在地為水。木火金水，分主四時，土則分旺四季之月，至濕土主令，獨應於長夏，而相火亦名陰火，乃奉君火氣化，出入於四序陰陽之間。故人之十二經脈，分配陰陽各六經，實造化自然之妙也。又按太陽名巨陽，亦名三陽心君火如日，亦通屬太陽，系六經綱領。陽明名二陽，兩陽合明，陽氣最盛。少陽一陽初生，為太陽陽明開闔之樞機，實統手足陰陽，上下進退之轉軸也。陰經以太陰為至陰，厥陰為陰盡厥者，逆也，少陰是一是二，為太陰厥陰開闔之樞機，實統手足陰陽，升降出入之轉輪也。又歲運司天在泉之説，時有常候，而氣無必然，不可拘泥。陳修園曰，主歲者，政分南北，而四方有高下之殊，四序有非時之化，百里之內，晴雨不同，千里之外，寒暄各異，豈可以一定之法，而測非常之變耶？但熟之以資應變，備顧問，則可，若主此以治病，則執一不通矣。

十二經氣血多少訣修園定

多血多氣君須記，手經大腸足經胃，少血多氣有六經，三焦膽腎心脾肺，多血少氣分四經，膀胱小腸肝包繫。

十二經營行逆順訣修園定

手陰從臟行於手，從手行頭是手陽，足之三陽頭走足，足陰上腹要參詳。手內側陰部，上太陰，中厥陰，下少陰，為手三陰。手外側三陽部，陽明與太陰相表裏，少陽與厥陰相表裏，太陽與少陰相表裏。足三陰三陽部，則以前中後為次序，腿間略與手同，至膝以下陰部，則脾肝經脉，交錯而行，微有分別。又以周身之表論，太陽行身之背，陽明行腹之前，少陽行身之側，若三陰三陽之內行於腹，而上至於頭者，按圖可考。

十二經脉起止訣景岳編定

經始太陰，而厥陰最後穴先中府，而終則期門，原夫肺脉，胸中始生，出腋下而行於少商，終食指而接乎陽明，大腸起自商陽，終迎杏於鼻外，胃歷承泣而降，尋屬兌於足經，脾自足之隱白，起大包於腋下，心由極泉而出，注小指之少衝，小腸會起端穴少澤，經肩貞，上絡乎聽宮，膀胱穴自晴明，出至陰於足外，腎以湧泉發脉，通俞府於前胸，心包起乳後之天池，終中衝於手中指，三焦始名指之外側，從開衝而上入於絲竹空，胆從童子髎穴，連竅陰於足之四指，肝因大敦而上，至期門，而復於手太陰肺經與為始終。經穴詳銅人圖。

奇經八脉黃坤載編定

督脉行身之背，起自下極之俞，入脊，上至風府，屬於腦諸陽之綱也。任脉行身之前，起於中極之下，循腹行關元，上入目，絡舌，諸陰之領也，衝脉起於氣街，並足少陰，挾臍上行，至胸中而散，諸經之海也，帶脉起於季脇，迴身一周，環腰如帶諸經之約也，陽蹻起於跟中，循外踝上行，入於風池，主左右之陽也，陰蹻起於跟中，循內踝上行，交貫衝脉，主左右之陰也，陽維起於諸陽會，維絡於身主一身之表也，陰維起於諸陰交，維絡於身主一身之裏也，陽蹻陽維者，足太陽之別，陰蹻陰維者，足少陰之別，凡此八脉者，經脉之絡也，經脉隆盛，入於絡脉，絡脉滿溢，不拘於經，內溉臟腑，外濡腠理，別道自行，謂之奇經也。奇者，別乎常之謂。又奇音基，與十二經配偶者不同。

宗營衛三氣解_{景岳註}

宗氣積於胸中，出於喉嚨，以貫心脉而行呼吸，決氣篇曰，上焦開發，宣五穀味，熏膚充身澤毛，若霧露之溉者，是謂宗氣，宗之為言大也。

營氣者陰氣也，水穀之精氣也，其精氣之行於經者，為營氣，營氣出於中焦，並胃中，出上焦之後，上注於肺，受氣取汁，化而為血，以奉生身，莫貴於此，其行始於太陰肺經，漸降而下，終於足陰肝經，隨中氣而行於十二經隧之中，故曰清者為營，營行脉中。

衛氣者陽氣也，水穀之悍氣也，其浮氣之慓疾滑利，而不循於經者，為衛氣，衛氣出於下焦，漸升而上，每日平旦陰盡，陽氣出於目之睛明穴，上行於頭，盡自足太陽始，行於六陽經。以下陰分，夜自足少陰始，行於六陰經復注於腎，晝夜各二十五周，不隨宗氣，而自行於各經內外表裏之間，故曰濁者為衛，衛行於外。

中氣二氣六氣會通解

中氣之說不一，有以脾胃為中氣者，有以中脘中焦為中氣者，有以清濁中分為中氣者，有以陰陽中平為中氣者，有以表裏之間為中氣者_{標本氣化中見之氣}。總之肺主出氣，腎主納氣，此又稱氣之門戶，諸氣之根底，尤為真氣元氣所繫屬者也。營衛二氣化於中宮，行陽氣，而血附之，營陰血，而氣運之，脾為土血之本，胃為化氣之源，司氣者衛，而氣出於肺，外達皮毛，司血者營，而血藏於肝，內行經絡，肺金收斂，而衛陽之外發者，肝氣泄之也。肝木疏泄，而營陰之內守者，肺氣斂之也_{以上編次坤載成語}。由肺金而生腎水，三陰之樞也，由肝木而生心火，三陽之主也，緣二氣而分六氣，以此悟三陰三陽，表裏相應，上下相維，其間標本氣化，動靜開闔之真機，皆可超象外而得之環中矣。

又脉經有肺朝百脉之說，人但知以此講求脉法，而營衛表裏之法象，尚未嘗深究也。吳鞠通曰，以三才大道言之，天為萬物之大表，天屬金，人之肺亦屬金，肺主皮毛，經云，皮應天天一生水，地支始於子，而亥為天門，乃真元之會，人之膀胱為寒水之腑，故俱同天氣，而俱主表也。由是驗之平人之氣體足者，雖嘗火熱之令，而皮膚必冷，是亦可想見天地人同一陰陽表裏，其理有昭昭不爽者。

儒門醫宗前集卷三

靈素秘旨

陰陽變化

合下各節，出黃坤載醫書四種，坤載發揮五運六氣標本氣化之旨，妙緒紛披，獨開生面，第其論説，長篇累牘，反令顯者轉悔，致初學茫然莫辨，兹故就其易曉者，節次十之二三，以便入門之助。

太極既分，陰陽異位，清氣上浮而為天，濁氣下沉而為地，清濁之間，是謂中氣，為升降之樞軸也，樞軸運動清氣左旋，升而化火，濁氣右轉，降而化水，化火則熱，化水則寒，方其運升。

未成火也，名之曰木，木之氣温，升而不已，積温成熱，而化火矣。方其半降，未成水也，名之曰金，金之氣涼，降而不已，積涼成寒，而化水矣，木火金水，四象輪旋，一年而周，陽升於歲半之前，陰降於歲半之後，陽之半升則為春，全升則為夏，陰之半降則為秋，全降則為冬，故春温夏熱，木火之氣也，秋涼冬寒，金水之氣也，土寄旺於四季之月，各十八日，而其回令之時，則在六月之間，土合四象，是謂五行也。

五行生剋

五行相生相剋，皆以氣不以質，成質則不能宏生剋之用矣。天地之位，北寒南熱，東温西涼。陽升於東，則温氣成春，升於南，則熱氣成夏。陰降於西，則涼氣成秋，降於北，則寒氣成冬。春之溫生夏之熱，秋之涼生冬之寒。惟夏秋之令，未能以順相生。故以長夏濕土間之，乃成相生之化，而伏之義亦由是而名。土為四象之母官，主四象，其寄旺則在火令之後，屆六月之時，火在土上，水在土下，水火交蒸，因之濕動，濕土寄旺於西南，以南熱而西涼出，相剋者制其太過也，木性發散，斂之以金氣，則木不過散，火性升炎沃之以水氣，則火不過炎，土性濡濕，疏之以木氣，則土不過濕，金性收斂，溫之以火氣，則金不過收，水性降潤，滲之以土氣，則水不過潤，皆氣化自然之妙也。

臟腑生成

人與天地相参，陰陽肇基，是為元氣。元氣初凝，美惡攸分，□□□不一，厚薄完缺不齊，後日之靈蠢壽夭，貴賤貧富，悉於此判，所謂命也。元氣含抱陰陽之間，是為中氣。中氣左旋，則為己土為脾。中氣右轉，則為戊土為胃。己土上行，陰升而化陽。陽升於左，為甲木胆，乙木肝。升於上，則為丁火，為包絡與心。戊土下行，陽降而化陰。陰降於右，為庚金大腸，辛金肺。降於下，則為壬水膀胱，癸水腎。至手太陽小腸，手少陽三焦，則胥歸心火之化。五行各一，而火分君相。臟有心包，相火之陰。腑有三焦，相火之陽也。

按甲胆亦属相火，從三焦化氣也，命門曰相火者，以此火通於命門，下交於腎水，火降水升，陰陽相抱，故下不寒而上不熱。

氣血原本

肝藏血，肺藏氣，而氣原於胃，血本於脾，蓋脾土左旋，生發之令暢，故溫暖而化乙木。胃土右轉，收斂之政行，故清涼而化辛金。午半陰生，陰生則降，三陰右降則為肺金，肺金即心火之清降者也，故肺氣清凉而性收斂。子半陽生，陽生則升，三陽左升則為肝木，肝木即腎水之溫升者也，故肝血溫暖而性生發。腎水溫升而化木者，緣己土之左旋也，是以脾為生血之本。心火清降而化金者，緣戊土之右轉也，是以胃為化氣之原，氣統於肺。凡臟腑經絡之氣皆肺金之所布宣也，在臟腑曰氣，而在經絡則為衛。血統於肝，凡臟腑經絡之血皆肝血之所流注也，在臟腑曰血，而在經絡則為營，營衛者經絡之氣血也。

精神化生

陰中有陽，則水溫而精盈，陽中有陰，則氣清而神旺。神發於心，方其在肝，神未旺也，而已現其陽魂。精藏於腎，方其在肺，精未盈也，而先結其陰魄。素問經云，隨神往來者，謂之魂，並精出入者，謂之魄。蓋陽氣方升，未能化神，先化其魂，陽氣全升，則魂變而為神。魂者，神之初發，故隨神而往來也。陰氣方降，未能生精，先生其魄，陰氣全降，則魄變而為精。魄者，精之始基，故並精而出入也。

形體結聚

肝主筋，其榮爪。心主脉，其榮色。脾主肉，其榮唇。肺主皮，其榮毛。腎主骨，其榮髮。凡人之身，骨以立其體幹，筋以束其關節，脉以通其榮衛，肉以培其部分，皮以固其肌膚。皮毛者肺金之所生也，肺氣盛則皮毛緻密而潤澤。肌肉者，脾土之所生也，脾氣盛，則肌肉豐滿而充盈。脉絡者，心火之所生也，心氣盛，則脉絡流通而條達。筋膜者，肝木之所生也，肝氣盛，則筋膜滋榮而和暢。髓骨者，腎水之所生也，腎氣盛，則髓骨堅凝而輕利。五氣皆備，形成而體具矣。

五官開竅

肝竅於目，心竅於舌，脾竅於口，肺竅於鼻，腎竅於耳。五臟之精氣開竅於頭上，是謂五官。手之三陽，自手走頭，足之三陽，自頭走足，頭為手足六陽之所聚會。五臟陰也，陰極生陽，陽性清虛而親上，清虛則通，神明出焉。五神發露上開七竅，聲色臭味於此質辨。官竅者，神氣之門戶也，清陽上升則七竅空靈，濁陰上逆則五官窒塞。人之少壯，清升而濁降，故上虛而下實。人之衰老，清陷而濁逆，故下虛而上實。七竅之空靈者，以其上虛。五官之窒塞者，以其上實也。

五情緣起

肝之氣風木，其志為怒。心之氣火熱，其志為喜。肺之氣金燥，其志為悲。腎之氣水寒，其志為恐。脾之氣土濕，其志為思。己土東升，則木火生長。戊土西降，則金水收藏。生長則為喜怒，收藏則為悲思。若輪樞莫運，升降失職，則土氣凝滯而生憂思。肝志怒而聲呼，呼者氣方升而未達也。肺志悲而聲哭，哭者氣方沉而將陷也。心志喜而聲笑，笑者氣之开達而舒暢也。腎志恐而聲呻，呻者氣之沉陷而幽菀也。脾之志思而其聲歌，歌者中氣輾轉，故吟哦以寫懷也。菀即欝字，全卷做此。

五味根原

《洪範》云：木曰曲直，作酸。火曰炎上，作苦。金曰從革，作辛。水曰潤下，作鹹。土爰稼穡，作甘。木曲而不直，金革而不從作，酸作辛是金木不遂，其性則病也。火上炎而不下，水下潤而不上，作苦作鹹是水火，各遂其性，則病也。四象之酸苦辛鹹，皆土氣之中菀，而交濟水火。升降金木，惟在土得其甘味，可知調和五臟之功，當以培植土德為要務矣。

糟粕傳導

水穀入胃，消於脾陽。水之消化，較難於穀。緣脾土磨化，全賴於火。火為土母，火旺土燥，力能剋水。脾陽蒸動，化為霧氣。游溢而上歸於肺，肺金清肅，霧氣降洒，又化而為水，氣化之水。精者入於臟腑而為津液，濁者入於膀胱而為溺溲。溺溲通利，胃無停水，糟粕後傳，是以大便快爽。内經本輸云：三焦者，足太陽少陰之所將，太陽之別也，並太陽之正，入絡膀胱，約下焦。實則閉癃，虛則遺溺。惟太陽寒水蟄藏，三焦之火秘於腎藏，則内溫而外清，是以氣化之水，滲於膀胱，而小便利。若太陽寒水不能蟄藏，三焦之火泄於膀胱，水竅不開，脾胃氣菀，但能消穀，不能消水。水不化氣上騰，乃與穀滓並入二腸，而為泄利。可知泄利之家，水入二腸而不入膀胱，是以小便不利。所謂實則閉癃者，三焦之火泄於膀胱也。

營氣運行

水穀入胃化生氣血，氣之慓悍者，行於脉外，曰衛。血之精專者，行於脉中，曰營。營衛運行，一日一夜，周行五十度，人一呼脉再動，一吸脉再動，呼吸定息，脉五動俗訛一息四至。閏與太息，脉六動。一動脉行一寸，六動脉行六寸。人氣五十周於身，脉行八百一十丈，營氣之行也。常於平旦寅時，從手太陰之寸口始，自手太陰注手陽明，足陽明注足太陰，手少陰注手太陽，足太陽注足少陰，手厥陰注手少陽，足少陽注足厥陰，終於兩蹻督任，是謂一周也。周而復始，如環無端。五十周畢，明日寅時，又會於寸口。此營氣之度也。

衛氣出入

衛氣晝行陽經二十五周，夜行陰臟二十五周。衛氣之行也，常於平旦寅時，從足太陽之睛明始，睛明在目之內眥，平旦陽氣出於目，目張則氣上行於頭，循項下行，至足小指之端，其別入目內眥，下手太陽，至小指之端。其別入目銳眥，下足少陽，至小指次指之端，上循手少陽之分側，下至名指之端。其別入目前，下足陽明，至中指之端。其別入耳下，下手陽明，至次指之端。其至於足也，入足心，出內踝，下入足少陰經。陰蹻者，足少陰之別屬於曰內眥，自陰蹻而復合於目，交於足太陽之睛明，是謂一周。如此者二十五周，日入陽盡，而陰受氣矣。於是內入於陰臟，其入於陰也，常從足少陰之經而注於腎，腎注於心，心注於肺，肺注於肝，肝注於脾，脾復注於腎，是謂一周。如此者二十五周，平旦陰盡，而陽受氣矣，於是外出於陽經，其出於陽也，常從腎至足少陰之經，而復合於目。衛氣入於陰則寐，出於陽則寤。一日百刻，周身五十，此衛氣之度也。《難經》營衛相隨之義，言營行脉中，衛行脉外，相附而行，非謂其同行於一經也。

營行十二經氣血流注次序訣景岳定

寅肺卯大辰胃逢，巳脾午心未小中，申膀酉腎戌包注，亥焦子胆丑肝通。

衛氣行陽次序訣編經文

衛氣行於陽，經陽始膀胱，以次小腸胆，三焦胃大腸。

衛氣行陰次序訣 _{編經文}

衛氣入陰分，腎藏足經定，注腎次注心，心肺肝脾腎。

天人六氣解

天有六氣，風寒暑濕燥火也。地有五運，木火土金水也。在天成象，在地成形，人秉天氣而生六腑，秉地氣而生五臟。內傷者，病於人氣之偏。外感者，因天地之氣偏，而人氣感之。內外感傷，不越此五運六氣也。

其在天者，初之氣厥陰風木也，在人則肝之經脉應之。二之氣，少陰君火也，在人則心之經脉應之。三之氣，少陽相火也，在人則三焦之經脉應之。四之氣，太陰濕土也，在人則脾之經脉應之。五之氣，陽明燥金也，在人則大腸之經脉應之。六之氣，太陽寒水也，在人則膀胱之經脉應之。

足厥陰_{肝經}以風木主令，手厥陰_{心包經}火也，從母化氣而為風。手少陽_{三焦經}以相火主令，足少陽_{胆經}木也，從子化氣而為暑。手少陰_{心經}以君火主令，足少陰_{腎經}水也，從妻化氣而為熱。足太陽_{膀胱經}以寒水主令，手太陽_{小腸經}火也，從夫化氣而為寒。足太陰_{脾經}以濕土主令，手太陰_{肺經}金也，從母化氣而為濕。手陽明_{大腸經}以燥金主令，足陽明_{胃經}土也，從子化氣而為燥。人之經脉厥陰在裏，春氣之內生也，次則少陰。夏氣之內長也，次則陽明。秋氣之外收也，太陽在表。冬氣之外藏也，陽藏則外清而內溫。陽泄則內寒而外熱。人之六氣，不病則不見，凡一經病，則一經之氣見。平人六氣調和，故經氣不至獨見，病則六氣不相交濟。是以厥陰病則風盛，少陰病則火盛，少陽病則熱盛，太陰病則濕盛，陽明盛則燥盛，太陽病則寒盛也。

氣有六，春夏秋冬四時。但以木火金水分應，而少陽相火則奉君火之化者也，太陰濕土，土旺四季之月，而濕上則寄令於長夏也，預詳二卷。

儒門醫宗前集卷四

金匱典要

望聞問合診

本卷分三大段，首列診法，次證治，次方藥，而其名篇曰《金匱典要》者，以仲景玉函《傷寒論》未嘗不兼及四診與方藥，而殊未能以之盡雜病，後賢過詳雜病典要，類多從金匱重申其義也，至本篇首段前截論望聞問法，後截論切法，任百病之紛出無方，舉莫能逃出其真鑒矣。

肝主五色，自入為青，心赤脾黃，肺白腎黑。心主五臭，自入為焦，脾香肺腥，腎腐肝臊。脾主五味，自入為甘，肺辛腎鹹，心苦肝酸。肺主五聲，自入為哭，心言笑脾歌，腎呻肝呼。腎主五液，自入為唾，肝淚心汗，脾涎肺涕。

此出難經，徐靈胎釋義曰：內經肝語心噫脾吞肺欬腎欠，是以病之所發論，此言笑歌哭呻呼，是以情之所發論也。又曰此大指謂肝之病見於色，心之病見於臭，以所主者推其餘五臟皆然，亦辨證捷法也。

五病內因訣 編經文

怒傷肝兮喜傷心，思傷脾兮悲傷肺，恐則傷腎均內因，自病之證分明記。此其常也，尤當盡其變

五病外因訣_{編經文}

肝惡風兮心惡熱，脾惡濕兮肺惡寒，腎多惡燥標本病，外邪重傷要靜參。此其常也，尤當盡其變。

望色訣_{修園}

春夏秋冬長夏時，青黃赤白黑隨宜，左肝右肺色呈頰，心額腎顴鼻主脾，察位須知生者吉，審時若遇剋堪悲，更於黯澤分新舊，隱隱微黃是愈期。

外有望氣望神，及周身形狀部位診法，另詳四診彙要。

辨舌訣_{修園}

舌上無苔表證輕，白苔半表半裏微，熱紅寒淡參枯潤，陰黑陽黃辨死生，暗似豬肝陰已脫，微含本色氣之平，諸書紛雜均無當，採摘詳明語貴精。

傷寒瘟疫雜病，辨舌之法不同另詳。

聞聲訣_{修園}

言微言厲盛衰根，譫語實邪錯語惛，虛呃痰鳴非吉兆，聲音變舊恐離魂。

問病訣_{出《景岳全書》，張心在改正}

一問寒熱二問汗，三問頭身四問便，五問飲食六問胸，七聾八渴俱當辨，九問舊病十問因，再兼服藥參機變，婦人尤必問經期，遲速漏閉皆可見，更甲片語參兒科，天花麻疹全占驗。問之中亦可兼施望聞法。

此第舉其大綱耳，其目則另於彙要詳之，以上遞程望聞問法，其下則專言切法也。

八脉提綱_{參修園舊本重為編定}

浮脉主表，屬腑屬陽_{極其變亦主裏，屬臟屬陰}。輕手一診，形象彰彰。浮而有力，洪脉火揚。浮而無力，虛脉氣傷。浮而虛甚，散脉靡常。浮如葱管，芤脉血殃。浮如按鼓，革脉外強。浮而柔細，濡脉濕妨。浮兼六脉，疑似當詳。

沉脉主裏，屬臟屬陰_{極其變亦主表，屬腑屬陽}。重手尋按，始了於心。沉而着骨，伏脉邪深。沉而底硬，牢脉寒淫。沉而小軟，弱脉虛呈。沉兼三脉，須守規箴。

遲脉主寒，臟疾亦此_{極其變亦主熱而為腑病}。三至二至，數目可指。遲而不怠，緩脉最美。遲而不流，濇脉血否。遲而偶停，結脉欝爾_{結者，遲中一止}。遲止定期，代脉多死。遲兼四脉，各有條理。

數脉主熱，腑病亦同_{極其變亦主寒而為臟病}。五至以上，七八疾凶。數而流利，滑脉痰濛。數而牽轉，緊脉寒攻。數而有止，促脉熱烘。數見於關，動脉崩中。數兼五脉，休得朦朧。_{原本脫落疾脉。}

小主諸虛_{極其變亦有主實者}，不滿部象，甚而纖悉。細脉顯狀，小不分明。微脉氣殃，小而上浮。濡脉濕藏_{前見浮分}，小而下沉。弱脉失養_{前見沉分}。小中四脉，須辨朗朗。_{原本無小脉，是以細脉為提綱，究竟小與細有分辨。}

大主諸實_{極其變亦有主虛者}，形闊易知。陽脉為病，邪實可思。大而湧沸，洪脉熱馳_{前見浮分}。大而似硬，實脉邪滋。大兼二脉，病審相宜。

短脉素弱_{極其變亦有主強者}，不由病傷。上下相準，縮而不長。諸脉兼此，宜補陰陽。動脉屬短，治法另商。

長脉素強_{極其變亦有主弱者}，得之最罕。正氣以治，長中帶緩。倏然端直，應指弦滿。中見實脈，另有條歟。

以上八脈，顯然易見，取其易見者為提綱以推其所不易見，則不顯者皆顯矣。八脈相兼，亦非條目之所能盡，皆可以此法推之，至變脈失常之候，並詳彙要。

又參程山齡心悟曰：診法大要，全在胃神根三脈。胃脈易知，神脈輕清穩厚，應於中部，根脈重按不乏，應於沉候。如三者稍有差忒，則病脈斯見。其偏於陽，則浮、芤、滑、實、洪、大、長、數、緊、革、弦、動、疾、促，以應之，如證與脈不符，則陽亦有時寓乎陰。其偏於陰，則沉、遲、虛、微、細、短、小、濇、牢、伏、濡、弱、結、代、散，以應之，如證與脈不符，則陰亦有時寓乎陽。惟有□脈一息四至，號曰和平，不得斷為病脈耳。至於脈有真假、有隱伏、有獨脈、有怪脈、有反關，俱宜一一推究，不可混淆。何謂真假，如熱證脈細濇，寒證反鼓指之類。何謂隱伏，如中寒腹痛脈不出，及外感風寒，將有正汗，脈亦不出。脈書曰，一手無脈曰單伏，兩手無脈曰雙伏。何謂反關，正取無脈，反在關骨之上，或見於左，或見於右，或左右並見。何謂獨脈，不拘有病無病，而脈之偏陰偏陽，獨於常理之外另出一格。何謂怪脈，兩手之脈，竟如出兩人或乍大乍小，若數不等，此為祟脈。又有老少之脈不同，地土方宜不同，人之長短肥瘦不同，診法隨時斟酌，豈能造次了事？又若脈證相應者常也，脈證不相應者變也，知其常，尤貴通其變，總之胃神根三字無缺，則為平人。如一字乖違，則病見矣。二字失則重。至三字並失，則病必危殆。定須胃神根三字俱全，乃為佳兆。又男子之脈，左大於右者順，女子之脈右大於左者順，反此則逆，為有病，合而備考其詳，□診家至□至□要法也，其未盡者，另詳四診彙要。

以上論□四診法程，其下則粗陳證治及方藥之條目也。

證治總略 本內□兼參諸家

一、治病須分緩急輕重，凡久遠之病，則當要其始終，治□夫緩。

若新暴之病，虛實既有定見，即當及時治之，勿逗留畏縮，致養成深固之患。

一、治病須辨主客邪正，用攻之法，貴乎審得其真，上中下部位深淺，務期確認，而藥方之大小，亦必有定則，不可過用也。用補之法，貴乎審得其要，初中末次第盈虛，無容□□，而藥方之加減，亦必有機宜，不可偏執也。

一、治病須明內外標本標本之説詳於修園傷寒淺註，世俗所云標本大謬，先正云，見痰休治痰，見血休治血，無汗不發汗，有熱莫攻熱，喘生無耗氣，洩瀉勿止濇，會得箇中意，方是醫中傑，此正內經求本之旨也，又有云：行醫不識氣，治病從何據，凡如風寒積滯痰飲之屬，氣不行則邪不除，此氣之實也。虛勞遺□亡陽失血之屬，氣不固則元不復，此氣之虛也。凡曰瀉火，皆所以降氣也。凡曰滋陰，實所以養氣也。氣聚則生，氣散則死，此之謂也。但其要必明乎氣之虛實，及氣之所從生，氣之所從化，均不可忽也。

一、治病須審消長衰旺，凡陰之病也，來徐而去亦徐，陽之病也，來速而去亦速。陽生於熱，熱則舒緩，陰生於寒，寒則拳急，□□□□，陽虛則暮亂，陰虛則朝爭。蓋陽虛喜陽助，所以朝輕而暮重。陰虛喜陰助，所以朝重而暮輕，此言陰陽之□也。若實邪之候，則與此相反。凡陽邪盛者，必朝重暮輕。凡陰邪盛者，必朝輕暮重。此陽逢陽旺，陰得陰強也。其有陰陽兩病之證，或晝或夜，時作時止，不時而動者，以正氣不能主持，則陰陽勝負，交相錯亂，當培養正氣，但或水或火，彼此微甚之間，宜因虛實求之。

一、治病須知乘除往復，水火二氣，為證治大關，而火之病變尤多於水，但必察其虛實。實熱之火其來暴，而必有感觸之。故虛熱之火其來徐，而必有積損之因。實火可以寒勝，所謂熱者寒之也，虛火不可以寒勝，所謂勞者溫之也。且火邪之偏勝，或緣於真水之不足者，尚可壯水以制之。況虛火因其無水，自應補水以配火，則陰陽平而病可愈。如必滅火以復水，水未復而火已滅，豈非陰陽兩敗乎？況若寒之物，絕無生意安能補虛。故治此者當以甘平之劑，緩火生水，而補其真□。然後視其可乘，或□一□□，或漸加溫劑，必使生氣徐來，庶脾可健而肺可達，□漸□□□漸平，方是吉兆。

一、治病須□常變經權，治法有從逆，以寒熱有真假也。經曰，逆者正治，從者反治。又曰，熱因寒用，寒因熱用。夫以寒治熱，以熱治寒，此正治也。以寒治寒，以熱治熱，此反治也。正即逆，反即從也。至若以熱治寒，而寒拒熱，則反佐以寒而入之，是寒因寒用也。以寒治熱，而熱拒寒，則反佐以熱而入之，是熱因熱用也。又寒藥熱飲，熱藥寒飲之法，亦可借而變通用之。又若以熱藥治寒病，而寒不去者，熱之不熱，是無火也，當治真陽。王太僕所謂益火之原，以消陰翳，此亦正治之法也。他若以熱藥治寒病而寒不退，反用寒涼而效者，蓋假寒格熱之病，宜以寒為從治之法也。又若以寒藥治熱病，而熱不除者，寒之不寒，是無水也，當治真陰。王太僕所謂壯水之主，以鎮陽光，此亦正治之法也。他若以寒藥治熱病而熱不止，反用溫熱而效者，蓋假熱格寒之病，宜以熱為從治之法也，亦所謂甘溫除大熱也。又經云，塞因塞用，通因通用，如以補劑治脾虛反飽等證，即塞因塞用之謂也。以下劑治熱結旁流等證，即通因通用之謂也。

方藥會通

徐靈胎曰，天地生物，人得其純，其生動物也得其雜，其生植物也得其偏。顧人之所謂純者，在初生之理然耳，及其感六淫之邪，七情之擾，而純者遂漓，漓則氣傷，氣傷則形敗。而物之雜者偏者，反能以其所得之性補之救之。聖人知其然也，以為將救人，必先格物，蓋氣不能違理，形不能違氣。視色別味，察聲辨臭，權輕重，度長短，審形之事也。測時令，詳嗜□，分盛衰，判忌宜，求氣之術也。形氣得而性以得，性者物所生之理也，由是而立本草，製方劑，以之治人。有餘洩之，不足補之，寒者熱之，熱者寒之，溫者清之，清者溫之。從者反治，逆者正治。或以類應，或以畏忌。各矯其獘，以復於平。此醫之道所以比於良相也。

藥性總義<small>共十數條，參吳儀洛舊本</small>

人之五臟分應五行。肝木、心火、脾土、肺金、腎水。與藥之五色、五臭、五味，各從其類以相應也。

凡青屬木入肝，赤屬火入心，黃屬土入脾，白屬金入肺，黑屬水入腎，此五色之義也。

凡臊屬木入肝，焦屬火入心，香屬土入脾，腥屬金入肺，腐屬水入腎，此五臭之義也。

凡酸屬木入肝，苦屬火入心，甘屬土入脾，辛屬金入肺，鹹屬水入腎，此五味之義也。

凡色青、臭臊、味酸、性屬木者，皆入足厥陰肝經、足少陽膽經。

凡色赤、臭焦、味苦、性屬火者，皆入手少陰心經、手太陽小腸經。

凡色黃、臭香、味甘、性屬土者，皆入足太陰脾經、足陽明胃經。

凡色白、臭腥、味辛、性屬金者，皆入手太陰肺經、手陽明大腸經。

凡色黑、臭腐、味鹹、性屬水者，皆入足少陰腎經、足太陽膀胱經。

十二經中，惟手厥陰包絡經、手少陽三焦經無所主，然包絡經通於肝，三焦經通於膽。厥陰主血，諸藥入肝經血分者併入包絡。少陽主氣，諸藥入膽經氣分者併入三焦。至命門相火，散行於肝、膽、包絡、三焦。故入命門者，併入此四經。此諸藥入諸經之部位也。

五臟五行，子母相應。經曰：虛則補其母，實則瀉其子。又曰：子能令母實。如腎為肝母，心為肝子。故入肝者併入腎與心。肝為心母，脾為心子。故入心者併入肝與脾。心為脾母，肺為脾子。故入脾者併入心與肺。脾為肺母，腎為肺子。故入肺者併入脾與腎。肺為腎母，肝為腎子。故入腎者併入肺與肝。此五行相生，子母相應之義也。

凡質之輕者走上，重者走下，中空者走表，內實者走裏，頭走頭，身走身，稍行盡處。為枝者達四肢，為皮者達皮膚，為心為幹者內行臟腑。枯燥者入氣分，潤澤者入血分。又如連翹似心而入心，荔支核似睾丸而入腎，紅花、蘇木汁似血而入血，諸筋似筋而入筋之類，皆自然之理，可以意會也。

凡輕虛者浮而升，重實者沉而降；氣厚味薄者浮而升，味厚氣薄者沉而降；氣味俱厚者能浮能沉，氣味俱薄者可升可降。此升降浮沉之義也。

又升者引之以鹹寒，則沉而直達下焦，沉者引之以升提，則浮而上至巔頂。一物之中，有根升梢降，生升熟降者，是升降在物，亦在人也。

又凡根之在土中者，半身以上則上升，半身以下則下降。雖一物而根梢各別用之或差，服亦罔效。

凡溫涼寒熱性也。性溫熱為陽，性寒涼為陰。所以行其溫涼寒熱者，氣也。氣為陽，味為陰。而其實陰陽互根。氣厚者為純陽，薄為陽中之陰。味厚者為純陰，薄為陰中之陽。甘辛淡為陰中之陽，酸苦鹹為陰中之陰。輕清升浮為陽，重濁沉降為陰。清陽出上竅上竅七謂耳目口鼻，濁陰出下竅下竅二謂前後二陰。清陽發腠理，濁陰走五臟。清陽實四肢，濁陰歸六腑。此陰陽之義也。

凡酸者，能斂，能濇，能生津。苦者，能燥，能發，能堅，能瀉。甘者，能和，能緩，能補。辛者，能散，能潤，能橫行。鹹者，能軟堅，能下達。淡者，能利竅，能滲泄。此諸味之用也。

附歌括：酸者斂濇又生津，苦者燥發堅瀉掛，甘者和緩及為補，辛者散潤善橫行，鹹者軟堅並下達，淡者利竅滲泄分。又按藥味之功用不等。有一藥而純見一味者，有一藥而兼具數味者，有一味而只能專用者，有一味而更能通用者。外如輕重清濁之分，升降浮沉之辨，不可執一。書不盡言，在人之變化而已。

凡藥之用有君臣佐使，有彼此相得而益顯其用者，有彼此相制而曲成其用者。若惡者奪我之能也，畏者受彼之制也，反者兩不相合也，忌者變我之性也，殺者制彼之毒也。又有某病有時主此，有時禁此者，皆不容稍惕，此用藥之有宜有不宜也。

凡酒製升提，亦寓溫散；薑製溫散，兼顧胃陽。入鹽走腎而軟堅，用醋注肝而收斂，童便除劣性而降下，米泔去燥性而和中，乳潤枯生血，蜜甘緩益元。陳壁土製，藉土氣以補中州，麵煨麯製抑酷性勿傷上膈，黑荳甘草湯漬並解毒，致令平和，酥脂蔴油塗燒乃脆堅以便丸散，去穰者免脹，去心者除煩，此製治各有所宜也。

按真病必用真方，真方先求真藥，奈真假易混，有偽造者，有冒充者，又有同是藥名而產分各處。如失其地則性味或異，失其時則氣味不全，因而力量之厚薄懸殊，功用之優劣遂判矣。外如藥肆中採收不慎，或以本藥而雜別種在內者有之。諸如此類，若不細為辨別，不惟無益，抑且有害，是不可不知。

藥之修治，各有其法。忌鐵者即勿見鐵，忌火者即勿近火，宜蒸者即用蒸，宜煮者即用煮，宜炒者即用炒，宜煨者即用煨，宜焙者即用焙，宜晒者即用晒。更有宜某浸、某洗、某湯泡、某物拌製者，俱須一一如法，不可任意遷就，稍一失當，即難必其效矣。

又用藥合方，須俟製畢後，取其淨者秤用。方有定式，且力有厚薄之分，性有剛柔之別，體有輕重不等，質有乾濕不同，俱宜參較以酌其分兩。

又因病用藥，或散、或丸、或湯劑、或熬膏、或漬酒，各相其宜為之。所用什□必須洗拭潔淨，不可雜以陳垢，不可雜以他品藥渣。其用水有因時者，有因地者，更有待製於人者。總之欲動者宜活水，欲靜者宜止水，及泉水。至火如蘆竹、桑柴不可多得，大約以木炭火為穩。凡諸木之氣平性平者皆可用。抑其要者，生熟之節，均有火候，如峻劑用武火，平劑用文火。其輕虛升浮者，或過烹易革其性，其重實沉降者，不久煉難出其汁，此皆有妙用存乎其間也。既服藥後飲食必謹，恐有改其性者，或不相宜者，則不能治病反以增病，皆無一可忽。

服劑五法 參諸家

凡用新者乘其氣味，用陳者遠其燥烈。用甘草者，取能解諸藥毒調諸藥性，和脾胃也。用生薑、大棗者，以薑辛溫開胃，棗甘溫和脾，發脾胃升騰之氣以行藥力也。又養胃利五穀，扶脾利土製。補氣血之劑，利用蜜炙，理氣血之劑，利用醋酒，炒以緩其行性，泡以減其劣毒，浸能滋陰，煉可助陽。其服藥之法，病在上者，或服於食後；病在下者，或服於食前。煎劑服於早晚空腹之時，須宜舒緩。散劑服於解衣就寢之際，則宜急速。咽喉病，嚼而後嚥。眼目病，熏而後服。葢藥之功用無常，惟善用乃能收其益也。

湯劑煎成湯液也，培補者烹極熟，散瀉者不妨生。去暴病用之，取其易行而速效。故曰：湯者盪也。補元加大棗等類，和胃加粳米等類。溫中扶脾，加薑棗及伏龍肝等類。治至高之病及行經絡，加酒。潤下降火，或加鹽。發散風寒濕，加蔥白、生薑。緩火潤燥，加蜜。逐瘀積、斂逆止痛，加醋。餘因證酌加者甚多，可以類推。又調補劑，原渣儘可復煎。發表攻裏者，惟前藥取效，不宜煎渣，從緩從急之不同也。

膏劑熬成稠膏也，某藥用某法，各有所宜，去久遠病用之，取其始終力厚，滋補周到，故曰膏者膠也。外膠劑乾收，微不同。其服法或同湯劑服，或酒或開水點服，隨宜。散劑研成細末也，宜新制不堪久留，恐走洩氣味，服之無效。急病用之，多屬發表攻裏之藥，故曰散者散也。或酒服或薑蔥及紅棗湯，或白湯冲，或以他品煎湯和服，隨宜。

丸劑作成丸粒也，丸分大小，治下焦者如梧子大，中焦者如菉荳大，上焦者如粟米大，因病不能速去，取其舒緩盡旋，久而成功也，曰丸者緩也。用蜜丸者，取其運化而兼滋潤，多主下焦。水丸者，取其運化而期宣通，多主上焦。飯丸蒸餅丸，作稀糊丸者，取其運化留胃，多主中焦。酒丸取其循經而遍達，醋丸取其除積而收斂，薑汁丸取其利痰而溫散，神麴丸取其行滯而消食，棗肉丸取其扶脾而養胃。蠟丸者，取其堅，不易化，能固護藥之氣性，直達所入之處，而成其功用也。去病者或白湯下，或酒或茶或薑棗湯，因病施之。補下元者，淡鹽湯下，補中氣者，薑棗湯下。外有以藥作成大丸，及作成錠者，或擂細服，或磨汁服，即擇以上諸法，和而服之。

　　漬酒，製成藥酒也，藥須細剉，如法製合，囊盛入罎密封，藏之日久，性醇味厚，早晚頻服，可以循經遍達，或攻或補，必能後先隨著功效。

　　按徐靈胎之言曰：醫有道焉，有術焉，道難知也，即知之而鮮能必其用也。知道而能用夫道，則道精矣。術易知也，知之而無與乎道者也，知術而能通乎道，則術神矣。方藥治病，所謂醫術也明乎此，則何道無術，何術非道，見淺見深，是在善讀書者之能見大意爾。

彤楼文庫

方藥類編

崇訓堂方藥類編叙

　　神農本經作於上古，歷中世，藥方聿新，伊尹述之，製為湯液而內臺正方始定。迄漢仲聖著長沙方，從此醫藥之用綦明備矣。晋唐而下，名流輩出，各以意見續之，增至數倍，漸而影響附會，互相批駁而本經之正宗幾失。本草之續，以李氏綱目為集大成，然而訛誤相沿，泛濫無歸，俗儒中涉獵之學耳。於炎黃理法，何曾探及蘊奧？故黃坤載一概痛汰之。最後汪訒庵醫方集解一書，羣相推重。雖其時有徐靈胎、陳修園、吳鞠通諸公，力矯其獘，而世不之信。近日通行者，幸有黃宮繡本草求真，吳儀洛本草從新，旁掇舊文增刪重輯，頗能為時醫一擴聞見。其間分別方藥，縱有驗有不驗，未必盡合經旨，而至於逐類核辨，審慎周詳，實可為泥古方者闢其謬，為狃時方者發其蒙也。顧在通人，自能由淺而漸窺夫深。而在初學，難云議方而不乖於法。爰竊取二書，截其常用者，編而錄之提綱絜領，可分可合，取其便於披覽也。又某藥入某條，只撮其主治大要，不詳其雜證節目。以病有陰陽虛實，與標本先後之異，藥有寒熱補瀉，與君臣佐使之分，並須臨診裁酌，務合機宜。至藥之可用者甚多，即一藥之性味功能可治諸病者，亦不一而足。以及產藥地道，製藥良法，求真從新各卷，互有發明，差堪備考。他若方之何以立，證之何以投，散見於時賢各家之書，是編概未遑及。嗣是博採兼收，以廣其所未盡。而參以陳黃徐葉各家註案，並吳氏鞠通之折衷古今遺方，與之進而推求，則庶乎近焉。昔先伯父惺齊公有言，學者但熟於練藥之法，即約以數十種，與之因證定方，亦能應無窮之變，此物此志也夫。壬申春正月楚樊熊煜奎曉軒氏題。

儒門醫宗後集卷一

內臺遺法

方劑機宜 ^{本吳儀洛註解} ^{經義兼參諸家}

藥有純陽，有純陰，有陰中之陽，有陽中之陰，諸溫熱者多主虛寒，其寒而實者宜分。諸寒涼者多主實熱，其熱而虛者須辨。甘為諸補之原，苦為諸瀉之本，辛香亦升瀉之類，酸鹹皆降補之屬。此外淡味為陰中之陽，有補有瀉，統核諸味，或補中有瀉，或瀉中有補。補陽防其勝陰。補陰防其損陽。瀉陽或有以扶陰。瀉陰或有以助陽。升者治在上在表之病，而上逆者非宜；降者治在下在裏之疾，而下陷者則忌。或降而後能升。或升而後能降。或瀉而後受補，或補而後可瀉。或欲升降而取之中樞。或欲補瀉而責之中氣。有時熱劑而引以寒。有時寒劑而佐以熱。要之虛實寒熱，多由於升降失職。升降失職，多由於中氣不治。惟病因多變，而法必周詳。故方有奇偶，而藥有君臣佐使，情辨反忌畏惡，劑分生熟多寡，此用藥之機宜必審也。

五臟補瀉

肝苦急，急食甘以緩之。

肝為將軍之官，其志怒，其氣急，急則自傷，反為所苦，故宜食甘以緩之，則急者自平，柔能制剛也。

肝欲散，急食辛以散之，用辛補之，以酸瀉之。

木不宜菀，故以辛散之，順其性者為補，逆其性者為瀉。肝喜散而惡收，故辛為補而酸為瀉，此內經補肝之義，與仲景似異而實同。此云用辛補者，所以助其用也。仲景云補用酸者，所以益其體也。心苦緩，急食酸以收之。

心藏神，其志喜，喜則氣緩而心虛神散，故宜食酸以收之。心欲耎，急食鹹以耎之，用鹹補之，以甘瀉之。

心火太過，則為燥越，故急宜鹹以耎之，葢鹹從水化，能相濟也。心欲耎，故以鹹耎為補，心苦緩，故以甘緩為瀉。

脾苦濕，急食苦以燥之。脾以運化水穀製水為事，濕勝則反傷脾土，故宜食苦以燥之。脾欲緩，急食甘以緩之，用甘補之，以苦瀉之。脾貴溫和充厚，其性欲緩，故宜食甘以緩之。脾喜甘而惡苦，故甘為補，而苦為瀉。

肺苦氣上逆，急食苦以泄之。肺主氣，行治節之令，氣病則上逆於肺，須食苦以泄之。肺欲收，急食酸以收之，用酸補之，以辛瀉之。肺應秋氣，主收斂，故宜食酸以收之。肺氣宜收不宜散，故酸收為補，辛散為瀉。

腎苦燥，急食辛以潤之，開腠理，致津液，通氣也。腎為水臟，藏精者也，陰病者苦燥，故宜食辛以潤之，葢辛從金化，水之母也，其能開腠理致津液者，以辛散通氣也。水中之真氣，惟辛能達之，氣至水亦至，故可以潤腎之燥。腎欲堅，急食苦以堅之，用苦補之，以鹹瀉之。腎主閉藏，氣貴周密，故腎欲堅，急食苦以堅之也，苦能堅，故為補，鹹能軟堅，故為瀉。

五行相剋

酸傷筋，辛勝酸。酸走筋，過則傷筋而拘攣，辛為金味，勝木之酸，苦傷氣，鹹勝苦。

苦從火化，故傷肺氣。火剋金也，又如陽氣性升，苦味性降。氣為苦遏，則不能舒伸。故苦傷氣，鹹為水味。故勝火之苦。又曰，氣為苦傷，而用鹹勝之，此自五行相制之理。若以辛助金，而以甘泄苦，亦是捷法，蓋氣味以辛甘為陽，酸苦鹹為陰，陰勝者制之以陽，陽勝者制之以陰，何非勝復之妙，而其宜否，則在乎用之權變耳，餘可類推。

甘傷肉，酸勝甘。甘能壅氣，故傷肉，酸為木味，故勝土之甘。

辛傷皮毛，苦勝辛。辛能散氣，故傷皮毛，苦為火味，故勝金之辛。

鹹傷血，甘勝鹹。鹹從水化，故傷心血，水勝火也，食鹹則渴，傷血可知，甘為土味，故勝水之鹹。

五病所禁

酸走筋，筋病無多食酸。

酸能收縮，筋得酸則縮。五味論曰：多食之，令人閉癃，小便不利也。按五病，惟肉病似指實證，餘則俱主虛證言。

苦走骨，骨病無多食苦。

苦性沉降，陰也。骨屬腎，亦陰也。骨得苦則沉，陰益甚，骨重難舉矣。五味論曰：多食之，令人變嘔。

甘走肉，肉病無多食甘。

甘能補中，善生脹滿。五味論曰：多食之，令人悗心，謂悶也。

辛走氣，氣病無多食辛。

氣得辛而宣洩。五味論曰：多食之，令人洞心，透心若空也。

鹹走血，血病無多食鹹。

血得鹹，則凝結而不流。五味論曰：多食之，令人渴。

五味所傷

多食酸，則肉胝膌而脣揭。

木能剋土，故病在脾之肉與唇也。五味篇曰：脾病禁酸，多食苦，則皮槁而毛拔。

火能剋金，故病在肺之皮毛也。五味篇曰：肺病禁苦，多食甘，則骨痛而髮落。

土能剋水，故病在腎之骨與髮也。五味篇曰：腎病禁甘，多食辛，則筋急而爪枯。

金能剋木，故病在肝之筋與爪也。五味篇曰：肝病禁辛，多食鹹，則脉凝泣同澀而變色。

水能剋火，故病在心之脉與色也。五味篇曰：心病禁鹹。

六淫證治

風淫於內，治以辛涼，佐以苦甘，以甘緩之，以辛散之。風為木氣，金能勝之，故治以辛涼。過於辛，恐反傷其氣，故佐以苦甘，苦勝辛，甘益氣也。木性急，故以甘緩之，風邪勝，故以辛散之。熱淫於內，治以鹹寒，佐以甘苦，以酸收之，以苦發之。熱為火氣，水能勝之，故治以鹹寒，佐以甘苦，甘勝鹹，所以防鹹之過也，苦能泄，所以去熱之實也。熱甚於經而不收者，以酸收之，熱入於內而不解者，以苦發之。火淫於內，治以鹹冷，佐以苦辛，以酸收之，以苦發之。相火畏熱也，故宜治以鹹冷，苦能泄火，辛能散火，故用以為佐，酸收苦發，義與上文熱淫同治。

濕淫於內，治以苦熱，佐以酸淡，以苦燥之，以淡泄之。濕為土氣，燥能除之，故治以苦熱，酸從木化，制土者也，故佐以酸淡。以苦燥之者，苦從火化也，以淡泄之者，淡滲濕利竅也。燥淫於內，治以苦溫，佐以甘辛，以苦下之。燥為金氣，火能勝之，治以苦溫，苦從火化也，佐以甘辛，木受金傷，以甘緩之，金之正味，以辛泄之也。結燥不通，則邪實於內，故當以苦下之。寒淫於內，治以甘熱，佐以苦辛，以鹹瀉之，以辛潤之，以苦堅之。此六淫所治，各有所宜也。寒為水氣，土能制水，熱能勝寒，故治以甘熱，甘從土化，熱從火化也，佐以苦辛等義，如藏氣法時論曰：腎苦燥，急食辛以潤之，腎欲堅，急食苦以堅之，用苦補之，以鹹瀉之也。

氣味宜忌補述增刪舊本

通一子曰，氣屬陽，味屬陰。氣有四，寒熱溫凉是也。味有六，酸苦甘辛鹹淡是也。四氣易明，姑勿論，且論味。味有六，而藥則甚多，各有補瀉，各有宜忌，又必須審其性而合其氣，不得僅以味拘也。即如苦一味，經云以苦發之者，麻黃升麻白芷柴胡之屬也。以苦燥之者，蒼朮白朮木香草蔻之屬也。以苦溫之者，桂附薑椒肉蔻吳茱之屬也。以苦堅之者，續斷杜仲五味訶子首烏沙苑之屬也。以苦泄之者，知檗芩連之屬也。以苦下之者，大黃芒硝之屬也。餘可類推。世醫未解經義，用之多訛，是不可不辨。其用純氣者，用其動而能行。用純味者，用其靜而能守。有氣味兼用者，和合之妙，貴乎相成。消息之機，最嫌相左。既欲適宜，尤當知忌。先避其害，後乘其利。一味不投，眾善俱棄。故欲表散者，酸寒宜審，欲降下者，升散慎入外降之不降，必用開提之法以有為降者是亦反佐之治法也。陽旺者須知忌溫，陽衰者毋犯沉寒。上實者忌升，下實者忌秘。上虛者忌降，下虛者忌泄。諸動者再動則散，諸靜者再靜即滅。甘勿施於中滿，苦勿施於假熱，辛勿施於火燥，鹹勿施於血枯。酸木最能剋土，脾氣虛者少用。陽中還有陰象，陰中復有陽訣，此方藥之大概也。

其二

通一子曰，氣味陰陽之辨，其旨甚微。陰主精，陽主氣。其於純駁喜惡，皆有妙用，不可不察。析而言之，陰者降，陽者升；陰者靜，陽者動；陰者柔，陽者剛；陰者怯，陽者勇。節次如左。

一、氣味有主氣者，或能為精之母。有主精者，或能為氣之根，或為陰中之陽者，能動血中之氣，或為陽中之陰者，能顧氣中之精此總論其全旨也。

一、氣味有純駁，純者賦性馴良，儘堪施用，駁者毒劣為害，不可浪施此合下以純駁喜惡列其大綱。

一、氣味有喜惡，有素性之喜惡，有一時之喜惡，喜者相宜，取效更易，惡者見忌，不必強投若喜惡與方證相左，亦不可偏執。

一、氣味之升降，升者或浮或散，降者或沉或利，宜升者勿降，宜降者勿升，又有升而後能降，降而後能升者，宜詳。

一、氣味之動靜，靜者藉其能守，動者藉其能走，走者可行，守者可安。

一、氣味之剛柔，柔者循而緩，剛者勁而急，緩者可和，急者可刧，非剛不足以去暴，非柔不足以濟剛。

一、氣味之勇怯，勇者自達病所，可賴出奇，怯者用以圖全，恃其平妥此合上以升降動靜，剛柔勇怯分其節目。以上不止言藥之性味，凡飲食諸味宜忌，胥於此該之。

草木各一太極萬物各有偏勝論

吳鞠通曰，古來著本草者，皆逐論其氣味本性，未嘗總論夫形體之大綱，生長化收藏之運用，茲特補之。蓋蘆主生，幹與枝葉主長，花主化，子主收，根主藏，木也。草則收藏皆在子。凡幹皆升，蘆勝於幹。凡葉皆散，花勝於葉。凡枝皆走絡，鬚勝於枝。凡根皆降，子勝於根。由蘆之升而長而化而收，子則復降而升而化而收矣，此草木各得一太極之理也。又曰，無不偏之藥，則無統治之方，如方書內所云"某方通治其病，某方統治四時某病"，皆不通之論也。近日方書盛行者，莫過汪訒庵醫方集解一書，其中此類甚多，以其書文理頗不謬，世多讀之，而不知其非也。天下有一方而可統治諸病者乎？得天地五運六氣之全者，莫如人。人之本源雖一，而人之氣質，則各有偏勝。如內經所載陰陽五等是也。降人一等，禽與獸也；降禽獸一等，木也；降木一等，草也；降草一等，金與石也。用藥治病者，用矯其偏，以藥之偏，勝病之太過。故有宜用，有宜避者，合病情者用之，不合者避之而已。無好尚，無畏忌，惟病是從，醫者性情中正和平，然後可以用藥，自不犯於寒熱温凉一家之固執，而亦無籠統治病之獘矣。

儒門醫宗後集卷二

內臺緒餘

補劑主治<small>二三卷俱倣黃宮繡本草求真增刪翼註</small>

人身之陰陽，血氣司之，其要必發源於真水真火。惟秉賦無偏，則水以附火，火以溫水，水火足，而一身之氣血，有以相資，陽生陰長，乃無缺陷不平之憾，無如秉賦不齊，則或水衰而致血有所虧，或火衰而致氣有所損。氣血虧損，即精竭而神敝，故不得不假以補助。萬物惟溫則生，故補以溫為正，土為萬物之母，脾胃屬土而喜甘，故補更以甘為上。蓋凡藥入胃，必先藉脾氣以為之健運，脾胃治則中氣立，左旋右轉，四象亦因之以治。若濫用苦寒，必先傷脾胃。脾胃傷而不能運布，即有他經對證藥，亦無用矣。此補劑之所以必重中氣，多從甘溫，或間用甘涼，而苦寒非所貴也。至實熱證不忌苦寒者，以有病當之也。

按虛證宜補，而補須對證，有在衛者，有在營者，有在肌膚者，有在筋骨者，有在臟腑者，有分各腑各臟之經絡者。肺虛有宜補肺氣者，有宜補肺液者。心肝脾虛，有宜補氣者，有宜補血者，而心又有宜靜而斂心神者，有宜重而鎮心怯者。補肝之義，內經與仲景，似異而實同。內經云："以辛補者，所以助其用也。"仲景云："補用酸者，所以益其體也。"腎虛，有宜補精者，有宜補氣者，有宜補水者，有宜補火者，此五臟補劑之大略也。顧五臟應五行，更有以子母相生為補者。經曰："虛則補其母，實則瀉其子。"又曰："子能令母實，則隔二隔三之治，所當知也。即五臟以推六腑，彼此可以參會。總而計之，或在氣分，或在血分，或在精神，又或宜兼遠菀，或宜兼舉陷，或宜兼開發，或宜兼斂濇。或從急，或從緩，或溫劑，或涼劑，或燥劑，或潤劑。俱須分別其見證，何所因，何所屬，何為標，何為本。若審證未的，即投方不應矣。外有虛中兼實者，或補而後瀉，或瀉而後補，或補瀉兼施間用。又有陰陽疑似者，補陽須防其勝陰，補陰須防其損陽，或瀉陽有以助陰，或瀉陰有以扶陽，是在臨證之能達其變也。"

補氣之劑　黃耆　野白术　炙甘草　諸参兼補氣血

補血之劑　地黃　當歸　白芍藥　柏子仁　何首烏　枸杞　真川膝　阿膠　海參

人只知以氣藥補氣，血藥補血。詎知氣屬陽，血屬陰，獨陽不長，孤陰不生。是陰陽氣血，本自相倚者也。或氣虛而偏於陰盛者，專補陽以配陰可也。或血虛而偏於陽盛者，專補陰以配陽可也。若氣不足而血亦非有餘，則補氣須兼補血，以氣長於血也。若血不足而氣亦非有餘，則補血須重補氣，以血生於氣也。古有血脫補氣之法，即此可悟，又補氣藥多屬溫，補血藥有涼有溫。其常也，極其變，則各有寒熱之辨。俱宜臨時細參，總之脾為生血之本，胃為化氣之原。

欲補氣血，必求之於脾胃也，又補氣藥不傷脾胃易知補血藥能不碍脾胃難知也，尚其審之。

平補氣血之劑：西洋參　冬白术　炙甘草　棗皮　金毛狗脊　真川膝　山藥　茨實　蓮子　芝元　玉竹　黃精　黑大豆　扁豆　大棗　薏苡米　飴糖

久病虛勞者，虛中或兼有實證，寒中或兼有熱證，將補氣而恐妨血，補血而恐妨氣，補上而恐碍下，補下而恐碍上，又不得不擇和平之劑以權圖穩妥耳，凡宜用平劑者，可以此類推。

以上補劑，通主上中下，其後補劑，多主下元虛者。

補火之劑：附子　肉桂　乾薑　川椒　韭子　胡盧巴　補骨脂　石硫黃　胡桃　魚鰾近有此種補劑存參。

火虛宜補者，以此火原本於水，在兩腎命門間，下司二陰，上通於心，溫養諸臟，貫腦，為相火之主，精氣之府，神機之發，生命之原，人物皆有，故亦名子火少火真火。又心為君火，肝胆三焦包絡，皆相火所寄，諸邪火及有餘之火，可以冷水拆，惟真火病者，不可以冷水拆，此火若動，雖見火證，只可謂之陰火，不得謂之陽火，是必擇其同氣同類者，引之納之，或兼用牛膝車子五味龍骨牡蠣等品為使，以治之，而火始得安其位。外有因真水虛，而火不能藏者，必兼滋水以養之。有因真水寒，而火不能歸者，必兼煖水以通之，如桂附地黃湯之類。又如傷寒證，陰盛隔陽於外，當用薑附以回陽。若虛勞證，陰虧而水火不交者，即不可浪用桂附，致火益浮蕩，而陰陽離決也。又有因中氣虛，而火不能攝者，必從溫中以養之，如參耆甘术，甘溫能除大熱。又若胃氣虛，致中焦火不歸元，及裏寒而脾陽外越者，宜四君異功之類，君炮薑炙草以回之。其因元虛，而火上越者，宜培元而兼重鎮之劑。其因表虛，而火外浮者，宜固表而兼斂攝之劑。又有虛火證不宜補，復忌苦寒者，則以甘緩之，以酸收之，以鹹潤之，或兼用清肅下行之品，總無瀉法也。推而言之，諸臟陽不足，皆屬火衰，如用桂心補心火，砂仁益智補脾火，白菀補肺火，吳茱萸補肝火，乾薑丁香補胃火，小茴補小腸火，韭菜補大腸火，可以類其餘也。

補水之劑：西洋參　地黃　枸杞　天冬　女貞子　燕窩近多偽造，性只助陽，用宜斟酌。

人只知以寒凉滋水，不知天一生水，而腎應之，為萬物之原，水中有火，薰蒸鼓盪其水乃有融和之氣，發生之機，而後為血為液為精為髓，因得以分布一身，滋濡灌溉，此真水之謂也。故水虧而火旺者，或補水以配火，或壯水以制火，或滋水以緩火，只用甘凉之味，間兼甘溫之味，若水虧而火不旺者，則專用甘溫之味，以培此水生化之源。至若苦寒等劑，雖亦有時偶用，究其實沉陰肅殺，祇可暫治其標，若恃此以補水，不但無能補水，且反以消滅真火，又況苦寒傷胃，致土不能生金，金不能生水，真水愈涸，而虛火轉發矣。要之同一補水，而或宜溫，或宜凉，或宜平劑，此中具有微妙宜視其人視其證以定方，不可執一也。

峻補真元潤劑：巴戟天　肉蓯蓉　鹿茸　鹿角膠　蛤蚧

凡下元虛弱不振，及精枯血竭，而見燥澀證者，宜於此選用，或參以前各補劑。

平補真元堅劑：何首烏　菟絲子　關沙苑　杜仲　山茱萸

凡下元虛而不固，及不受峻補者，宜於此選用，亦可參以前各補劑。

肝主疎泄，腎主閉藏，故肝欲散而腎欲堅，或肝腎痿弱者，宜壯陽起陰之品以峻補之，若腎氣不固者，必用苦澀堅凝之劑，徐徐填補，庶無動滑之患。經曰，腎欲堅，急食苦以堅之，以苦補之，即此等苦堅之補劑耳。此外有脾胃強而腎氣旺，見有邪熱證者，不妨暫用知檗等味以清降之，而淺者乃徒以知檗等味，為苦堅之補劑，冤哉！餘詳前卷氣味宜忌篇。

筋骨虛弱之劑：何首烏　菟絲子　真川膝　杜仲　金毛狗脊　鹿茸鹿角膠　肉蓯蓉　熟地黃　枸杞

筋骨損傷之劑：續斷　骨碎補　萆薢　木瓜　金毛狗脊　真川膝懷牛膝　自然銅　虎骨

肝主筋，腎主骨，二經氣血充盛，而後筋骨強健，若氣血不榮，即筋骨枯痿矣。故欲壯筋骨，必補氣血也。至筋骨損傷，有因六淫傷者，參外因門。有因七情傷者，參內因門。有因跌打挫拆傷者，參行氣行血等劑，亦皆不能外氣血以為治耳。又脾行氣於四肢，陽明主潤宗筋，凡筋骨病，更宜從太陰脾經陽明胃經參審。

上下內外主治

人之一身，營行脈中，衛行脈外。營衛運行，上下升降，內外出入，週而復始，生化於以不息。營衛失職，即神機廢矣。其為病也，或陷而下，或逆而上。或浮越於外，或窒塞於內。形證多端，其治法有升降開闔之殊，而極其變，有升而後能降者，有降而後能升者。有開而後能闔者，有闔而後能開者。有置上下內外，而急於治中者，俱宜分標本虛實用藥。

重鎮之劑

硃砂　磁石　代赭石　紫石英　龍骨　金銀煎銀無毒功優於金

收斂之劑

棗仁　五味子　烏梅　訶子　百合　五棓子　白芨　白芍藥　山茱萸　龍骨　牡蠣　赤白石脂

舉陷攝脫之劑

續斷　遠志　山茱萸　益智子　補骨脂

固澀止滑之劑

蓮子　蓮蕊須　芡實　山藥　嬰粟殼　肉豆蔻　禹餘糧　牡蠣　白赤石脂

以上二條，凡補劑及收斂升提等劑，皆可參用。又本條宜分寒熱用，又或有積滯而陷脫者，必先去其積滯，而後治以此劑，乃為合法。

升提之劑

升麻　葛根　柴胡　桔梗　荷葉　黃耆　芎窮　酒

沉降之劑

沉香　蘇子　蘇梗　枳殼　檳榔　枇杷葉　旋覆花　前胡　杏仁　厚朴　牛膝　牽牛子　代赭石　青礞石　鹽

通關開竅之劑

半夏　細辛　石菖蒲　蔓荊子　皂角　牽牛子　冰片　麝香

合下共三條，凡痰氣閉塞，及風寒濕邪壅滯者，宜於此選用，又淡滲利竅之品，屬濕證部。

通達諸經之劑

威靈仙　皂角刺　穿山甲

通行諸經之劑

附子　桂枝　艾葉　香附　乳香　沒藥

氣病主治

凡氣之慓悍，行於脉外者，為衛氣。氣之專精，行於脉中者，為營氣。其大氣之積於胸中，搏而不散者，為宗氣。脾胃之間為中氣，集於丹田者為元氣。

總之人身之氣，發於腎，出於肺，運於脾，護於表，行於裏，周流無間，一有所乖，即為病矣。

經曰：百病生於氣，怒則氣上，恐則氣下，喜則氣緩，悲則氣消，寒則氣收，熱則氣泄，驚則氣亂，勞則氣耗，思則氣結。是氣之見證甚多，故於補氣之外另列此門。宜辨別經臟，分標本虛實酌用。

又氣逆宜降，氣陷宜升，氣閉宜通，氣脫宜固，氣散宜收，氣浮宜鎮，氣急宜緩，氣竭宜助，氣菀宜開，氣結宜解，氣冷宜溫，氣熱宜涼，以及邪氣惡氣，一切雜氣，並解見於前後各條，可參會。

丹田納氣之劑

沉香　丁香　茴香　川椒　益智　補骨脂　胡盧巴

此外於補火劑中，及斂降劑中，並可參用。又氣不納，亦有兼陰精與陰血虛者，宜參補精補血之品。

温中和氣之劑

乾薑　煨薑　良薑　花椒　胡椒　砂仁　白豆蔻　草豆蔻　肉豆蔻　藿香

前條除補骨脂、胡盧巴，其餘皆可移用於此。

三焦豁氣之劑

木香　吳茱萸

前二條皆可移用於此。

行氣之劑

木香　烏藥　橘皮　香附　山查核　白芥子　川楝子　遠志　肉桂　荔支核

按遠志能通心氣於腎，但既用甘草水製後，更宜用鹽水炒。至肉桂一藥，用法罕明，肉桂能行血分之氣，亦可化膀胱之氣，是虛寒證主藥也。世俗於五苓散用肉桂，只知其一，不知其二。蓋仲景治太陽表裏證，邪入膀胱之腑，而表證未罷，方中所云桂者是桂枝，用以宣散經表之邪，而兼達膀胱氣化，以利小便。

此中妙旨，世俗不知也，其尤怪妄不經者，凡陰虛火炎之證，謬奉此為引火歸元之品，肆鮮此種，且多方購求之，不效，則以為偽造非真，舉世夢夢，貽害無極。創此說者，其人已死，其書不絕，曷勝浩嘆。

破氣之劑

枳實　檳榔　青皮　草菓　萊菔子　荆三稜　蓬莪茂

瀉氣之劑

厚朴　枳殼　枳實　檳榔　大腹皮　生山查　牽牛子　葶藶子　苦杏仁

血病主治

衛司氣而營司血，血者灌漑一身，榮養五臟六腑。凡五官百骸，其氣之所至，皆其血之所流通也。有先氣病而後血病者，有先血病而後氣病者。有血病原於陰衰者，有血病起於陽弱者。血無陰不盛，血無陽不溫。古云補血止血，多責於氣，觀此，則其餘血病可以悟矣。故於補血之外，另列此門。亦宜辨別經絡臟腑，分標本虛實酌用。

温血之劑

當歸　芎藭　肉桂　紫蘇　艾葉　炭薑

凉血之劑

生地黃　白芍藥　牡丹皮　紫草　槐花　女貞子　白茅根　側柏葉　地榆　桑葉　白頭翁　白微　龜板　鼈甲　牡蠣　乾柿　青鹽

破血之劑

桃仁　蘇木　紅花　大小薊　王不留行　蒺藜　薑黃

行血和榮之劑

芎藭　當歸尾　蘇木宜少　紅花少用

行血去瘀之劑

赤芍藥　生蒲黃　生山查　懷牛膝生　五靈脂生　紅麯　紅砂餹

去瘀生新之劑

丹參　益母草　澤蘭　荷葉　藕汁　乳香　沒藥　血竭

逐瘀除積之劑

鱉甲　龜板　花蕊石　瓦楞子

散瘀止血之劑

藕節　三七　自然銅　花蕊石　醋　亂髮　童便

溫性止血之劑

荊芥炭　艾炭　薑炭　韭汁　五靈脂炒　伏龍肝　釜煤　百草霜

涼性止血之劑

生地黃　生白芍　白茅根　桑葉　側柏　地榆　山梔炭

平性止血之劑

黑蒲黃　黑櫚椆　白芨　陳墨

止血之法不一，凡血寒失養者，宜逐寒，血熱妄行者，宜清熱，血脫不固者，宜補氣。吐血宜下引，忌芎藭，便血宜上引，忌牛膝。此外有宜兼疏逆者，有宜兼行滯者，更有隔二隔三之治，並宜會通。

總氣血兼理之劑

香附　元胡索　艾葉　紫蘇　益母子　芎藭　肉桂　乳香　沒藥
郁李仁　欎金　薑黃　荊三稜　蓬莪莯

儒門醫宗後集卷三

內臺緒餘

風證主治

六淫之中，風淫為首，故經曰，風者，百病之長也，至其變化，乃為他病，無常方，然皆致自風氣也。又曰，風者善行而數變，腠理開，則洒然寒，閉則熱而悶。其寒也，則衰飲食，其熱也，則消肌肉。《傷寒論》中所云中風者，猶是傷寒一類，至雜證中所云中風病，其由八風而中者，治法可兼參風藥，若由七情內傷而病者，必以培補真元為主，而風藥或燥或散勿惇也。其餘風之為病，或在肌膚，或在經絡，或在筋骨，或在關竅，或在腑，或在臟，或在氣分，或在血分，又或兼寒，或兼濕，或兼火，或兼燥，證各不同，合下數節，俱宜臨證詳辨，分標本虛實用藥。

風在表，宜表而散之，風入裏，輕者疏而達之，重者驅而逐之，深伏者搜而除之，至虛風病，氣血兩傷，則又須參陰陽標本，以緩法消之養之。

散風溫劑

桂枝　羌活　荊芥　藁本　辛荑　白芷　白附子　天麻

散風平劑

薄荷　荷葉　鈎藤鈎　木賊　穀精草　蒺藜　蟬蛻　白殭蠶

疏風潤劑

防風　秦芃　芎藭

驅風緩劑

五加皮　石楠葉　萆薢　桑枝　桑根　原蠶砂

搜風猛劑

南星　烏頭　全蠍　虎骨　蛇蛻

搜風輕劑

蔓荊子　獨活

搜風峻劑

威靈仙　皂角　穿山甲　麝香　蜈蚣

消風涼劑

青蒿　益母子　二花　白菊花　密蒙花　決明子　青箱子　蕤仁
桑枝　桑葉　天竺黃

消風調養之劑

玉竹　枸杞　柏子仁　胡蔴　阿膠

清風培補之劑

菟絲子　蛇床子　五加皮　巴戟天　金毛狗脊　何首烏

寒證主治

　　傷寒論獨有專書，可知寒之證治多端矣。彼感之輕者，以輕劑散之，
可一藥而愈。如感之重者，或由三陽傳變，或直入三陰，可按傷寒論中
諸法施治。此外有忽然發寒厥者，是為中寒，宜以熱劑分經絡臟腑治之。
更有寒自內生，而戰慄不已者，是為火衰，宜大劑扶陽，切忌發表，抑
有內病真熱。陽氣內遏，不能舒布，致外見假寒者，却非溫藥可治，須
酌用涼劑。至寒熱錯雜之證，則以正治從治之法，定藥之君臣佐使。他
如寒而兼風兼濕兼燥，各有分辨，並宜彼此互參。

　　寒在表，宜分輕重表而散之，寒在裏，宜分輕重溫之散之，再重者

助陽以驅之。

疏表散寒之劑

紫蘇　薄荷　生薑　葱

發表散寒之劑

麻黃　桂枝　葛根　羌活　細辛

桂枝能條達榮衛，非獨表藥，凡陰陽寒證，散劑補劑，皆可用也。柴胡非獨主半表半裏，凡氣血菀陷者，均能開提之，升舉之。又為上下開闔之樞軸所由運。故柴胡不能與桂枝渾入表散門也。

溫裏散寒之劑

煨薑　乾薑　附子　桂皮　桂枝

前條溫中暖氣之劑皆可通用。

助陽驅寒之劑

肉桂　附子　乾薑

前條補火之劑，皆可酌用。

濕證主治

經曰：地之濕氣感，則害及皮肉筋脉。又曰：諸濕腫滿，皆屬於脾。第濕有自外感得者，如坐臥卑濕，或身受霧露雨水，及汗液之漬濡皆是。有自內傷得者，如生冷飲食，縱恣無度，又或脾虛腎虛，不能防制，抑或他臟移病而為此證，皆未可知也。

有傷風濕者，有傷寒濕者，有傷熱濕者，有傷暑濕者，俱宜參以兼治之劑。至脾虛者須培土，腎虛者或補火或溫水，不得徒以利瀉，而重傷其真元也。若由他臟而致者，則必細審其病因，而有隔二隔三之治諸病皆宜如此參審，不特治濕為然也。外有中濕而狀類中風者，不得同中風治法。

治濕之法，有從肌表散出者有從經絡關節疏除者，有已入臟腑，而從下奪者，各視其淺深以運法可也。

散濕温劑

羌活　獨活　白芷　細辛　藁本

散濕平劑

防風　秦艽　蔓荆子

燥濕温劑

蒼术　白术　半夏　艾葉　松節　良薑　草豆蔻

外燥濕熱劑，如吳茱萸、烏附、白附等品，皆可酌用。

除濕寒劑

白蘚皮　茵陳　側柏葉　蚌粉

辛温導濕之劑

五加皮　石菖蒲　威靈仙　厚朴　原鹽砂

甘平滲濕之劑

茯苓　茯神　萆薢　薏苡米　扁豆

利水平劑

赤茯苓　土茯苓　猪苓　木通　通草

利水寒劑

車前子草　地膚子　澤瀉　瞿麥　川楝子　海金砂　滑石

行水之劑

茯苓皮　桑白皮　薑皮　大腹皮　冬葵子　椒目　海藻　海帶
昆布

有温性、凉性、平性三等，宜分別用之。

下水峻劑

大戟　甘遂　商陸　芫花　葶藶子　牽牛子　郁李仁　防己

前四味每服只以分數計，不可重劑。

总風寒濕通治之劑

羌活　獨活　荆芥　蔓荆子　白芷　蒼术　細辛　防風　秦艽　木
賊　桔梗　五加皮　吳茱萸　烏附　白附子　萆薢　皂角　威靈仙　蒼
耳子

総風寒濕門兼補之劑

淫羊藿　蛇床子　附子　巴戟天　金毛狗脊　何首烏　菟絲子　桑寄生　木瓜

火證主治

此專指邪火而言，與前補劑中真火不同。邪火者，或為六淫之火，或為五志之火，雖分君火相火，又或稱火為熱，究之既屬火邪，皆可以火熱名之，但屬實者十之八九，屬虛者十之二三。火在表宜散，失治而為菀火，仍宜發。若火為風火，宜兼疏風。火為濕火，宜兼除濕。火為燥火，宜兼潤燥。火而挾寒，或先去寒而後治火，或用從治之法，可因證變通。至五志之火，須各求其病因以治之。此外或有食滯，致氣不宣通，久而生火者，故火熱之治，必分積熱伏熱，熱邪熱毒，及臟腑陰陽之各異也。又曰，熱之不熱是無火，寒之不寒是無水，則補火可以治寒者，而滋水亦可以治火，蓋治其本非僅治其標也。諸劑活法，可由此類推。

又升陽散火之法，與滋陰降火之法，二者相反不可混用。蓋陽不宣而火菀，則宜升陽以散之。陰不足而火炎，則宜滋陰以降之也。

散火之劑

升麻　葛根　柴胡　木賊　桔梗　細辛　薄荷　香薷　淡豆豉　蟬蛻　冰片

清火平劑

竹茹　竹葉　桑葉　二花　密蒙花　甘菊花　燈芯　茶葉

清火凉劑

沙參　麥冬　天花粉　白茅根　地骨皮　石斛　硃砂　熟石膏　石決明　牡蠣

清火寒劑

生地黃　天門冬　元參　女貞子　生石膏　龜板　鱉甲　青鹽

輕瀉火熱之劑

青蒿　夏枯草　蒲公英　槐花　紫草　桑白皮　連翹　牛蒡子　山栀子　知母　枯黃芩　馬兜鈴　山豆根

重瀉火熱之劑

條黃芩　黃檗　槐角　苦參　青黛　熟大黃　元明粉　蓬砂

瀉火峻劑

黃連　龍胆草　生大黃　芒硝

外緩火如甘草等味，斂火如白芍等味，可以會通酌用。

附暑證主治

暑證之詳於方書者，大旨有二。有陽暑，因暑受熱之謂。有陰暑，因暑受寒之謂。治法固難悉數，亦可就古方粗陳其略。蓋暑必挾濕，如用蒼朮，所以發脾中濕菀。用厚朴，所以消胸腹濕滿。用扁豆，所以舒土而兼除濕淫。暑多挾熱，如用香薷，所以散濕熱熏蒸。用滑石，所以利濕熱壅滯。若暑而夾寒者，如用紫蘇，所以疏暑中寒邪。用大蒜，所以開暑寒閉竅。此外有用參耆白朮者，以暑傷氣，宜補氣也。有用五味子者，以暑月六陽盡出，氣多耗散，宜酸收也。有用地黃白芍者，以暑傷陰，宜補陰血也。有用麥冬及烏梅甘草者，以暑熱傷津，宜調中也。

諸治燥之劑，未能備舉，可於本條及以前各條，參而用之。

潤燥平劑

玉竹　欵冬花　火蔴仁　柏子仁　巴旦杏仁　枳椇子　胡蔴　蔴油　蜜　乳汁

潤燥溫劑

杏仁　蘇子　百部　紫苑　胡桃　當歸　瑣陽　肉蓯蓉

潤燥涼劑

百合　麥冬　天花粉　貝母　桑葉

潤燥寒劑

天門冬　栝蔞　知母　冬葵子　柿

熱燥通劑

大黃　芒硝　元明粉　豬胆汁

寒燥通劑

大蒜　葱白　薑汁　半夏　巴豆　硫磺

水中真氣，被寒結阻，燥因於寒也。辛味屬金，而能達水氣，且右數種辛熱而質潤，故可以治寒燥。本草注細辛能通心腎，行水氣，以潤腎燥，即同此義。

寒熱燥並治通劑

榆白皮　皂角子　郁李仁　桃仁

痰證主治

痰者，濁氣濁液之所成。痰之本在腎，而標在脾。其為病也，或壅在肺。或菀在肝。或陵及心。或流於腸胃。或阻於關竅。或溢於經絡。或注於脇腋，四肢並胸膈。或上干清陽之位，而為痰厥頭痛。痰之見證甚多，可按條中諸劑，辨證酌用，再加引導之藥。大法治風痰宜兼疏風，治寒痰宜兼去寒或散或温，治濕痰宜兼除濕燥濕如二术半夏等味，滲濕如茯苓等味，治熱痰宜兼清熱，治燥痰宜兼滋燥。若痰在膈宜吐，亦必按以上諸證，參審用藥。外有勞損，腎虛水泛為痰者，審其為陰虛陽虛，宜出入八味八珍等劑以引之地黃少用，苓术重用，有脾氣虛冷，致水乘土位，而痰不能攝者，宜四君六君加炮薑益智以收之，更有食積為痰者，宜參食積門施治，此治痰總略也。

外痰之類有別而為水飲者，以痰與濕門參用之。

風痰之劑

杏仁　前胡　南星　天麻　荊瀝　天竺黃

寒痰之劑

橘皮　半夏　白芥子　旋覆花　乾薑　良薑　生薑

濕痰之劑

蒼术　半夏　橘皮　茯苓

以上二條可參用者，多在人臨證斟酌，又凡治寒濕痰，花椒胡椒砂仁益智諸蔻等味，皆可通用。

風寒濕痰通治之劑

遠志　石菖蒲　皂角　南星　烏附　白附　吳茱萸　礞石　麝香

熱痰凉劑

栝蔞　白前　前胡　竹茹　竹瀝　天竺黃　海藻　海帶　昆布　海浮石　蓬砂　牡蠣　牛黃

燥痰潤劑

貝母　天花粉　欵冬花　百合　巴旦杏仁　蘇子　百部

膈痰吐劑

烏附尖　柿蒂　常山　白礬　生萊菔子　淡豆豉　燒鹽

食積主治

世漫以查麪穀麥芽化食，此治平常食滯則可耳，不知證有寒熱虛實之分，新久輕重之別，或兼六淫外感，或兼七情內傷，或兼氣兼血，兼痰兼蟲，俱宜分別施治。又暴傷食而停於上膈者，可用對證藥探而吐之，食已入腸胃，而見實證者，可導而下之，但熱實宜用硝黃等劑，寒實宜用巴豆霜、牽牛子等劑，並須審的酌用，不可浪投，其或補瀉兼施，緩急有序，則又神而明之，存乎其人也。

化食之劑

神麴　紅麴　麥芽　穀芽　山查　大蒜　雞內金

磨積平劑

蒼术　厚朴　青皮　草菓　萊菔子

磨積峻劑

檳榔　薑黃　蓬莪茂　荆三稜

凡傷食而屬寒者，香砂諸蔻諸椒皆可通用。若積久成痞者，可兼穀蟲、鱉甲、胡連等味參進。

蟲積主治

蟲之生，多由於正氣虧損，或誤食生蟲之物，或濕熱蘊菀而成。治之者，有虛實寒熱之不等，緩急輕重之各殊，而藥不可混用。大要蟲得辛則伏，得酸則止，得苦則下，得甘則動。故治蟲劑中，加蜜為使，所以引之也。此只撮其可通用者數品味，若究而論之，蟲證不一，而治蟲之方，亦難枚舉，是又當推類以盡其餘也。

殺蟲主劑

百部　貫眾　使君子　榧子　穀蟲　鶴虱　雷丸　苦楝根皮

百部諸蟲皆治，尤善治一切勞瘠蟲。

治蟲佐劑

檳榔　厚朴　川椒　烏梅　黃連

如蟲欲上出，可用葱頭擂汁，入香油，調服一酒杯，殺而吐之。若胃寒吐蚘者，宜溫，與此大不同。

雜證主治

雜證者，別於內傷外感之因，而更為異常之證，如中邪、中惡、中毒之類。中邪者，凡鬼氣尸注，及山林川澤，諸妖諸怪為祟皆是。中惡者，凡瘴癘氣，古井坑窨陰毒氣，厠厩中污濁氣，瘟疫病氣尸氣，諸敗朽氣，皆是。中毒者，凡飲食毒藥毒，或誤觸諸物毒，或為惡毒蟲獸所傷毒，皆是。凡人正氣旺，邪不能入。正氣衰，邪氣乃得而乘之。元氣強者，可以勝惡氣而毒亦可耐。元氣弱者不能也。故雜氣為病，有內外淺深之辨，新久輕重之別，因證施治，亦必視其人而為之變通。但此以治標為主，其顧正氣，扶元氣，自有緩急不等耳。

外蠱毒證，多患於廣粵等處，中土罕有，方書所載甚詳，可推類和參。

辟邪之劑

蒼术　升麻　青蒿　附子　川椒　柏子仁　白檀香　硃砂　雄黃　石硫黃　冰片　麝香　龍骨　鹿角　犀角　羚羊角　虎骨　虎爪　酒

中邪中惡證，多屬陰氣，故藥獨取辛溫香竄之品。其治法，大約伏者發之，閉者開之，陷者舉之，駐者逐之，穢者除之，或助陽以勝之，或鎮心以安之。若宜於通利急攻者，或以紫金錠溫酒磨服七八分，或參硃砂丸，或八毒赤丸，或外臺走馬湯，皆可審證酌用，以利為度，次用別藥調理，後三方詳《景岳全書》，古方攻陣百三百四百十三。

辟惡之劑

蒼术　良薑　甘松　山柰　胡椒　貫衆　山慈姑　千金子　大戟　大蒜　生薑　酒

解毒之劑

南沙參即薺苨也　生甘草能解一切藥毒　淡豆豉凡誤食鱔魚龜鱉蝦蟆自死禽獸等毒，用此一合新汲水濃煎頓溫，服之即解　黑豆如中酒毒經日不醒者煮汁溫服一盞不過，三盞即愈　扁豆白者亦解酒毒　荳豆磨漿用　餳糖　米糖　洋糖服塩滷中毒者用此四兩湯調灌之　蘇油凡犯一切飲食毒者即服此一二杯得吐便解　醋食菜腹脹者是毒以此解之　忍冬葉解蕈毒生啖之或煎濃汁飲之　生薑　大蒜　胡椒以上三味能解寒毒　地漿　黃連同甘草莭水煎能解熱毒　白礬同甘草各一兩，為末，凡遇蟲毒及一切蛇蟲惡獸所傷，毒氣入腹則眼黑口噤手足強直，用此每服二錢不拘時，隨宜溫涼水調下，亦可敷患處。又通解諸毒，簡便方薺苨、甘草、黑豆等分粗末，每用一兩水二盞煎一盞頓溫，服未效再服。此與內傷外感諸證中所云解毒者有別，彼多指熱言，係積菀之客氣，非遽能傷人。此則有熱有寒，乃暴受之戾氣，不急治即變生不測。特是毒之類不可勝窮，而解之亦無定方。生剋制化，物理深微，而究其指歸，大約熱毒宜寒解，寒毒宜熱解，寒熱未定，以平劑解之為穩。總之毒性猛急或和之緩之，以柔克之，或攻之逐之，以剛克之，或宣散之，或消除之，或涌越之，或通利之。製方者因證用藥，各有取義，茲第就其至常至便者，略登十餘種，以備應急。其餘解毒雜方，詳於古今方書，難以悉數，明者自知參考選用。又火能革物之性，故毒藥毒物，必經火煉，生與熟迥別，是制毒莫妙於火也。熱毒服湯劑宜冷，調諸散宜涼水，恐毒得熱而勢益盛也。至於陰寒之毒，又當變通。此皆言內服之劑，若為毒物所傷，而宜兼外治者，需參外科敷貼等法。

儒門醫宗後集卷四

雜論增補

風兼百病論

吳鞠通曰：“經云：風為百病之長。”又云：“風者善行而數變，夫風何以為百病之長乎？”大易曰：“元者善之長也。葢冬至四十五日以後夜半，少陽起而立春，於立春前十五日，交大寒節，而厥陰風木行令，所以疏泄一年之陽氣以佈德行仁生養萬物者也，故王者功德既成以後，製禮作樂舞八佾而宣八風。”

所謂四時和，八風理，而民不夭折。風非害人者也，人之腠理密而精氣足者，豈以是而病哉！而不然者，則病斯起矣。葢風之體不一，而風之用各殊。春風自下而上，夏風橫行空中，秋風自上而下，冬風刮地而行。其方位也，則有四正四隅，此方位之合於四時八節也。立春起艮方，從東北隅而來，名之曰條風，八節各隨其方而起，常理也。如立春起坤，謂之衝風，又稱虛邪賊風，為其乘月建之虛，是其變也。春初之風，則夾寒水之母氣。春末之風，則帶火熱之子氣。夏初之風，則木氣未盡，而炎火漸生。長夏之風，則挾暑氣、濕氣、木氣未為木庫，大雨而後暴凉，則挾寒水之氣。久晴不雨，以其近秋也，而先行燥氣，是長夏之風，無所不兼，而人則亦無所不病。其初秋猶挾濕氣，季秋則兼寒水之氣，所以報冬氣也。初冬猶兼燥金之氣，正冬則寒水本令，而季冬又報來春風木之氣，紙鳶起矣。由五運六氣而推，大運，如甲己之歲，其風多兼濕氣。一年六氣中，客氣所加何氣，則風亦兼其氣而行令焉。然則五運六氣，非風不行，風也者，六氣之帥也，諸病之領袖也，故曰：百病之長也。其數變也奈何，如夏日早西風，少移時則由西而北而東，方南風之時，則晴而熱，由北而東，則雨而寒矣。四時皆有早暮之變，不若夏日之數而易見耳。夫夏日曰長曰化，以盛萬物也，而病亦因之而盛，《陰符》所謂害生於恩也。無論四時之風，皆帶涼氣者，木以水為母也。轉化為熱者，木生火也。具其體無微不入，其用無處不有，學者誠能察識風之體用，則於六淫之病，思過半矣。前人多守定一桂枝，以為治風之祖方。下此則以羌、防、柴、葛為治風之要藥，皆未達風之情，與《內經》之精義者也。桂枝湯，在傷寒書內，所治之風，風兼寒者也，治風之變法也，若風之不兼寒者，則從《內經》風淫於內，治以辛涼，佐以苦甘，治風之正法也。以辛涼為正，而甘溫為變者何？風者木也，辛涼者金氣，金能制木故也。風轉化轉熱，辛涼苦甘則又涼氣也。

又經有云：“春傷於風，夏傷於暑，秋傷於濕，冬傷於寒。春風冬寒易知，而夏暑秋濕宜辨。”吳鞠通曰：“夏傷於暑，指長夏中央土而言也。秋傷於濕，指初秋而言，乃上令濕土之氣，流行未盡也。”蓋天之行令，每微於令之初，而盛於令之末。值正秋則傷燥，此意經文未曾言及，或有脫簡，即此益見信經不可太過，而牽強臆斷，皆不足為憑，善讀書者知之。

風證各別論 增刪舊本

通一子曰，八風不得其正，即名為邪。經謂邪之所湊，其氣必虛，陰虛者陽必湊之，故有曰：冬不按蹻 按摩肢節以行導引法也，春不鼽衄。蓋三冬元氣，伏藏在陰，當伏藏之時，若擾動筋骨，則精氣泄越，真陰不固，以致來春及夏秋，各生其病。是按蹻且不可。則縱慾妄勞之宜戒，益可知矣。比與冬藏於精者，春不病溫，同一義也。經又有曰：夏暑汗不出者，秋成風瘧，此言風邪之當去也。陰陽啟閉，各相其宜，舉冬夏而春秋在其中矣。又曰：東風生於春，病在肝，腧在頸項。南風生於夏，病在心，腧在胸脇。西風生於秋，病在肺，腧在肩背。北風生於冬，病在腎，腧在腰股。中央為土，病在脾，腧在脊脊居體中。《玉機真藏論》曰：今風寒客於人，使人毫毛畢直，皮膚閉而為熱。當是之時，可汗而發也，或痹不仁腫痛，當是之時，可湯熨及火炎，或刺而去之今宜參用藥方。弗治，病入舍於肺，名曰：肺痹。弗治，肺傳之肝，名曰：肝痹。弗治，肝傳之脾，名曰：脾風。弗治，脾傳之腎，名曰：疝瘕。弗治，腎傳之心，病筋脉相引而急，名曰：瘈。弗治，滿十日法當死，若未至即死，而邪未盡者，心更反傳而之肺。發寒熱，病當三歲死。此病之次也，然有發於倉卒者。隨氣為患。不以次而入，治者亦不必依次以治其所傳也。又喜怒悲恐思五志內因，隨觸而動，其生病復有不次之乘。因而喜傷心，心虛則腎氣乘；思傷脾，脾虛則肝氣乘；恐傷腎，腎虛則脾氣乘。是以不足而被乘也。至怒則氣逆於肝，木勝土而乘於脾。悲則氣并於肺。金勝木而乘於肝。是以有餘而乘彼也。乘者以強加弱，視傳者以次推移有間矣。又曰：勞風發在肺下，巨陽引精者三日，中年者五日，不精者七日，必咳出青黃濃濁之痰如彈子者大。不出者死。其餘一切風勞、風痹、風厥、風水、風火，以及偏風、屬風、腦風、頭風、目風、腸風，並風斑、風疹等證，內經已分著其略，其未盡者，皆可參考而知也。

中風辯似論增刪舊本

通一子曰：風有内外之殊。外風者，八方之所中也。內風者，五臟之本病也。經曰：諸暴強直，皆屬於風。又曰：諸風掉眩，皆屬於肝。蓋肝藏血，其主風，血病則無以養筋，筋病則掉眩強直之類，諸變皆出，此皆肝木之化。故云皆屬於肝，謂之屬者，以五氣各有所主，如諸痛痒瘡皆屬於心，諸濕腫滿皆屬於脾，諸氣膹菀皆屬於肺，諸寒收引皆屬於腎，其義同也。蓋有所襲者謂之中外感也。無所中者謂之屬，內傷也。

是以王安道有真中類中之辨，後世不明此義。不惟以類風者認為真風，而且以內奪暴厥等證，漫指為風誤亦甚矣。夫外感者，邪襲肌表，故多陽實，內傷者，由於酒色勞倦，七情口腹，致傷臟氣，知由陰虛。凡臟氣受傷，肝病者，或在筋爪，或在脅肋與目。心病者，或在神志，或在血脈與舌。肺病者，或在營衛，或在聲音鼻息。腎病者，或在骨髓，或在二陰兩耳。脾病者，或在四肢，或在眼胞口唇。此五臟之內風，未有不由陰虛而然者，惟東垣獨得其義。曰：有中風者，卒然昏憒，不省人事。此非外來風邪，乃本氣自病，類風也。人年四十而陰氣自半。氣衰者多犯之，豈非陰虛之病乎？且人生於陽而根於陰，根本衰則病，根本敗則危矣。所謂根本者，即真陰也，諸臟皆以腎為根本，而腎風病則尤為根本之不可輕視者。人非概不知有陰虛，然知其一，未必能知其二。如陰中之水虛，則病在精血，陰中之火虛，則病在神氣。蓋陰虧則形壞，故肢體為之枯槁，非水虛乎？陽衰則氣去，故神志為之昏亂，非火虛乎？

以水火兩敗之證，即或兼風邪，豈可混以風藥為治。風藥過，非燥傷血，即散傷氣，是促人之死也。班氏曰：不服藥者為中醫，正為此輩言耳。

汗分陰陽論

吳鞠通曰：汗也者，合陽氣陰精，蒸化而出者也。《內經》云：人之汗，以天地之雨名之。蓋汗之為物，以陽氣為運用，以陰精為材料。陰精有餘，陽氣不足，則汗不能自出，不出則死。陽氣有餘陰精不足，汗多能自出再發表則痙，痙亦死，或薰灼而不出，不出亦死也。其有陰精有餘，陽氣不足，又為寒邪肅殺之氣所搏，不能自出者，必用辛溫味薄急走之藥，以運用其陽氣，仲景之治傷寒是也。傷寒一書，始終以救陽氣為主。其有陽氣有餘，陰精不足，又為溫熱升發之氣所鑠，而汗自出，或不出者，必用辛涼以止其自出之汗，用甘涼甘潤，培養其陰精為材料，以為正汗之地，《溫病條辨》之治溫熱是也。溫熱病始終以救陰精為主，此傷寒所以不可不發汗，溫熱病斷不可發汗之大較也。唐宋以來，多昧於此，是以人各著一傷寒書，而病溫熱者之禍亟矣，條辨之著，烏容已乎。

治血法治水論 舉治血而治水、治痰等法，由此可以類推

吳鞠通曰：人之血，即天地之水也，在卦為坎 坎為血卦。治水者不求其水之所以治，而但曰治水，吾未見其能治也。蓋善治水者，不治水而治氣。坎之上下兩陰爻，水也。坎之中陽，氣也。其原分自乾之中陽。乾之上下兩陽，臣與民也。乾之中陽，在上為君，在下為師。天下有君師各行其道於天下，而彝倫不叙者乎？天下有彝倫攸叙，而水不治者乎？此《洪範》所以歸本皇極，而與《禹貢》相為表裏也。故善治血者，不求之有形之血，而求之無形之氣。蓋陽能統陰，陰不能統陽。倘氣有未和，如男子不能正家，而責之無知之婦人，不亦拙乎？至於治之之法，上焦之血，責之肺氣，或心氣。中焦之血，責之胃氣，或脾氣。下焦之血，責之肝氣，腎氣，至以八脉之氣。參水與血之治法，間亦有用通者，開支河也。有用塞者，崇隄防也。然皆已病之後，不得不與治未流而非未病之先，專治其本源之道也。

汪瑟庵曰：血虛者，補其氣而血自生。血滯者，調其氣而血自通。血外溢者，降其氣而血自順。血內溢者，固其氣而血自止。此又治血亞法也。又按今人論亡血證，多指為熱，不知病熱病寒，各有分辨，在未病以前者，姑不具論，且論其病後，既亡血後，溫氣必隨血洩，陽盛於陰者，病後或尚有餘熱，陰陽均平者，病後必兼虛寒，此際因證立方，出入加減大宜斟酌。又方書有治風先治血，血行風自滅之説，是指風病原於血病證也，然亦有血病起於風病者，不可不察。如腸風下血，內風病也，利血溺血，標本各異，至吐衄血熱上逆，無問屬實屬虛，感於外風者有之，傷於內風者亦有之。臨診參詳，庶不致悮。

治病各有取象論

吳鞠通曰：治外感如將兵貴神速，機圓法活，去邪務盡，善後務細，早平一日，則人少受一日之害。治內傷如相，坐鎮從容，神機默運，無功可言，無德可見，而人登壽域。治上焦如羽，非輕不舉。治中焦如衡，非平不安。治下焦如權，非重不沉。

申治外感取象用兵論

竊謂治外感病如制敵，用藥之法，亦比之用兵，兵貴精，不在多寡之辨。藥貴中病，亦不拘方之奇偶也，如賊邪散漫，須分各路兵應之，賊邪歸聚一處，則可一鼓作氣，直搗賊巢，不必分兵四出，致擾動鄰境，而殃及無辜。此因證定方，奇偶異用，變通盡利之道也。抑又有說，醫家貴重治病，而病家尤貴早知擇醫，試更取而譬之。善用兵者，必先選將而後調兵，斯可必其計出萬全。今之病家醫家，非不知賊邪在所當除，根本在所當固，乃往往蔽於世俗之書。家自為說，議方議藥，謬為主裁，病者服之，輕致重，重致死者，比比如是矣。即不然而倖圖目前之效，不明善後之策，或此證除而他證劇，或疾雖愈而壽暗減，外若庸軍因循，資寇養賊，則又知補而不知攻，病家醫家，及旁觀持論之人，率皆同茲昏憒，至死不悟，是何異妄動兵者，未事不知兵，並不選將，當事復兵不由將，將不知兵直以人命嘗試其伎倆也。昔崔正子座右銘曰：毋以學術殺天下後世，可知正學未明，在偽儒尚難免干殺人之咎，況庸醫之果於冒昧殺人其說紛，其派雜，其弊積重難返，為患更當何如，好學深思者，尚其猛然省哉。

藏象名別論　增刪舊本

通一子曰：同是人，而其中之不同者，則臟氣各有強弱，禀賦各有陰陽。臟有強弱，則精神性情有辨，官骸髮膚有辨，聲音顏色有辨，飲食起居有辨，勇怯剛柔有辨。強中強者，病其大過，弱中弱者，病其不及。因其外而察其內，無不可知也。禀有陰陽，則或以陰臟喜溫煖而宜於辛熱，或以陽臟喜生冷，而宜於苦寒，或以平臟，熱之則可陽，寒之則可陰也。有宜肥膩者，非滑潤不可也。有宜清素者，若羶腥則畏也。有氣實不宜滯者，有氣虛不宜破者，有血實不宜瀟者，有血虛不宜泄者，有飲食之偏忌者，有藥餌之偏碍者。有一臟之偏強，常致侵凌他臟者。有一臟之偏弱，每致受制諸臟者。有素挾風邪者，必因多燥，多燥由於血枯也。有善病濕邪者，必因多寒，多寒由於氣弱也，此衆人之各有不同也。其有以一人之禀，而先後之不同者。如以素禀陽剛，而恃強無畏。縱嗜寒涼其久也，而陽氣受傷，則陽變為陰矣。或以陰柔而素躭辛熱久之而陰日以涸，則陰變為陽矣。不但飲食服藥亦然，情慾皆然。病有出入朝暮變遷，此非明四診之全者，不能知也。

神氣存亡論　增刪舊本

通一子曰，經謂得神者昌，失神者亡。是神之為義，死生之本不可不察也。以脉言之，則脉貴有神，脉法以有力為有神，尚未盡神字之妙，大抵有餘中不失和緩，柔軟中應指分明，此方是脉中之神。若其不及，即微弱脱絶之無神也。若其太過，即弦強真臟之無神也。二者皆危兆，以形證言之，則目光精彩，言語清亮，神思不亂，肌肉不削，氣息如常，大小便不脱。若此者，雖其脉有可疑，尚無足慮，以其形之神在也。若目暗睛迷，形羸色敗，喘急異常，泄瀉不止，或通身大肉已脱，或兩手尋衣摸床，或無邪而言語失倫，或無病而虛空見鬼，或病脹滿，而補瀉皆不可施。或病寒熱，而溫涼皆不可用。或忽然暴病，即沉困煩躁，昏不知人，或一時卒倒，即眼閉口開，撒手遺尿，若此者，雖其脉無凶候必死無疑，以其形之神去也。再以治法言之，凡藥食入胃所以能勝病者，必賴胃氣運布，藥力始行。若病氣勝，胃氣竭者，湯藥縱下，胃氣不能施化，雖有神丹，其奈之何哉？所以有用寒不寒，用熱不熱者，有發其汗而表不應，行其滯而裏不應者。有虛不受補，實不可攻者，有藥食不能下咽，或下咽即嘔者。若此者，呼之不應，遣之不動，此以臟氣元神盡去，無可為也。是又在脉證之外，亦死無疑者。然又有脉輕證重，而知其必死者，有脉重證輕，而許其可生者，此取證不取脉也。又有證輕脉重，而決其必死者，有證重脉輕，而謂其可生者，此取脉不取證也。取舍疑似之間，醫有元妙，甚矣，神之難言也。

讀黃坤載書參真陰真陽證治論

自內臺既邈，方書雜出，而補水滅火，滋陰伐陽，為末流通斃，踵其斃者，復以黃蘗、知母、龜板、鱉甲等藥，為補水滋陰之劑，謬益甚矣。黃氏發靈素之秘，會秦越人與張仲景之旨，著書闡論，得斯道真詮，重闢境界。第其中以水字渾作水濕之水，陰字渾作陰寒之陰，雖種種煖水之法，只專重扶陽，即燥熱峻劑，亦絕不慮其刼陰，其說未免矯枉過正。夫精血津液，皆真水之分派，而真水即原本於真陰也。水濕誠不宜助，而真水之源已竭，則亦宜補。陰寒誠不宜過，而真陰之汁已枯，則亦宜滋。經曰，陰陽之要，陽密乃固。陰平陽秘，精神乃治。陰陽離決，精神乃滅。可知人之生，生於陽，似宜貴陽而賤陰。然孤陰不生，亦獨陽不長。水火者，陰陽之根，實互為其根也。故景岳有言，善治陽者，於陰中求陽。善治陰者，於陽中求陰。是以陽盛於陰，而無陽邪者，不宜敗陽，只和陰以配陽。陰盛於陽，而無陰邪者，不宜傷陰，只引陽以配陰。以無陽則陰無以生，無陰則陽無以化也。而謂可獨崇陽而絕不顧陰乎？如俗所云內傷之諸火病，概指為陰虛水虧，黃氏獨以為水寒土濕，而病本多責之中氣。蓋中氣在脾胃之間，為一身樞軸，脾胃或因虛弱，或因損傷，或因邪入，則中氣病。中氣病而樞軸不運，遂至四維失政，上下隔絕，因是水火分離，陰陽俱病，故往往火燥之證易見，似火燥而實寒濕之證反不易見也。且土病中氣窒，則水火不交，而木必菀，金必革，百病遂因之叢生矣。為此內傷諸證，其法多急於治中，土虛損培之，土濕淫燥之，土菀滯疏之，土寒冷溫之，外煖水達木清金蟄火之方，出入加減，隨證變通。諸凡涼熱補瀉，升降通澀，治法雖不一，總之必以中氣為重。中氣治則五臟受氣，上下輸轉，左右迴旋，氣主煦之，血主濡之，陰陽和暢，營衛週流，何病不除？黃氏主中氣創論治疾大要如此，此誠足啟發一切，而為醫門之寶鑑。彼妄以寒濕為火燥，而滅火伐陽者，可於此力矯其弊矣。然或土無濕而火燥偏勝，水本溫而灌溉不給，譬之久旱亢陽，土乾水涸，泉流待竭，露亦漸少，斯時不濟以時雨，安望生機之暢達乎？則補水滋陰之說，能善用之，要亦先聖心法所不容偏廢也。水寒土濕句，寒字過偏。此與脉法註，水寒木菀，陷而不升，故陰器腫大，其寒字均宜改作沉字。又黃氏以地黃助濕敗陽，為末流痛斥其非，夫脾土濕及陽氣弱者，地黃誠非所宜。若土燥火熾或精血枯槁，孤陽無根，則正宜地黃靜藥，養陰以制亢陽，但製之必如其法，用之必合其證，君臣佐使，必得其宜，斯乃無弊耳。景岳左歸右歸，加減八味方，皆君地黃，去丹皮、澤瀉、茯苓，專於補而無瀉。竊謂丹皮、澤瀉可去，而茯苓斷不宜去。以地黃滋濕，而茯苓淡滲利濕，有益於脾土，土和則金清，金清而水生，是能去水中之邪，而不傷真水也。外若脾腎兩不足，而胃陽尚強，土燥火旺者，於地黃方中，參用白朮，取其培土障水亦佳。略舉數端，以示讀方書者，尚其善為變通，則得之矣。

　　變通之法，如金匱腎氣丸一方，今人慣用以治腎虛水病，然不知去取加減，則熟地反有助濕之患。惟葉天士先生亦曾以此方治水腫，獨君茯苓，用至八兩，熟地則減用四兩，是主治者在茯苓，而方劑之妙見矣，舉一以類其餘，明者察之。

　　又徐靈胎本經百種錄注云，古方只有乾地黃、生地黃，從無用熟地黃者，熟地黃乃唐以後製法，以之加入溫補肝腎丸藥中，頗為得宜。若於湯劑及涼血清潤等方取用，則膩滯之性，甚屬不合。今人一臨疑似證，見其人稍涉虛象，便以六味八味為常用之品，殺人如麻，可勝長嘆。竊謂熟地雖堪溫補腎陰，亦不可偏重太過，故前人有久服地黃必暴脫之説。陳修園先生紀以句云，補水釀成水巨災，命痰命汗勢難回，茯苓泄去羣陰氣，薑附迎陽春又來。如世俗多以熟地及女貞、枸杞、阿膠、龜板膠，屬滋陰妙藥，並以海參、淡菜肉，及一切肉食湯液，與之常服常補，而陰長陽消，水泛於上，瀝瀝有聲，為命痰，水越於外，大汗不止，為命汗。陽主生，陰主死，人當將死之頃，全是陰氣用事，故現痰汗二證，其生機未絕者，惟茯苓泄水抑陰，薑附煖水助陽，或可望其起死回生。要之此為偏於補水者説法，勿謂補水之患，盡如是為甚也。

　　方書桂附回陽之法，是治暴病陽虛，或為寒邪逼陽外越，格閉不通，故用桂附辛燥大熱之品，逐除陰寒，而復陽氣，此定法也。至若虛勞病，或溫熱病，及陽臟人傷寒久病，陰虛陽越，水火不交。有純用滋陰降火藥不效者，則宜大劑地黃湯，酌參炮薑少許，引陽入陰以治之。蓋炮薑固為中焦藥，而炮黑則亦能溫血達腎，其性守而不走，可令陰與陽互根相抱，較桂附雖同一熱性，實有動靜之別也。昧者不察，遇此等方證，亦混用桂附為引導，致內刦陰而外驅浮越之陽。試思陽與陽抗，而陽將何自而回耶？又古方附子多生用，今方書雖並存其法而真能用之者少矣。凡毒藥□用製法或□□□□□。

　　又徐靈胎注白虎湯證云，亡陽之證有二，下焦之陽虛，飛越於外而欲上脫，則用參附等藥以回之。上焦之陽盛，刦陰於內而欲上洩，則用石羔知母以收之。又註火刦亡陽驚狂證，治少陰汗出之亡陽，是亡陰中之陽，故用四逆輩。回其陽於腎中，今乃以火逼汗，亡其陽中之陽，故用龍骨牡蠣等安神之品，鎮其陽於心中，合而參之。可見水火不交，與水火兩敗之證，其病機不可不辨之於微也。今俗醫妄用灸法，及漫以火㸲逼汗，治風寒濕痺等證，並小兒科常用燈火，治急慢驚諸病，皆是火刦之類。

　　又俗多以人參為補陽之品，而動用人參回陽，殊不知仲景方回陽劑，俱未嘗用參，蓋恐人參性味柔厚，反助陰而遲緩其陽，不能速回，是以概不加參，而於急救津液之方，則人參乃在所必用，且更須多用。以故陳修園謂人參主治陰虛，而本草經讀論之詳矣。又世有用人參救人於垂絕，幸或能起死回生，不幸亦能延緩時日者，蓋因參能留真陰之氣，以葆獲陽氣不遽脫離。此仍屬補陰，非補陽也，但謂能奠定陰中之陽則可耳。

　　自唐宋至今，凡治陰陽兩病，多以熟地黃為補陰主劑，須知此藥味厚性沉，能補陽盛人重濁之陰，不能起陽衰人輕清之陰也。又俗多以龜鹿膠培補精神氣血，須知膠性凝膩，能助後天虧損之精血，不能挽先天喪亡之神氣也。補方之不可輕議如此。

　　陳修園曰，陽虛陰虛，是醫家門面話，然不可不姑存其說。吳門馬元儀分陽虛有二，陰虛有三，較時說頗深一層。所謂陽虛有二者，有胃中之陽，後天所生者也。有腎中之陽，先天所基者也。胃中之陽喜升浮胃之陽氣主升，胃之陰脉主降，虛則反陷於下，若再行斂降，則生氣遏抑不伸。腎中之陽貴沉靜，瘳則反炎於上，若再行宣發，則真氣立見消亡。此陽虛之治有不同也。所謂陰虛有三者，如肺胃之陰，則津液也。心脾之陰，則血脉也。肝腎之陰，則真精也。液出於氣，惟清潤之品可以生之，精原於味，惟粘膩之物可以填之，血資於水穀，非調補中州不能化之，此陰虛之治有不同也。

　　又曰，此證多蒸熱咳嗽，故醫者每以清心火保肺金為治，殊不知土旺則金生母，區區於保肺，水升則火降，勿汲汲於清心。李士材發此四語，深得治虛瘳之法。按土何以旺？土溫而無燥濕之偏，乃云旺也。水何以升瀉水溫而得陰陽之和，乃能升也。

　　又曰，脾肺雖有一方合治之說，其實駁雜不能奏效，當審所急而圖之，如食少，倦怠，大便或溏或滯，肌肉消瘦等證，治脾為急，則變通歸脾異功四君之類，補養脾胃，調起飲食，即所以輸精及腎也。如形傷骨痿，面色黯黑，焮熱骨蒸，腰痛氣喘，或畏寒腹痛，多夢遺精等證，治腎為急。腎陰虛者，則變通六味之類，補坎中真水；腎陽虛者，則變通八味丸之類，補坎中真火，以通離火。周易卦象坤土是離火所生，艮土是坎水所毓。趙養葵謂補水而滋土，語難而離奇，却有妙旨也。

權變諸法參諸家舊本

且方藥之外，有不藥之藥，而能助藥之所不及。如將息調攝，飲食宜忌之類，各乘其便。又如針灸、熏熨、洗漬、敷貼、推拏等法，治六淫外病之方也。又如窺察人事，曲體人情，變通其術，迂回遷就，移病者之心志，菀者開之，疑者解之，驚者鎮之，危者安之，勞者逸之，逸者勞之，靜者動之，動者靜之，乃治七情內病之方也。所以古有剖積吐利蛇蟲魚鱉治法，假而似真，更有符祝壓禳之事，而皆可以治病，但無如世之愚夫愚婦，惑而成風反致躭誤而失治者，不可勝計。試以陰陽之理論之。如人之有異術者，妖也；而物之有靈異者，精也。曰神者乃清陽之所化，曰鬼者乃陰氣之所凝，四者雖殊，而其變則一也。故人以氣血本病外，有莫測之怪證，如痴迷狂惑，傳尸中魘等因皆是。大抵明足以通變而正可以勝邪，精乃有形之靈，憚穢濁之物，故狐媚利獵犬厭而制之。鬼乃無形之陰，畏辛香清陽之品，又恐有聲以破其氣，故治鬼魅，宜焚香鳴鑼擊鼓以辟之。彼夫識二豎於膏肓，灸邪祟於鬼眼，針能治鬼，而佩藥亦可除疫。此皆前賢原本內經，引伸觸類，法外之法，後學可倣之以應變者也。